중의학

임상치료연구

비방秘方의 공유共有

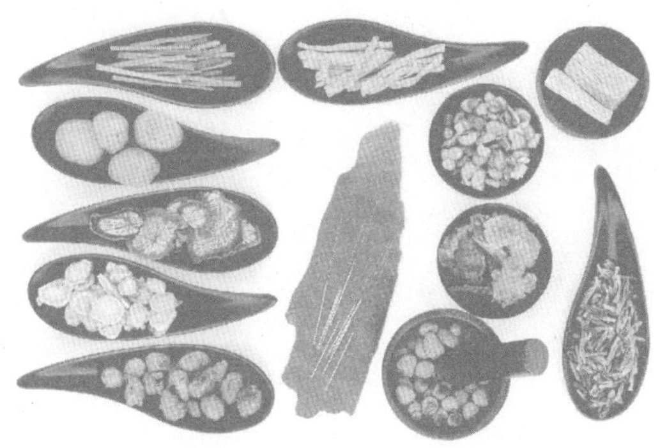

중의학

임상치료연구

비방秘方의 공유共有

김용수 저

學古房

서문

사람은 누구나 건강하게 오래 살고 싶어 할 것이다.

사람을 행복하게 하는 조건은 많이 있겠지만 건강을 잃으면 모든 것을 잃는 것이니, 건강을 잃고서 어찌 풍요로움과 행복을 누릴 수 있겠는가!

이러한 명제에 힘입어 국민건강을 지키고 향상시키기 위해 요즘 온라인과 오프라인에서는 효소, 약선, 생식 등의 음식요법과 자연환경 속에서 자연의 음식물을 섭취하고 자연에 몸을 맡기는 자연치유법, 또 스스로 경락을 자극해 氣血을 활발하게 움직이는 운동요법, 자가치료 등 다양한 건강법을 소개하면서 국민들의 건강을 촉진하고 있다. 이러한 분위기 속에서 100세까지 건강하고 팔팔하게 사는 것은 누구나 갖는 소망이지만 우리의 몸이 항상 젊고 건강할 수는 없다.

자신의 몸을 함부로 굴린다면 젊은 나이에도 병을 얻을 수 있고, 나이가 들어가면서 조심한다 해도 몸이 노쇠해지면 체력과 면역력이 약해지면서 쉽게 질병에 노출될 수 있는 것이다.

그래서 우리가 항상 건강을 유지하기 위해서 노력하는 것도 중요하지만 혹시 질병이 생긴다면 빠른 시간 내에 잘 치료해서 건강을 회복하는 것도 또한 중요한 것이다.

어쩌다 질병이 생기면 어떻게 치료해야 하나?

어떻게 치료를 해주어야 할까?하는 고민을 덜어주기 위해 이 책은 병증(病症)을 분류하고, 병증에 따른 원인을 밝히고 변증(辨證)을 자세하게 소개하며 치료법을 쉽게 풀어서 열거하고 있다.

한의대(중의대)에서 기초과정을 습득한 학생들이 임상과목을 익히고 나서 실제로 처음 환자의 맥을 보거나 침을 놓으면서 임상을 할 때, 머릿속이 하얗게 되면서 떨리고 막막해져 당황하게 되고, 또 개업을 하고 난 후에도 환자들이 찾아오면 긴장을 하는 바람에 제 실력발휘를 하지 못하는 경우가 있는데, 이런 긴장의 과정은 수개월 동안 계속되다가 조금씩 안정되어가고 2~3년 정도 지나면서 자기만의 노하우를 축적하게 된다.

임상(臨床)이란 그 동안 배우고 익힌 이론을 바탕으로 그 위에 실제 경험을 쌓아가는 건축과정과 같아서 많은 임상지식과 경험이 잘 어우러져야 아름다운 결과물을 만들어낼 수 있고 훌륭한 치료를 할 수 있는 것이다.

이 책은 이렇게 임상을 앞두고 있거나 현재 임상을 하고 있는 학생들과 개업을 하신 분들, 관계 직종에 종사하시는 분들, 그리고 건강에 관심이 많은 분들에게 한의학(중의학) 임상치료에 관한 상견병증(常見病症)을 풀어서 쉽고 자세하게 소개하여 실제 임상치료나 자가치료에 많은 도움이 되도록 하는데 뜻을 두고 있다.

지난 반세기 동안 우리나라는 급속한 사회경제적인 발전을 겪으면서 생활환경이 개선되어 편리해지고 음식문화가 풍족해지면서 과거와 다른 서구식 음식과 습관에 젖어들어 전에 없던 새로운 양상의 질병들이 발생하고 연령층도 낮아지고 있는 추세이다. 그 동안 우리 의료계에 서양의학이 이루어 낸 엄청난 효과와 업적을 인정함에도 불구하고, 질병의 근본을 치료하여 체력을 향상시키고 면역성을 높여서 질병을 예방하거나 자연치유를 하는데 있어서는 한계를 보여 왔다는 것을 인정하지 않을 수 없다. 그래서 전통의학의 장점을 찾게 되고, 그 해결책으로 한의학(漢醫學)에 기대를 걸어왔던 것이며, 한국 한의학을 더 발전시키기 위해서는 중국 漢醫學에 서양의학을 접목시킨 중의학(中醫學)에 관심을 두고 앞으로 꾸준히 연구해야할 필요가 있다고 생각한다.

중국의 중의학(中醫學)은 환자를 치료하는데 있어서 지난 50년 동안 전통의학만을 고집하지 않고 서양의학을 접목시켜서 효과적인 치료 방법을 강구해왔고, 최근 30년 전부터는 적극적으로 서양의 진단방식과 치료도구를 함께 사용하면서 새로운 차원에서 중－서양의(中－西洋醫)의 치료효과에 대한 연구에 박차를 가하여 보편타당한 치료 데이터와 표준수치를 축적해왔으며, 그러한 결과로 개사철쑥과 개똥쑥에서 학질(말라리아)을 예방하는 데 효과가 큰 성분을 추출하여 노벨 생리의학상 수상자를 배출해내는 쾌거를 이룩했던 것이다. 이것은 우연이 아니라 중국 정부가 헌법 제21조에 '국가는 전통의약을 육성하고 발전시켜야 한다'고 명시하고 지난 반세기 넘게 전통의약을 발전시켜 왔으며, 30년 전부터는 중－서양의(中－西洋醫)를 적극적으로 결합하여 표준화, 과학화, 현실화, 공개화, 실용화, 국민보건화에 힘쓰면서 많은 지원과 정책을 펼친 결과물인 것이다.

현재 중국의 치료체계는 우리나라와 다르게 중의병원에서 CT, MRI, X－Ray, 초음파 등의 의료기기와 각종 혈액검사, 소변검사 등을 통해 종합적으로 병명(病名)을 확정한 후 필요에 따라 적합한 침, 뜸, 중초약(한약), 양약, 주사약, 치료기기 등의 치료도구를 이용해서 치료를 하고 있으며, 필요하다면 중－서양의(中－西洋醫) 의사들이 서로 상의하고 토론하면서 가장 효과적인 방법을 선택해서 그 방법대로 치료하고 있으며, 무엇보다 환자가 진단결과를 직접 받아가지고 의사와 상담을 하며, 의사가 내려준 처방전을 가지고 조제실로 가서 약을 수령해가는 그런 공개적인 방식이 발전되어 있다. 그렇기 때문에 의사 개개인이 서로 다르게 주먹구구식으로 진단, 처방하고 치료하는 비과학적, 비표준화, 비공개화된 체계에서 벗어나 객관적인 진단근거(데이터), 진료표준지침, 중－서양의(中－西洋醫)결합 프로그램화에 많은 비중을 두고 끊임없이 최선을 추구하면서 변화하고 있기 때문에 환자를 치료하는데 커다란 장점을 누리고 있다.

환자가 아파서 병원을 찾아왔을 때 병원과 의사는 어떻게 하는 것이 최선일까?

과학적이고 표준화된 진단기기를 이용하여 병명(病名)을 확정짓고 사진(四診), 설진(舌診) 등의 진단과 팔강, 기혈진액, 장부, 위기영혈, 삼초변증 등의 변증을 활용하여 정확한 변증을 해서 병이 진행되는 과정과 병세(病勢)를 잘 판단한 후 치료원칙을 세우고 침, 뜸, 한약, 양약, 주사약, 안마, 추나 등의 가장 적합한 치료도구를 이용하여 표준화된 객관적, 공개적, 효과적인 치료방법을 택하여 병을 치료하는 것이 환자를 위해 의사가 할 수 있는 최선의 방법일 것이다.

자기만이 비밀스럽게 간직하는 비방(秘方)을 추구하는 것은 별 의미가 없다고 본다. 정확하게 진단하고 변증해서 잘 치료하는 것이 비방을 능가

한다는 것을 이 책에서 보여주고 있으며, 비방은 공개되어 많은 사람들이 공유(共有)하고, 치료에 활용될 때 대중적 가치를 발휘한다고 생각한다. 그런 의미에서 부제목을 '비방(秘方)의 공유(共有)'라고 한 것이다.

이 책의 특징은,

- 한의원이나 한방병원을 찾는 환자들이 비교적 많이 앓고 있는, 빈도가 높은 45개의 병증(침구24, 내과11, 부인과10)을 우선적으로 선택해서 비교적 과학적이고 표준화된 진단과 객관적인 자료를 이용한 치료방법을 구사하고 있다.
- 한의사(중의사)마다 진단과 처방이 서로 애매모호한 점을 극복하기 위해 주혈, 배혈, 치법, 침구치료, 처방의 해설, 방약의 양(量), 변증에 따른 가감(加減), 임상사례 등을 자세히 공개함으로써 객관성, 표준성, 실효성을 추구하고 있다.
- 한의학과 중의학은 경맥을 활용하여 침을 놓고 뜸을 뜨며, 한약의 약성(藥性)을 이용해서 치료한다는 점에서는 일맥상통(一脈相通) 하지만, 침을 놓는 수법(手法)과 침의 깊이 그리고 방약(方藥)의 운용과 방제의 양(量)에 있어서는 현실적인 차이가 있는데, 이 점을 자세히 설명하여 공통점과 차이점을 스스로 인지할 수 있게 했다
- 하나의 병증을 침구학적, 방약학적으로 어떻게 다르게 접근하면서 치료하고 있는지 비교하기 위해 12개 병증(불면증, 변비, 부종, 양위증, 위통, 융폐, 생리통, 냉대하증, 월경선기, 후기, 무정기, 붕루)을 선택해서 침과 약으로 다르게 접근, 치료하고 있다.
- 침구 임상사례에서는 침으로 치료하면서 한약(중약)을 함께 처방해서 치료효과를 높인 사례들을 수록해 놓았다.

20년 동안 훌륭한 교수님들 밑에서 배우고 익히며, 15년간 환자들을 진료했던 본인의 치료경험과 후배들에게 강의했던 내용들을 기존 교재의 틀 위에 열거하였고, 필자의 박사 지도교수인 石學敏 교수(中國工程院 院士)의 지도하에 함께 임상을 하며 배운 성뇌개규법(醒腦開竅法)을 이용해서 경추, 척추와 중요 혈자리에 침을 놓아 추골동맥과 기저동맥, 총경동맥을

확장시켜 뇌로 통하는 혈액의 순환을 원활하게 하고, 혈액의 양을 증가시켜 뇌세포를 활성화해서 어지러움(眩暈), 치매(癡呆), 중풍(中風) 등 뇌병변(腦病變)을 치료하는 내용들을 수록했으며, 중의전문가들의 임상치료 효과우위적인 처방들을 참고해서 후학들에게 도움이 되기를 바라는 마음에 임상치료 보따리를 풀어 놓는 작업을 시작하게 되었다.

교사생활을 하고 있던 1990년 친구의 소개로 동의학을 접하게 되었고, 박광수교수님으로부터 배우고 익힌 건강치료법을 1992년부터 서울 각 지역의 중고등학교, YMCA, 삼성연수원, 여의도 증권가(현대증권, 동아증권 등), 그리고 각 지역 문화센터 등에서 200여 차례 강의를 하고 침을 놓으면서 환자들을 치료한 것이 계기가 되었고, 시간이 지날수록 부족한 것을 느끼게 되면서 더 깊은 의학을 체득하고자 교직을 떠나 94년에 사랑하는 아내와 두 딸과 함께 바다 건너 중국 천진(天津)으로 갔고, 학문의 뜻을 이루고 20년 만에 돌아왔습니다.

'한의학 100년 대계'를 내다보면서 한국 한의학계가 지금보다 더 표준화, 과학화, 공개화, 실용화에 힘쓰고 배타적이기 보다는 포용적인 학문으로 발전하여 국민들의 사랑과 신뢰를 더 많이 받기를 기대해봅니다.

책 출판을 위해서 애써주시고 추천사를 써주신 연세대 김현철교수님께 깊이 감사드리고, 격려사를 써준 竹馬故友 송병렬교수에게 감사의 말을 전하며, 도서출판 학고방 하운근 사장님과 교정, 편집을 도와주신 명지현, 조연순 팀장님께 감사를 드립니다.

유학시절 따뜻한 마음으로 물심양면 도와준 芝蘭之友 이의복, 정유순님께 감사의 마음을 전하고, 언제나 나를 알아주는 管鮑之交 길종원에게 고마움을 전합니다.

2016년 6월

성복천 힘찬 물소리가 정겹게 들리는

광교산에서

無病長壽~!

쾌면(快眠), 쾌식(快食), 쾌변(快便)!

100세 시대로 접어든 요즘, 삶의 질은 마지막 10년간을 병원에서 지내는 것이 아니라 건강하게 잘 먹고 잘 살다가 잠시 다음 사람들에게 준비할 시간을 준 뒤, 스스로 물러가는 것으로 결정된다고 해도 과언이 아니다. 최상, 최고의 건강은 잘 자고, 잘 먹고, 잘 배설하면 된다. 이것이야말로 진정 인생의 최대 행복이 아닐까?

아픈 사람과 그것을 고치려는 사람의 관계는 상하관계도 아니고, 갑을관계도 아니다. 그야말로 한 가지 목표를 정해 놓고 매진하는 공생의 관계이다.

근본적인 치료와 본질적인 대처를 위해서는 반드시 필요한 것이 임상치료라고 생각한다. 중의학에 문외한인 사람으로서 중의학 하면 떠오르는 것은 침구술일 것이다. 뜻은 조금 다르겠지만 살면서 침 한 번 안 맞아 본 사람이 없을 정도로 보편화 되어 있다.

사후약방문식의 고침 보다는 미리 준비하고 예방하는 차원의 중의학은 분명 우리네 인간들에게 많은 도움과 안위를 가져다준다. 그러기에 이번에 『중의학 임상치료 연구 —비방의 공유』 출간소식은 그 어떤 책보다도 더 큰 안도감을 던져 주었다.

환자와 소통하고, 의사끼리 존중하며, 스스로 채찍질하면서 좋은 것은 나누고 필요한 것도 나누는 삶, 비방의 공유란 이런 것이 아닐까?

2016년 6월

毋岳山 자락 哲山書室에서

연세대학교 중어중문학과 교수 김현철 삼가 적음

격려의 글

김용수 박사가 중의학 임상치료에 관한 책을 낸다하니 반가운 마음이 앞선다. 교직을 떠나 의학을 하겠다고 가족을 데리고 중국으로 떠날 때가 엊그제 같은데 벌써 20년이 흘렀고, 뜻을 이루고 돌아와 출판하는 첫 번째 책이라 자못 기대가 된다.

나는 평소 비방(秘方)에 대해 신뢰는 하면서도 아쉬움이 있었다. 비법이나 비방이 공개되면 많은 사람들이 혜택을 볼 것이고 비법과 비방이 모이면 그 분야가 훨씬 빠르게 발전할 수 있다고 생각했기 때문이다.

서양의학은 100년 전에 비해서 지금 훨씬 더 발전해 있다.

서양의학이 계속 발전하는 이유는 자본주의 경영방식에 잘 적응한 것도 있겠지만 다른 요인도 많을 것이다. 그 가운데서도 발전의 요인을 하나 꼽으라면 '공개하는 학문 풍토'를 말하고 싶다.

자신이 공부하고 연구하고 발견한 새로운 것을 학회의 세미나 등을 통해서 공개하고, 이를 학술지로 전파하여 모든 전공자들이 공유한다는 사실이다. 이러한 전통이 오래 쌓여 미약했던 의술이 점점 크게 발전할 수 있었던 것이라고 생각한다.

중국의 중의학은 어떠한가?

그들은 우선 자신들의 전통의학에 서양 의학을 결합하여 한의학(漢醫學)을 한층 더 발전시켜 오늘날의 발전된 중의학을 이루었다. 서양의 의학을 별개로 생각하지 않고 잘 융합하였기에 중의학은 더욱 크게 발전해온 것이다.

김박사가 쓴 '중의학 임상치료연구'는 바로 이러한 학문적 풍토에서 공부하고 연구한 것이다. 나는 그의 노력과 성과에 찬사를 보낸다.

그리고 앞으로도 공부를 멈추지 말고 연구에 매진하여 더 큰 성취가 있길 바란다.

영남대학교 한문교육과
교수 송병렬

석학민(石學敏)

- 세계저명중의침구전문가
(世界著名中醫鍼灸專家)
- 중국국무원(中國國務院) 최고급침구전문가
- 중국공정원(中國工程院) 원사(院士)
－1999년
- 중국침구학회(中國鍼灸學會) 부회장
- 前천진중의약대학 부속병원 대원장,
박사지도교수(博士指導教授)

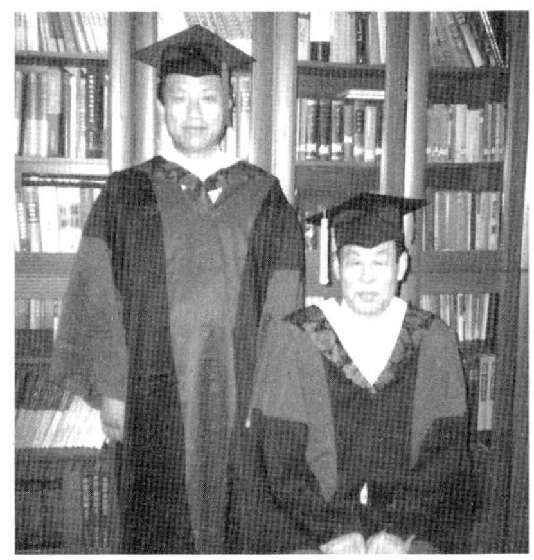

▌석학민 박사지도교수와 함께 서재에서
(천진중의약대학 부속병원)

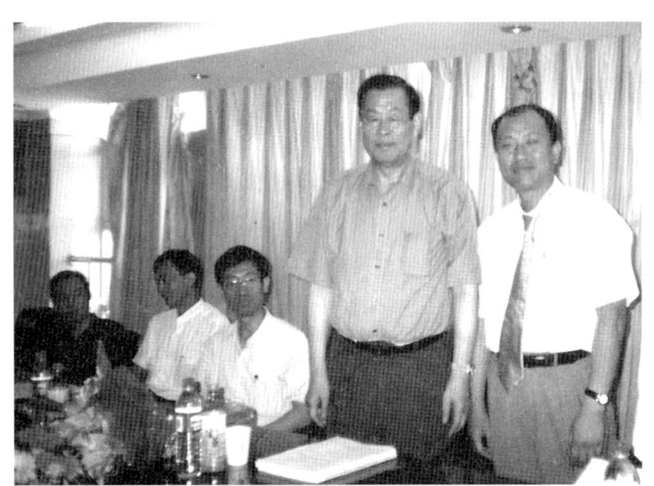

▌석학민 원사와 논문 심사회에서 합석

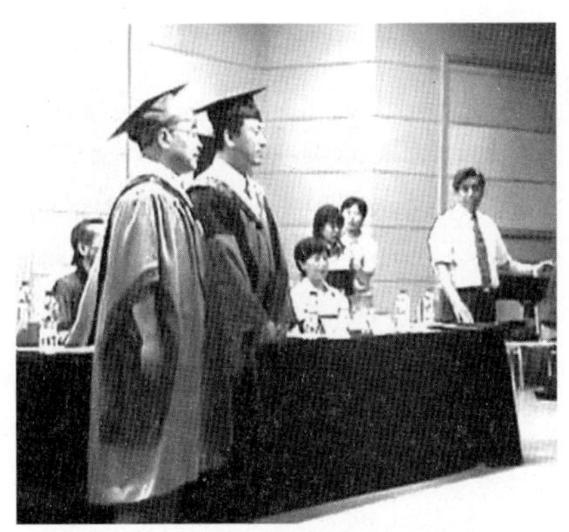

▌장백예 학장(현 중국중의과학원 원장)의
박사학위 수여식 격려사 낭독 후 함께

장백예(張伯礼)

- 現중국중의과학원(中國中醫科學院) 원장
- 중국공정원(中國工程院) 원사(院士)
- 兼천진중의약대학 학장(비위과 專家),
  박사지도교수(博士指導教授)
- 중국중-서의결합학회(中國中－西醫結合學會)
  부회장

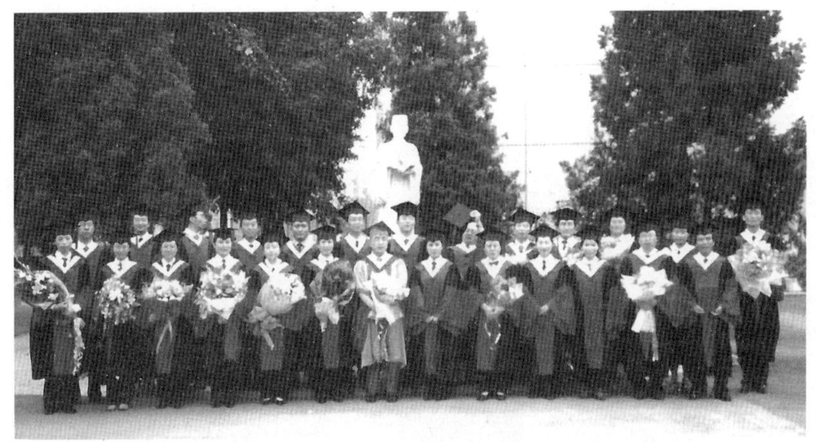

▌노벨의학상 수상자를 배출한 중국중의과학원 장백예 원장(가운데 중앙)-박사학위 수여식
필자는 뒷줄 왼쪽에서 네번째

贺　信

《中医临床病症治疗》一书，乃我同窗挚友金龙洙所著。龙洙虽为韩国人士，却能熟读中医经典，勤于中医临床。且医术精湛、医德高尚、深受病人好评。该书系金博士博采各家之长，结合多年的临床经验编纂而成。希望能对广大读者及临床医生有一定指导和借鉴作用。特在此书出版之际予以祝贺！

挚友：刘立安
于中国 青岛

<중의임상치료연구>는 나의 진실한 친구 김용수박사가 지은 책입니다.

김용수박사는 한국인이지만 오히려 중국 의학경전을 숙독하여 잘 알고, 중의임상을 열심히 근면하게 배웠습니다. 또 의술에 조예가 깊으며 의사로서 베푸는 덕이 높고 숭고하여 환자들의 좋은 평가를 받고 있습니다.

이 책은 김박사가 많은 전문가들의 장점을 넓게 채용하고, 본인의 다년간의 임상경험을 결합하여 만든 것이니, 많은 독자들과 임상하는 학생 및 의사들에게 좋은 지도와 귀감이 되기를 희망합니다.

출판에 즈음하여 축하를 드립니다!

진실한 친구 유립안 박사
중국 청도에서

▎유립안 박사의 축하문

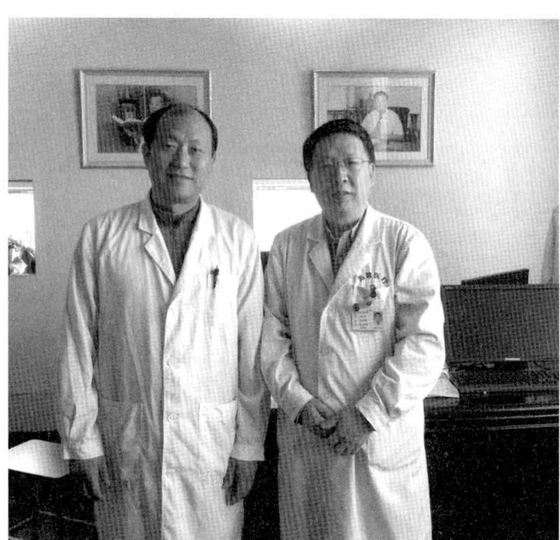

▎유립안 박사와 함께(해자의료그룹)

유립안(劉立安)

- 중국청도시 해자의료그룹(海慈醫療集團) 침구추나과 주임의사(主任醫師)
- 산동성 명의약전문가(山東省 名醫藥 專家)
- 산동성 우수중의전문가(山東省 優秀中醫專家)
- 중국침구학회(中國鍼灸學會) 이사(理事)겸 산동성 침구학회 부회장
- 醫學博士, 산동성 및 청도시 석사지도교수(碩士指導敎授)

热烈祝贺金龙洙博士：

编写《中医临床病证治疗》一书，

加强中韩医学合作，弘扬中医

传统文化。

天津中醫药大學教授

《天津中医药》副主编

于春泉

열렬하게 김용수박사의 출간을 축하합니다.
김용수박사가 집필한 <중의임상치료연구>, 이 책이 한국과 중국의 의료합작을 더 활발하게 하고, 중의(中醫) 전통문화를 크게 휘날리는데 밑거름이 되기를 바랍니다.

천진중의약대학 석사 지도교수

<天津中醫藥> 부주편(副主編)

의학박사 우춘천

▎우춘천 박사의 축하문

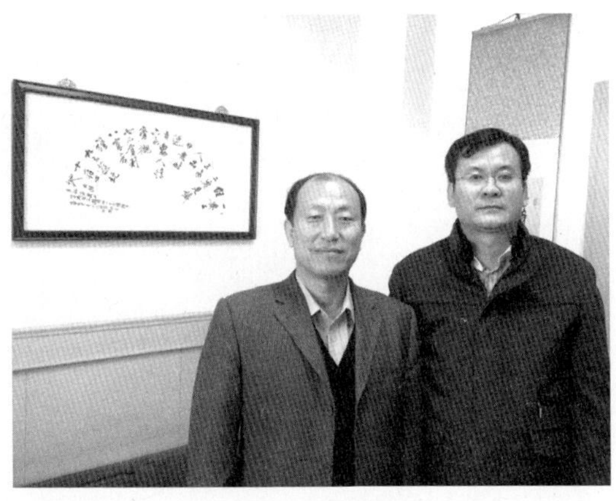

▎우춘천 박사와 함께(천진중의약대학)

우춘천(于春泉)

- 醫學博士, 천진중의약대학 석사지도교수(碩士指導教授)
- 천진중의약대학 기간편집부(期刊编辑部) 주임(主任)
- 천진중의약대학 보강병원(保康病院) 심뇌혈관과 부주임의사(副主任醫師)

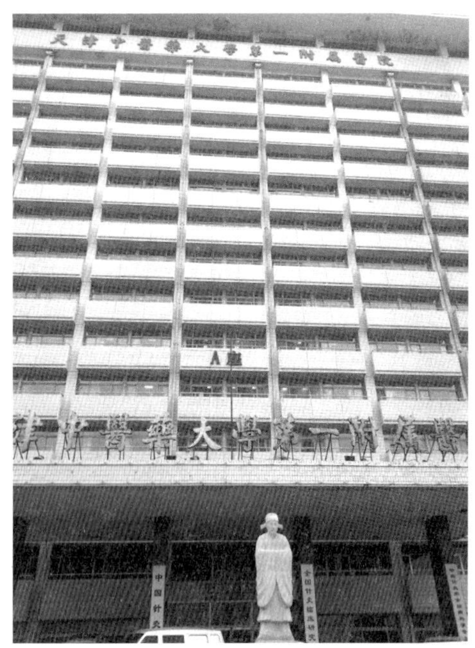

▎천진중의약대학 제1부속병원 전경

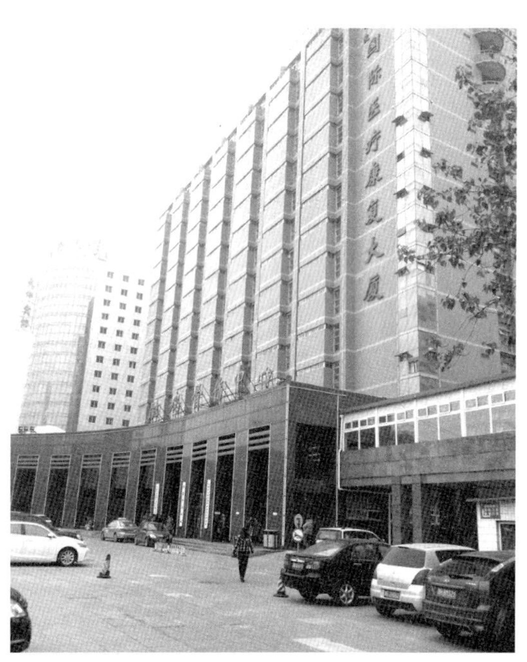

▎천진중의약대학 제1부속병원
침구-신경뇌과 병동

제 1 부 침구과

제1장 침구내과

제2장 침구신경과

제4장 기혈진액병증(氣血津液病證)

제3부 부인과

제1장 월경병증(月經病證)

제2장 대하병(帶下病)

제3장 임신병증(姙娠病證)

제4장 여성병(女性病)

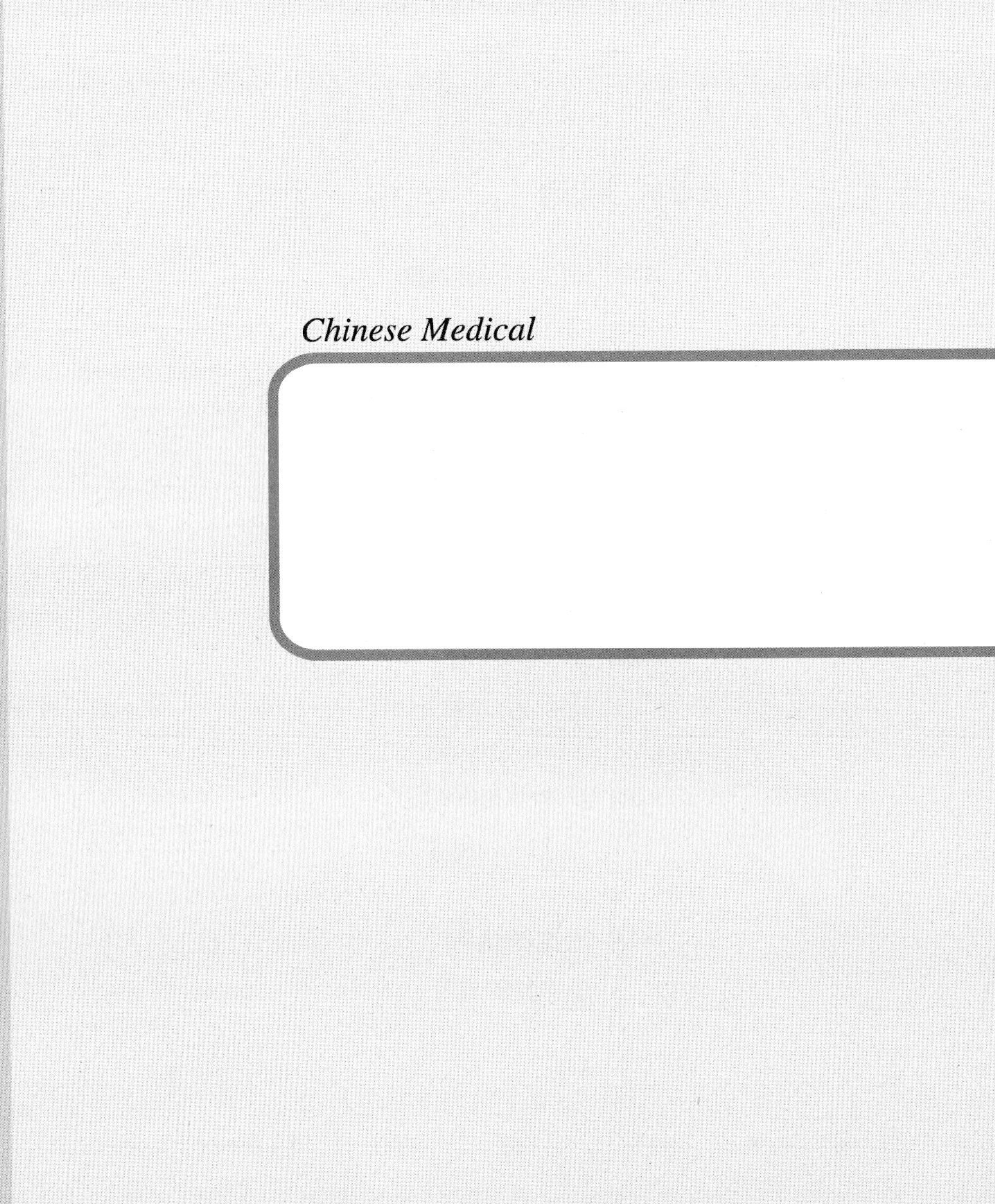
Chinese Medical

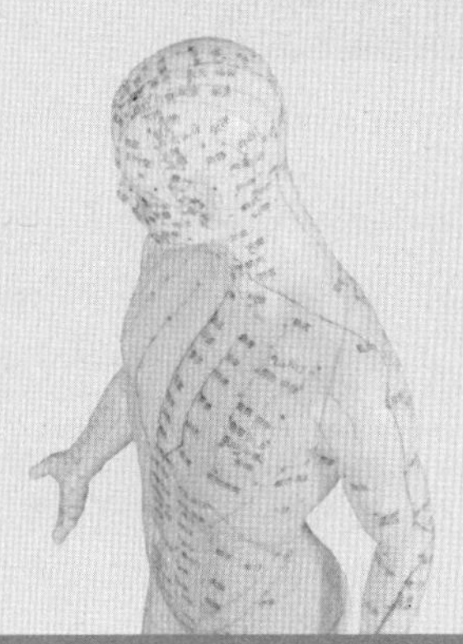

제1부 침구과

1. 침구과는 침구내과, 침구신경과 침구부인과 세 부분으로 나뉘어져 있다.
   1) 침구내과는 비위병증인 변비, 위통, 당뇨병, 심장－뇌(정신)병증인 불면증, 우울증, 두통, 중풍, 그리고 신장－방광병증인 부종, 융폐(배뇨곤란) 조루증, 양위증(발기부전)을 소개하고 어느 경맥, 어느 혈자리를 자극하여 장부(臟腑)의 부조화를 개선해서 정상을 회복할 수 있는지 그 치료법을 제시하고 있다.
   2) 침구신경과는 삼차신경통(얼굴), 좌골신경통(뒷다리, 종아리), 요통(허리), 오십견(어깨), 낙침(뒷목), 경추병을 소개하여, 어떻게 全身 신경계통의 통증을 진통시키고 정상을 회복할 수 있는지 그 치료법을 제시하고 있다.
   3) 침구부인과는 가임기 여성의 월경주기가 앞으로 당겨지는 월경선기, 뒤로 연기되는 월경후기, 주기가 불규칙하여 앞뒤로 변화무쌍한 월경선후무정기, 월경이 끊겨서 나오지 않는 폐경, 월경기간에 하복부, 허리 등이 몹시 아픈 생리통, 월경이 한꺼번에 쏟아져 내리던가 아니면 방울처럼 조금씩 묻어나는 붕루증, 그리고 냉(대하)이 비정상적으로 많이 쏟아지는 냉대하증을 소개하여, 어느 경맥 어느 穴을 자침해야 깨끗하고 통증 없는 여성의 삶을 유지할 수 있는지 그 치료법을 제시하고 있다.

2. 침구과의 구성은 우선 병명(病名)을 정한 후에 병에 대한 정의를 내리고, 중의학적인 원인을 밝히고 나서, 증상별(症狀別)로 치료를 하기 위해 증상을 열거하면서 관용적인 사자성어를 써서 의학한자를 익히는데 도움이 되게 했고, 치법(治法)에서는 가장 적절한 치료법칙을 설정했으며, 취혈(取穴)에서는 치료하기 위한 혈위(穴位)를 정하고 부가적인 증상에 대한 배혈(配穴)을 선택했으며, 침구치료(鍼灸治療)에서는 침의 깊이, 각도, 수법과 뜸의 필요성, 종류, 뜸뜨는 시간을 열거했고, 방해(方解)에서는 이 穴을 왜 선택했으며, 왜 이런 수법을 행하는지, 어떤 시너지 효과를 얻어내는지 등을 자세하게 설명하고 있으며, 임상사례의 치료효과(治療效果)에서는 실제로 임상에서 좋은 효과를 얻은 내용들을 수록했고, 한약(중초약) 처방을 곁들여서 침과 한약 두 가지 양수겸장(兩手兼

將)의 좋은 결과를 얻어내고 있다.

3. 중의학 침구분야의 다양한 수법(手法) 중에서는 얕으면서 가볍게 자침하여 경맥의 氣를 움직이는 방법도 있지만, 깊으면서 강렬한 수법을 써서 피부 깊숙이 자리하고 있는 신경들을 자극해서 氣血을 빠르고 활기차게 돌려 좋은 치료효과를 얻는 방법도 있는데, 이 책에서는 대부분 후자의 방법을 택하여 치료효과를 높이는데 주력했다.

   1) 염전보사법(捻轉補瀉法)은 침을 체내에 진입시키고 천천히 작은 폭으로 가볍게 찔러서 엄지를 앞으로 내밀고 검지를 뒤로 당기기를 반복하면 補가 되고, 반대로 빠르게 큰 폭으로 무겁게 찔러서 엄지를 뒤로 당기고 검지를 앞으로 밀기를 반복하면 瀉가 된다.

   2) 제삽보사법(提挿補瀉法)은 침을 체내에 진입시키고 得氣한 후에 천천히 작은 폭으로 무겁게 찔러 넣고 가볍게 들어 올리면 補가 되고, 반대로 빠르게 큰 폭으로 가볍게 넣고 무겁게 들어 올리면 瀉가 된다.

   3) 염전제삽보사법(捻轉提挿補瀉法)은 염전, 제삽법을 섞어서 동시에 행한다.

   4) 호흡염전보사법(呼吸捻轉補瀉法)은 환자가 숨을 내쉴 때 침을 찌르고, 숨을 들이쉴 때 침을 빼면 補하는 것이 되며, 반대로 숨을 들이마실 때 침을 찌르고, 숨을 내쉴 때 침을 빼면 瀉가 된다. 이 때 염전법의 補瀉를 함께 실시하면 비교적 중하고 고질적인 질환에 빠른 효과를 얻을 수 있다.
   다만, 병이 중하지 않은 환자에게는 이런 강렬한 수법을 쓰지 않고 가볍게 자침한다.

   5) 영수보사(迎隨補瀉)는 경맥의 흐름을 순행하는 방향으로 자침하면 補하는 것이고, 역행하는 방향으로 침을 찌르면 瀉하는 것이니, 영수보사를 잘 하면 치료효과를 한층 더 높일 수 있다

   6) 평보평사(平補平瀉)는 허와 실이 분명하게 나타나지 않거나 혹은 허와 실이 같이 내재해 있을 때, 득기(得氣)한 후에 염전제삽법의 보사수법을 균등하게 실시하는 것을 말한다. 補와 瀉를 적절하게 조절하면 좋은 효과를 얻을 수 있다

4. 유침시간은 병이 가볍고 기력이 약하면 짧게, 병이 중하고 기력이 강하면 길게 한다.
자침을 하고 난 후 유침시간은 병이 중하지 않을 때는 20~30분 정도면 적당하고, 병이 중할 때에는 30분 이상 2시간 정도까지, 필요시에는 반나절 또는 밤새도록 유침할 수 있지만, 환자의 상태가 그렇게 긴 시간을 견딜만한 기력이 있는지 먼저 살피고 결정을 내려야 한다. 만약 기력이 없는데 오래 유침하면 환자가 힘이 들어 오히려 역효과가 나타날 수 있다.

5. 兪를 '유'로 읽을 것인가, '수'로 읽을 것인가?
현재 한국에서는 兪를 '유'라고도 읽고 '수'라고도 읽는데, 한국 옥편에는 '유'라고 되어 있고 '수'라고 되어 있지 않다. 그러나 '유'라고 발음했을 때 그 뜻은 '그러하다' '응답하다' '더욱' 이렇게 해석이 될 뿐 경혈과 관계된 뜻은 없다.
한국 옥편에 腧는 '혈(경혈) 수'라고 되어 있고, 腧穴(수혈)은 '등에 침놓는 자리'라고 쓰여 있는데, 아마도 兪는 腧의 약자로 쓰인 것 같아서 중국 사전을 보았더니, 중국 사전에는 兪가 腧(수－shu)와 같은 글자로 쓰이고 있고, '경혈 수(shu)'라는 뜻으로 되어 있었다. 만약 兪를 '유'로 발음하면 중국어에서는 'yu(위)'로 발음되어야 하며 그 뜻은 '2성으로 쓰일 때－허락하다, 승낙하다, 그러하다'이고, '4성으로 쓰일 때－병이 낫다, 더욱'이란 뜻이 되며 경혈과 관계된 뜻은 없었다.
그렇다고 보면 兪를 경혈과 관련된 뜻으로 읽으려면 '수(腧＝兪)'로 발음하는 것이 옳다고 생각하며, 이 책에서는 '수'로 발음해 놓았다(肝兪－간수, 脾兪－비수 등)

6. 경맥을 조절하여 장부(臟腑)를 조절할 때는 양쪽의 해당 穴을 다 자침한다.
경추병, 요통, 좌골신경통, 두통 등을 치료할 때는 만약 한쪽으로만 병변이 있으면 해당되는 쪽의 필요한 穴을 자침하면 되고, 장부를 補하거나 瀉하면서 조절할 필요가 있을 때는 해당되는 穴의 양쪽을 모두 자침한다.

제 1 장

침구내과

제1절 비위병증 脾胃病證

1 위통 胃痛, Gastralgia, a stomachache－만성위염, 천표성위염, 위축성위염, 위궤양

위통(胃痛)은 대개 음식물을 폭음, 폭식하거나, 맵고 자극적인 음식을 선호하거나, 찬 음식을 즐겨 먹거나 과로, 수면부족, 근심, 걱정, 정신적 스트레스 등의 원인에 의해서 위장이 아프거나, 위염이나 위궤양, 위경련 등에 의해서 위장이 쓰리거나 동통(疼痛)이 느껴지는 것을 말하는데, 위완통(胃脘痛)이라고도 한다.

胃는 음식물이 들어오면 잠시 이완됐다가 胃의 혈관에 혈액이 모이면서 수축을 시작하고 위샘에서 분비되는 무색투명하고 약간 점성이 있는 강산성 액체인 염산과 점액소, 단백질분해효소인 펩신 및 여러 효소 등을 포함하고 있는 위액(胃液)이 주기적인 수축에 의해 음식물과 고루 섞여 암죽 형태의 혼합물을 만들고 연동운동을 통해 유문부(幽門部)의 문턱을 넘어 십이지장을 거쳐 소장으로 이동하는데, 이 때 위액분비와 연동운동은 교감신경계(交感神經系)와 미주신경(迷走神經)의 지시에 따라서 움직인다. 중의학에서는 위완통(胃脘痛)이라고도 하며, 위염, 위하수, 위궤양도 '위통'의 범주에 넣고 있다.

중의학적 원인

1. 차가운 사기가 胃를 침습하다(한사습위 - 寒邪襲胃)

寒은 陰의 사기(邪氣)라서 그 성질이 수축하고 뭉치는 것이기 때문에 외부로부터 한사(寒邪)가 침입하거나, 찬 음식을 지나치게 많이 먹으면 胃에 寒이 응집되어 따뜻함을 잃고, 위기(胃氣)가 움직이지 못하여 통증이 생긴다.

2. 음식이 위장에 정체되어 있다(식체위부 - 食滯胃腑)

폭음, 폭식하거나 맵고 기름진 음식을 즐겨 먹고 술을 음료수 마시듯 먹으면 비위가 손상되어 濕과 熱이 쌓여 비위(脾胃)의 기능이 떨어지며, 비위의 氣가 움직이지 못하게 되어 식체(食滯)가 생기고, 아래로 내려가지 못하고 뭉쳐있으니 胃가 꽉 막혀 팽창하는 듯한 통증이 생긴다.

3. 간의 기가 위를 범하다(간기범위 - 肝氣犯胃)

걱정, 근심, 분노 등 정신적인 스트레스로 인해 마음이 상하면 肝의 소설(疏泄) 기능을 펼치지 못하고, 氣가 막혀 옆으로 胃를 치기 때문에 胃가 아래로 내려 보내는 기능을 잃고 막혀서 통증이 생기는 것이다.

4. 간과 위에 열이 뭉쳐있다(간위울열 - 肝胃鬱熱)

간기(肝氣)가 울결이 되어 오래 지나 熱로 변하였거나, 맵고 기름진 음식을 지나치게 먹어, 습열이 胃 안에 뭉쳐있어 氣의 운동이 막혀서 통증이 생긴다.

5. 혈의 흐름을 방해하는 어혈이 정체되어 있다(어혈정체 - 瘀血停滯)

'氣는 血을 이끄는 장수'라서 血은 氣를 따라서 움직이기 때문에 氣가 막히면 血도 따라서 막히게 되는데, 그것이 胃에서 막히면 위통이 생기는 것이다.

6. 위장에 음이 부족하다(위음휴허 - 胃陰虧虛)

몸이 전반적으로 陰이 허하여 胃陰이 부족하거나, 胃의 火가 활활 타올라 胃陰을 태워 없애버렸기 때문에 胃가 소화를 시키지 못하고 통증을 얻게 된다.

7. 비위가 허하고 차다(비위허한-脾胃虛寒)

본래 비위가 허약하거나 힘든 일을 많이 해서 피로가 쌓여 있거나, 음식으로 인하여 胃가 상하였거나, 신양(腎陽)이 부족하여 胃를 따뜻하게 덥히지 못하는 등의 원인에 의해서 비위가 허하고 차게 되면, 아울러 중초도 허하고 차게 되고(中焦虛寒) 胃 또한 차게 되므로 통증이 발생한다.

증상별 치료

1. 차가운 사기가 위를 침습하다(한사습위-寒邪襲胃)

1) 증상

갑자기 위에 찬 통증이 느껴지고(胃脘冷痛暴作), 맑은 물과 같은 침과 가래를 토하며(嘔吐淸水痰涎), 찬 것을 싫어하고 따뜻한 것을 좋아하며(畏寒喜暖), 목 마르지 않다(口不渴). 설태는 희고 맥은 활시위처럼 팽팽하면서 긴장되어 있다(苔白脈弦緊).

2) 치법

위를 따뜻하게 하고 한을 흩어놓고, 기를 돌려 통증을 멈추게 한다.
(온위산한, 행기지통-溫胃散寒, 行氣止痛)

3) 취혈

중완 족삼리 내관 공손

4) 배혈(配血)

통증이 심하면 양구(梁丘)를 추가한다.

5) 침구치료

- 중완(中脘)은 직자 1.5~3촌, 호흡염전사법(呼吸捻轉瀉法)을 행하고 저린 침감이 복부 전체로 방사형으로 퍼지게 되면 멈추고 유침한다.

- 족삼리(足三里)는 직자 1~1.5촌, 1분 정도 염전제삽사법(捻轉提揷瀉法)을 행하여 시큰하면서 저린 느낌이 발목이나 무릎 쪽으로 퍼지면 멈추고 유침하는데, 10분마다 수법을 쓰고 침을 뺀 후에 뜸을 떠서 氣를 더하고 血을 만들며, 대장의 氣를 통하고 조절하게 한다.
- 내관은 직자 0.8~1촌, 염전제삽사법을 1분간 행하고 침감을 얻으면 멈추고 유침한다.
- 공손(公孫)은 직자 0.5~1촌, 염전사법을 행하여 엄지발가락과 발목을 향하여 시큰하면서 저린 산마감이 퍼지면 멈추고 유침한다.

6) 방해

- 胃의 모혈(募穴)인 중완과 하합혈(下合血)인 족삼리를 서로 배합하여 위기(胃氣)를 소통, 조절하여 통증을 없앤다.
- 팔맥(八脈)의 교회혈(交會穴)인 내관과 공손을 배합하여 기를 다스려 막힌 것을 열고 胃의 통증을 없앤다.

2. 음식이 위장에 정체되어 있다(식체위부 – 食滯胃腑)

1) 증상

위가 팽창하면서 아프고(胃脘脹痛), 썩은 냄새나는 트림을 하고 신물을 삼키거나(噯腐呑酸), 혹은 소화가 덜 된 음식물을 토하는데(或嘔吐不消化食物), 토하고 나면 통증이 느슨해진다(吐後痛緩).

설태는 작은 알갱이들이 두텁게 덮여있는 듯하고 맥은 쟁반위에 구슬이 구르듯 하거나 맥이 꽉 차고 힘이 있다(苔厚膩脈滑或實). 〈素問 – 痺論〉'飮食自倍, 腸胃內傷'

2) 치법

음식을 소화시키고 막힌 것을 터주고, 위를 편하게 하여 통증을 그치게 한다.
(소식도체, 화위지통 – 消食導滯, 和胃止痛)

3) 취혈

천추 족삼리 내관 내정 하완

4) 배혈

위장이 팽창하면서 아픈 것이 심하면 음릉천을 추가한다.

5) 침구치료

- 천추(天樞)는 직자 0.8~1.2촌, 10분 간격으로 30초 정도 염전사법을 행한 후에 유침하여, 위장의 통증을 감소시키고 대장의 연동운동을 촉진하여 통변시킨다.
- 족삼리, 내관은 上記되어 있다.
- 내정(內庭)은 직자 0.5~1촌, 염전사법을 가볍게 30초 정도 행하고 유침하여, 대장과 위장의 열을 내리고 소통시킨다.
- 하완(下脘)은 직자 1.5~2촌, 호흡염전사법을 행하고 시큰하고 팽팽한 침감이 복부 전체로 방사형으로 퍼지게 되면 멈추고 유침한다.

6) 방해

- 천추는 족양명위경의 穴이면서 대장의 모혈(募穴)이라서 胃와 대장을 아래로 잘 통하게 하기 때문에 음식물 체한 것을 풀고 대변으로 내보낸다.
- 족삼리는 胃를 튼튼하게 하고 쌓인 음식물을 없애며, 묵은 것을 제거하고 막힌 것을 뚫어 통증을 없앤다.
- 내관은 가슴을 넓히고 횡격막을 편하게 하며, 거꾸로 올라오는 기운을 내려 구토를 억제하고 통증을 가라앉힌다.
- 내정, 하완은 오랫동안 내려가지 않고 막혀있는 음식물을 소화시켜서 내려 보낸다.

3. 간의 기가 위를 범하다(간기범위－肝氣犯胃)

1) 증상

위가 꽉 막히고 팽팽한 듯한 통증이 있거나(胃脘痞脹疼痛), 혹은 옆구리에서 등으로 치고 달아나는 듯한 통증이 있고(攻竄脇背), 트림이 자주 난다(噯氣頻作). 설태는 엷고 희며 맥은 거문고 줄처럼 팽팽하다(苔薄白脈弦).

2) 치법

간을 소통시켜 기를 다스리고, 위를 편안하게 하여 통증을 멈추게 한다.
(소간이기, 화위지통－疏肝理氣, 和胃止痛)

3) 취혈

족삼리 중완 태충 기문

4) 배혈

가슴이 답답하고 트림이 심하면 내관, 전중(膻中)을 추가한다.

5) 침구치료

- 족삼리, 중완은 上記되어 있으며 사법(瀉法)을 행한다.
- 태충(太衝)은 직자 0.5~0.8촌, 염전제삽사법으로 1분간 행하거나, 직자 1~1.5촌, 염전사법으로 1분간 행하고 국부에 산창감이 느껴지면 멈추고 유침한다.
- 기문은(期門) 45도 각도의 사침 또는 15도 각도의 평자로 0.5~1촌, 염전사법을 가볍게 하여 국부에 시큰한 침감이 오면 멈추고 유침한다.

6) 방해

- 족삼리, 중완은 胃氣를 소통시켜서 깨끗한 것을 올리고 탁한 것을 내린다(昇淸降濁).
- 태충은 간경의 원혈(原穴)이고, 기문은 간의 모혈이므로 두 혈이 서로 배합하여 간기(肝氣)가 거꾸로 향하는 것을 눌러 안정시키고 위를 편안하게 하여 통증을 없앤다.

4. 간과 위에 열이 뭉쳐있다(간위울열 - 肝胃鬱熱)

1) 증상

통증이 급박하거나(胃痛急迫), 혹은 꽉 막혀 팽팽한 듯한 통증이 있고(痞滿脹痛), 소화되지 않은 음식물이 뭉쳐서 열을 만들고 신물을 토하며(嘈雜吐酸), 가슴이 답답하고(心煩), 입 안이 쓰거나 끈적끈적하다(口苦或粘). 혀는 붉고 태는 누렇거나 기름때가 덮여있는 듯하고 맥은 빠르다(舌紅苔黃或膩脈數).

2) 치법

위장의 열을 씻어 내리고, 위를 편안하게 하여 통증을 없앤다.
(청위사화, 화위지통 - 淸胃瀉火. 和胃止痛)

3) 취혈

상완 양구 행간 내정 합곡

4) 배혈

입이 쓰고 혀가 붉은색이 짙으면 소부(少府)혈을 추가하여 肝胃의 열을 내린다.

5) 침구치료

- 상완(上脘)은 직자 1.5~2촌, 호흡염전사법을 행하고 시큰하고 저린 침감이 상복부 전체로 방사형으로 퍼지면 멈추고 유침한다.
- 양구(梁丘)는 직자 1~1.2촌, 염전사법을 행하여 전기에 접촉한 듯한 촉전감(觸電感)이 오면 멈추고 유침한다.
- 행간(行間)은 직자 0.5~0.8촌, 염전사법을 행하고 시큰하면서 저린 산마감(酸痲感)이 느껴지면 멈추고 유침한다.
- 합곡(合谷)은 직자 1촌으로 염전사법을 행하여 엄지와 검지가 만나는 곳에서부터 팔꿈치를 향하여 전기에 닿은 듯한 느낌이 확산되면 멈추고 유침한다.

6) 방해

- 상완은 임맥(任脈)과 위장경의 교회혈(交會穴)로써 음식을 받아들이는 문(門)을 열고, 거꾸로 올라오는 것을 누르고 위장을 편안하게 한다.
- 양구는 위경의 극혈(郄穴)로써 급성 위통을 치료하고, 행간은 간담의 습열을 씻어내려 胃를 편하게 하여 통증을 멈추게 한다.
- 내정, 합곡은 위장의 열을 씻어내려 胃를 편하게 하고 통증을 없앤다.

5. 어혈이 정체되어 있다(어혈정체－瘀血停滯)

1) 증상

위통이 극렬하고(胃痛極烈), 통증이 마치 침으로 찌르는 듯 혹은 칼로 베는 듯하고(痛如鍼刺或刀割), 통증이 정해진 곳이 있고 누르는 것을 거부한다(痛有定處而拒按).

혀는 어두운 자줏빛이고 맥은 칼로 대나무를 긁듯이 까칠까칠하다(舌紫黯脈澁).

2) 치법

혈을 움직여서 막힌 곳을 뚫고, 경락을 통하게 하여 통증을 멈추게 한다. (활혈화어, 통락지통－活血化瘀, 通絡止痛)

3) 취혈

중완 족삼리 내관 격수 기문 공손 삼음교

4) 배혈

대변에서 피가 보이면 혈해(血海)를 추가한다.

5) 침구치료

- 중완, 족삼리, 내관, 공손, 기문은 上記되어 있으며 사법(瀉法)을 위주로 한다.
- 격수(膈兪)는 직자 1.5~2촌, 염전제삽사법을 행하고 시큰하면서 팽팽한 산창감이 느껴지면 멈추고 유침한다.
- 삼음교(三陰交)는 사자(斜刺)하여 1.5~2촌, 염전제삽보법을 써서 시큰하고 팽팽한 산창감이 느껴지면 멈추고 유침한다.

6) 방해

- 중완, 족삼리는 위기(胃氣)를 소통시키고 조절하여 통증을 멈추게 한다
- 내관, 공손은 팔맥교회혈이고, 서로 배합하여 가슴을 열고 氣를 돌려서 막혀있는 胃를 흩어놓아 통증을 줄인다.
- 격수는 血이 모이는 穴로써 족궐음간경의 기문과 배합하여 간을 편안하게 하고 혈을 돌려서 통증을 줄인다.
- 삼음교는 족삼경(足三經)이 모이는 穴로써 血을 보하고 돌려서 경락을 통하게 한다.

6. 위장에 음이 부족하다(위음휴허－胃陰虧虛)

1) 증상

위가 은은하게 아프고(胃痛隱隱), 타는 듯 뜨거워서 편하지 않고(灼熱不適), 소화되지 않은 음식물이 있는데도 배고픈 것 같고(嘈雜似飢), 적게 먹고 입이 마르

며(食少口乾), 대변이 건조하다(大便乾燥).
혀는 붉고 진액이 적으며 맥은 가늘고 빠르다(舌紅少津脈細數).

2) 치법
위장에 음을 자양하고, 胃를 편안하게 하여 통증을 멈춘다.
(자양위음, 화위지통－滋養胃陰, 和胃止痛)

3) 취혈
비수 위수 중완 장문 족삼리 내관 혈해 삼음교

4) 배혈
위장이 아프면서 대변이 어두운 빛으로 나오면 은백, 격수를 추가한다.

5) 침구치료
- 비수(脾兪), 위수(胃兪)는 직자 1.5~2촌, 염전제삽보법을 1분간 행하고 국부에 시큰하고 팽팽한 산창감(酸脹感)이 느껴지면 멈추고 유침한다.
- 중완, 족삼리, 내관, 삼음교는 上記되어 있으며 보법(補法)을 위주로 행한다.
- 장문(章門)은 45도 사침(斜鍼)으로 0.5~0.8촌, 영수보사(迎隨補瀉)로 염전보법을 행하고 국부에 침감이 오면 멈추고 유침한다.
- 혈해(血海)는 직자 1~1.2촌, 염전제삽보법을 1분간 행하여 전기에 접촉한 듯한 촉전감(觸電感)이 오면 멈추고 유침한다.

6) 방해
- 비수, 위수, 장문, 중완은 수혈(兪穴)과 모혈(募穴)을 배합하여 비위와 간의 陰을 모으고 족삼리, 내관을 추가하여 비장을 튼튼하게 하고 胃를 편안하게 해서 기혈(氣血)을 만든다.
- 혈해, 삼음교는 陰을 보충하여 血을 만들고, 음액(陰液)을 회복하여 胃에다 陰을 채워 촉촉하게 만들어 준다.

7. 비장과 위장이 허하고 차다(비위허한－脾胃虛寒)

1) 증상

위통이 끊이지 않고 계속되는데(胃痛綿綿), 속이 비면 더 심하다가(空腹爲甚), 음식을 먹으면 좀 나아지고(得食則緩), 따뜻한 것을 좋아하고 만져주는 것도 좋아하고(喜熱喜按), 맑은 침을 토해내고(泛吐清水), 피로하고 힘이 없으며(神疲乏力), 손과 발이 따뜻하지 않고(手足不溫), 대변은 주로 묽고 퍼진다(大便多溏). 혀는 연한색이고 맥은 가라앉고 가늘다(舌淡脈沈細).

2) 치법

중초를 따스하게 하여 찬 기운을 흩어놓고 비장을 튼튼하게 하여 위를 편하게 한다.(온중산한, 건비화위－溫中散寒, 健脾和胃)

3) 취혈

비수 위수 장문 중완 내관 공손 관원

4) 배혈

가슴이 두근거리면서 안정되지 않고 숨이 차면 신문을 추가한다.

5) 침구치료

- 비수 위수 장문 중완 내관 공손은 上記되어 있으며 주로 보법(補法)을 행한다.
- 관원(關元)은 직자 1~2촌, 호흡염전보법을 행하고 유침했다가 침을 뺀 후에, 병세가 위중하면 애주구(艾炷灸)를 격일로 5장 이상 뜸을 떠서 陽氣와 元氣를 회복한다.

6) 방해

- 비수, 위수, 장문, 중완은 수혈(兪穴)과 모혈(募穴)을 배합한 것으로 중초를 따뜻하게 하여 찬 기운을 흩어놓고 비장을 튼튼하게 하며 위장을 補하여 통증을 없앤다.
- 내관, 공손은 팔맥교회혈을 서로 배합한 것으로 비장을 튼튼하게 하고 위장을 편안하게 하여 통증을 없앤다.
- 관원은 진화(眞火)를 일으켜서 위장을 따스하게 하고 중초가 차고 허한 것을

補한다.

임상사례

1. 간기범위(肝氣犯胃)型

1) 증상

37세 남자, 1년 전에 2주일 동안 胃가 아파서 병원에 가서 위내시경을 한 결과 천표성위염(淺表性胃炎)으로 판정을 받고 약을 먹고 괜찮다가 2주일 전부터 위가 더부룩하고 아파서 본 의원을 찾아왔다.

진단을 해보니 어떤 때는 가볍게 통증이 오고 어떤 때는 심하게 느껴지고(有時輕有時甚), 가슴이 답답하고 쉽게 화를 내며(心煩易怒), 양쪽 옆구리가 아프고 입맛도 없는데(痛及兩脇口氣無味), 소변과 대변은 비교적 정상이다(尿便較常). 설태는 희고 맥은 쟁반위에 구슬이 구르듯 하고 빠르다(苔白脈滑數).

2) 진단

양의진단 : 위통(胃炎)

중의진단 : 간기범위(肝氣犯胃)型 위통

3) 치법

간을 소통시키고 기를 다스리며, 비장을 튼튼하게 하여 위장을 편안하게 한다. (소간이기, 건비화위－疏肝理氣, 健脾和胃)

4) 취혈

중완 내관 족삼리 합곡 태충 간수

5) 침구치료

- 중완(中脘)은 직자 2~3촌, 호흡보사법(呼吸補瀉法) 중에서 사법을 1분 정도 행해서 배꼽과 배에 시큰거리고 팽팽한 침감이 들도록 한다.
- 내관(內關)은 직자(直刺) 1촌, 손가락으로 비비면서 돌리는 염전사법(捻轉瀉法)을 행하여 침감이 손목과 손가락까지 느껴지게 한다.

- 족삼리(足三里)는 직자 2촌, 들어 올렸다가 내리꽂는 제삽사법(提揷瀉法)을 1분 정도 행하여 침감이 발등을 향하여 방사형(放射型)으로 퍼져나가게 한다.
- 태충(太衝)은 직자 1촌, 염전사법을 행하여 발가락, 발목까지 침감이 느껴지게 한다.
- 간수는 사자(斜刺) 1~2촌, 침감이 가슴을 향해 방사형으로 퍼지면 유침한다.

6) 치료효과

치료 2회 후에 아픈 증상이 많이 호전되었고, 4회 후에 통증은 없어지고 제반 증상이 대체적으로 사라지고 입맛도 좋아지기 시작하여 2회를 더 자침하고 끝냈다.

2. 비위허한(脾胃虛寒)型

1) 증상

43세 남자, 가끔씩 새벽이 되면 胃가 많이 아프고 토하며 설사를 한 지 3년 정도 되는데, 최근 2개월 전부터 심해져서 병원에 가서 내시경을 하고 위염 판정을 받았다. 침으로 치료하고자 본 의원을 찾아왔다.

진단을 해보니 얼굴에 통증으로 고통스러움이 나타나고(面容痛苦), 찬 땀을 흘리고(出冷汗), 얼굴은 창백하며(面色蒼白), 숨을 내쉴 때 마다 끙끙 앓는 소리를 내고(呼痛連聲), 허리를 굽히고 천천히 움직인다(曲腰緩動), 새벽 4시부터 위가 아프고 토하며(胃痛嘔吐), 설사가 계속 나면서 그치지 않고(泄瀉不止), 따뜻한 것을 좋아하고 따스하게 배를 문지르면 좋아하며(喜暖喜按), 때로는 쥐어짜는 듯한 통증이 생긴다(有時絞痛).

설태는 희고 맥은 거문고 줄처럼 팽팽하고 긴장되어 있다(舌苔白脈弦緊).

2) 진단

양의진단 : 만성위염(慢性胃炎)

중의진단 : 비위허한(脾胃虛寒)型 위통

3) 치법

비위를 따뜻하게 보하여 설사를 그치게 하고 통증을 없앤다.

(온보비위, 지사지통 - 溫補脾胃, 止瀉止痛)

4) 취혈

중완 족삼리 내관

- 氣가 막히면 태충, 양릉천을 추가하고, 허한(虛寒)이 심하면 은백을 추가한다.
- 습열이 있으면 곡지, 내정을 추가하고, 陰이 허하면 삼음교를 추가한다.

5) 침구치료

- 중완(中脘)은 직자 2~3촌, 호흡염전보법을 1분 정도 행하여 배꼽과 배에 은은한 침감이 들도록 하고, 침을 뺀 후에 뜸을 3장 이상 떠서 陽氣를 더한다.
- 족삼리(足三里)는 직자 2촌, 호흡염전보법(呼吸補瀉法)을 먼저 1분간 쓰고, 제삽보법(提揷補法)을 1분 정도 추가로 써서 침감이 발등을 향하여 퍼져나가게 하고 뜸을 3장 이상 떠서 비위를 따뜻하게 한다.
- 내관은 직자(直刺) 1촌, 호흡보사법 중에서 보법(補法)을 3회 쓰고, 손가락으로 비비면서 돌리는 염전보법을 1분 정도 써서 침감이 손목과 손가락까지 느껴지게 한다.

6) 치료효과

치료 3회 후에 통증이 좋아지고 끙끙거리는 소리가 줄어들고 허리도 펴고 잘 걷는다. 7회 후에 통증이 없어지고 설사도 그치고 식은땀도 나지 않으며 잠도 잘 잔다고 했다.

3. 식체위부(食滯胃腑)型

1) 증상

24세 여자, 이틀 전부터 갑자기 상복부(上腹部)가 아프더니, 胃가 팽팽하고 아파서 만지는 것도 싫고 썩은 냄새나는 트림을 하며, 소화가 덜 된 음식물을 토하고 나면 덜 아프다(嘔吐不消化食物痛緩).

설태는 작은 알갱이들이 두텁게 덮여있는 듯하고, 맥은 쟁반위에 구슬이 구르듯하거나 혹은 맥이 꽉 차고 힘이 있다(苔厚膩脈滑或實).

2) 진단

양의진단 : 급성위염

중의진단 : 식체위부(食滯胃腑)型 위통

3) 치법

중초를 넓혀 위를 편안하게 하고, 음식물을 소화시켜 막힌 것을 푼다.
(관중화위, 소식도체 – 寬中和胃, 消食導滯)

4) 취혈

중완

5) 침구치료

중완(中脘)은 직자 2~3촌, 시큰하고(酸), 저리고(麻), 팽팽하고(脹), 무거운 듯한(沈重) 침감이 느껴지도록 3~5분 정도 침을 비비고 돌린다(捻轉).
그런 후에 침을 서서히 피부 쪽으로 끌어올린 후에, 15~45도 정도 횡자(橫刺)의 각도로 눕혀서 상완(上脘) 방향으로 투자(透刺)를 한다. 이 때 침감이 양쪽 갈비뼈가 갈라지는 검돌(劍突)과 흉부로 향하여 방사형으로 퍼지게 한다.
침을 피부 쪽으로 끌어 올린 후에 반대방향 건리(建里)를 향하여 수법을 써서 침감이 배와 배꼽 주위로 퍼지면 2~3분 동안 유침한다. 침을 다시 피부 쪽으로 끌어올린 후에 횡자의 각도로 중완 옆의 穴인 음극(陰郄)과 양문(梁門) 穴을 향해서 1.5~2촌 깊이로 침감이 상복부와 옆구리 아래쪽으로 방사형으로 퍼지게 하고, 침감을 얻으면 반대쪽으로 한 번 더 한다.
병이 중한 사람은 1~2개 穴을 추가하고, 중완의 수법을 마친 후에 중완에 침을 놓고 화관(火罐)을 15분 동안 한다. 비위가 허하고 찬 사람은 자침수법 후에 쑥뜸을 하루 3장 이상 뜨면 효과가 더 좋다.

6) 치료효과

치료 1회 후에 팽만감과 통증이 훨씬 줄어들었고, 3회 치료 후에 증상이 없어졌다.
이틀 동안 자극적인 음식과 차고 기름진 음식을 먹지 말고 죽(粥)을 먹도록 권유했다.

4. 간위울열(肝胃鬱熱 – 만성위염)型

1) 증상

22세 여자, 15일 전에 갑자기 식사 후에(突然食後), 胃와 심장의 앞 부위(心前區)에 찌르는 듯한 통증(刺痛)이 발생했고, 명치 부위가 꽉 막혀있고(心下痞滿), 음식을 먹을 생각이 없고(不思飮食), 먹는다 해도 소화되지 않고(食而不消), 밥을 먹은 후에 통증이 심해져서(食後痛甚) 병원을 찾았고, 위내시경검사 결과 만성위염 판정을 받았다. 혀는 어두운 붉은색이고 태는 누렇고 기름때가 덮여있는 듯하고, 맥은 거문고 줄처럼 팽팽하면서 구슬이 쟁반 위를 구르는 듯하다(舌黯紅苔黃膩脈弦滑).

심전도(Electrocardiogram, ECG)검사 결과 ; 심근혈액공급부족

2) 진단

양의진단 : 만성위염(慢性胃炎)

중의진단 : 식체위부(食滯胃腑)型 위통

3) 치법

위를 편안하게 하고 비장을 튼튼하게 하여, 막힌 곳을 뚫고 쌓인 것을 푼다.

(화위건비, 도체소적 – 和胃健脾, 導滯消積)

4) 취혈

전중 중완 기해 혈해 족삼리 천추

5) 침구치료

- 전중, 중완, 기해, 혈해, 족삼리, 이 다섯 개의 穴은 상, 중, 하 삼초(三焦)의 氣를 조절하는 요혈(要穴)이므로 배합하여 함께 사용한다.
- 전중(膻中)은 굵기 0.35mm 길이 25mm의 호침(豪鍼)으로 임맥(任脈)의 흐르는 방향을 따라서 평자(平刺)하여 1분간 염전보법(捻轉補法)을 행한다.
  전중은 상초를 담당하여 심장과 폐를 보하고 이롭게 하며, 종기(宗氣)를 적절하게 補하고 기혈을 움직인다.
- 기해, 족삼리는 0.5촌 직자하여 1분간 염전보법을 한다. 기해는 하초를 담당하여 간과 신장을 보하고 이롭게 하며, 원기(元氣)를 북돋우고 배양하여 잘 발휘

하게 하고, 혈해는 血을 자양하고 움직이게 한다.

- 중완, 천추는 직자 1~1.5촌, 1분간 염전사법을 하여 침감이 복부에 퍼지면 유침한다.
- 중완과 족삼리는 중초를 담당하여 비위의 氣를 補하고 이롭게 하며, 후천(後天)의 근본을 도와서 氣血을 만들고, 담탁(痰濁)을 없애고 내보내며, 비장의 수곡정미(水穀精米)를 상부(上部)로 올리는 승청(昇淸)의 기능과 음식물 찌꺼기들을 아래로 내려 보내는 통강(通降)의 기능을 유지하게 한다.
- 천추는 중초의 기를 조절하여 기를 올리고 내리도록 잘 조절하는 주축이 되어 비위의 정상적인 생리기능을 회복시킨다.
- 혈해(血海)는 직자 1~1.2촌, 영수보사(迎隨補瀉)의 수법으로 염전제삽법을 1분간 행하여 전기에 접촉한 듯한 촉전감(觸電感)이 오면 멈추고 유침한다.

6) 치료효과

치료 3회 후에 통증이 감소되면서 명치 부위가 트이고, 5회 후에는 위장과 심장 부위의 통증이 많이 줄고 명치가 탁 트였으며, 7회 후에는 거의 통증이 없어지고 입맛도 좋아지고 소화도 잘 되어 매우 기쁘다고 했다.

- 식사를 정해진 시간에 먹고, 술, 담배, 자극적인 음식을 삼가라고 권고했다.

5. 간위울열(肝胃鬱熱 – 만성위염 – II)型

1) 증상

51세 남자, 평소 음식을 먹으면 자주 배가 은은하게 아프고 불편한 느낌이 있었는데, 5일 전에 저녁식사에서 기름지고 맛있는 음식을 많이 먹고, 잠자리에 들기 전 배꼽부터 심와부(心窩部)까지 은은한 통증과 열이 뭉쳐있는 듯한 느낌이 있었고, 다음 날 위장 부위가 아프면서 소화되지 않은 음식물을 토하고, 토한 후에는 배가 편해지고 가볍게 설사도 했다.

약국에서 약을 사먹고 낫는 듯 했으나 다음 날 저녁에 회식을 하면서 매운 음식을 많이 먹었더니 胃가 타는 듯한 통증이 느껴져 병원을 찾아갔고, 위내시경검사를 한 결과 만성위염 판단을 받았다.

환자는 평소 직장의 스트레스로 인해 자주 초조하고 화가 잘 나며, 일에 쫓기다 보면 머리도 아프고 위산이 올라오기도 하고 옆구리가 자주 아팠다고 한다.

2) 진단

양의진단 : 만성위염

중의진단 : 간위울열(肝胃鬱熱)型 위통

3) 치법

肝과 胃의 열을 내리고, 氣를 다스려 통증을 없앤다.

(청간위열, 이기지통-淸肝胃熱, 理氣止痛)

4) 취혈

간수 기문 위수 중완 내관 행간 양구 지기(地機)

5) 침구치료

- 간수, 신수를 먼저 역경(逆經) 방향으로 45도 각도로 사침을 하고 득기(得氣)를 한 후에 염전사법으로 강한 자극을 주고 30분간 유침하고 10분 간격으로 행침(行鍼)한다.
- 기문(期門)을 역경(逆經) 방향으로 평자(平刺)하고, 중완을 역경 방향으로 사침(斜鍼)하여 득기 한 후에 염전제삽사법(捻轉提揷瀉法)을 행한 후에 유침하는데 10분 간격으로 수법을 쓰면 좋다.
- 내관, 행간, 양구, 지기는 모두 역경 방향으로 45도 사침하여 득기 한 후에 염전제삽사법을 행한다.

6) 치료효과

치료 3회 후에 胃가 좀 편안해지고, 대변을 며칠에 한 번씩 본다고 해서 합곡과 천추를 추가했다. 5회 후에 위통이 많이 가라앉았고 위산이 올라오지 않으며, 위장에 열감도 거의 없어지고 초조한 마음이 약간 느슨해졌다.

7회 후에 위통과 관련된 제반 증상이 거의 다 소멸되었고, 대변도 잘 본다고 했다.

6. 간울비허(肝鬱脾虛－위궤양)

1) 증상

45세 남자, 위통이 간헐적으로 발병한 지 6년이 되었고 최근 1년은 자주 통증이 발생하다가 지난달부터 하루에 2~3번씩 아팠는데, 심할 때는 통증이 쉬지 않고 계속 되어서 직장 일에 영향을 끼칠 정도였다.

일반 진통제를 먹으면 잠시 통증이 멈췄다가 다시 아팠다. 병원에서 X－ray와 위내시경 검사를 통해서 위소만부(胃小彎部)에 직경 약 2cm의 궤양이 있다고 한다. 평소 위가 꽉 막히고 팽팽하게 아프고(胃脘痞脹疼痛), 트림이 자주 난다(噯氣頻作). 혀는 연한색이고 태는 엷고 희며 맥은 거문고 줄처럼 팽팽하다(舌淡苔薄白脈弦).

2) 진단

양의진단 : 위궤양(胃潰瘍)

중의진단 : 간울비허(肝鬱脾虛)型 위통

3) 치법

간을 소통시키고 비장을 건실하게 하여, 위를 편안하게 하고 통증을 멈추게 한다. (소간건비, 화위지통－疏肝健脾, 和胃止痛)

4) 취혈

중완 상완 건리 천추 기해 족삼리 공손 태충 해계

- 가슴과 위장 부위가 팽팽하고 답답하면 전중(膻中), 지구(支溝)를 추가한다.
- 따뜻한 것을 좋아하고 찬 것을 싫어하면 기해, 관원에 뜸을 뜨고, 배 만지는 것을 싫어하면 여태(厲兌)를 자침한다.

5) 침구치료

- 중완, 상완, 천추, 족삼리, 공손, 태충은 上記되어 있다.
- 건리(建里)는 직자 1.5~2촌, 호흡염전법을 행하고 시큰하고 팽팽한 침감이 복부 전체로 방사형으로 퍼지게 되면 멈추고 유침한다.
- 기해(氣海)는 직자 1~2촌, 호흡염전보법을 행하고, 출침(出鍼)한 후에 3장 이상 뜸을 떠서 陽氣와 元氣를 회복하여 위중한 병세를 극복하고, 환자의 회복정도에 따라 뜸의 장수(壯數)를 줄여간다. 임산부에게는 신중해야 한다.

기해는 氣를 이롭게 하고 근본을 견고하게 하며, 陽을 회복시키고 기혈이 달아나지 않도록 견고하게 지키게 하는 효과가 있다.

• 해계(解溪)는 직자 0.5~1촌, 염전보법을 행하고 침감을 얻으면 멈추고 유침한다.
• 행침(行鍼)을 한 후에 환자 자신이 복부가 따뜻해지는 느낌을 느껴야 하고, 침을 뺀 후에 몇 차례 계속해서 트림을 하고 방귀를 뀌어야 효과가 좋음을 확인할 수 있다.

6) 치료효과

치료 5회 후에 통증이 눈에 띄게 줄어들고 표정도 밝아졌고, 10회 후에 통증이 거의 사라지고 위장이 편안하며 잠도 잘 자고 잘 먹는다고 했다. 재발방지를 위해서 5회를 더 자침했다. 처음 3일은 담백한 죽을 먹으라 했고, 치료기간 중에는 자극적이고 기름진 음식, 술, 담배를 禁하라고 권했고 환자가 잘 따라줘서 좋은 효과를 보았다.

7. 비위불화(脾胃不和 – 위하수)型

1) 증상

56세 여자, 4개월 전부터 식욕이 떨어지고(食慾不振), 먹는 양이 줄어들고(食量減少), 복부가 팽팽하면서 아프며(腹部脹痛), 트림이 자주 나서(噯氣頻數), 병원에서 X – ray검사를 한 결과 4cm 아래로 처진 위하수로 판정되었고, 양약을 처방받아서 복용했으나 별 효과를 보지 못해서 본 의원을 찾아왔다.

심와부(心窩部)가 무겁고 불편하며(心窩部沈重不適), 울렁거리고 먹는 것이 적으며(惡心納差), 상복부에 통증이 있고(上腹疼痛), 아랫배가 아래로 늘어지면서 팽팽한데(小腹墜脹), 음식을 먹은 후에는 더 가중되지만(食後加重), 반듯하게 누우면 불편함이 줄어든다(平臥減輕). 몸이 나른하고 힘이 없으며(倦怠乏力), 대변이 굳고 단단하다(大便秘結). 혀는 연한색이고 태는 엷고 희며 맥은 가늘고 약하다(舌淡苔薄白脈細弱).

2) 진단

양의진단 : 위하수(胃下垂)

중의진단 : 비위불화(脾胃不和)型 위통

3) 치법

비장을 튼튼하게 하고 기를 더하며, 양을 끌어올려 처진 것을 들어 올린다. (건비익기, 승양거함－健脾益氣, 昇陽擧陷)

4) 취혈

중완 하완 천추 족삼리 내관 기해

5) 침구치료

- 중완, 하완은 직자(直刺) 2촌, 염전제삽(捻轉提揷)의 補法을 행하여 자침한다.
- 천추는 4촌의 침을 사용하여, 침 끝을 15도 각도로 배꼽아래 기해혈 방향으로 기울여, 비비고 돌리면서 염전사법(捻轉瀉法)으로 자침한다.
- 기해는 직자 2~3촌, 천추와 기해는 함께 3가지 방법으로 자침한다.
  첫 번째는 자침하고 5분 정도 제삽하면서 참새가 모이를 쪼는 듯한 작탁술(雀啄術)을 병합 실시하여 氣의 흐름을 촉진하고 득기(得氣)한다.
  두 번째는 득기(得氣)를 한 후 30초 정도 휴식을 취한 후에 다시 같은 방법으로 3분 동안 시큰거리는 침감이 상, 하복부로 확산되어 강렬하게 느껴지도록 행침(行鍼)하고, 그런 후에 침을 끌어올려 1.5촌 깊이에서 같은 방법을 실시하여 위장에 시큰하고 팽팽하고 꽉 당기는 듯한 침감이 느껴질 때까지 한다.
  세 번째는 침을 왼쪽으로, 다시 오른쪽으로 염전을 3~4회 하고 30초정도 쉬었다가 다시 염전을 3~4회 반복해서 침감이 강렬해진 후에 침을 뺀다(出鍼).
- 내관은 직자 1촌, 염전보법을 하고 침감이 팔의 위아래로 퍼지면 멈추고 유침한다.

6) 치료효과

치료 3회 후에 배가 팽팽한 느낌이 많이 줄었고, 7회 후에 위장 부위의 은은한 통증이 사라지고, 10회 후에 심와부, 위장, 하복부가 훨씬 편안한 느낌이 들고, 20회 후에 제반 증상이 거의 없어졌고, 비교 관찰을 위해 X－ray검사를 하게 한 결과 위하수의 말단부위가 위(上)로 2cm 정도 올라갔다.

치료 2회부터 보중익기탕을 가감(加減)한 중약을 처방하여 매일 복용하게 했다.

2 당뇨병 糖尿病, Diabetes – 소갈병, 대사질환군

당뇨병(糖尿病)은 탄수화물 대사(代謝)에 관여하는 인슐린을 췌장(膵臟)에서 충분히 만들지 못하거나, 인체 세포가 인슐린에 적절하게 반응하지 못하고 저항을 하여, 당(糖)을 세포 속에 저장하지 못하고 혈액 속으로 흘러가게 함으로써 오랫동안 혈액 속에 많은 양의 당분이 존재하면서 체내의 모든 영양소 대사에 나쁜 영향을 끼치고, 혈액 속에 넘치는 포도당이 오줌으로 빠져나가면서 소변을 끌고 나가기 때문에 배뇨량이 많아지게 되고, 배뇨량이 많아져 수분이 부족해지니 갈증이 나서 물을 많이 먹게 되고, 무엇을 먹어도 금방 소화되고 쉬 배고파서 음식을 많이 섭취하게 되는, 다뇨(多尿), 다음(多飮), 다식(多食), 이 세 가지 특징적인 증상이 나타나는 대사질환군(代謝疾患群)을 말한다.

당뇨병은 단순히 삼다(三多) 증상에 그치는 것이 아니라, 심각한 합병증을 유발할 수 있으며, 장기간 지속되면 심혈관 질환, 뇌졸증, 만성신부전, 당뇨병성 궤양, 당뇨병성 혈액순환장애, 당뇨망막병 등의 심각한 질환을 앓을 수 있기 때문에 무엇보다 사전에 예방해야 하고, 초기에 치료하는 것이 중요하다.

중의학에서는 소갈(消渴), 또는 소갈병(消渴病)이라고 한다.

중의학적 원인

1. 음식을 절제하지 못하다(음식부절 – 飮食不節)

오랫동안 달고 기름진 음식을 과식하고, 독한 술과 자극적인 음식을 즐겨 먹어 비위가 손상되고 약해져서 운화수곡(運化水穀)의 기능을 하지 못하여, 곳곳에 정체되어 쌓이면서 폐, 비위, 신장에 열이 발생하고, 그 열이 몸 안을 마르게 하면서 진액을 고갈시키기 때문에 陰이 부족해지면서 소갈증이 생기는 것이다.

2. 감정과 정신을 조절하지 못하다(정지실조 – 情志失調)

오랫동안 걱정, 근심을 하고 번뇌하며 노여워하면, 온 몸을 순환해야할 氣가 순환하지 못하고 쌓이고 뭉쳐서 火로 변하여, 폐와 비위의 陰液을 태워버리기 때문에 陰이 부족해지면서 소갈증이 발생하는 것이다.

3. 음이 허하여 화가 왕성해지다(陰虛火旺)

본래 陰이 허하거나, 진액과 혈액을 많이 소모하거나, 남녀 간의 성관계를 무절제하게 하여 陰과 精이 많이 소모되어, 음이 허하여 화가 왕성해지는 음허화왕(陰虛火旺)을 초래하여, 폐의 陰을 고갈시키고, 비위의 음액(陰液)을 마르게 하기 때문에 소갈증이 발생하는 것이다.

증상별 치료

1. 건조한 열이 폐를 상하게 하다(조열상폐－燥熱傷肺)

1) 증상

타는 듯 목이 말라 물을 많이 마시고(煩渴多飮), 입이 마르고 목이 건조하며(口乾咽燥), 음식을 많이 먹는데도 쉬 배고프고(多食易飢), 소변의 양이 많으며(小便量多), 대변은 마르고 단단하게 뭉쳐있다(大便乾結).

혀는 붉고 태는 얇으면서 누렇고 맥은 빠르다(舌紅苔薄黃脈數).

2) 치법

열을 내리고 폐를 윤택하게 하며 진액을 만들어 갈증을 없앤다.

(청열윤폐, 생진지갈－淸熱潤肺, 生津止渴)

3) 취혈

소부 심수 태연 폐수 어제 이수(胰兪)

4) 배혈

목이 말라서 물을 많이 마시면 염천, 내정을 추가하여 목의 갈증을 가라앉힌다.

5) 침구치료

• 소부(少府)는 심경(心經)의 형혈(滎穴)로 직자 0.3~0.5촌, 평보평사로 瀉熱

한다.

- 심수(心兪)는 직자 1~1.5촌으로 염전사법(捻轉瀉法)을 하고, 폐수(肺兪)는 직자 1.5촌으로 염전보법(捻轉補法)을 하여 시큰하면서 팽팽한 산창감이 느껴지면 유침한다.
- 태연(太淵)은 직자 0.3~0.5촌, 요골동맥을 피해서 자침해야 하며 평보평사로 補한다.
- 어제(魚際)는 직자 0.5~1촌, 영수보사(迎隨補瀉)로 염전사법을 하여 제1장지(第一掌指)의 두툼한 부위와 손바닥의 붉고 하얀 살이 만나는 교차선의 중앙부분을 자침한다.
- 이수(胰兪)는 직자 1~1.5촌, 제8 흉추극돌하(胸椎棘突下) 옆으로 1.5촌, 격수와 간수의 중간지점에 위치하고 있으며 췌장(膵臟)과 비장을 이롭게 하고 간담(肝膽)을 잘 소통시키며 血을 움직여서 막힌 곳을 뚫는다.

6) 방해

- 폐의 배수혈(背兪穴)인 폐수와 폐의 원혈(原穴)인 태연을 배합하여 폐의 陰을 보하고 더하며, 폐경의 형혈(滎穴)인 어제(魚際)를 배합하여 폐의 熱을 내린다.
- 심수, 소부는 심장의 火를 씻어내려 폐가 열을 내리는 것을 도우며, 이수(胰兪)는 소갈증을 치료하는 경험의 중요한 혈이다.

2. 위장의 열이 타올라 가득하다(위열치성 – 胃熱熾盛)

1) 증상

음식이 잘 소화되고 쉬 배고프며(消穀善飢), 대변이 단단하게 뭉쳐있고(大便秘結), 입이 마르고 물을 마시고 싶고(口乾欲飲), 몸이 마르고 파리하다(形體消瘦). 혀는 붉고 태는 누렇고 맥은 쟁반위에 구슬이 구르는 듯 하고 힘이 있다(舌紅苔黃脈滑有力).

2) 치법

위장의 열을 내리고 화를 쏟아내며, 음을 자양하여 진액을 만든다.
(청위사화, 자음생진 – 淸胃瀉火, 滋陰生津)

3) 취혈

비수 위수 삼음교 내정 족삼리 이수

4) 배혈

속이 편하지 않으며, 배가 고픈 듯 고프지 않고, 아픈 듯 아프지 않고, 열이 있는 듯 열이 없으면 중완, 내관을 추가한다.

5) 침구치료

- 비수(脾兪)는 직자 1.5~2촌, 염전제삽보법(撚轉提揷補法)을 행하고 국부에 시큰하고 팽팽한 산창감(酸脹感)이 느껴지면 멈추고 유침한다.
- 위수(胃兪)는 직자 1.5~2촌, 염전제삽사법을 행하고 국부에 시큰하고 팽팽한 침감이 느껴지면 유침한다.
- 삼음교(三陰交)는 경골(脛骨)의 전방에서 후연(後緣)을 따라가다가 경골이 끝난 부위에서 비스듬히 사자(斜刺)하여 1.5~2촌, 염전보법을 써서 시큰하고 팽팽한 침감이 느껴지면서 하지(下肢)의 근육이 3번 정도 움직이게 한 후에 유침한다.
- 내정(內庭)은 직자 0.5~1촌, 염전사법(撚轉瀉法)을 가볍게 30초 정도 행하고 유침하여, 대장과 위장의 熱을 내린다.
- 족삼리(足三里)는 직자 1~1.5촌, 1분 정도 염전제삽사법을 행하여 시큰하면서 저린 느낌이 발목이나 무릎 쪽으로 퍼지면 멈추고 유침한다.
- 이수(胰兪)는 직자 1~1.5촌, 제8 흉추극돌하(胸椎棘突下) 옆으로 1.5촌에 위치한다.

6) 방해

- 비수, 삼음교는 비장을 튼튼하게 하고 위장을 이롭게 하여 진액을 만든다.
- 위수, 족삼리, 내정은 위장의 허화(虛火)를 씻어 내리고, 이수(胰兪)는 췌장(膵臟)과 비장을 이롭게 하고 간담(肝膽)을 잘 소통시켜 소갈증을 치료하는 경험상 효과가 좋은 요혈이다.

3. 신장의 음이 모자라고 부족하다(신음휴허－腎陰虧虛)

1) 증상

소변을 자주 보며 양도 많고(尿頻量多), 오줌이 혼탁하여 마치 기름덩어리가 떠 있는 것 같고(混如脂膏), 머리가 어지럽고 눈이 가물거리며(頭暈目眩), 귀에서 소리가 들리고(耳鳴), 보이는 물체가 잘 분간되지 않고 모호하며(視物模糊), 입 안이 마르고 입술이 건조하며(口乾脣燥), 잠을 잘 못자고 가슴이 답답하다(失眠心煩).

혀는 붉고 태는 없고 맥은 가늘고 거문고 줄처럼 팽팽하며 빠르다(舌紅無苔脈細弦數).

2) 치법

신장의 음을 자양하고 보충하여, 열을 내리고 화를 제거한다.

(자보신음, 청열사화－滋補腎陰, 淸熱瀉火)

3) 취혈

신수 태계 간수 태충 이수

4) 배혈

물체를 보는데 모호한 증세가 심하면 광명(光明)을 추가하여 시력을 호전시키고, 어지러움이 심하면 백회, 상성(上星)을 추가하여 머리를 안정시킨다.

5) 침구치료

- 신수(腎兪)는 직자 1.5~2촌, 염전제삽보법을 1분간 행하여 전기에 닿은 듯한 침감이 오면 유침한다.
- 태계(太溪)는 직자 0.5~1촌, 염전보법을 하여 시큰하고 저린 침감이 오면 유침한다.
- 간수(肝兪)는 직자 1~2촌, 염전제삽보법으로 1분간 행하여 침감이 가슴을 향하여 방사형으로 퍼지면 유침한다.
- 태충(太衝)은 직자 0.5~0.8촌, 염전제삽보법으로 1분간 행하거나, 직자 1~1.5촌, 염전보법으로 1분간 행하고 국부에 산마감이 느껴지면 멈추고 유침한다.
- 이수(胰兪)는 上記되어 있으므로 생략한다.

6) 방해

- 신수, 태계는 신장의 陰을 보하여 腎陽을 눌러서 음양을 균등하게 유지시킨다.
- 간수, 태충은 간음(肝陰)을 자양하여 간화(肝火)를 내리고, 이수(胰兪)는 소갈증 치료에 있어서 좋은 중요한 穴이다.

4. 음과 양이 모두 부족하다(음양구허 – 陰陽俱虛)

1) 증상

소변을 자주 보는데 물 한 번 마시면 소변 한 번 보고(頻尿飮一尿一), 소변색이 혼탁하여 마치 기름과 같고(色混如膏), 귀 바퀴가 탄 것처럼 바싹 마르고(耳輪枯焦), 허리와 무릎이 시큰거리고 연약하며(腰膝酸軟), 눈에 띄게 살이 마르고(消瘦顯著), 발기부전하거나 월경불순하고(陽痿或月經不調), 추위를 타고 얼굴이 붓는다(畏寒面浮).

혀는 연한색이고 태는 희며 맥은 가라앉고 가늘면서 힘이 없다(舌淡苔白脈沈細無力).

2) 치법

신장을 보하여 음을 견고히 하고, 비장을 길러 양을 돕는다.

(보신고음, 양비조양 – 補腎固陰, 養脾助陽)

3) 취혈

태계 신수 족삼리 기해 명문 이수

4) 배혈

- 눈이 침침하고 어지러우면 태충에서 용천(涌天)으로 透鍼하여 머리를 맑게 한다.
- 잠을 잘 못자면 신문, 삼음교를 추가하여 심장과 신장을 안정시켜 잠을 자게 한다.

5) 침구치료

- 태계, 신수, 족삼리, 이수는 上記되어 있으므로 생략한다.
- 기해(氣海)는 직자 1~2촌, 호흡염전보법(呼吸捻轉補法)을 행하여 시큰하고 팽팽한 침감이 하복부에 방사(放射)로 느껴지게 하고, 출침(出鍼)한 후에 애주구

(艾炷灸)를 격일로 5장 이상 뜨고 환자의 회복정도에 따라 뜸의 장수(壯數)를 줄여간다.

임산부에게는 신중하거나 禁한다.

- 명문(命門)은 상방(上方)을 향하여 45도 각도로 사자(斜刺) 0.5~1촌, 염전보법을 1분간 행하여 국부에 침감이 오면 유침하고, 침을 뺀 후에 뜸을 뜨면 신양(腎陽)을 보하는데 좋은 효과가 있다.

6) 방해

- 신수, 명문, 태계 기해는 신장의 陰과 陽을 자양하고 보충한다.
- 족삼리는 후천(後天)의 비장을 보하여 선천의 신장을 돕고, 이수는 소갈증 치료에 있어 경험적으로 효과가 좋다.

임상사례

1. 위열치성(胃熱熾盛)型

1) 증상

47세 여자, 3년 전부터 당뇨병 판정을 받고(공복혈당 180mmol/L) 병원에서 약을 받아 복용하면서 수치가 정상에 가까웠는데 최근 1년 전부터 다시 수치가 올라가(공복혈당 155mmol/L) 병원에 가서 약을 바꿔서 복용을 하면서 침을 맞고자 본 의원을 찾아왔다.

진단을 해보니 최근 2개월 전부터 입이 마르면서 물을 많이 마시고(口乾多渴), 힘이 없고(乏力), 보이는 물체가 가물거리고(視物模糊), 머리가 아프고 어지러우며(頭痛頭暈), 쉬 배고프며 많이 먹는다(善飢多食).

혀는 붉은색이고 태는 누렇고 기름때가 덮여있는 듯하며 맥은 쟁반위에 구슬이 구르는 듯 하며 빠르다(舌紅苔黃膩脈滑數).

2) 진단

양의진단 : 당뇨병

중의진단 : 위열치성(胃熱熾盛)型 소갈병

3) 치법

胃의 열을 씻어 내리고, 음을 자양하여 진액을 만든다.
(청위사화, 자음생진 – 淸胃瀉火, 滋陰生津)

4) 취혈

열결 조해 중완 삼음교 신수 격수 비수 폐수

5) 침구치료

- 열결(列缺)은 팔꿈치를 향하여 사침(斜鍼) 1촌, 조해는 직자 0.5촌, 염전보법을 1분간 행하고 침감이 오면 유침한다.
- 중완(中脘)은 직자 2촌 호흡염전사법(呼吸捻轉瀉法)을 1분간 하여 침감이 복부 전체로 방사형으로 퍼지게 한 후에 유침한다.
- 삼음교(三陰交)는 45도 각도로 1~1.5촌 자침하여 염전보법을 써서 시큰하고 팽팽한 침감이 느껴지면서 하지의 근육이 움직이도록 수법을 행하고 유침한다. 삼음교는 비장을 튼튼하게 하여 위장의 陰을 만들고, 신장의 음을 보하여 위장의 熱을 내리며, 간담의 습열을 씻어 내린다.
- 신수, 격수, 비수, 폐수는 추체(椎體)를 향하여 1.5촌, 염전보법을 행하여 침감이 앞가슴 쪽으로 방사형으로 퍼지게 한 후에 유침한다.

6) 치료효과

치료 5회 후에 갈증과 피로가 좀 덜어지고 소변의 糖 수치도 좀 떨어졌고, 10회 후에 상기 증상이 여실히 개선되었고, 15회 후에 제반 증상이 거의 소멸되어, 병원 약을 복용하지 않아도 공복에 98~112mmol/L을 유지한다고 했다.
치료 2회부터 생지황15g 황금9g 맥문동15g 지모12g 황연9g 생석고20g 우슬15g 천화분12g 갈근15g 황기30g을 매일 복용하게 했고, 호전됨에 따라 加感하여 조절했다.

2. 음양양허(陰陽兩虛)型

1) 증상

48세 여자, 9개월 전부터 당뇨병 증세가 있어서 병원에 가서 검사를 했는데 공복

혈당이 182mmol/L라서 약 처방을 받고 꾸준히 복용을 한 결과 3개월 전에 공복 혈당이 130mmol/L로 떨어졌는데, 전에 없던 증상들이 나타나고 또 계속 양약을 복용하면 내성이 생길까 염려되어 본 의원을 찾아왔다.

진단해보니 입과 목이 말라 물을 많이 마시고(口乾口渴多飮), 허리와 무릎이 시큰거리고 아프며(腰膝酸痛), 손발바닥이 뜨겁고(手足心熱), 쉬 배고파서 많이 먹지만(易飢多食), 눈에 띄게 살이 마르고(消瘦顯著), 추위를 타며 얼굴이 붓고(畏寒面浮), 소변을 자주 보고 양도 많이 나온다(尿頻量多).

혀는 연홍색이고 태는 엷고 누러며 맥은 가늘면서 힘이 없다(舌淡紅苔薄黃脈細無力).

2) 진단

양의진단 : 당뇨병

중의진단 : 음양양허(陰陽兩虛)型 소갈병

3) 치법

음을 자양하고 열을 내리며, 신장을 보하여 마른 것을 윤택하게 한다.
(자음청열, 보신윤조 – 滋陰淸熱, 補腎潤燥)

4) 취혈

곡지 삼음교 복유 어제 중완 관원 태계

5) 침구치료

- 곡지(曲池)는 팔을 90도 각도로 굽힌 상태에서 직자 1~2촌, 염전제삽사법을 1분 정도 하고 난 후에 유침하여 위장과 대장의 熱을 내린다.
- 삼음교는 45도 각도로 1~1.5촌 자침하여 염전보법을 써서 산창감이 오면 유침한다.
- 대장경의 합혈(合穴)인 곡지와 족삼음경(足三陰經)의 교회혈인 삼음교를 배합하여陰을 길러서 熱을 내린다.
- 복유(復溜)는 직자 0.5~1촌, 염전제삽보법을 30초간 행하여 시큰하고 저린 침감을 얻으면 유침하여 신장의 陰을 보하여 熱을 내린다.
- 어제(魚際)는 직자 0.5~1촌, 엄지 제1장지(第一掌指)의 두툼한 부위와 손바닥

의 붉고 하얀 살이 만나는 교차선의 중앙부분을 자침하여 肺陰을 보한다.

- 중완(中脘)은 직자 2촌, 호흡염전사법을 행하여 시큰하고 팽팽한 침감이 복부에 방사(放射)로 전해지게 하고, 침을 뺀 후에 뜸을 3장 이상 뜨면 더 좋다
- 관원(關元)은 직자 1~2촌, 호흡염전보법을 행하여 시큰하고 팽팽한 침감이 전음부(前陰部)에 방사(放射) 형태로 전해지도록 수법을 한다.
  관원은 임맥과 족삼음(足三陰)이 만나는 교회혈(交會穴)이면서 명문(命門)의 진양(眞陽)과 연결되어 있어 음중에 양이 내재하는 '음중유양(陰中有陽)'의 중요한 혈이다.

6) 치료효과

치료 5회 후에 갈증이 덜해서 물 먹는 양이 줄어들었고, 10회 후에 얼굴이 붓지 않고 추위도 덜타며, 살도 좀 붙는 것 같고 손도 덜 뜨거워졌다. 15회 후에 제반 증상이 거의 소멸되었고, 음식조절과 운동으로 혈당이 103mmol/L로 떨어져서 양약을 서서히 줄이고 있다고 한다.

20회 후에 혈당이 94mmol/L 정도로 떨어졌지만 정상유지를 위해 5일에 한 번씩 자침을 하여 7개월째 95~105mmol/L을 유지하다가 전적으로 음식조절과 운동에 전념하면서 오지 않았다.

치료 2회부터 산약20g 생지황15g 맥문동12g 천화분12g 옥죽12g 황정15g 황기30g 감초9g을 매일 복용하게 했고, 회복되어감에 따라서 加減을 하여 조절했다.

3 변비 便秘, Constipation – 배변활동장애, 하복통

변비(便秘)는 장(腸)에 공급되는 수분이 부족하여 장이 마르거나, 대장 연동운동(蠕動運動)의 기능이 저하되거나, 腸의 온도변화 등에 의해서 3~4일 이상에 한 번 배변할 정도로 원활하지 않고, 또 마르고 굳은 변이 잘 나오지 않아 1분 이상 힘을 주어야 하고, 또 하복부가 불쾌하면서 항문에 통증을 느끼거나 출혈이 있는 등 배변활동에 장애가 있는 것을 말한다.

변비는 전 인구의 15~20%가 경험하고 있을 정도로 흔하게 발생하며, 연령이 높아질수록, 남자보다는 여자에게서 많이 발생한다.

중의학적 원인

1. 장과 위에 열이 있다(장위실열 – 腸胃實熱)

   열병을 앓고 난 후에 아직 위, 대장에 열이 남아있거나, 폐의 열이 대장에 쌓이거나, 매운 맛의 음식을 많이 먹거나, 熱性의 약을 오래 복용하는 등 腸과 胃에 熱이 쌓여 진액이 건조해져서 腸의 벽이 마르고, 변이 단단해져서 밖으로 잘 나오지 못한다. 〈景岳全書 – 秘結〉'陽結證, 必因邪火有余,以致津液乾燥'

2. 위장과 대장을 순행해야 할 氣가 막히고 머무르다(기기울체 – 氣機鬱滯)

   근심 걱정을 많이 하거나, 우울해하고 화를 잘 내거나, 움직이기를 싫어하여 오래 앉아 있는 등의 원인에 의해서 위, 대장을 순행해야 할 氣가 돌지 못하고 정체되어 변을 밖으로 밀어내지 못한다. 〈金匱翼 – 便秘〉'氣秘者 氣內滯 而物不行也

3. 비장이 허하고 기가 약하다(비허기약 – 脾虛氣弱)

   음식을 지나치게 많이 먹어 비위가 손상되거나, 산모가 출산을 하면서 혈액과 정기(精氣)를 많이 소모했거나, 나이가 들어 비위의 氣가 약해졌거나 하여 氣와 血을 돌릴만한 기운이 없어서 腸의 연동운동을 돕지 못하므로 대변이 나가지 못한다.

4. 비장과 신장의 양이 부족하다(비신양허 – 脾腎陽虛)

원래 비장이 약하거나, 나이가 들어서 양기(陽氣)가 쇠약해졌거나, 오랜 병이나 출산 후에 아직 정기가 회복되지 않았거나, 쓰고 찬 맛의 약재를 많이 복용하여 양기가 부족해지는 등, 氣가 허해져서 대장의 전도(傳導)능력이 떨어지고, 양기가 쇠약해서 腸을 따뜻하게 덥히지 못하여 腸의 운동기능이 떨어져 변을 밖으로 밀어내지 못한다.

5. 음이 부족하여 장이 마르다(음휴장조 – 陰虧腸燥)

원래 陰이 허하거나, 열병을 앓으면서 陰을 많이 소모했거나, 나이가 많아 체력이 약해져 陰이 부족하거나, 맵고 마르고 더운 음식을 많이 먹어 陰이 소모되는 등에 의해서 변이 단단하게 뭉치고, 腸의 내벽이 건조하여 변이 장 밖으로 잘 나가지 못한다.

〈醫宗必讀 – 大便不通〉'老年津液乾枯 婦人産後亡血乃發汗 病後血氣未復 皆能秘結'

증상별 치료

1. 대장과 위장에 열이 쌓여있다(장위적열 – 腸胃積熱)

1) 증상

대변이 마르고 단단하며(大便乾結), 복부가 팽팽하고 그득한데(腹部脹滿), 누르면 아픔이 느껴지고(按之作痛), 입이 마르거나 냄새가 난다(口乾或口臭). 혀는 붉고 태는 누렇고 건조하며 맥은 쟁반 위에 구슬이 구르듯 하면서 단단하다(舌紅苔黃燥脈滑實).

2) 치법

대장과 위장의 열을 내리고, 소통시켜서 변이 잘 나가게 한다.
(청장위열, 통부이변 – 淸腸胃熱, 通腑利便)

3) 취혈

합곡 곡지 복결 상거허

4) 배혈

타는 듯한 열이 있고 입이 마르면 소부(少府), 염천(廉泉)을 추가하고, 입 냄새가 많이 나면 승장(承漿), 노궁(勞宮)을 추가한다.

5) 침구치료

- 합곡(合谷)은 직자 0.5촌, 염전제삽사법(捻轉提揷瀉法)을 하거나, 직자 1촌으로 염전사법(捻轉瀉法)을 행하여 팔꿈치를 향하여 전기에 닿은 듯한 침감을 얻으면 유침한다.
- 곡지(曲池)는 팔을 90도 각도로 굽힌 상태에서 직자 1~2촌, 염전제삽사법을 1분 정도 하고 난 후에 유침을 해도 되고, 필요에 따라 팔 근육이 3회 정도 움찔거리게 수법을 행한 후에 침을 빼고 유침하지 않아도 된다.
- 복결(腹結)은 천추의 아래 1.3촌에 위치하고 직자(直刺)로 1~1.5촌, 염전사법을 행하여 방전감(放電感)이 얻어지면 멈추고 유침한다.
- 상거허(上巨虛)는 직자 1~1.5촌, 염전제삽사법을 하여 산마감이 오면 유침한다.

6) 방해

- 합곡, 곡지는 양명(陽明)의 熱을 쏟아내는데, 熱을 내림으로써 진액을 보존한다.
- 상거허는 대장의 하합혈(下合穴)로써 복결(腹結)과 서로 배합하여 대장의 氣를 소통하여 대변을 腸 밖으로 내보낸다.

2. 위장과 대장을 순행해야 할 氣가 막히고 머무르다(기기울체 – 氣機鬱滯)

1) 증상

대변이 잘 나가지 않아서(大便不暢), 변을 내보내고자 해도 내보낼 수 없고(欲解不得), 심할 때는 아랫배가 팽팽하고(甚則作脹), 트림이 자주 생기며(噯氣頻作), 우울해하고 답답해하며 화를 잘 낸다(鬱悶易怒).

혀는 담홍색이고 태는 희며 맥은 가늘고 거문고 줄처럼 팽팽하다(舌淡紅苔白

脈細弦).

2) 치법

순행해야할 氣의 움직임을 조절하고 다스리며, 부를 통하게 하여 변을 내보낸다. (조리기기, 통부이변 - 調理氣機, 通腑利便)

3) 취혈

중완 양릉천 기해 행간 천추

4) 배혈

가슴, 옆구리가 팽만하면서 아프면 기문(期門), 지구(支溝)를 추가하고, 단순히 배가 팽만하면 대횡(大橫)을 추가한다.

5) 침구치료

- 중완(中脘)은 직자 2촌, 호흡염전사법(呼吸捻轉瀉法)을 사용하여 시큰하고 팽팽한 침감이 복부에 전해지게 수법을 하고 유침한다.
- 양릉천(陽陵泉)은 직자 1~1.5촌, 염전제삽사법을하고 침감이 오면 멈추고 유침한다.
- 기해(氣海)는 직자 1~2촌, 호흡염전보법(呼吸捻轉補法)을 행하여 시큰하고 팽팽한 침감이 전음부(前陰部)에 방사(放射) 형태로 전해지면 멈추고 유침한다.
- 행간(行間)은 직자 0.5~0.8촌, 염전사법을 하고 시큰하고 저린 침감이 오면 유침한다.
- 천추(天樞)는 직자 1~1.5촌, 10분 간격으로 30초 정도 염전제삽사법을 쓰고 유침해서 대장의 연동운동을 촉진하여 통변시키고, 위장의 통증을 감소시킨다.

6) 방해

- 부회(腑會)인 중완과 대장의 모혈인 천추, 그리고 기해를 배합하여 부(腑)의 氣를 소통시켜 연동운동을 촉진해서 변을 내 보낸다.
- 행간은 양릉천과 배합하여 肝을 소통시키고 氣를 다스려 통변(通便)시킨다.

3. 비장이 허하고 기가 약하다(비허기약－脾虛氣弱)

1) 증상

대변이 굳으면서 단단하고(大便秘結), 변을 보려고 앉으면 애쓸만한 힘이 없고(臨則無力努掙), 애를 쓰면 땀이 나고 숨이 가쁘며(掙則汗出氣短), 얼굴색이 핏기가 없고(面色蒼白), 정신이 피로하고 겁을 먹는다(神疲氣怯).

혀는 연한색이고 태는 엷고 희며 맥은 약하다(舌淡苔薄白脈弱).

2) 치법

비장을 튼튼하게 하고 기를 더하며, 부를 통하게 해서 대변이 잘 나가게 한다. (건비익기, 통부이변－健脾益氣, 通腑利便)

3) 취혈

비수 위수 대장수 삼음교 족삼리 관원 천추

4) 배혈

땀이 많으면 복유(復溜)를 추가, 가슴이 두근거리면 내관을 추가하여 안정시킨다.

5) 침구치료

- 비수(脾兪), 위수(胃兪)는 직자 1.5~2촌, 염전제삽보법을 행하고 국부에 시큰하면서 팽팽한 산창감이 오면 멈추고 유침한다.
- 대장수(大腸兪)는 직자 1.5~2촌, 염전제삽사법을 행하고 전기에 닿은 듯한 침감이 느껴지면 멈추고 유침한다.
- 삼음교(三陰交)는 경골(脛骨)의 전방에서 후연(後緣)을 따라가다 경골이 끝난 부위에서 45도 각도로 사자(斜刺)하여 1.5~2촌, 염전제삽보법을 써서 시큰하고 팽팽한 산창감(酸脹感)이 느껴지면서 하지(下肢)의 근육이 3번 정도 움직인 후에 유침한다.
- 족삼리(足三里)는 직자 1~1.5촌, 1분 정도 염전제삽보법을 행하여 시큰하면서 저린 느낌이 발목이나 무릎 쪽으로 퍼지면 멈추고 유침하는데, 10분마다 수법을 쓰고 침을 뺀 후에 뜸을 떠서 氣를 더하고 血을 만들며, 대장의 氣를 통하고 조절하게 한다.

- 관원(關元)은 직자 1~2촌, 호흡염전보법을 행하여 시큰하고 팽팽한 침감이 전음부(前陰部)에 전해지면 멈추고 유침한다.
- 천추는 上記되어 있으므로 생략한다.

6) 방해

- 비수, 위수, 삼음교, 족삼리는 비위를 튼튼하게 하고 중초의 氣를 더하여, 생화지원(生化之源)의 기능을 돕고, 腸의 운동을 촉진시킨다.
- 관원은 하초의 원기(元氣)를 보하여 비기(脾氣)를 더하고, 대장수와 천추는 대장의 연동운동을 도와 대변이 잘 통하게 한다.

4. 비장과 신장의 양이 부족하다(비신양허－脾腎陽虛)

1) 증상

대변이 굳고 단단하며(大便秘結), 얼굴색이 창백하고 화색이 돌지 않으며(面色蒼白無華), 가끔씩 눈이 가물거리면서 어지럽고(時作眩 暈), 가슴이 두근거리고(心悸), 심할 때는 아랫배가 차면서 아프고(甚則少腹冷痛), 소변이 맑고 길게 나오며(小便淸長), 추위를 타고 팔다리가 차다(畏寒肢冷).

혀는 연한색이고 태는 희면서 윤기가 있고 맥은 가라앉고 느리다(舌淡苔白潤脈沈遲).

2) 치법

신장을 보하고 비장을 건실하게 하여, 양을 도와서 따뜻하게 통하게 한다.

(보신건비, 조양온통－補腎健脾, 助陽溫通)

3) 취혈

기해 조해 석관 신수 비수 천추

4) 배혈

탈항이 있으면 장강, 백회를 추가하고, 허리가 차면서 통증이 있으면 위중, 명문, 대장수를 추가하고 침을 뺀 후에 뜸을 뜬다.

5) 침구치료

- 기해, 비수, 천추는 上記되어 있으므로 생략한다.
- 조해(照海)는 직자 0.3~0.5촌, 염전보법을 한 후에 유침하여, 신장의 氣를 더하여 비장과 폐의 氣를 북돋우고, 대장의 氣를 다스려 통변하게 한다.
- 석관(石關)은 임맥의 건리(建里)穴 외방(外方) 0.5촌에 위치하고 직자 1~1.5촌, 염전제삽보법을 행하여 침감을 얻으면 멈추고 유침한다.
- 신수(腎兪)는 직자 1.5~2촌, 염전제삽보법을 행하여 전기에 닿은 듯한 침감이 느껴지면 멈추고 유침한다.

6) 방해

- 기해, 조해, 석관, 신수는 신기(腎氣)를 보하여 陽을 북돋아서 寒을 물리치고, 하초를 따뜻하게 덥혀서 대장에 뭉쳐있는 변을 흩어놓고 통하게 한다.
- 비수는 비장의 陽을 따뜻하게 보하여 비장의 운화(運化) 기능을 촉진하고, 천추를 배합하여 대장의 연동운동 기능을 북돋아서 변을 잘 통하게 한다.

5. 음이 부족하여 장이 마르다(음허장조－陰虛腸燥)

1) 증상

대변이 마르고 단단한데(大便乾結), 양의 똥처럼 작고 둥글며(狀如羊屎), 입이 마르고 진액이 적으며(口乾少津), 안색이 피로하고 음식을 잘 소화시키지 못한다(神疲納呆). 혀는 붉은색이고 태는 적으며 맥은 가늘고 빠르다(舌紅苔少脈細數).

2) 치법

음을 자양하여 마른 것을 윤택하게 하고, 신장을 보하고 비장을 튼튼하게 한다.
(자음윤조, 보신건비－滋陰潤燥, 補腎健脾)

3) 취혈

태계 조해 비수 삼음교 족삼리 대장수 천추

4) 배혈

- 입이 마르고 진액이 부족하면 금진(金津), 옥액(玉液)을 추가한다.

- 가슴이 답답하고 초조하며 잠을 잘 자지 못하면 신문, 행간을 추가한다.

5) 침구치료
- 태계(太溪)는 직자 0.5~1촌, 염전보법을 행하여 시큰하고 저린 산마감이 느껴지면 멈추고 유침한다.
- 조해, 비수, 삼음교, 족삼리, 대장수, 천추는 上記되어 있으므로 생략한다.

6) 방해
- 조해, 태계는 신장의 陰을 채워 대장 안의 진액을 윤택하게 하여 변이 통하게 한다.
- 비수, 삼음교, 족삼리는 보(補)해서 기혈(氣血)을 만드는 근원을 도와 陰을 자양하여 건조한 장벽(腸壁)을 윤택하게 하고 대장수, 천추는 사(瀉)해서 대장의 연동운동을 촉진시켜 변을 잘 통하게 한다.

임상사례

1. 장위적열(腸胃積熱)型

1) 증상

60세 여자, 6개월 전부터 대변이 시원치 않게 나오다가, 2개월 전부터는 3~4일에 한 번 배변을 봤고, 최근 3주 전부터는 4~5일에 한 번 마르고 단단한 변을 보는데, 입이 말라 찬 물 마시기를 좋아하며(口燥喜飮冷水), 입에서 냄새가 나고(口臭), 변이 마르고 단단하다(大便乾結).

혀는 붉고 태는 누러며 맥은 쟁반 위에 구슬이 구르듯 하고 빠르다(舌紅苔黃脈滑數).

2) 진단

양의진단 : 습관성 변비

중의진단 : 장위적열(腸胃積熱)型 변비

3) 치법

장과 胃의 열을 내리고, 부를 소통시켜 변이 잘 나가게 한다.

(청장위열, 통부이변－淸腸胃熱, 通腑利便)

4) 취혈

천추 상거허 대장수 족삼리 지구 내정 곡지 신수

5) 침구치료

- 상거허(上巨墟)는 직자 1~1.5촌, 30초 정도 염전제삽사법을 쓰고 유침하여 대장의 氣를 통하고 조절하게 한다.
- 내정(內庭), 곡지(曲池)는 직자 0.5~1촌, 염전제삽사법을 가볍게 30초 정도 하고나서 유침하여 대장과 위장의 熱을 내린다.
- 천추, 대장수, 족삼리, 신수는 上記되어 있으므로 생략한다.
- 지구(支溝)는 직자 0.5~1촌, 염전제삽사법을 행하여 삼초의 氣를 조절하고 다스려 대장을 소통시키고 변을 내 보낸다.

6) 치료효과

치료 2회 후 당일 하루에 2번 숙변을 쏟아내고, 5회 후에 복통이 없어지고 대변도 순조롭게 3일에 한 번 정도 보았고, 10회 후에 2일에 한 번 정도 보고, 15회 후에 거의 정상으로 돌아와서 하루에 1번 정도 편하게 보게 되었다.

치료 2회부터 대황12g 망초20g 생지황12g 현삼12g 맥문동12g 후박12g 마자인20g 백작20g을 매일 복용하게 해서 대장의 熱을 내리고 氣를 돌리며, 장벽을 윤택하게 하여 좋은 효과를 보았다.

2. 비허습곤(脾虛濕困)型

1) 증상

41세 여자, 대변이 단단하게 나온 지 3년 정도 되었는데 주로 마르고 동글동글한 변을 보며, 근래 1년간은 1주에 한 번 정도 변을 보았고, 최근 3개월 전부터는 7~10일에 한 번 배변을 했다. 동반되는 증상은 밥맛이 없고, 쉬 피로하며 사지에 기운이 없고, 손과 팔다리가 잘 붓는다.

혀가 펑퍼짐하게 크고 치아 흔적이 있으며 태는 희고 작은 알갱이들이 덮여있는 듯하고 맥은 쟁반위에 구슬이 구르는 듯하다(舌胖大齒痕苔白膩脈滑).

2) 진단

양의진단 : 습관성 변비

서의진단 : 비허습곤(脾虛濕困)型 변비

3) 치법

비장을 튼튼하게 하여 습을 없애고, 변을 통하게 하여 막힌 것을 뚫는다.

(건비제습, 통변도체－健脾除濕, 通便導滯)

4) 취혈

풍륭 수도 귀래 비수 대장수 족삼리 음릉천

5) 침구치료

- 풍륭(豊隆)은 직자 1~1.5촌, 염전제삽사법을 행하고 침감을 얻으면 멈추고 유침한다.
- 수도(水道), 귀래(歸來)는 직자 1~1.5촌, 염전제삽사법을 행하고 유침하여 몸안에 적체된 수분을 밖으로 내 보낸다.
- 대장수, 족삼리는 上記되어 있으므로 생략한다.
- 비수(脾兪)는 직자 1.5~2촌, 염전제삽보법을 행하고 유침해서 비장을 튼튼하게 하여 운화(運化) 기능을 촉진하여 수분을 밖으로 내 보낸다.
- 음릉천(陰陵泉)은 직자 1~2촌, 염전제삽보법을 행하여 시큰하고 저린 산마감이 다리 위아래로 퍼지면 멈추고 유침하여, 비장을 튼튼하게 하여 운화(運化) 기능을 북돋아서 수분을 밖으로 쫓아낸다.

6) 치료효과

치료 7회 후에 단단한 대변이 부드러워지고 대변을 4~5일에 한 번 봤고, 붓기도 줄어들고 먹는 것도 개선이 되었다. 15회 후에 붓기가 많이 빠져서 거의 정상을 회복하고 대변도 2일에 한 번 정도 편하게 보았고, 기운도 많이 회복되었다.

20회 후에 매일 대변이 부드럽게 나오고 제반증상이 거의 소멸되었다.

치료 2회부터 복령15g 백출30g 황기30g 당귀20g 후박12g 대황12g 마자인30g 울이인20g 택사12g 저령12g을 매일 복용하게 했고, 호전됨에 따라 加減을 해서 조절했다.

3. 기음부족(氣陰不足)型

1) 증상

64세 남자, 6개월 전에 뇌경색으로 쓰러져 반신불수가 되어 병원에서 치료하여 많이 좋아졌으나, 대변이 마르고 잘 나오지 않았는데, 퇴원해서 집에 있는 동안 민간요법으로 스스로 치료를 해서 좀 좋아졌으나, 2개월 전부터는 4~5일에 한 번 마른 변을 억지로 보는데, 변을 본 후에 힘이 쭉 빠지고 숨이 차며 땀이 난다(便後乏力氣短汗出).

혀는 붉은 색이고 태는 누러면서 기름때가 덮여있는 듯하고 맥은 거문고 줄처럼 팽팽하다(舌紅苔黃膩脈弦).

2) 진단

양의진단 : 뇌혈관병(腦血管病) 변비

중의진단 : 기음양허(氣陰兩虛)型 변비

3) 치법

기를 더하고 음을 길러서, 장을 윤택하게 하여 막힌 것을 뚫는다.

(익기양음, 윤장도체 - 益氣養陰, 潤腸導滯)

4) 취혈

지구 합곡 조해 족삼리 대장수 태계 천추

5) 침구치료

- 지구(支溝)는 직자 0.5~1촌, 30초간 염전제삽보법을 한 후에 유침하여 원기(原氣)를 얻어 삼초의 氣를 조절하고 다스려 막힌 곳을 뚫어주고, 대장을 원활하게 소통하여 변을 내 보낸다.
- 조해(照海)는 직자 0.3~0.5촌, 염전보법을 한 후에 유침하여, 신장의 氣를 더하고 陰을 자양하여 비장과 폐를 도와 대장의 氣를 다스려서 통변하게 한다.
- 합곡, 족삼리, 대장수, 태계, 천추는 上記되어 있으므로 생략한다.

6) 침구효과

치료 5회 후에 변을 볼 때 힘이 덜 들고, 7회 후에 땀나고 힘든 것이 줄어들고 변도 부드럽게 배출되는 느낌이 들고 2~3일에 한 번 정도 배변한다. 10회 후에는 1~2일에 한 번 배변하는데 부드럽고 힘도 들지 않으며, 제반 증상들도 거의 없어졌다.

재발을 막기 위해서 5회를 더 자침했다.

치료 2회부터 매일 황기30g 백출20g 백작20g 후박12g 당귀20g 마자인30g 울이인20g 생지황12g 酒대황12g을 복용하게 했고, 호전되어감에 따라 加減하여 조절했다.

제2절 심心 – 뇌병증腦病證

1 불면증 不眠症, Insomnia – 실면증, 신경쇠약증

불면증(不眠症)은 잠을 자려고 해도 잠이 오지 않고, 겨우 잠든다 해도 자주 깨어나서 잠드는 시간이 부족하거나, 깊이 잠들지 못해서 피로가 쌓이고 체력과 정력이 약해지면서 늘 피곤하고 몽롱한 상태로 지내는 증상을 말한다.

증세가 가벼운 단계에서는 잠들기 어렵거나, 깊이 잠들지 못하거나, 잠시 잠들었다가 다시 깨어나기를 반복하거나, 한 번 깨어난 후에는 다시 잠을 이루지 못하는 등의 증세가 나타나고, 심한 단계에서는 밤새도록 잠을 이루지 못하는 증세가 매일 지속된다.

불면증 환자들은 증세가 지속됨에 따라 정신이 몽롱하거나 두통, 어지러움, 기억력감퇴, 집중력감소, 심계항진, 체력저하, 정력감퇴 등의 증상이 동반될 수 있다.

중의학에서는 실면(失眠), 불매(不寐)라고 하고, 고전(古典)에서는 부득면(不得眠), 부득와(不得臥)라고 칭하고 있다.

중의학적 원인

1. 간이 울결이 되어 火가 생기다(간울화화 – 肝鬱化火)

정서적으로 감정이 격하게 되면(情志過極), 肝이 펼치지 못하게 되어(肝失條達), 氣가 막히고(氣鬱), 기가 막힌 것이 오래 지나면 火가 생기게 되고(氣鬱化火), 火가 쌓이면 불타는 듯 위로 치솟아(火積炎上), 심장과 비장을 어지럽혀서(擾動心脾), 편안하지 못해 잠을 이루지 못하는 것이다(不安而不眠).

2. 담과 열이 몸 안을 어지럽게 하다(담열내요 – 痰熱內擾)

음식을 절제하지 못하거나(飲食不節), 생각을 많이 하고 일이 피곤하여(思慮勞倦),

비위를 상하게 하니(傷及脾胃), 비장이 운화기능을 잃어버리고(脾失健運), 위가 음식을 잘 소화시키지 못하여(胃不消穀), 음식이 위장에 정체되니(飮食停滯), 담탁이 생기고(痰濁內生), 그 담탁이 뭉쳐서 열로 변하여(鬱而化熱), 위로 올라와 심장과 비장을 어지럽히니(上擾心脾), 잠을 이루지 못하는 것이다.

3. 음이 허하여 화가 왕성해지다(음허화왕 – 陰虛火旺)

선천적으로 허약하거나(先天虛弱), 남녀 사이의 방사(房事)가 너무 많거나(或房室太過), 큰 병을 오래 앓아서(大病久病), 신장의 陰이 소모되어(腎陰耗傷), 위로 올라가 심장을 도우지 못해(不能上濟于心), 심화를 제약하지 못하여(不制心火), 심양(心陽)으로 하여금 유독 치받게 하니(使心陽獨亢), 정신이 안정을 얻지 못하여 잠을 이루지 못한다(神不得安而不眠).

4. 심장과 비장이 둘 다 허하다(심비양허 – 心脾兩虛)

생각을 많이 하고 일이 피곤하여(思慮勞倦), 비위가 손상되어서(損傷脾胃), 영혈(營血)이 부족하여(營血不足), 마음과 정신을 기르지 못하거나(心神失養), 혹은 병을 앓고 난 후 체력이 약해졌거나(或病後體虛), 출산시에 피를 많이 흘렸거나(産後失血), 늙어서 혈이 부족해지는(年邁血虛) 등의 원인에 의해서 심혈이 부족해져 심장이 배양되지 못하니(心失所養), 마음과 정신이 평안하지 못하여(心神不寧), 잠을 이루지 못한다.

5. 심장이 허하고 쓸개가 겁을 먹다(심허담겁 – 心虛膽怯)

심장과 쓸개가 본래 약하거나(心膽素虛), 갑작스럽게 놀람을 당하여(暴受驚嚇), 마음과 정신이 불안하게 되면(心神不安), 저녁에 평안하게 잠들지 못한다.

1. 간이 울결이 되어 火가 생기다(간울화화－肝鬱化火)

1) 증상

마음이 착잡하여 잠들지 못하고(心煩不睡), 초조하고 쉽게 화가 나며(煩燥易怒), 가슴이 답답하고 옆구리가 아프며(胸悶脇痛), 머리가 아프고 얼굴이 붉으며(頭痛面紅), 눈이 빨갛고 입 안이 쓰며(目赤口苦), 변비가 있고 오줌이 노랗게 나온다(便秘尿黃).

혀가 붉고 태는 누렇고 맥은 거문고 줄처럼 팽팽하고 빠르다(舌紅苔黃脈弦數).

2) 치법

간을 편안하게 해서 화를 내리며, 막힌 것을 풀고 정신을 안정시킨다.
(평간강화, 해울안신－平肝降火, 解鬱安神)

3) 취혈

행간 족규음 풍지 신문

4) 배혈

- 귀에서 매미울음 소리가 나면 예풍(翳風), 중저(中渚)를 추가한다.
- 눈이 빨갛게 충혈이 되어 있으면 태양(太陽), 양계(陽溪)를 추가한다.

5) 침구치료

- 행간(行間)은 직자 0.5~0.8촌, 염전사법으로 1분간 행하고 시큰하면서 저린 산마감(酸痳感)이 오면 멈추고 유침한다.
- 족규음(足竅陰)은 천자(淺刺)하여 0.1촌 자침하거나 삼릉침으로 사혈할 수 있다.
- 풍지(風池)는 코 끝(鼻尖)이나 혀 끝(舌根)을 향하여 1.2~1.5촌을 비스듬하게 사침(斜鍼)하거나, 반대편 눈동자를 향하여 1촌을 사침(斜鍼)하거나, 풍부(風府)까지 평자(平刺)로 투침(透鍼)하여 염전보법을 1분간 행하여 시큰하고 팽팽한 산창감이 머리 윗부분이나 앞이마와 눈에 확산되도록 하고 나서 유침하는데, 풍지 안쪽에 연수(延髓)가 있으므로 깊이 자침하는 것은 禁한다. 특히 반대편 눈동자를 향해서 자침할 때는 1촌 정도가 적당하고, 제삽법은 연수(延髓)를

건드릴 수 있기 때문에 禁한다.

- 신문(神門)은 직자 0.5촌, 염전보법을 써서 시큰하고 저리고 팽팽한 침감이 있으면 멈추고 유침한다.

6) 방해

- 행간은 肝을 편안하게 하고 火를 끌어 내리며, 족규음은 담화(膽火)를 끌어 내리어 답답하고 초조한 마음을 없앤다.
- 풍지는 간을 소통시키고 담(膽)을 조절하여 두통과 어지러움을 없애고, 신문은 마음을 평안하게 하고 정신을 안정시킨다.

2. 담과 열이 몸 안을 어지럽게 한다(담열내요－痰熱內擾)

1) 증상

잠자는 것이 편하지 않고(睡眠不安), 마음이 초조하고 고민스러우며(心煩懊惱), 가슴이 답답하고 명치 밑이 딱딱하게 뭉쳐있고(胸悶脘痞), 입 안이 쓰고 가래가 많으며(口苦痰多), 머리가 어지럽고 눈이 가물거린다(頭暈目眩). 혀는 붉고 태는 누러면서 기름때가 덮여있는 것 같고 맥은 쟁반위에 구슬이 구르듯 하면서 빠르다(舌紅苔黃膩脈滑數).

2) 치법

비장을 건실하게 하고 가래를 삭이며, 열을 내려 정신을 안정시킨다.
(건비화담, 청열안신－健脾化痰, 淸熱安神)

3) 취혈

내정 공손 풍륭 신문

4) 배혈

- 변비가 있으면 대장의 모혈(募穴)인 천추와 대장의 하합혈(下合穴)인 상거허(上巨虛)를 추가하여 연동운동을 촉진시키고, 변이 잘 통하게 한다.

5) 침구치료

- 내정(內庭)은 직자 0.5~1촌으로 염전사법을 가볍게 30초 정도 행하고 유침하

여, 대장과 위장의 熱을 내린다.

- 공손(公孫)은 직자 0.5~1촌, 염전사법을 행하여 엄지발가락과 발목을 향하여 시큰하면서 저린 산마감이 퍼지면 멈추고 유침한다.
- 풍륭(豊隆)은 위경맥의 조구(條口) 옆 1촌에 위치하고 직자 1~1.5촌, 염전제삽사법을 행하여 아래 발목으로 뻐근한 침감이 느껴지면 멈추고 유침한다.
- 신문(神門)은 上記되어 있으므로 생략한다.

6) 방해

- 내정, 공손은 비위의 熱을 내리고, 풍륭은 가래를 삭이고 중초를 조화롭게 하며, 신문은 마음을 평안하게 하고 정신을 안정시킨다.

3. 음이 허하여 화가 왕성해지다(음허화왕-陰虛火旺)

1) 증상

가슴이 두근거리고 답답하며(心悸心煩), 어떤 때는 잠이 들고 어떤 때는 깨어있고(時寐時醒), 머리가 어지럽고 귀에서 매미 우는 듯한 소리가 들리고(頭暈耳鳴), 잊어버리길 잘하고(健忘) 입이 마르고 침이 적으며(口乾津少), 양 손발바닥과 가슴에 후덥지근한 열이 난다(五心煩熱).

혀가 붉으며 태가 적고 맥은 가늘면서 빠르다(舌紅少苔脈細數).

2) 치법

음을 자양하여 화를 끌어내리고, 심장을 평안하게 하여 정신을 안정시킨다.

(자음강화, 영심안신-滋陰降火, 寧心安神)

3) 취혈

대릉 태계 신문 심수

4) 배혈

- 눈이 가물거리고 어지러우면 풍지(風池)를 추가하여 눈과 머리를 안정시킨다.
- 귀에서 매미울음 소리가 나면 청궁(聽宮)을 추가하여 청력과 시력을 높인다.
- 정액(精液)이 저절로 흘러나오면 지실(志室)을 추가해서 고삽(固澁) 작용을 돕

는다.

5) 침구치료

- 대릉(大陵)은 직자 0.5촌, 영수보사(迎隨補瀉)로 염전사법을 써서 시큰하고 저리고 무겁고 팽팽한 침감이 오면 멈추고 유침한다.
- 태계(太溪)는 직자 0.5~1촌, 염전보법을 행하여 시큰하고 저린 산마감이 오면 멈추고 유침한다.
- 심수(心兪)는 직자 1.5~2촌, 염전보법을 행하고 시큰하면서 팽팽한 산창감이 느껴지면 멈추고 유침한다.

6) 방해

대릉은 사법(瀉法)을 써서 심장의 火를 쏟아버리고, 태계는 보법(補法)을 써서 신장의 陰을 자양하고, 신문, 심수(心兪)는 보법을 써서 마음을 평안하게 하고 정신을 안정시킨다.

4. 심장과 비장이 둘 다 허하다(심비양허－心脾兩虛)

1) 증상

꿈을 많이 꾸고 쉽게 깨어나며(多夢易醒), 가슴이 두근거리고 잘 잊어버리며(心悸健忘), 어지럽고 눈이 침침하며(頭暈目眩), 피로하고 힘이 없으며(神疲乏力), 얼굴에 화색이 돌지 않고(面色無華), 사지가 늘어지고 권태롭다(四肢倦怠).
혀는 연한 색이고 태는 엷고 희며 맥은 가늘고 약하다(舌淡苔薄白脈細弱).

2) 치법

비장의 기를 보하고 심장의 혈을 자양하여, 마음이 평안하고 정신이 안정되게 한다.
(보기양혈, 영심안신－補氣養血, 寧心安神)

3) 취혈

비수 심수 신문 삼음교

4) 배혈

꿈을 많이 꾸면 백호(魄號)를, 자주 잊어버리는 건망증은 지실, 백회를 추가하여 침을 놓고 난 후에 뜸을 뜬다.

5) 침구치료

- 비수(脾兪), 심수(心兪)는 직자 1.5~2촌으로 염전보법을 행하고, 신문(神門)은 0.5촌으로 염전보법을 행하여 시큰하면서 팽팽한 산창감이 느껴지면 멈추고 유침한다.
- 삼음교(三陰交)는 경골(脛骨)의 전방에서 후연(後緣)을 따라가다 경골이 끝난 부위에서 사자(斜刺)하여 1.5~2촌, 염전보법을 써서 시큰하고 팽팽한 산창감(酸脹感)이 느껴지면서 하지(下肢)의 근육이 3번 정도 움직인 후에 유침한다.

6) 방해

- 비수, 삼음교는 비장을 튼튼하게 하고 氣를 더해주고 血을 자양한다.
- 심수, 신문은 심장을 길러 정신을 안정시키고 두근거리는 가슴을 진정시킨다.

5. 심장이 허하고 담이 겁을 먹다(심허담겁 – 心虛膽怯)

1) 증상

꿈을 많이 꾸고 잘 놀라며(多夢易驚), 심장이 두근거리고 겁을 잘 먹으며(心悸膽怯), 정신이 피로하고 적게 먹으며(神疲食少), 어지럽고 눈이 가물거리고(頭暈目眩), 사지가 권태롭다(四肢倦怠). 혀는 연한 색이고 태는 엷고 희며 맥은 거문고 줄처럼 팽팽하면서 가늘다(舌淡苔薄白脈弦細).

2) 치법

심장을 보하고 쓸개를 이롭게 하며, 정신을 안정시킨다.
(보심익담, 안신정지 – 補心益膽, 安神定志)

3) 취혈

심수 담수 대릉 구허 신문

4) 배혈

피로하고 나른하면 백회, 족삼리를 추가하고, 잠잘 때 땀을 많이 흘리거나 기침, 천식이 있으면 고황(膏肓)을 택한다.

5) 침구치료

- 심수, 대릉, 신문은 上記되어 있으므로 생략한다.
- 담수(膽兪)는 직자 1.5~2촌으로 염전보법을 행하고, 신문(神門)은 직자 0.5촌으로 염전보법을 행하여 시큰하면서 팽팽한 산창감이 느껴지면 멈추고 유침한다.
- 구허(丘墟)는 직자 0.5~0.8촌, 염전보법을 30초간 행하고 국부에 침감이 오면 멈추고 유침한다.

6) 방해

심수, 대릉, 신문은 마음을 평안하게 하고 정신을 안정시키며, 담수, 구허는 담(膽)을 강하게 하고 놀란 것을 진정시킨다.

임상사례

1. 심비양허(心脾兩虛)型

1) 증상

37세 남자, 2년 전에 재개발에 투자를 했는데 분규로 인해 개발이 늦어져 고민하다가 3개월 전부터 밤을 꼬박 새울 정도로 심해져서 병원에서 처방을 받아 약을 먹고 있는데, 내성이 생길까봐 염려되어 침과 한약으로 고치고 싶어서 본 의원을 찾아왔다.

진단을 해보니 밤에 잠자는 것이 편하지 않고(夜寐不安), 잠을 잔다 해도 꿈을 많이 꾸고 쉽게 깨어나며(多夢易醒), 가슴이 두근거리고 잘 잊어버리며(心悸健忘), 어지럽고 눈이 가물거리고(頭暈目眩), 피로하고 힘이 없으며(神疲乏力), 사지가 늘어지고 권태롭다(四肢倦怠).

혀는 연한 색이고 태는 엷고 희며 맥은 가라앉고 가늘다(舌淡苔薄白脈沈細).

2) 진단

양의진단 : 신경쇠약(神經衰弱), 불면증

중의진단 : 심비양허(心脾兩虛)型 불면증

3) 치법

심장을 보하고 정신을 이롭게 하며, 정신을 안정시켜 잠자도록 돕는다.
(보익심신, 안신조면 - 補益心神, 安神助眠)

4) 취혈

조해 신맥 신문 인당 백회 사신총 안면 심수 비수 족삼리

5) 침구치료

• 조해(照海)는 직자 0.3~0.5촌으로 염전보법을, 신맥(申脈)은 직자 0.3~0.5촌으로 염전사법을 행한 후에 침감을 얻으면 멈추고 유침한다.
조해, 신맥은 팔맥교회혈(八脈交會穴)이고, 조해는 음교맥(陰蹻脈), 신맥은 양교맥(陽蹻脈)과 연결되어 있어서, 두 교맥은 수면(睡眠)과 깊은 관계가 있으므로 두 穴을 취하여 陰인 조해는 補하고 陽인 신맥은 瀉하여 보음사양(補陰瀉陽)의 효과를 얻는다.

• 신문(神門), 안면(安眠)은 직자 0.5촌, 염전보법을 써서 시큰하고 저리고 팽팽한 침감이 느껴지면 멈추고 유침해서 불면증 치료에 좋은 효과를 얻을 수 있다.

• 인당(印堂)은 왼손으로 피부를 살짝 잡고 들어 올린 후에 평자(平刺 = 横刺 = 皮刺)하여 0.3~0.5촌 깊이로 코를 향하여 자침한 후에 살짝 세워서 시계방향으로 돌려 득기한 후에 작탁법(雀啄法)을 30초간 행하여 눈에 눈물이 고이면 멈추고 유침한다.
신문은 심경(心經)의 원혈(原穴)이고, 인당은 뇌(腦)와 정신을 조절하는 혈이니, 두 혈을 합하여 정신을 안정시켜 잠을 잘 자도록 한다.

• 백회는 비스듬하게 45도 각도로 사침 또는 15도 각도로 평자(平刺)하여 0.5~0.8촌, 염전보법을 1분간 행하고 침감을 얻으면 멈추고 유침한다.
침을 뺀 후에 생강을 얇게 썰어서 백회에 놓고 쑥뜸을 3壯 이상 뜨면 효과가 더 좋다.
백회는 독맥의 혈이고, 독맥은 뇌로 들어가니, 백회를 자침하면 당연히 뇌수(腦髓)를 보충하여 뇌를 맑게 하고 정신을 안정시킨다.

• 사신총(四神聰)은 백회를 향하여 0.5~0.8촌 평자(平刺)한 후에 침을 약간 일으

켜서 손가락으로 잡고 1분에 200번의 빠른 속도로 1분간 염전법(捻轉法)을 행한 후에 침감을 얻으면 유침한다. 백회, 사신총은 위로 치솟는 것을 누르고 정신을 안정시킨다.

백회, 사신총은 병세가 위중할 때는 12시간 정도 유침해도 무방하다.

- 비수(脾兪), 심수(心兪)는 직자 1.5~2촌, 염전보법을 행하고 시큰하면서 팽팽한 산창감이 느껴지면 멈추고 유침한다.
- 족삼리(足三里)는 직자 1~1.5촌, 1분 정도 염전제삽보법을 행하여 시큰하면서 저린 느낌이 발목이나 무릎 쪽으로 퍼지면 멈추고 유침한다.

심수, 비수, 족삼리는 각종 질환의 심비양허(心脾兩虛)를 치료하는 요혈이다.

6) 치료효과

침 맞고 당일 밤에 잠을 좀 편히 잤고, 5회 자침하는 동안 3회는 비교적 일찍 잠이 들고 중간에 깨는 것과 꿈꾸는 것이 줄어들고, 두근거리고 어지러운 것이 많이 좋아졌다고 말해서 병원의 약을 5일에 한 번씩 먹으라고 권했다.

10회 자침한 후에는 거의 정상적으로 잠이 들고 중간에 2회 정도 살짝 깨었다가 다시 잠든다고 해서 3회 더 자침하고 끝냈다.

병원 약은 유난히 잠이 오지 않는 날에만 복용하도록 권유했고, 3개월 후에 와서 체크하자고 했다. 3개월 후에도 잠 잘 자고 있다고 했다.

치료 2회부터 복신20g 용안육20g 산조인20g 원지12g 합환피15g 목향12g 황기30g 인삼9g 당귀15g 대추7枚을 매일 복용하게 했고, 호전됨에 따라 加減하여 조절했다.

2. 심신불교(心腎不交)型

1) 증상

63세 여자, 10년 전에 뇌경색으로 입원한 적이 있는데 치료를 잘 해서 정상적인 생활을 해오다가 밤에 잠들기 어려워 잠을 잘 못잔지 2년 정도 되었다고 한다. 진단을 해보니 수면이 부족해서(睡眠不足), 늘 정신이 몽롱하고(神志朦朧), 피로하며 어지럽기도 하고(疲勞頭暈), 귀에서 소리가 들리고(耳鳴), 자주 짜증이 나고 잘 잊어버리며(心煩健忘), 매사에 의욕이 떨어진다(事意不振).

혀는 붉고 태는 적으며 맥은 가늘고 빠르다(舌紅苔少脈細數).

2) 진단

양의진단 : 신경쇠약(神經衰弱), 불면증

중의진단 : 심신불교(心腎不交)型 불면증

3) 치법

심장과 신장을 조절하여 조화롭게 하고, 마음을 평안하게 하며 정신을 안정시킨다. (조화심신, 영심안신 – 調和心腎, 寧心安神)

4) 취혈

신문 대릉 태계 심수 신수 삼음교 복유(復溜)

5) 침구치료

- 신문, 심수, 삼음교는 上記되어 있으므로 생략한다.
- 대릉(大陵)은 직자 0.5촌, 영수보사(迎隨補瀉)로 염전보법을 써서 시큰하고 저리고 무겁고 팽팽한 침감이 오면 멈추고 유침한다.
- 태계(太溪)는 직자 0.5~1촌, 염전보법을 행하여 시큰하고 저린 산마감이 오면 멈추고 유침한다.
- 신수(腎俞)는 직자 1.5촌~2촌, 염전보법을 1분간 하여 전기에 닿은 듯한 촉전감(觸電感)이 느껴지면 멈추고 유침한다.
- 복유(復溜)는 직자 0.5~1촌, 염전제삽보법을 30초간 행하여 시큰하고 저린 산마감(酸痲感)을 얻으면 멈추고 유침한다. 上記 환자가 오래 동안 병을 앓았기 때문에 심장과 신장이 서로 소통하지 못하게 되었으니 삼음교, 복유를 자침하여 기혈을 만드는 원천을 補하고 배양하여 심장을 편하게 하고 신장을 안정시킨다.
- 신문(神門)은 심장의 원혈(原穴)이고 대릉은 심포의 원혈이며 태계는 腎의 원혈로써 장부를 조절하며, 심수, 신수는 신장을 이롭게 하고 심장을 길러 정신을 안정시킨다.

6) 치료효과

2회 자침한 후에 조금씩 잠이 편해지고 짜증이 덜 나고, 5회 자침한 후에 기운도 나고 정신도 좀 맑아졌고, 10회 자침한 후에 마음이 많이 편안해지고 밥도 잘 먹고, 잠도 잘 자고 힘도 생겨 운동도 조금씩 할 수 있게 되었다. 5회를 더 자침하고 끝냈다.

치료 2회부터 산약30g 산조인20g 원지12g 용안육20g 인삼12g 숙지황20g 당귀15g 산수유20g 대추7枚를 매일 복용하게 했고, 호전됨에 따라서 加減을 해서 조절했다.

3. 음허화왕(陰虛火旺)型

1) 증상

52세 남자, 잠을 잘 못잔지 이미 5년이 지났고, 6개월 전부터는 누워도 잠이 안오고(臥而不睡), 잠이 들었다가도 금방 깨어나고(睡而暫醒), 2시간 이상 잠들기 어렵고, 잠이 부족해서 정신이 맑지 못하고(神志不淸), 어지럽고 귀에서 매미소리가 들리며(頭暈耳鳴), 잘 때 땀이 나고 목이 마른다(盜汗口乾).

혀는 붉고 태는 적으며 맥은 가늘고 빠르다(舌紅苔少脈細數).

2) 진단

양의진단 : 신경쇠약(神經衰弱), 불면증

중의진단 : 음허화왕(陰虛火旺)型 불면증

3) 치법

뇌를 깨워서 경맥의 막힌 곳을 뚫고, 음을 자양하고 혈을 기른다.

(성뇌개규, 자음양혈 – 醒腦開竅, 滋陰養血)

4) 취혈

내관 인중 삼음교 신문 태계 사신총 비수 위수 신수

5) 침구치료

- 내관(內關)은 직자 0.8~1촌, 염전제삽보법을 행하고 침감을 얻으면 유침한다
- 인중(人中)은 양쪽 비공의 중간을 향하여 비스듬하게 0.3~0.5촌을 자침한 후에 참새가 모이를 쪼듯이 작탁법을 행하여 눈에 눈물이 고일 때까지 30초 정도

수법을 한다.

• 삼음교, 신문, 태계, 사신총, 비수, 신수는 上記되어 있으므로 생략한다.

•• 심장은 정신이 머무는 곳이고, 신장은 정기(精氣)가 거하는 곳이다.
上記 환자처럼 50여세 정도 나이가 되면 신수(腎水)가 부족해지고, 신장의 양기가 올라가지 못하여 신장의 水와 심장의 火가 서로 도와주지 못하면, 심장의 陽이 홀로 왕성해져 정신이 머물러 있을 수 없게 되어 잠을 못 이루는 것이니, 신장의 陰을 보충해서 심장의 陽을 누르고, 뇌를 깨우고 막힌 경맥을 뚫는 성뇌개규법(醒腦開竅法)을 활용해서 자침을 해서 정신을 안정시켜 잠을 이루게 한다.

6) 치료효과

치료 3회 후에 잠들기가 전에 비해 나아졌고, 5회 후에 4시간 정도 깨지 않고 잠을 자기도 하고, 낮에 정신이 좀 맑아져서 일하기에 불편함이 줄어들었고, 10회 후에 잠을 잘 자고 귀에서 나던 소리도 없어지고, 땀도 줄고 일상 업무에 별지장이 없이 생활을 할 수 있게 되어 3회를 더 자침하고 끝냈다.

치료 2회째부터 숙지황20g 백작20g 하수오15g 생지황15g 맥문동15g 치자9g 산조인20g 황기30g 대추7枚를 매일 복용하도록 했고, 회복되는 상황에 따라서 加減을 해서 조절했다.

4. 심신실양(心神失養)型

1) 증상

34세 여자, 4개월 전부터 잠자리에 누워서 잠을 청해도 잠이 오지 않고(請睡不成), 겨우 잠든다 해도 금방 깨어나서(睡而不長), 하루 2~3시간 이상을 자지 못하고 거의 매일을 뜬 눈으로 밤을 새운다(每天醒着過夜).

심할 때는 한 숨도 못자고(甚則一瞬不 睡), 사지에 힘이 없으며(四肢無力), 얼굴이 누렇게 뜨고(面色萎黃), 음식을 잘 먹지 못하며(納呆), 가슴이 벌렁벌렁하고 불안하며 어지럽다(心煩不安頭暈).

혀는 연한색이고 태는 엷고 희며 맥은 가늘고 약하다(舌淡苔薄白脈細弱).

2) 진단

양의진단 : 신경쇠약, 불면증

중의진단 : 심신실양(心神失養)型 불면증

3) 치법

심장을 자양하여 정신을 안정시킨다(양심안신 - 養心安神)

4) 취혈

백회 사신총 신문 조해 신맥 안면 족삼리

- 심장과 비장이 둘 다 허하면 심수, 비수를 추가하고, 陰이 허하여 陽이 왕성하면 태계, 삼음교를 추가한다.
- 담열(痰熱)이 정신을 어지럽히면 풍륭, 내정을 추가하고, 肝이 울결이 되어 火로 변하면, 행간, 태충을 추가하고, 심장과 담(膽)의 氣가 허하면 심수, 담수를 추가한다.

5) 침구치료

- 백회, 사신총은 약간 비스듬하게 사침(斜鍼)으로 0.5촌, 염전보법을 쓰고 30분 유침한다. 침을 뺀 후에 생강을 얇게 썰어서 백회에 놓고 쑥뜸을 3壯 뜨면 좋다. 백회는 독맥(督脈)의 穴로써 뇌(腦)를 걸치고 있어 정신활동과 밀접한 관계가 있고, 사신총은 불면증을 치료하는 기혈(奇穴)로써 마음을 진정시키고 정신을 안정시키는데 중요한 穴이다.
- 신문(神門), 안면(安眠)은 직자 0.5촌, 염전보법을 써서 시큰하고 저리고 팽팽한 침감이 있으면 멈추고 유침한다.
  신문(神門)은 심경(心經)의 原穴로써 元氣를 배양하고 正氣를 보강하며 심장을 자양하여 정신을 안정시키고, 안면(安眠)은 불면증을 치료하는 기혈(奇穴)로써 어지러운 마음을 진정시키고 정신을 안정시키는데 좋은 穴이다.
- 조해, 신맥, 족삼리는 上記되어 있어서 생략한다.

6) 치료효과

치료 3회 후에 환자가 밤에 4시간 정도 잠을 자서 정신이 좀 맑아지고, 불안하고 벌렁거리던 것도 좀 가라앉았다. 5회 후에 잠이 편해지고 하루 5시간 정도 잘 자고 있고 식욕도 좋아지고 벌렁거리던 것이 없어졌다.

10회 후에 밥도 잘 먹고 얼굴색이 훨씬 좋아 보이며 어지럽지도 않고 잠을 잘 잔다고 했다. 3회를 더 자침하고 끝냈다.

치료 2회부터 산조인30g 원지12g 야교등30g 용안육30g 인삼12g 황기30g 대추7枚 목향12g 산사15g을 매일 복용하게 했고, 회복되어가는 상황에 따라서 加減을 하며 조절했다.

2 우울증 憂鬱症, Depressive Disorder - 우울장애, 정신기능장애

우울증(憂鬱症)은 정상인이 일시적, 자연적으로 느낄 수 있는 우울하고 슬프고 짜증스런 그런 감정과는 다르게 매우 심각하고 병적인 감정이 매일 지속되고, 이유 없이 불안하고 초조하여 주위를 산란하게 만들고, 잠을 못자며, 고개를 숙이고 상대의 눈을 똑바로 보지 못하며, 매사에 흥미가 없고 의욕을 상실하며, 화를 잘 내고 울기도 잘하며, 한숨을 잘 쉬고, 팔다리가 무겁고 쉬 피로해지며, 식욕이 없어 잘 먹지 못하고, 증세가 심해지면 자살하고 싶은 충동을 느끼는 등 전반적인 정신기능이 저하되고 비정상적인 감정을 나타내는 상태를 말한다. 우울장애(憂鬱障碍)라고도 한다.

중의학에서는 억울증(抑鬱症)이라고 한다.

원인

분명한 원인에 대해서는 아직 명확하지 않지만, 대체로 다양한 생화학적, 유전적, 환경적 요인이 우울증을 일으키는 원인이라고 보고 있다.

1. 생화학적 요인

뇌 속에 있는 신경전달물질(노르에피네프린, 세로토닌 등)의 변화와 호르몬(갑상선, 성장호르몬 등)의 불균형이 뇌 기능과 연결되어 있어 우울증 발생에 영향을 끼친다.

2. 유전적 요인

우울증 가족력이 있는 집안에서 더 잘 발병하고, 일란성 쌍둥이의 경우 한 명이 우울증을 앓으면 다른 한 명도 우울증에 걸릴 확률이 50%가 넘는다고 한다.

3. 환경적 요인

강한 스트레스나 대처하기 힘든 상황, 예를 들면 사랑하는 사람과의 이별, 직장에서 받는 강한 압박감, 명예의 실추, 믿었던 사람의 배신, 배우자와의 장기적 갈등, 가족에 대한 미움과 분노 등이 본인을 괴롭히는 환경적 요인이 되어 우울한 상태에 빠지게 된다.

중의학적 원인

1. 간의 기가 막히고 뭉치다(간기울결 - 肝氣鬱結)

간은 소통하고 발산하는 소설(疏泄) 기능이 있고, 사방으로 통하는 것을 좋아하고 울적한 것을 싫어한다(喜調達而惡抑鬱), 억울하고 분한 마음은 간을 상하게 하고(鬱怒傷肝), 간이 사방으로 통하지 못하면(肝失調達), 간의 氣가 막히고 정체되며(肝氣鬱滯) 血도 막혀서 간과 비장이 조화를 잃게 된다(血瘀而肝脾失和).

2. 우울한 기분이 정신을 상하게 한다(우울상신 - 憂鬱傷神)

心은 군주의 官이고, 혈을 주관하고 정신을 담아두는(主血藏神) 곳이라서 오지(五志 - 喜, 怒, 思, 憂, 恐)가 과하고 극에 달하면, 심장의 기와 혈을 소모시켜(損耗心氣血), 마음과 정신이 어지러워진다(心神擾亂).

3. 심장과 비장이 둘 다 허하다(심비양허 - 心脾兩虛)

마음을 과도하게 쓰고(勞心過度), 생각이 많으면 비장을 상하게 해서(思慮傷脾), 음식 먹는 양이 줄어들어(納食減少), 기혈을 만들어내는 근원이 없어져서(生化無源), 기와 혈이 둘 다 부족해지고(氣血兩虛), 심장과 비장이 모두 허하게 된다(心脾兩虛).

4. 음이 허하여 화가 왕성해지다(음허화왕 - 陰虛火旺)

근심, 걱정, 번뇌, 분노가 오래 되면(憂事惱怒日久), 간과 신장에 누를 끼쳐서(累及肝腎), 간과 신장이 부족하게 되며(肝腎不足), 영혈이 모르는 사이에 서서히 없어져(營血暗耗), 음이 허하고 화가 왕성하게 된다(陰虛火旺).

증상별 치료

1. 간의 기가 막히고 뭉치다(간기울결-肝氣鬱結)

1) 증상

정신이 우울하고(精神抑鬱), 가슴과 옆구리가 팽팽하고(胸脇作脹), 위장 부위가 꽉 막히며(脘痞), 트림이 자주 나오고(噯氣頻作), 한숨을 자주 쉬며(善太息), 월경이 순조롭지 못하다(月經不順). 설태는 엷고 희며 맥은 거문고 줄처럼 팽팽하다(舌苔薄白脈弦).

2) 치법

간을 소통시켜서 뭉친 것을 풀고, 기를 다스려 정신을 안정시킨다.
(소간해울, 이기안신-疏肝解鬱, 理氣安神)

3) 취혈

기문 태충 양릉천 지구 내관 족삼리

4) 배혈

월경이 불순하면 삼음교, 여구(蠡溝)를 추가한다.

5) 침구치료

- 기문(期門)은 45도 각도의 사침 또는 15도 각도의 평자로 0.5~1촌, 염전사법(捻轉瀉法)을 가볍게 하여 국부에 시큰한 침감이 오면 멈추고 유침한다.
- 태충(太衝)은 직자 0.5~0.8촌, 염전제삽사법(捻轉提挿瀉法)으로 1분간 행하거나, 직자 1~1.5촌, 염전사법으로 1분간 행하고 국부에 산마감이 느껴지면 멈추고 유침한다.
- 양릉천(陽陵泉)은 직자 1~1.5촌, 염전제삽사법을 행하고 침감이 오면 유침한다.
- 지구(支溝)는 직자 0.5~1촌, 염전법을 30초간 행하여 침감이 오면 유침한다.
- 내관(內關)은 직자 0.8~1촌, 염전제삽사법을 행하고 침감을 얻으면 유침한다.
- 족삼리(足三里)는 직자 1~1.5촌, 1분 정도 염전제삽보법을 행하여 찌릿한 느낌이 발목이나 무릎 쪽으로 퍼지면 멈추고 유침한다.

- 삼음교는 경골(脛骨)의 전방에서 후연(後緣)을 따라가다 경골이 끝난 부위에서 피부와 45도 각도로 1.5~2촌 자침하여 염전보법을 써서 시큰하고 팽팽한 침감이 느껴지면서 하지(下肢)의 근육이 움직이면 멈추고 유침한다.
- 여구(蠡溝)는 15도 각도로 평자 0.5~0.8촌, 가볍게 염전법을 30초간 행하여 침감을 얻으면 멈추고 유침한다.

6) 방해

- 기문은 간의 모혈(募穴)이고, 태충은 간경의 원혈(原穴)이기 때문에 두 혈을 사(瀉)하여 간을 소통시키고 氣를 다스린다.
- 양릉천, 지구는 서로 배합하여 수족소양경(手足少陽經)의 氣를 조절하여 가슴과 옆구리의 통증을 없앤다.
- 내관은 심포경의 낙혈(絡穴)이고 심포는 심장을 외부에서 싸고 있기 때문에 심장을 대신해서 역할을 할 수도 있고, 가슴을 넓히고 막힌 것을 풀며, 심장이 정신을 주관하므로(心主神志) 내관은 정신을 조절하고 경락의 막힌 곳을 트이게 하여 심신(心神)을 회복할 수 있는 중요한 혈이다.
- 족삼리는 비장을 튼튼하게 하고 胃를 편하게 하며, 氣와 血을 다스리고 정기를 돕는(健脾和胃, 條理氣血, 扶助正氣) 효과가 있어, 기혈회복과 소화력증진에 좋은 穴이다.

2. 기가 막혀서 화가 생기다(기울화화－氣鬱化火)

1) 증상

성질이 조급하고 쉽게 화를 내며(急躁易怒), 가슴이 답답하고 옆구리가 팽팽하며(胸悶脇脹), 머리가 아프고 눈이 빨갛고(頭痛目赤), 입이 쓰고(口苦), 먹은 것이 막혀 위장에서 열이 나고 신물이 올라오며(嘈雜汎酸), 대변이 딱딱하고 소변은 누런색이다(便結尿黃). 혀는 붉고 태는 누렇고 맥은 거문고 줄처럼 팽팽하고 빠르다(舌紅苔黃脈弦數).

2) 치법

간의 열을 내리고 화를 쏟아버리며, 막힌 것을 풀고 위장을 편안하게 한다.

(청간사화, 해울화위－淸肝瀉火, 解鬱和胃)

3) 취혈

기문 행간 양릉천 내정 지구

4) 배혈

• 쓴물이 목구멍으로 올라오면 일월(日月)을 추가한다.
• 토하고 입이 쓰면(嘔吐口苦), 중완, 해계를 추가한다.

5) 침구치료

• 기문, 양릉천, 지구는 上記되어 있으므로 생략한다.
• 행간(行間)은 직자 0.5~0.8촌, 염전제삽사법으로 1분간 행하여 시큰하고 저린 산마감이 느껴지면 멈추고 유침한다.
• 내정(內庭)은 직자 0.5~1촌, 염전사법을 가볍게 30초 정도 향하여 침감이 느껴지면 유침하여, 대장과 위장의 열을 내린다.
• 일월(日月)은 45도 각도로 사침을 놓거나 또는 15도 각도로 피자(皮刺)를 0.5~0.8촌 깊이로 찌르고 염전을 행하여 침감이 전해지면 멈추고 유침한다.
• 중완(中脘)은 직자 2촌, 호흡염전법을 사용하여 시큰하고 팽팽한 침감이 전음부(前陰部)에 방사(放射)로 전해지게 수법을 하고, 침을 뺀 후에 뜸을 3장 이상 뜨면 더 좋다.
• 해계(解溪)는 직자 0.5~1촌, 염전법을 행하고 침감을 얻으면 멈추고 유침한다.

6) 방해

• 기문은 간의 모혈이므로 사(瀉)하여, 간을 소통시키고 기를 다스린다(疏肝理氣).
• 행간은 간의 형혈(滎穴)이므로 자침하여 간경(肝經)의 열을 쏟아낸다.
• 양릉천, 지구를 배합하여 사용하면 간을 소통하고 막힌 것을 풀며, 경락을 통하게 하여 통증을 없앤다.
• 내정(內庭)은 위경(胃經)의 형혈(滎穴)이므로 위장의 열과 화(火)를 내린다(淸胃降火).

3. 우울한 기분이 정신을 상하게 한다(우울상신－憂鬱傷神)

1) 증상

정신이 희미하고 불안하며(精神恍惚不安), 짜증스럽고 가슴이 답답하며(心煩胸悶), 꿈을 많이 꾸고 쉽게 깨며(多夢易醒), 근심하고 슬퍼하며 잘 운다(悲憂善哭). 혀끝이 붉고 태는 엷고 희며 맥은 거문고 줄처럼 팽팽하면서 가늘다(舌尖紅苔薄白脈弦細).

2) 치법

마음을 길러 정신을 편안하게 한다(양심안신－養心安神).

3) 취혈

신문 통리 족삼리 내관 삼음교 전중 심수

4) 배혈

잘 놀라고 두려움이 많으면 담수(膽兪), 간수(肝兪)를 추가하여 담력을 기른다.

5) 침구치료

- 족삼리, 내관은 上記되어 있으므로 생략한다.
- 신문(神門), 통리(通里)는 직자 0.5촌, 염전보법을 30초간 행하여 시큰하고 저리고 팽팽한 침감이 느껴지면 멈추고 유침한다.
- 전중(膻中)은 왼손으로 피부를 살짝 들고 15도 각도로 평자(平刺)하여 0.3~0.5 깊이로 자침하여 염전보법을 행하고 국부에 침감이 오면 멈추고 유침한다.
- 심수(心兪)는 직자 1.5~2촌, 염전보법을 1분간 행하고 시큰하면서 팽팽한 침감이 오면 멈추고 유침한다.

6) 방해

- 신문, 통리, 내관은 심경과 심포경에 속해있고, 심포의 모혈인 전중과 심수를 배합하여 심장의 氣를 북돋우고 마음과 정신을 안정시킨다.
- 족삼리, 삼음교는 心脾를 補하고 이롭게 하며, 血을 기르고 정신을 편안하게 한다.
- 내관, 전중은 氣를 움직여 막힌 것을 풀고 가슴을 편안하게 한다.

4. 심장과 비장이 둘 다 허하다(심비양허－心脾兩虛)

1) 증상

생각과 염려를 많이 하고(善思多慮), 가슴이 답답하고 두근거리며(胸悶心悸), 잠을 잘 자지 못하고 자꾸 잊어버리며(失眠健忘), 얼굴색이 초라하고 누르스름하며(面色萎黃), 머리가 어지럽고 땀을 잘 흘리며(頭暈易汗), 피로하고 권태로우며(神疲倦怠), 음식을 먹는 것이 맛있지 않다(納穀不香). 혀는 연한색이고 태는 엷고 희며 맥은 거문고 줄처럼 팽팽하면서 가늘거나 혹은 가늘면서 빠르다(舌淡苔薄白脈弦細或細數).

2) 치법

비장을 튼튼하게 하고 기를 더하며, 심장을 길러 정신을 안정시킨다.
(건비익기, 양심안신－健脾益氣, 養心安神)

3) 취혈

신문 심수 비수 삼음교 족삼리 중완 장문

4) 배혈

우울하고 답답하여 마음이 편하지 않으면 내관, 태충을 추가한다.

5) 침구치료

- 신문, 심수, 족삼리, 삼음교, 중완은 上記되어 있으므로 생략한다.
- 비수(脾俞)는 직자 1.5~2촌, 염전보법을 1분 정도 행하고 시큰하면서 팽팽한 침감이 오면 멈추고 유침한다.
- 장문(章門)은 45도 사침(斜鍼)으로 0.5~0.8촌, 염전법으로 1분 정도 행하고 침감이 오면 멈추고 유침한다.

6) 방해

- 신문 심수는 신장의 氣를 더하여 마음과 정신을 편안하게 한다.
- 삼음교, 족삼리는 비장과 위장에 속하면서 위장의 모혈인 중완과 비장의 모혈인 장문과 배수(背俞)인 비수와 함께 어울려서, 후천의 氣를 보하고 더하여 마음과 정신을 이롭게 한다.

5. 음이 허하여 화가 왕성하다(음허화왕 - 陰虛火旺)

1) 증상

병이 오래되어 정신이 산란하고 잠을 잘 못자며(病久虛煩少寐), 초조하고 화를 잘 내며(煩燥易怒), 가슴이 두근거리고 머리가 어지러우며(心悸頭暈), 광대뼈가 붉고(顴紅), 손발바닥과 가슴에서 뜨거운 열이 나고(五心煩熱), 입이 마르고 목구멍이 건조하며(口乾咽燥), 밤에 잘 때 땀이 난다(盜汗). 혀는 붉고 태는 얇고 맥은 거문고 줄처럼 팽팽하면서 가늘거나 혹은 가늘면서 빠르다(舌紅苔薄脈弦細或細數).

2) 치법

음을 자양하여 열을 내려서, 마음을 평안하게 하고 정신을 안정시킨다.
(자음청열, 영심안신 - 滋陰淸熱, 寧心安神)

3) 취혈

삼음교 태계 태충 신문 심수 신수

4) 침구치료

- 삼음교, 태충, 신문, 심수는 上記되어 있으므로 생략한다.
- 태계(太溪)는 직자 0.5~1촌, 염전보법을 행하고 침감이 오면 멈추고 유침한다.
- 신수(腎兪)직자 1.5~2촌, 염전보법을 1분 정도 행하고 시큰하면서 팽팽한 침감이 오면 멈추고 유침한다.

6) 방해

- 삼음교는 補하여 陰을 자양해서 정신을 안정시킨다.
- 태계는 補하여 신장의 陰을 자양하고, 태충은 사(瀉)하여 허화(虛火)를 식힌다.
- 신문, 심수, 신수는 심장과 신장을 서로 통하게 하여, 마음을 평안하게 하고 정신을 안정시킨다.

임상사례

1. 간기울결(肝氣鬱結)型

1) 증상

19세 여자, 크게 화를 낸 후에 묵묵히 말을 하지 않고, 밤에 잠을 자지 못한 지 4개월 정도 되었다고 한다.

진단을 해보니 어지럽고 먹는 것이 적으며(頭暈納少), 질문에 대한 답이 느리고 둔하며(答問遲鈍), 트림이 자주 나오고(噯氣頻作), 한숨을 자주 쉬고(善太息), 월경이 순조롭지 못하다(月經不順). 수면제 약을 먹지만 먹을 때만 잠이 오고, 먹지 않을 때는 역시 잠이 오지 않는다고 하소연 한다.

설태는 엷고 희며 맥은 거문고 줄처럼 팽팽하다(舌苔薄白脈弦).

2) 진단

양의진단 : 신경쇠약, 우울증

중의진단 : 간기울결(肝氣鬱結)型 우울증

3) 치법

간을 소통시켜서 뭉친 것을 풀고, 기를 다스려 정신을 안정시킨다.

(소간해울, 이기안신－疏肝解鬱, 理氣安神)

4) 취혈

태충 기문 행간 신문 백회 양릉천 지구

5) 침구치료

- 태충, 기문, 신문은 上記되어 있으므로 생략한다.
- 백회(百會)는 45도 각도로 사침(斜鍼)하거나 또는 15도 각도로 평자(平刺)하여 0.5~0.8촌, 염전보법을 1분간 행하고 침감을 얻으면 멈추고 유침하여 머리를 맑게 하고, 마음과 정신을 안정시킨다. 침을 뺀 후에 생강을 얇게 썰어서 백회에 놓고 쑥뜸을 3壯 이상 뜨면 효과가 더 좋다.
- 양릉천(陽陵泉)은 직자 1~1.5촌, 염전제삽사법을 행하고, 지구(支溝)는 직자 0.5~1촌, 염전보법을 행하여 침감이 오면 유침하는데, 양릉천과 지구를 함께

사용하여 肝을 소통하고 막힌 것을 풀며 경락을 통하게 해서 통증을 없앤다.

6) 치료효과

치료 5회 후에 표정이 좀 밝아지고 조금씩 말을 하고 잠 자는 것이 좀 편해졌다. 치료 10회 후에 식사양도 좀 늘고 말하는 것도 나아지고 어지러운 것이 줄어들어서, 수면제를 2~3일에 한 번 복용하라고 권유했다. 치료 15회 후에 잠도 잘 자고 말수도 늘었고, 트림이 적고 밥도 잘 먹고 수면제 안 먹어도 잘 잔다고 즐거워했다.
치료 2회부터 시호12g 백작20g 향부9g 산조인20g 합환피15g 원지12g 목향12g 황기20g 대추7枚를 매일 복용하게 했고, 안정되어가는 정도에 따라서 加減을 했다.

2. 심신불교(心腎不交)型

1) 증상

54세 여자, 가정에서 남편과 자식들이 속을 썩여 늘 분하고 화가 나는 상태로 살다가, 1년여 전 부터 자주 슬퍼지면서 툭하면 울고(善悲易哭), 잠을 잘 자지 못하고 꿈도 많이 꾼다(失眠多夢). 병원을 찾아가 호르몬제가 들어간 안정제를 복용하다가 부작용을 느껴서 중단하고 본 의원을 방문했다.
진단을 해보니 자주 슬퍼지면서 툭하면 울고(善悲易哭), 가슴이 답답하고 잘 놀라며(心煩易驚), 놀란 후에는 가슴이 두근거리고(驚後心慌), 허리와 무릎이 시큰거리고 연약하며(腰膝酸軟), 음식이 소화되지 않아 적게 먹는다(納呆食少). 혀는 붉고 진액이 적으며 맥은 거문고 줄처럼 팽팽하고 빠르다(舌紅少津脈弦數).

2) 진단

양의진단 : 신경쇠약, 우울증
중의진단 : 심신불교(心腎不交)型 우울증

3) 치법

간을 소통시키고 막힌 것을 풀어 심장과 신장을 서로 통하게 한다.
(소간해울, 교통심신 – 疏肝解鬱, 交通心腎)

4) 취혈

인중 노궁 용천 대릉 내관 상성透백회 인당 족삼리 삼음교 합곡 태충

5) 침구치료

- 인중(人中)은 비순구(鼻脣溝－코와 입술의 중간 도랑)에서 코를 향하여 45도 각도로 0.3~0.5촌을 자침한 후에 시계방향으로 살짝 돌려서 득기(得氣)한 후에, 참새가 모이를 쪼듯이 작탁법(雀啄法)을 행하여 눈에 눈물이 고일 때까지 10초~30초 동안 수법을 하고 유침한다. 인중은 음양의 모든 경락을 열어 움직이게 하고(開動經絡), 막힌 것을 열어 정신을 일깨운다(啓閉醒神).
- 노궁(勞宮)은 직자 0.5~0.8촌, 염전보법을 하여 침감을 얻은 후에 유침한다.
- 용천(涌天)은 직자 0.5촌~1촌, 염전보법을 행하고 침감이 느껴지면 유침한다.
- 대릉(大陵)은 직자 0.5촌, 염전보법으로 평보평사 수법을 써서 시큰하고 저리고 무겁고 팽팽한 침감이 오면 멈추고 유침한다.
- 내관, 족삼리, 삼음교, 태충은 上記되어 있으므로 생략한다.
- 상성透백회는 왼손가락으로 상성(上星)의 피부를 살짝 들고 피자(皮刺)하여 4촌 길이로 백회를 향하여 찌르고 염전보법을 행하고 침감을 얻으면 유침한다
- 인당(印堂)은 왼손으로 피부를 살짝 잡고 들어 올린 후에 평자(平刺＝橫刺＝皮刺)하여 0.3~0.5촌 깊이로 코를 향하여 자침한 후에 살짝 세워서 시계방향으로 돌려 득기한 후에 작탁법(雀啄法)을 30초간 행하여 눈에 눈물이 고이면 멈추고 유침한다.

  인당은 뇌(腦)와 정신을 조절하는 혈이라 정신을 안정시키고 잠을 잘 자게 한다.
- 합곡(合谷)은 직자 0.5촌 염전제삽사법으로 30초간 행하거나, 직자 1촌 염전사법으로 30초간 행하여, 엄지와 검지가 만나는 곳에서부터 팔꿈치를 향하여 전기에 닿은 듯한 느낌이 확산되면 멈추고 유침한다.

  합곡은 수양명경(手陽明經)의 원혈(原穴)이면서 사총혈(四聰穴)이라서 두면(頭面) 부위의 질환을 치료하여 안정시키고 마음을 편안하게 한다.

6) 치료효과

치료 5회 후에 기분이 좀 나아지고 잠자는 시간이 늘었으며 표정이 밝아졌다.

10회 후에 답답함이 없어지고 소화가 잘 되며 웃는 시간이 늘었다고 한다. 15회 후에 허리도 아프지 않고 소화도 잘 되며 제반 증상이 호전되었다.

3개월 후에 오라고 해서 다시 진단을 했는데 별 이상이 없어서, 집에서 감초와 대추와 소맥을 끓여 먹으라고 권했다.

치료 2일부터 남편과 자식들을 미워하지 말라고 권유를 하고, 감초15g 소맥30g 대추7枚 산조인20g 합환피15g 원지12g 황기20g 목향12g 진피12g을 매일 복용하게 했고, 호전됨에 따라서 加減을 했다.

3 두통 頭痛, Headache – 편두통, 전정통, 액두통, 만성두통

두통(頭痛)은 감기에 걸리거나 체하거나 화가 치밀어 오르거나, 고혈압, 뇌염, 뇌졸중 등 다양한 원인에 의하여 이마, 편두, 전정(巓頂 – 머리 윗부분)이 은은하게 아프거나(隱痛), 터질 듯 아프거나(脹痛), 바늘로 찌르는 듯 아픈(刺痛) 증상 등이 나타나는 것을 말한다. 두통은 처음에 은근하게 아프다가 시간이 지나면서 점차적으로 더 가중되어 심할 때는 몇 분에 한 번씩 반복적으로 통증이 오는 경우도 있다.

중의학(中醫學)에서는 두통(頭痛), 두풍(頭風), 뇌풍(腦風), 수풍(首風)이라고도 한다.

중의학적 원인

1. 간의 양이 치솟아 오르다(간양상항 – 肝陽上亢)

감정에 의해 마음이 상하면(情志所傷), 간이 소통하고 뿌리는 기능을 잃어(肝失疏泄), 막혀서 열로 변하거나(鬱而化火), 혹은 신장의 음이 부족하여(腎陰不足), 신장이 肝을 기르지 못하게 되니(水不涵木), 간양이 위로 치솟아(肝陽上亢) 머리를 어지럽혀 두통이 발생한다.

2. 담탁이 머리를 어지럽힌다(담탁상요 – 痰濁上擾)

음식을 절제하지 못하고(飮食不節), 술과 기름지고 맛있는 음식을 좋아하여(嗜酒肥甘), 비장이 운화작용을 잃어버리게 되니(脾失健運), 담(痰)과 습이 생겨서(痰濕內生) 위로 두뇌를 어지럽히니(上蒙淸竅) 두통이 생긴다.

3. 뇌의 경락이 막히다(어조맥락 – 瘀阻腦絡)

넘어지고 엎어져 외상을 입거나(外傷跌仆), 오랜 병이 경락에 침입하여(久病入絡), 기가 정체하고 혈이 뭉치며(氣滯血瘀), 맥락이 막히니(脈絡瘀阻), 통하지 않으면 아프기(不通則痛) 때문에 두통이 생기는 것이다.

4. 기와 혈이 모자라고 부족하다(기혈휴허－氣血虧虛)

일을 많이 하여 피곤하거나(多勞倦怠), 병을 앓고 난 후나 출산을 하고 난 후에 체력이 허약하거나(病後産後體虛), 또는 비위가 허약하여 생화(生化) 기능이 떨어지거나, 혹은 피를 많이 흘린 후에 영혈(營血)이 부족한 이유로 뇌수(腦髓)와 맥락을 충분히 자양하지 못하기 때문에 두통이 생긴다.

5. 간과 신장의 음이 허하다(간신음허－肝腎陰虛)

선천적으로 체력이 약하거나, 성관계를 많이 하여 체력이 약해졌거나, 큰 병을 앓거나 또는 오랫동안 병을 앓아서 신장의 精이 부족하여 뇌수가 모자라기 때문에 두통이 발생하는 것이다.

증상별 치료

1. 간의 양이 치솟아 오르다(간양상항－肝陽上亢)

1) 증상

머리가 터질 듯이 아프거나(頭痛而痛), 뽑아 당기는 듯이 아픈데(抽掣而痛), 아플 때는 항상 후끈거리며(痛時烘熱), 얼굴이 붉으며 눈이 빨갛고(面紅目赤), 귀에서 매미가 우는 듯한 소리가 나고(耳鳴如蟬), 가슴이 답답하고 입이 마른다(心煩口乾).

혀는 붉고 태는 엷고 누러며 맥은 거문고 줄처럼 팽팽하다(舌紅苔薄黃脈弦).

2) 치법

간을 편하게 하여 양을 가라앉히고, 풍을 잠재워 통증을 멈추게 한다.
(평간잠양, 식풍지통－平肝潛陽, 熄風止痛)

3) 취혈

함염 현로 풍지 태충 구허 아시혈(阿是穴)

4) 배혈

머리가 어지러우면 백회, 사신총을 추가하여 마음을 진정시키고 정신을 안정시킨다.

5) 침구치료

- 함염(頷厭), 현로(懸顱)는 함염에서 현로로 15도 각도로 가볍게 염전하면서 투침하고, 현리(懸厘), 곡빈(曲鬢)까지 필요에 따라 투침을 한다.
- 풍지(風池)는 비첨(鼻尖)이나 설근(舌根)을 향하여 1~1.2촌 사침하거나, 반대편 눈동자를 향하여 1촌을 사침하거나, 풍부(風府)까지 평자(平刺)로 투침(透鍼)하여 염전보법을 1분간 행하여 국부에 침감이 오면 유침하는데, 풍지 안쪽에 연수(延髓)가 있으므로 깊이 자침하는 것은 禁한다. 특히 반대편 눈동자를 향해서 자침할 때는 1촌 정도가 적당하고, 제삽법은 연수(延髓)를 건드릴 수 있기 때문에 禁한다.
- 태충(太衝)은 직자 0.5~0.8촌, 염전제삽사법(捻轉提揷瀉法)을 1분간 행하거나, 직자 1~1.5촌, 염전사법으로 1분간 행하고 국부에 산마감이 느껴지면 멈추고 유침한다.
- 구허(丘墟)는 직자 0.5~0.8촌, 염전법을 행하고 국부에 침감이 오면 유침한다.
- 아시혈은 통증이 있는 편두(偏頭) 부위의 여러 곳을 수혈(輸穴)로 간주하고 투침, 사침, 피침 등 필요에 따라 적절히 자침한다.

6) 방해

- 간의 양이 치솟아 오르는 간양상항(肝陽上亢)은 대부분 풍열(風熱)이 담경(膽經)을 타고 올라와서 주로 이마와 편두가 만나는 곳에서 통증이 나타나기 때문에 가까운 곳의 함염(頷厭), 현로(懸顱), 풍지, 아시혈은 국부의 경맥의 氣를 소통시키면서 열을 내리고(淸熱), 풍을 잠재우며(熄風), 통증을 진정시킨다(鎭痛).
- 태충, 구허는 간을 편안하게 하여 양을 가라앉힌다(平肝潛陽).

2. 담탁이 머리를 어지럽힌다(담탁상요 - 痰濁上擾)

1) 증상

머리가 터질 것 같으면서 무겁고(頭痛脹重), 눈이 침침하며(目眩), 가슴이 답답하고 위장 부위가 팽팽하며(胸悶脘脹), 속이 울렁거려서 음식을 적게 먹고(惡心食少), 가래가 많으며(痰多), 설태가 하얗고 작은 알갱이가 덮여있는 듯하며 맥은 거문고 줄처럼 팽팽하면서 구슬이 쟁반 위를 구르듯 하다(苔白膩脈弦滑).

2) 치법

담을 퍼트리고 탁한 물질을 끌어내리며, 경락을 통하게 하여 통증을 멈추게 한다. (화담강탁, 통락지통 - 化痰降濁, 通絡止痛)

3) 취혈

중완 풍륭 백회 인당 아시혈

4) 배혈

속이 울렁거리고 토하면 내관(內關)을 추가하여 중초를 진정시키고, 설사를 하면 천추(天樞)를 추가하여 변을 단단하게 한다.

5) 침구치료

- 중완(中脘)은 직자 2촌, 호흡염전보법(呼吸捻轉補法)을 사용하여 시큰하고 팽팽한 침감이 전음부(前陰部)에 방사(放射)로 전해지게 수법을 하고, 침을 뺀 후에 뜸을 3장 이상 뜨면 더 좋다.
- 풍륭(豐隆)은 직자 1~1.5촌, 1분 정도 염전제삽보법(捻轉提揷補法)을 행하여 찌릿한 느낌이 발목이나 무릎 쪽으로 퍼지면 멈추고 유침한다.
- 백회(百會)는 45도 각도로 사침(斜鍼) 또는 15도 각도로 평자(平刺)하여 0.5~0.8촌, 염전사법을 쓰고 국부에 침감이 느껴지면 멈추고 유침한다.
  침을 뺀 후에는 생강을 얇게 썰어서 백회에 놓고 쑥뜸을 3壯 뜨면 효과가 더 좋다.
- 인당(印堂)은 왼손으로 피부를 살짝 잡고 들어 올린 후에 평자(平刺 = 橫刺 = 皮刺)하여 0.3~0.5촌 깊이로 자침하고, 염전사법을 행하여 국부에 침감이 느껴지면 유침한다.
- 아시혈(阿是穴)은 통증이 있는 부위에 여러 곳을 수혈(輸穴)로 간주하고 투침, 사침, 피침 등 필요에 따라 적절히 자침한다.

6) 방해

- 중완과 풍륭은 비위를 건실하게 하여 담을 퍼트리고 탁한 물질을 끌어 내린다.
- 백회, 인당, 아시혈은 두뇌 부위를 잘 펼치고 발산시켜(宣發淸陽) 통증을 없앤다.

3. 뇌 경락이 막히다(어조뇌락－瘀阻腦絡)

1) 증상

머리가 반복적으로 아프고(頭痛反復), 오래 지나도 낫지 않고(經久不愈), 아픈 곳이 정해져 있으며(痛處固定), 마치 송곳으로 찌르는 듯 아프다(痛如錐刺). 혀는 어두운 자색이거나 피가 뭉친 무늬가 있고, 태는 엷고 희며 맥은 가늘고 팽팽하거나 혹은 가늘고 까칠까칠하다(舌紫黯或瘀斑苔薄白脈細弦或細澁).

2) 치법

혈을 돌려서 뭉친 것을 풀고, 기를 움직여 통증을 없앤다.
(활혈화어, 행기지통－活血化瘀, 行氣止痛)

3) 취혈

아시혈 합곡 삼음교 격수 위중

4) 배혈

눈두덩이 아프면 찬죽(攢竹), 앞이마가 아프면 양백(陽白), 편두통이 심하면 태양(太陽), 뒤통수가 아프면 천주(天柱), 풍지(風池), 머리 꼭대기가 아프면 사신총(四神聰)을 추가한다.

5) 침구치료

- 아시혈(阿是穴)은 통증이 있는 부위에 여러 곳을 수혈(輸穴)로 간주하고 피부를 살짝 들어 올려서 피침, 사침, 투침을 필요에 따라 적절히 자침한다.
- 합곡(合谷)은 직자 0.5촌 염전제삽보법(捻轉提揷補法)을 1분간 행하거나, 1촌을 직자하여 염전보법을 30초간 행하여, 엄지와 검지가 만나는 곳에서부터 팔꿈치를 향하여 전기에 닿은 듯한 느낌이 확산되면 멈추고 유침한다. 합곡은 병세가 중하거나 필요시에 반대편 손의 穴을 취하여(右病左取,左病右取), 같은 방법으로 자침할 수 있다.

  제삽법(提揷法)은 증세가 심한 환자에게만 사용하고, 0.5촌 정도만 삽입한다.
- 삼음교(三陰交)는 경골(脛骨)의 전방에서 후연(後緣)을 따라가다 경골이 끝난 부위에서 피부와 45도 각도로 1~1.5촌 자침하여 염전사법을 써서 시큰하고 팽

팽한 침감이 느껴지면서 하지(下肢)의 근육이 3번 정도 움찔거리면 유침한다.

- 격수(膈兪)는 직자 1~1.5촌, 염전사법을 1분간 행하고 시큰하면서 팽팽한 침감이 오면 멈추고 유침한다.
- 위중(委中)은 직자 1~1.5촌, 제삽사법(提揷瀉法)으로 1분간 행하여 다리가 3회 정도 움찔하면 멈추고 유침한다. 또 병세가 위중하거나 좌골신경통, 중풍의 경우 의사가 왼 손으로 환자의 발목을 잡고, 팔꿈치로는 환자의 빈골(髕骨)을 감싸고서 90도 각도로 다리를 올리고 제삽사법을 행하여 다리가 3회 정도 움찔거리면 멈추고 침 뺀 후에 유침하지 않는다.

  필요시 괵정맥(膕靜脈－오금)에서 사혈(瀉血)하여 부황으로 피를 빼면 좋고, 또 허리나 다리의 압통점(壓痛点)을 찾아 그 곳에서 사혈을 해도 효과가 좋다.

6) 방해

- 아시혈은 아픈 곳에 자침하고, 침을 뺀 후에 침구멍을 눌러 닫지 않고 열어두며, 통증이 심하거나 어혈이 많이 뭉쳐 있으면 삼릉침으로 사혈해서 나쁜 피를 뽑아내어 血이 잘 통하도록 한다.
- 합곡을 補하여 氣를 움직이게 하고, 삼음교와 격수를 사(瀉)하여 血을 돌린다.
- 위중을 사혈하여 뭉친 피를 뽑아내고, 막힌 곳을 뚫어 통증을 가라앉게 한다.

4. 기와 혈이 모자라고 부족하다(기혈휴허－氣血虧虛)

1) 증상

머리가 끊임없이 계속 아프고(頭痛綿綿), 두 눈이 밝은 빛을 겁내는데(兩目畏光), 오후에 더욱 심하며(午後更甚), 피로하고 힘이 없으며(神疲乏力), 얼굴이 창백하고(面色蒼白), 가슴이 두근거리고 잠자는 시간이 적다(心悸寐少).

혀는 연한색이고 태는 엷으며 맥은 약하다(舌淡苔薄脈弱).

2) 치법

기를 더하고 혈을 자양하여, 경락을 활기차게 돌려 통증을 없앤다.

(익기양혈, 활락지통－益氣養血, 活絡止痛)

3) 취혈

백회 상성 혈해 족삼리 삼음교

4) 배혈

변비가 심하면 지구(支溝), 합곡(合谷)을 추가하고, 숨이 가쁘고 땀이 저절로 나면 전중(膻中), 복유(復溜)를 추가한다.

5) 침구치료

- 백회, 삼음교는 上記되어 있으므로 생략한다.
- 상성(上星)은 백회를 향하여 두피를 살짝 들고 피침(皮鍼)을 하여 염전사법으로 1분 정도 행하여 국부에 침감이 느껴지면 멈추고 유침한다.
- 혈해(血海)는 직자 1~1.2촌, 염전제삽보법(捻轉提揷補法)을 1분간 행하여 시큰하고 전기가 오는 듯한 침감이 오면 멈추고 유침한다.
- 족삼리(足三里)는 직자 1~1.5촌, 1분 정도 염전제삽보법을 행하여 찌릿한 느낌이 발목이나 무릎 쪽으로 퍼지면 멈추고 유침한다.

6) 방해

- 독맥(督脈)은 척추를 따라 흐르다가 머리를 지나면서 뇌로 들어가고, 백회와 상성은 독맥을 소통하고 인도하는 요혈로서 경락을 활기차게 돌려 통증을 없앤다.
- 족삼리, 혈해, 삼음교는 비장을 튼튼하게 하고 위장을 補하며, 氣를 더하고 血을 길러서 경락을 통하게 하여 통증을 억제한다.

5. 간과 신장의 음이 부족하다(간신음허－肝腎陰虛)

1) 증상

머리가 아프면서 어지러운데(頭痛眩暈), 때로는 가볍고 때로는 중하며(時輕時重), 눈에 보이는 물체가 흐릿하고(視物模糊), 손발바닥과 가슴이 답답하면서 열이 나고(五心煩熱), 입이 마르며(口乾), 허리가 시큰거리고 다리가 연약하다(腰酸腿軟).

혀는 붉고 태는 적으며 맥은 가늘면서 거문고 줄처럼 팽팽하다(舌紅少苔脈細弦).

2) 치법

간과 신장을 자양하고 보하여, 뇌수를 채워 통증을 없앤다.

(자보간신, 충수지통－滋補肝腎, 充髓止痛)

3) 취혈

백회 간수 신수 삼음교 태충透용천

4) 배혈

손발바닥과 가슴이 답답하면서 열이 나면 노궁(勞宮), 용천(涌天)을 추가한다.

5) 침구치료

- 백회, 태충, 삼음교는 上記되어 있으므로 생략한다.
- 간수, 신수는 직자 1~1.5촌, 염전제삽보법을 행하고 침감이 오면 유침한다.
- 용천(涌天)은 직자 0.5촌~1촌, 염전보법을 행하고 침감이 오면 멈추고 유침한다.
- 태충에서 용천으로 1~1.5촌 깊이로 투침(透鍼)하여 염전보법을 행하여 저린 느낌(痲感)이 둘째 발가락을 향해 방사형(放射形)으로 퍼지면 멈추고 유침한다.

6) 방해

- 백회는 독맥의 혈이고 독맥은 뇌로 들어가니, 백회를 자침하면 당연히 뇌수(腦髓)를 보충하고 더하게 되어 통증을 멈추고 침침한 눈을 밝게 한다.
- 간수, 신수, 삼음교는 肝과 신장을 보충하고 더하며, 陰을 자양해서 뇌수를 채운다.
- 태충에서 용천으로 투침하면 肝과 신장의 陰을 자양하여 치솟아 오르는 간양을 누르고 통증을 없앤다.

임상사례

1. 기혈휴허(氣血虧虛)型

1) 증상

28세 여자, 2년 전부터 좌측 편두통이 있는데 통증이 있을 때는, 왼쪽 눈에서 눈물이 흘러내리고(左目流淚), 2개월 전부터는 머리가 끊임없이 계속 아프고(頭痛綿綿), 가슴이 두근거리고 잠이 오지 않으며(心悸失眠), 얼굴에 화색이 돌지 않고(面色不華), 쉽게 피로하며 힘이 없다(易疲乏力).

혀는 연한색이고 태는 엷고 희며 맥은 가늘고 약하다(舌淡苔薄白脈細弱).

2) 진단

양의진단 : 편두통

중의진단 : 기혈휴허(氣血虧虛)型 두통

3) 치법

기를 더하고 혈을 자양하여, 경락을 활기차게 돌려 통증을 없앤다.

(익기양혈, 활락지통－益氣養血, 活絡止痛)

4) 취혈

백회 혈해 족삼리 삼음교 태양 풍지 아시혈

5) 침구치료

- 백회, 혈해, 족삼리, 삼음교, 풍지는 上記되어 있으므로 생략한다.
- 태양(太陽)은 하관 방향으로 0.5~1촌, 30도 각도로 염전법을 1분간 행하여 시큰하면서 팽팽한 느낌이 아래를 향하여 느껴지면 멈추고 유침하고, 침을 뽑은 후에 삼릉침으로 사혈하고 부황을 떠서 2~4ml 정도 피를 뽑으면 효과가 좋다.
- 아시혈(阿是穴)은 머리 부위에 통증이 있는 여러 곳을 수혈(輸穴)로 간주하고 피부를 살짝 들어 올려서 피침, 사침, 투침을 필요에 따라 적절히 행한다.

6) 치료효과

치료 2회 후에 왼쪽 편두의 통증이 좀 완화되고 눈물이 줄어들고, 치료 5회 후에는 머리의 통증이 많이 완화되고 눈물은 그치고, 가슴도 편안해지고 잠자는 것도 편안해졌다. 10회 후에 두통과 제반 증상이 소멸되고 기운도 나고 밥맛도 좋아졌다. 치료 2회부터 매일 숙지황20g 당귀15g 백작20g 천궁15g 인삼12g 산약15g 복령15g 백출12g 시호12g 강활12g 복용하게 하여 氣와 血을 보충하고 편두통을 완화시켰으며 호전됨에 따라 적절하게 加減을 했다.

2. 수풍조락(受風阻絡)型

1) 증상

24세 여자, 7일 전에 찬바람을 맞은 후에 앞이마 부위에 톡톡 튀는 통증이 있는데(前額跳痛), 통증을 참기 어렵고(疼痛難忍), 밤에 잠을 잘 이루지 못해서(夜間失眠), 두통약을 사먹었지만 별다른 효과가 없어서 내원했다.

진단을 해보니 앞이마 부위에 톡톡 튀는 통증이 있는데(前額跳痛), 고통스런 얼굴을 하고 있고(痛苦面容), 피로하고 힘이 없다(神疲乏力).

혀는 연한 색이고 태는 희고 맥은 떠있고 거문고 줄처럼 팽팽하다(舌淡苔白脈浮弦).

2) 진단

양의진단 : 두통

중의진단 : 수풍조락(受風阻絡)型 두통

3) 치법

한을 흩어놓고 풍을 제거하며, 경락을 활기차게 돌려 통증을 멈추게 한다.
(산한거풍, 활락지통－散寒祛風 , 活絡止痛)

4) 취혈

백회 상성 천주 두유 양백 삼음교 족삼리 풍문 곤륜 합곡

5) 침구치료

- 백회, 족삼리, 삼음교는 上記되어 있어 생략한다.
- 상성(上星)은 백회를 향하여 두피(頭皮)를 살짝 들고 0.5~1촌 깊이로 피침(皮鍼)하여 염전사법으로 1분 정도 행한다.
- 천주(天柱)는 직자 또는 사침으로 0.5~1촌, 염전사법을 1분간 행하고 침감이 오면 멈추고 유침하는데, 내측 상방(上方)에 연수가 있기 때문에 깊이 위쪽을 향하여 자침하거나 제삽법을 쓰면 위험하니 주의를 기울여야 한다.
- 두유(頭維)는 뒷머리를 향하여 평자 0.5~1촌, 염전사법을 1분간 행하여 국부의 침감이 느껴지면 멈추고 유침한다.

- 양백(陽白)은 어요(魚腰)를 향하여 15도 각도의 평자 0.5~1촌, 염전사법으로 1분간 행하여 침감이 환부 쪽의 앞이마에 전해지면 멈추고 유침한다.
- 풍문(風門)은 사침(斜刺) 0.5~0.8촌, 가볍게 염전사법을 1분간 행하여 침감이 느껴지면 멈추고 유침한다. 풍문은 풍을 소통시키고 한을 흩어놓는다(疏風散寒).
- 곤륜(崑崙)은 직자 0.5~0.8촌, 염전사법을 행하여 시큰하면서 팽팽한 산창감(酸脹感)이 느껴지면 멈추고 유침한다. 곤륜은 유산의 가능성이 높기 때문에 임산부에게는 절대 禁한다.
- 합곡(合谷)은 직자 1촌, 염전사법을 행하여 엄지와 검지가 만나는 곳에서부터 팔꿈치를 향하여 전기에 닿은 듯한 느낌이 확산되면 멈추고 유침한다.

6) 치료효과

치료 2회 후에 앞이마의 똑똑 튀는 통증이 줄어들고, 5회 후에 통증은 사라지고 피로감이 덜하며 얼굴이 환하게 펴졌고, 통증이 줄어드니 잠도 잘 잔다고 한다. 치료 2회부터 강활12g 독활12g 방풍12g 백지15g 천궁15g 현호색15g 당귀12g을 매일 복용하도록 했다.

4 중풍 中風 – 뇌졸중(腦卒中), 반신불수

중풍(뇌졸중)이란 뇌에 혈액을 공급하고 있는 혈관이 일부분 막히거나 혹은 파열되어, 그 부분의 뇌가 손상되어 머리가 아프고 갑자기 어지럽거나, 한쪽 팔다리가 마비되거나, 근육을 마음대로 움직이지 못하거나, 발음이 잘 안되고 음식물 삼키기가 곤란해지는 등의 신경학적 증상들이 나타나는 것을 말한다.

중풍(뇌졸중)은 뇌혈관 질환(Cerebrovascular Disease)을 포함하는데 크게 두 가지로 나눌 수 있다.

혈액과 산소를 원활히 공급하던 혈관이 동맥경화나 혈전 등에 의해 막혀서 혈액 공급이 중단되면서, 중단된 부분의 뇌가 손상되는 뇌경색(腦梗塞 – 경색성 뇌졸중)과 뇌혈관이 터져서 뇌 안에 피가 고여 그 부분의 뇌세포가 손상되는 뇌출혈(腦出血 – 출혈성 뇌졸중)이 있다.

전조증상

전조증상은 아래와 같은 증상이 몇 분 내지 몇 시간 발작하다가 없어지고, 다시 발작했다 없어지기를 반복하는데, 치료를 하지 않으면 심각한 중풍이 될 수 있다.

1. 갑자기 눈이 가물거리면서 어지럽다.
2. 한 쪽 얼굴 또는 손, 발이 무기력, 무감각하거나 경련이 있다.
3. 전신에 힘이 빠지고 팔다리가 연약해지고 힘이 없다.
4. 말하는 것이 어눌하고 입술과 혀가 저린다.
5. 평소와 다른 두통이 있고 갑자기 어지러워 넘어진다.
6. 일시적으로 의식을 상실하거나 지각능력이 떨어진다.
7. 속이 울렁거리며 구토증세가 생긴다.
8. 하루 종일 잠을 자려하거나, 잠에 취해있는 것 같은 몽롱한 상태에 있다.
9. 한쪽 눈 또는 두 눈에 사물이 흐리게 보이거나 어둡게 보인다.

증상

1. 반신불수(半身不遂)

얼굴, 팔, 다리를 움직이게 하는 운동신경은 대뇌에서 내려오다가 뇌간의 아래 부분에서 교차하여 경추, 척추를 따라 내려가는데 경추에서 나온 신경은 양팔로 뻗어가고, 흉추에서 나온 신경은 5장6부로 뻗어가고, 요추에서 나온 신경은 양다리로 뻗어 가는데, 한쪽 뇌에 이상이 생기면 교차되어 그 반대쪽 팔다리나 얼굴이 마음대로 움직이지 않고, 또 뇌간에 뇌졸중이 생기면 양쪽 팔다리와 얼굴에 병변이 나타난다.

2. 반신감각장애(半身感覺障碍)

감각신경도 운동신경과 마찬가지로 뇌간을 교차하여 올라가 반대편 뇌에 전달하므로 손상된 뇌의 반대 측 얼굴, 팔다리에 감각장애가 생기게 되며, 대개 반신마비와 같이 오는데, 경우에 따라서 감각이상이 심해지면 몹시 불쾌하게 저리거나 아플 수 있다.

3. 언어장애(言語障碍 – 失語證)

정신 상태는 양호하지만 갑자기 혀가 꼬이거나 말을 어눌하게 하고 남의 말을 이해하지 못하는 등의 증상이 나타난다. 언어 중추는 좌측 대뇌에 있으므로 환자들 대부분이 좌측 대뇌의 뇌졸중일 때 우측 반신마비와 함께 언어장애를 동반한다.

4. 발음장애(發音障碍)

말을 하거나 알아들을 수 있으나 혀, 목구멍, 입술 등의 근육이 마비되어 정확하게 발음할 수 없고 말이 새어나가는 듯하다.

5. 운동신경실조(運動神經失調)

사지와 몸이 마비된 곳은 없는데도 손발이 마음대로 조절되지 않고, 빠른 행동을 하지 못하고 힘이 없으며, 걸을 때 똑바로 가려고 해도 자꾸 한쪽으로 쏠려 넘어진다.

6. 시야, 시력 장애(視野, 視力障碍)

한쪽 눈의 시력이 뚝 떨어져 잘 안 보이거나, 시야의 한 귀퉁이가 가려져서 차단되는 것 같거나, 폭이 좁아지는 것 같으면서 어둡게 보인다. 이런 경우는 후두엽(後頭葉)에 뇌졸중이 생겨 뇌간을 교차하면서 반대쪽 시야에 증상이 나타나는 것이다.

7. 복시(複視)

한 물체가 똑똑히 보이지 않고 두 개로 겹쳐 보이는 경우를 말하는데, 이러한 복시 현상은 뇌간 뇌졸중일 때 나타날 수 있다.

8. 연하곤란((嚥下困難)

목구멍이나 식도 상부가 협착되었거나, 또는 뇌신경의 손상으로 음식물을 삼키는 동작에 필요한 신경이나 근육이 잘 움직이지 않거나, 삼킬 때 통증을 느끼므로 잘 삼키지 못하고 사래가 잘 걸리며, 때로는 침을 삼키지 못하여 침을 흘리는 경우도 있다.

9. 치매(癡呆)

뇌졸중이 두 번 이상 반복되면서 기억력, 판단력 등 지적 능력이 떨어져 동작이 서툴러지고 표정이 냉담하거나, 말을 하지 않거나 하루 종일 중얼대거나, 밥을 먹으려 하지 않고 며칠씩 굶어도 배고픈 줄 모르거나, 화장실을 못 찾아 다른 방으로 들어가거나, 대소변도 못 가리는 경우가 있고, 감정 조절이 안 되어 괜히 울거나 쓸데없이 웃는 경우도 있다.

10. 어지럼증(眩暈)

뇌에 혈액공급이 부족하거나 뇌혈관이 막히는 등의 원인에 의해서 신경계의 공간감각, 평형감각에 병변이 발생해서 주변의 사물은 움직이지 않고 정지되어 있는데 마치 빙글빙글 도는 듯한 느낌을 받거나, 갑자기 주위가 캄캄해지면서 사물이 흐릿해 보이거나, 높은 곳에서 떨어지는 듯 아찔하거나, 자세가 불안정하면서 걸음걸이가 휘청거리거나, 눈꺼풀과 눈동자가 떨리는 등의 증상이 나타나는 것을 말한다.

원인

1. 죽상동맥경화성혈전증(粥狀動脈硬化性血栓症)

죽(粥) 모양으로 끈적끈적한 지방 덩어리가 혈관의 안쪽 벽에 붙어서 혈전을 만든다.

2. 동맥색전증(動脈塞栓症:)

혈전이나 동맥경화반이 혈류를 따라 흐르다가 동맥이나 소동맥에 걸려 혈의 흐름을 방해하고 막는다.

3. 고혈압성 뇌출혈(腦出血)

뇌출혈은 뇌혈관 벽의 약한 부분이 터져 발생하게 된 뇌혈관장애를 말하는데, 약 75%가 고혈압이 원인이며, 뇌 조직에 산소와 영양분을 공급해 주는 혈관이 장기간 고혈압에 노출되면서 혈관 벽이 약해지고, 약해진 상태에서 과도한 흥분이나 정신적 긴장, 과로 등의 요인에 의해 혈압이 상승하면 혈관이 견디지 못하고 터지게 된다. 뇌출혈은 특히 당뇨가 있거나 고지혈증이 있는 환자들에게서 많이 발생한다.

4. 뇌동맥류(腦動脈瘤)

뇌로 들어오는 큰 동맥들은 뇌하부(腦下部)의 중앙 표면에서 갈라져, 뇌 표면을 경유해 위쪽으로 올라가는데 주로 혈관이 갈라지는 지점에서 약해진 동맥벽이 고무풍선처럼 부풀어 오른 것을 동맥류라고 한다.

이 동맥류가 파열되면 지주막하(蜘蛛膜下－蛛网膜下)에 피가 고여 뇌세포를 손상시키면서 울렁거림과 구토, 뒷목이 뻣뻣함, 어지러움 등이 나타날 수 있고, 가벼운 지주막하 출혈의 경우 치료 받지 않았다면 며칠 후 다시 증상이 나타날 수 있고, 손상 받은 뇌의 부위에 따라 특정 신체부위의 마비나 무감각, 언어곤란 등 여러 신경학적 증상이 발생한다.

5. 혈관기형(血管畸形)

뇌혈관에 기형이 있는 부위에서는 뇌혈류가 모세혈관을 거치지 않고 동맥에서 바로 정맥으로 흐르게 된다. 따라서 동맥 내의 높은 압력이 바로 정맥으로 전달되기 때문에 쉽게 터질 수 있다. 이러한 뇌혈관의 기형을 뇌동정맥 기형이라고 하는데, 보통 선천적인 기형이 많다.

6. 동맥염(動脈炎)

동맥염은 측두동맥염 또는 두개동맥염이라고도 하는데, 측두동맥 및 두개부위에 있는 동맥에 염증이 생긴 것으로 원인은 잘 모르나 주로 50세 이상 된 사람에게 많은데, 먼저 두통이 생긴 후에 머리, 얼굴, 턱, 눈 등에도 통증이 올 수 있다. 감염된 사람은 턱 근육에 혈액순환이 잘 되지 않아서 턱을 움직일 수 없게 되기도 하며 안근마비로 인해 복시(複視)가 일어나기도 한다.

7. Moyamoya(모야모야)병

일본의 스즈키 교수에 의해 명명된 특수한 뇌혈관질환으로 대뇌에 혈액을 공급하는 내경동맥이 막히거나 아지랑이처럼 흐물흐물해지면서 갑자기 팔다리가 마비되고, 언어장애가 수초 내지 수분동안 나타난다.

모야모야병은 소아뇌졸중, 즉 어린이 중풍으로 운동 및 언어장애 뿐 아니라 시각장애와 간질, 뇌출혈 등을 일으키며 10세 이전에 안 나타나던 사람도 30대가 되어서 나타날 수 있다.

중의학적 원인

1. 손상된 것이 쌓여서 정기가 허해지다(적손정허 - 積損正虛)

나이가 들어 몸이 쇠약해져, 간과 신장의 陰이 부족해져 간양이 위로 치솟고, 근심, 걱정, 번뇌를 하고 화도 잘 내며(憂思惱怒), 일을 과도하게 해서 피로가 쌓이는 등의 원인에 의해서 陰이 부족해져, 간양이 사방으로 퍼져서(肝陽發布) 양이 풍이 되어 움직이고(陽化風動), 기혈이 치고 올라와(氣血上逆), 정신을 흐리게 하여(上蒙元神), 갑자기 풍을 맞게 된다(突然中風).

2. 음식을 절제하지 못하다(飮食不節)

음식을 많이 먹고 일을 심하게 하면 비위가 상하여 운화(運化) 기능을 하지 못하여 습(濕)이 모이고 담(痰)이 생기며, 그 담이 울결이 되어 열로 변하고(痰鬱化熱), 경락을 막으니(阻滯經絡), 정신을 잃어버리고 멍해진다(蒙閉淸竅).

3. 감정이 상하게 되다(情志所傷)

감정의 자극이 과도하면 肝陽이 세차게 움직이고, 그로인해 심화(心火)가 갑자기 성(盛)해지면서, 풍(風)과 화(火)가 서로 부채질을 하여, 氣血이 위로 치솟아 올라와 마음과 정신을 어지럽히고 몽롱하게 하여 갑자기 넘어져 의식이 없으니, 중풍이 발병하는 것이다.

중풍의 원인 시대, 인물별 분류

1. 唐宋이전은 '外風 : 正虛邪中 – 정기가 허하여 사기가 침범하다'
2. 唐宋이후는 '內風 : 肝心腎脾臟이 손상되어 화습담(火濕痰)이 생기다'
3. 金元시대 劉河間 : '心火暴甚 – 심화가 갑자기 심해지다'
   李東垣 : '正氣自虛 – 정기가 저절로 허해지다'
   朱丹溪 : '濕痰生熱 – 습과 담이 열을 만들다'
4. 明代 張景岳 : '內傷積損 – 과식, 과로, 과욕과 七情(喜, 怒, 優, 思, 悲, 恐, 驚)의 무절제로 인하여 오랜 동안 장부가 손상되다'
5. 淸代 葉天士 : '肝陽化風 – 肝腎의 음이 부족하여 水不涵木 하므로 肝陽이 치솟아도 누르지를 못하니 허열이 풍(風)으로 변화한다'
   "肝肾陰虧, 水不涵木, 肝阳亢逆無制而動風"
   王淸任 : '氣虛血瘀 – 기가 허하고 혈이 뭉치다'

중풍의 임상 분류

중풍은 임상에 있어서 중경락(中經絡)과 중장부(中臟腑) 둘로 나눌 수 있다.

1. 중경락(中經絡)은 담탁(痰濁)과 어혈(瘀血)이 경락을 막고 있으며, 병이 비교적 가볍고 얕은 곳에 있으며, 비록 팔다리와 몸이 마비되어 마음대로 할 수 없고 입이 비뚤어지고, 말이 어눌하지만 정신은 혼미(昏迷)하지 않고 사물을 분별할 수 있다.
2. 중장부(中臟腑)는 풍양(風陽)이 갑자기 상부로 치솟으면서 기혈(氣血)을 끌로 올라와 인지력과 이해력을 가려서 어리석게 만들거나, 혹은 진기(眞氣)가 쇠미해지고 원양(元陽)이 갑자기 이탈하여, 병이 중(重)하고 깊은 곳에 놓이게 되고, 정신이 혼미하여 사물을 분별하기 어렵고, 말을 못하고 팔다리와 몸이 마비되는 등의 장부(臟腑)에 깊이 병이 든 증상들이 나타난다.
   일반적으로 중장부에 걸린 환자들을 치료하여 위급한 상태를 벗어나면 중경락의 증후(證候)들이 남게 된다.
   〈金匱要略－中風歷節病脈證倂治〉"邪在于絡 肌膚不仁, 邪在于經 卽重不勝, 邪在于腑 卽不識人, 邪在于臟 舌卽難言口土涎"－首創中風的病名及臨證分類法

증상별 치료

• 중경락(中經絡)

1. 간의 양이 갑자기 치솟다(간양폭항－肝陽暴亢)

1) 증상

몸의 한 쪽이 마음대로 움직이지 않고(半身不遂), 혀가 뻣뻣하며 어눌하고(舌强語蹇), 입과 혀가 한 쪽으로 비뚤어지고(口舌歪斜), 머리가 아프고 눈이 가물거리며 어지럽고(頭痛眩暈), 얼굴이 붉으며 눈이 빨갛고(面紅目赤), 가슴이 답답하고 쉽게 화가 나며(心煩易怒), 입이 쓰고 목이 마르며(口苦咽乾), 대변이 잘 안 나오고 오줌은 누렇다(便秘尿黃).

혀는 붉거나 빨갛고 태는 누렇거나 말라있고, 맥은 활시위처럼 팽팽하면서 힘이 있다(舌紅或絳苔黃或燥脈弦有力).

2) 치법

간을 편하게 하여 양을 가라앉히고, 경락을 소통하게 한다.
(평간잠양, 소통경락 – 平肝潛陽, 疏通經絡)

3) 취혈

인중 삼음교 곡지 내관 극천 외관 환도 양릉천 태충

4) 배혈

혀가 굳어서 말을 잘 못하면 금진(金津), 옥액(玉液)에서 瀉血하고 염천을 추가한다.

5) 침구치료

- 인중(人中)은 양쪽 비공의 중간을 향하여 45도 각도로 0.3~0.5촌을 자침한 후 참새가 모이를 쪼듯이 작탁법(雀啄法)을 행하여 눈물이 고일 때까지 10~30초 정도 수법을 한 후 30분 유침하는데, 환자의 氣가 충만하면 10분 간격으로 작탁법을 행한다.
- 삼음교(三陰交)는 경골(脛骨)의 전방에서 후연(後緣)을 따라가다 피부와 45도 각도로 1~1.5촌 자침하여 염전보법을 써서 시큰하고 팽팽한 침감이 느껴지면서 하지(下肢)의 근육이 3번 정도 움직이도록 수법을 하고 30분 유침한다.
- 극천(極泉)은 직자 0.5~1촌, 득기한 후에 염전제삽사법(捻轉提揷瀉法)을 사용해서 침감이 팔과 손목 쪽으로 내려가도록 1분 정도 수법(手法)을 하고, 전기에 닿은 듯한 느낌(電感)을 얻은 후에 침을 빼고 유침하지 않으며, 뜸을 뜨지 않는다.
- 곡지(曲池)는 직자 0.5~1촌, 염전제삽사법을 가볍게 30초간 하고나서 유침하여 경락을 소통시킨다.
- 내관, 외관은 직자 0.5~1촌, 염전사법(捻轉瀉法)으로 가볍게 20초간 자극을 주고 침감을 얻으면 유침하여 경락을 소통한다.
- 양릉천(陽陵泉)은 직자 1~1.5촌, 10분 간격으로 10초 정도 염전제삽사법을 행하고 침감을 얻으면 유침하여, 氣를 더하고 경락을 소통하게 한다.
- 환도(環跳)는 환자의 건강한 측면이 아래로 가고, 병든 측면이 위로 올라오도

록 측와(側臥)를 시키고 다리를 구부리게 하고, 2~3촌 직자하여 전기에 닿은 것 같은 침감이 다리 측면과 발등, 발가락까지 전해지도록 제삽법을 행해야 하고, 강한 침감을 얻으면 침을 뺀 후에 유침하지 않는다.

6) 방해

- 독맥(督脈)은 뇌로 들어가기 때문에 인중은 뇌혈관 질환에 중요한 혈이고, 내관은 수궐음심포(手厥陰心包)의 경락에 속하는 穴이기 때문에, 이 두 穴은 경락의 막힌 곳을 뚫고 정신을 일깨워서(開竅醒神), 중풍을 치료하는데 중요한 역할을 하는 穴이다.
- 삼음교는 肝脾腎의 경락을 소통하고, 간과 신장을 자양하여 부족함을 채워 標와 本을 동시에 치료하는 혈이기 때문에 중풍을 치료하는데 중요한 穴이다.
- 태충은 肝을 편하게 하여 陽을 가라앉히고 간화(肝火)를 내리고 없애버린다.
- 곡지, 극천, 외관, 환도, 양릉천은 경락을 소통시키고 신경을 회복시키는데 주력한다.

2. 풍과 담이 경락을 막다(풍담조락－風痰阻絡)

1) 증상

몸의 한 쪽이 마음대로 움직이지 않고(半身不遂), 입과 혀가 한 쪽으로 비뚤어지고(口舌歪斜), 혀가 뻣뻣하며 어눌하고(舌强語蹇), 팔다리가 저리거나 손발이 오그라들고(手足拘急), 머리가 어지럽고 눈이 침침하다(頭暈目眩).
설태는 희고 작은 알갱이들이 덮여있는 것 같거나, 누렇고 기름때가 덮여있는 듯하고, 맥은 활시위처럼 팽팽하면서 쟁반위에 구슬이 구르는 듯하다(舌苔白膩或黃膩脈弦滑).

2) 치법

습을 내 보내고 담을 퍼트려서 경락을 소통시킨다.
(이습화담, 소통경락－利濕化痰, 疏通經絡)

3) 취혈

인중 삼음교 내관 환도 양릉천 극천 곡지 외관 족삼리 음릉천 풍륭

4) 배혈

- 가슴이 꽉 차고 단단하여 답답하면서 먹을 생각이 없으면 중완을 추가하고, 내관과 족삼리를 중용(重用)한다.
- 말을 잘 못하면 금진, 옥액을 삼릉침으로 찔러 충분히 사혈하고 자침하지 않는다.
- 위장과 대장에 담열(痰熱)이 뭉쳐있어서 입 안이 끈적거리고 변비가 있으면 상거허, 천추를 추가하고 풍륭을 중용하여 위, 대장의 濕을 없애고 熱을 내려 소통하게 한다.

5) 침구치료

- 인중, 삼음교, 극천, 곡지, 내관, 외관, 양릉천, 환도는 上記되어 있으므로 생략한다.
- 족삼리, 풍륭, 음릉천은 직자 1~1.5촌, 10분 간격으로 30초 정도 염전제삽사법을 평보평사하고 침감을 얻으면 멈추고 유침하여, 氣를 더하고 血을 만들어 기혈을 다스리고, 경락을 소통하게 한다.

6) 방해

- 인중은 독맥(督脈)에 속하고 독맥은 뇌혈관 질환에 관여하므로 뇌경락의 막힌 곳을 뚫고 정신을 일깨워서(開竅醒神) 중풍을 치료하는데 중요한 역할을 한다.
- 삼음교는 비장, 간, 신장을 자양하여 陰을 채우고 경락을 소통시킨다.
- 족삼리, 풍륭, 음릉천은 비장을 튼튼하게 하여 습을 내보내고, 경락을 막고 있는 담을 퍼트려 없애고 경락을 통창(通暢)하게 소통시킨다.
- 환도는 방광경이 지나가는 허리와 뒷다리, 양릉천은 담경이 지나가는 다리와 옆구리의 외측면(外側面)을, 극천은 심경이 지나가는 전비(前臂)의 내측에서 손가락 끝까지, 곡지는 대장경이 흐르는 옆 목에서 어깨를 거쳐 검지까지, 외관은 삼초경이 흐르는 전비(前臂) 외측면의 중앙부를 관여하면서 경락을 소통시켜 근육과 신경을 회복한다.

3. 기가 허하고 혈이 뭉치다(기허혈어 – 氣虛血瘀)

1) 증상

몸의 한 쪽이 마음대로 움직이지 않고(半身不遂), 몸과 다리가 연약하고(肢體軟

弱), 한 쪽 팔다리와 몸이 저리고(偏身痲木), 혀가 비뚤어지고 말이 어눌하며(舌歪語蹇), 손과 발이 붓고 팽팽해지며(手足腫脹), 얼굴색이 연한 흰색이고(面色淡白), 숨이 차고 힘이 없으며(氣短乏力), 가슴이 두근거리고 저절로 땀이 난다(心悸自汗), 혀는 어두운 빛이 도는 연한색이고 태는 엷으면서 희거나, 혹은 희면서 작은 알갱이들이 덮여있는 듯하고, 맥은 가늘면서 느리거나 혹은 가늘면서 칼로 대나무를 긁는 것처럼 까칠까칠하다(舌黯淡苔薄白或白膩脈細緩或細澁).

2) 치법

비장을 보하고 신장을 이롭게 하여, 경락을 소통한다.

(보비익신, 소통경락－補脾益腎, 疏通經絡)

3) 취혈

인중 삼음교 곡지 외관 극천 환도 족삼리 양릉천 신수 기해 대추 풍시

4) 배혈

대변이 묽고 소화되지 않은 음식물이 나오고 음식을 먹으려 해도 먹히지 않으면, 중완, 천추를 추가해서 소화를 돕고 위, 대장을 소통하게 한다.

5) 침구치료

• 인중, 삼음교, 곡지, 외관, 극천, 환도, 족삼리, 양릉천은 上記되어 있어 생략한다.
• 신수는 직자 1.5~2촌, 염전보법을 쓰고 전기에 닿은 듯한 침감이 오면 유침한다
• 기해(氣海)는 직자 2촌, 호흡염전보법(呼吸捻轉補法)을 행하여 침감이 곡골(曲骨)을 지나서 전음부(前陰部)에 방사(放射) 형태로 전해지도록 수법을 하고, 출침(出鍼)한 후에 뜸을 3장 이상 떠서 기혈을 북돋운다.
• 대추(大椎)는 직자 0.5촌, 피부 아래에서 득기한 후 가볍게 제삽보법(提揷補法)을 하여 침감을 얻으면 유침한다. 이 때 제삽의 폭이 3~5mm 정도가 적당하다.
• 풍시(風市)는 직자 1~2촌, 염전사법(捻轉瀉法)을 쓰고 침감을 얻으면 유침한다.

6) 방해

• 기해, 신수는 원기(元氣)를 보하고 더하며, 족삼리는 후천의 本을 보하여 氣를

더하고 血을 흐르게 하여 경락을 소통시킨다.

- 대추(大椎)는 양경(陽經)의 교회혈(交會穴)이므로 陽을 도와 땀을 멈추게 한다.
- 풍시는 반신불수와 하지무력증에 적용해서 쓰는 穴인데 근육에 힘을 만들어주고 경락을 통하게 한다.

4. 음이 허해져서 풍이 움직이다(음허풍동 – 陰虛風動)

1) 증상

몸의 한 쪽이 마음대로 움직이지 않고(半身不遂), 팔다리와 몸이 저리면서 마비되고(肢體麻木), 혀가 뻣뻣하며 어눌하고(舌强語蹇), 가슴이 답답하면서 잠을 이룰 수 없고(心煩失眠), 눈이 가물거리고 어지러우며 소리가 들리고(眩暈耳鳴), 손발이 오그라들거나 꿈틀거린다(手足拘攣或蠕動). 혀는 붉고 태는 적거나 없어서 반질거리고 맥은 가늘고 활시위처럼 팽팽하거나 빠르다(舌紅苔少或光剝脈細弦或數).

2) 치법

음을 자양하여 양을 가라앉히고, 풍을 없애서 경락을 통하게 한다.
(자음잠양, 식풍통락 – 滋陰潛陽, 熄風通絡)

3) 취혈

인중 삼음교 신수 극천 곡지 환도 양릉천 태계 신문 대릉 태충

4) 배혈

목이 마르고 대변이 시원하게 나오지 않으면 염천, 천추, 조해를 추가한다.

5) 침구치료

- 인중, 삼음교, 곡지, 극천, 환도, 양릉천은 上記되어 있어 생략한다.
- 신문(神門)은 직자 0.5촌, 염전보법(捻轉補法)을 써서 시큰하고 저리고 팽팽한 침감이 있으면 멈추고 유침한다.
- 대릉(大陵)은 직자 0.5촌, 평보평사(平補平瀉) 수법을 써서 시큰하고 저리면서 무겁고 팽팽한 침감이 오면 멈추고 유침한다.

- 태계, 태충은 직자 0.5~1촌, 신수는 직자 1~1.5촌, 염전법을 써서 시큰하고 저리면서 팽팽한 침감이 있으면 멈추고 유침한다.

6) 방해
- 신장은 선천의 근본이라서 원음(元陰)과 원양(元陽)을 갖고 있으므로, 신수와 태계를 자침하여 신음(腎陰)을 보하여 근본을 치료한다.
- 태충은 간경의 원혈(原穴)로서 치솟아 오르는 풍양(風陽)을 가라앉혀서 현훈(眩暈)과 이명(耳鳴)을 치료한다.
- 신문, 대릉은 심장과 심포의 원혈로서, 심기(心氣)를 조절하고 신음(腎陰)을 보하는 신수와 태계를 함께 배합하여 심신(心腎)이 서로 교통하도록 조절하여 심번(心煩)과 실면(失眠)을 개선하며 경락이 잘 통하도록 돕는다.
- 인중, 삼음교, 곡지, 극천, 환도, 양릉천은 상기(上記)되어 있으므로 생략한다.

• 중장부(中臟腑)

중장부는 정사(正邪)의 정황에 따라 폐증(閉證)과 탈증(脫證) 으로 나누는데, 폐증은 사기(邪氣)가 實하여 내부가 막혀서 통하지 않는 것으로 실증(實證)에 속하고, 탈증은 원양(元陽)이 갑자기 이탈하는 것으로 허증(虛證)에 속한다.

- 폐증(閉證)

1. 풍화가 경락의 소통을 막다(풍화폐규-風火閉竅)

1) 증상

갑자기 어지러워 넘어지고(突然昏倒), 인지력이 떨어져 인사불성이 되고((不省人事), 두 눈이 앞을 보지 못하고 비스듬하게 보거나 혹은 똑바로만 보고(兩目斜視或直視), 얼굴이 붉으며 눈이 빨갛고(面紅目赤), 팔다리와 몸이 딱딱하게 굳고(肢體强直), 입을 꽉 다물고 목이 뻣뻣하며(口噤項强), 두 손을 꽉 쥐고 떨며(兩手握緊拘急), 심하면 경련을 일으키고(甚則抽搐), 목이 뻣뻣해지고 등이 뒤로 휘어진다(角弓反張).

혀가 붉거나 빨갛고 태가 누러면서 건조하거나 탄 것처럼 검고, 맥은 활시위를 당긴 것처럼 팽팽하고 빠르다(舌紅或絳苔黃而燥或焦黑脈弦數).

2) 치법

경락의 막힌 곳을 소통하여 정신을 일깨우고, 간을 씻어 내리고 풍을 잠재운다. (개규성신, 청간식풍 - 開竅醒神, 淸肝熄風)

3) 취혈

인중 십선혈 내관 풍지 태충

4) 배혈

경련이 심하면 합곡, 양릉천을 추가하여 경락을 통하게 하고 근육의 긴장을 푼다.

5) 침구치료

- 인중(人中 - 水溝)은 비순구(鼻脣溝 - 코와 입술의 중간 도랑)의 上1/3선과 中1/3선의 중앙 교차점에서 45도 각도로 코를 향해서 0.3~0.5촌을 자침한 후 시계방향으로 살짝 돌려서 득기(得氣)한 후에, 참새가 모이를 쪼듯이 작탁법(雀啄法)을 행하여 눈에 눈물이 고일 때까지 10초~30초 동안 수법을 하고 유침하는데, 병세가 중한 경우에 환자의 氣가 충만하다면 10분 간격으로 작탁법을 사용하면 효과가 더 좋다.
- 십선(十宣)은 0.1~0.2촌 자침하는데 병세가 위급하면 삼릉침으로 사혈(瀉血)한다.
- 내관(內關)은 직자(直刺) 1촌, 손가락으로 비비면서 돌리는 염전사법(捻轉瀉法)을 1분 정도 행하여 침감(鍼感)이 손목과 손가락까지 느껴지게 한다.
- 풍지(風池)는 코 끝(鼻尖)이나 혀뿌리(舌根)를 향하여 1.2~1.5촌을 비스듬하게 사침(斜鍼)하거나, 반대편 눈동자를 향하여 1촌을 사침(斜鍼)하거나, 풍부(風府)까지 평자(平刺)로 투침(透鍼)하여 염전보법을 행하여 시큰하고 팽팽한 산창감이 머리 윗부분이나 앞이마와 눈에 확산되도록 하고 나서 유침하는데, 풍지 안쪽에 연수(延髓)가 있으므로 깊이 자침하는 것은 禁한다. 특히 반대편 눈동자를 향해서 자침할 때는 1촌 정도가 적당하고, 제삽법은 연수(延髓)를 건드릴 수 있기 때문에 禁한다.

- 태충(太衝)은 직자 0.5~0.8촌, 염전제삽사법을 행하거나, 직자 1~1.5촌, 염전사법을 행하고 국부에 산마감이 느껴지면 멈추고 유침한다.

6) 방해

- 십선은 응급시에 사혈(瀉血)을 하여 12경맥의 기혈을 통하게 하여 막힌 곳을 열고, 경락이 소통하게 한다.
- 내관은 심포경의 낙혈(絡穴)이고 심포는 심장을 에워싸고 있기 때문에 심장을 대신해서 사기(邪氣)를 받을 수 있고, 심장을 대신해서 명령을 내릴 수도 있다. 심장이 정신을 주관하므로(心主神明), 내관은 정신을 조절하고 경락의 막힌 곳을 트이게 하여 심신(心神)을 회복할 수 있는 중요한 혈이다.
- 풍지(風池)는 머리를 맑게 하고 막힌 경락과 풍열을 소통하고 흩어서 퍼지게 하고, 눈을 밝게 하며 귀가 잘 들리게 하며, 경맥을 통하게 하여 통증을 멈추게 한다.
- 태충은 간열을 씻어 내리고 풍을 잠재운다.

2. 담과 화가 경락의 소통을 막다(담화폐규－痰火閉竅)

1) 증상

갑자기 어지러워 넘어지고(突然昏倒), 정신이 맑지 못하고 말을 못하며(昏憒不言), 조급하고 혼란스러워 평안하지 못하며(躁擾不寧), 팔다리와 몸이 딱딱하게 굳고(肢體强直), 가래가 많고 숨이 가쁘며(痰多息促), 두 눈이 똑바로 직시하며(兩目直視), 코를 골고 몸에 열이 있으며(鼻鼾身熱), 대변이 단단하게 뭉쳐있다(大便秘結).

혀는 붉고 태는 누렇고 두터우며 기름때가 덮여있는 듯하고, 맥은 쟁반위에 구슬이 구르는 듯하고 빠르며 힘이 있다(舌紅苔黃厚膩脈滑數有力).

2) 치법

머리를 맑게 하고 막힌 경락을 소통하며, 가래를 제거하고 열을 내린다.
(성뇌개규, 활담청열－醒腦開竅, 豁痰淸熱)

3) 취혈

인중 십선 내관 풍륭 천돌

4) 배혈

오줌이 안 나오면 중극, 합곡을 추가하여 방광, 대장경의 경맥을 통하게 한다.

5) 침구치료

- 인중, 십선, 내관은 상기(上記)되어 있으므로 생략한다.
- 풍륭(豊隆)은 위경맥의 조구(條口) 1촌 옆에 위치하고 있으며 직자 1~1.5촌, 염전제삽사법을 행하여 아래 발목으로 뻐근한 침감이 느껴지면 멈추고 유침한다.
- 천돌(天突)은 먼저 0.2촌을 直刺한 후에 침 끝을 아래로 흉골(胸骨)의 후방(後方)을 향해서 1~1.5촌 자입(刺入)한다.

6) 방해

- 인중, 내관은 상기(上記)되어 있으므로 생략한다.
- 십선은 사혈하여 닫혀 있는 것을 열어 통하게 하고, 경락의 막힌 곳을 소통시킨다.
- 풍륭은 족양명胃經의 낙혈(絡穴)로서 담탁(痰濁)을 깨끗이 제거하고, 熱을 내리고 대변을 잘 통하게 한다.
- 천돌은 풍륭과 배합하여 가래를 제거하는 효과를 더 높인다.

3. 담습이 심안(心眼)을 가리다(痰濕蒙蔽心竅)

1) 증상

갑자기 정신이 혼미하여 잠자는 듯 누워있고(突然精神昏迷如睡), 몸의 한 쪽이 마음대로 움직이지 않고(半身不遂), 팔다리와 몸이 마비되어 마음대로 거둘 수가 없고(肢體癱瘓不收), 얼굴색이 어둡고 때가 묻어있는 것 같으며(面色晦垢), 가래와 침을 많이 입으로 내뿜고(痰涎涌盛), 사지의 팔꿈치와 무릎의 윗 부위가 차다(四肢逆冷).

혀는 어두운 연한 색이고 태는 희고 작은 알갱이가 덮여있는 듯하고, 맥은 가라앉고 쟁반위로 구슬이 구르는 듯하며 혹은 느리다(舌黯淡苔白膩脈沈滑或緩).

2) 치법

머리를 맑게 하고 막힌 경락을 소통하며, 가래를 제거하고 풍을 없앤다. (성뇌개규, 활담식풍－醒腦開竅, 豁痰熄風)

3) 취혈

인중 십선 내관 족삼리 삼음교 풍륭 기해

4) 배혈

가래가 잘 뱉어지지 않으면 천돌을 추가하여 풍륭과 함께 써서 좋은 효과를 얻는다.

5) 침구치료

- 인중, 십선, 삼음교, 내관은 上記되어 있으므로 생략한다.
- 족삼리, 풍륭은 직자 1~1.5촌, 염전제삽법(捻轉提揷法)을 쓰고 유침하는데 10분마다 수법을 하여 기혈을 만들고 담탁(痰濁)을 없애 대장의 氣를 통하게 한다.
- 기해(氣海)는 직자 1~2촌, 호흡염전보법을 사용하여 시큰한 침감이 전음부(前陰部)에 방사(放射) 형태로 전해지도록 수법을 하고, 출침(出鍼)한 후에 뜸을 뜨면 좋다.

6) 방해

- 인중과 내관, 십선은 상기(上記)와 같으므로 생략한다.
- 족삼리, 삼음교는 서로 배합하여 비위의 운화(運化)기능의 효과를 높여서 담탁(痰濁)을 따뜻하게 하여 퍼뜨려 없애버린다.
- 족삼리, 삼음교에다 풍륭을 더 배합하여 수분과 가래를 없애는 효과를 더 높인다.
- 기해는 양기(陽氣)를 따뜻하게 소통시켜서 사지가 찬 것을 따스하게 덥혀서 치료하고, 또 비위의 氣를 도와서 가래를 퍼뜨려 없애버린다.

－ 폐증(閉證)과 탈증(脫證)의 차이점

폐증은 갑자기 어지러워서 넘어지고(突然昏仆), 인사불성(人事不省) 하며, 입이 한쪽으로 비뚤어지고(口喎), 몸 반쪽이 원하는 대로 움직이지 않고(半身不遂), 어금니를 꽉 물고 입을 굳게 닫고(牙關緊閉), 양 손은 꽉 쥐고 펴지 못하며(兩手握固), 얼굴이 붉어지고 숨을 거칠게 쉬며(面赤氣粗), 목구멍에서 가래 끓는 소리가 나고(喉中痰鳴), 소대변이 원활하게 통하지 못하고(二便不通), 脈은 활시위처럼 팽팽하고 구슬이 쟁반 위에 구르듯 하며 빠르다(弦滑數).

탈증은 갑자기 어지러워서 넘어지고(突然昏仆), 인사불성(人事不省)이 되는 것은 폐증(閉證)과 같으나, 눈이 닫히고 입이 벌어지며(目合口張), 코를 골고 가늘게 숨을 쉬며(鼻鼾息微), 손을 떨어뜨려 잘 올리지 못하고 팔이 차며(手撒肢冷), 땀을 기름처럼 흘리기도 하고(汗出如油), 동공이 확대 되거나(瞳孔散大), 두 눈이 비대칭이고(兩眼不對稱), 소변과 대변을 참지 못하고 흘린다(二便失禁). 脈은 약하여 끊어질 듯(脈微欲絶) 하거나, 혹은 위로 뜨고 크지만 근원이 없는(浮大無根) 것이 閉證과 다르다.

- 탈증(脫證)

1. 기가 다 떨어지고 양이 없어지다(기탈망양 – 氣脫亡陽)

1) 증상

정신이 가물거리고(神昏), 얼굴이 창백하며(面色蒼白), 동공이 확대되고 수축되지 않으며(瞳神散大), 손에 있는 것을 떨어뜨리고 팔다리가 거스르며(手撒肢逆), 대소변을 참지 못하고(二便失禁), 숨이 차고 호흡이 빠르며(氣端息促), 땀을 많이 흘리고 살갗이 차다(多汗膚冷).

혀는 자색이거나 혹은 오그라들어 있고, 태는 희고 작은 알갱이들이 덮여있는 듯하며, 맥은 뜨고 크지만 뿌리가 없고 사방으로 흩어지거나, 혹은 끊어질 것처럼 가늘고 약하여 맥이 있는 듯 없는 듯하다(舌紫或萎縮苔白膩脈散或微).

2) 치법

양기를 크게 보충하고 수렴하여 견고하게 통섭한다.
(대보양기, 수렴고섭 – 大補陽氣, 收斂固攝)

3) 취혈

관원 신궐 족삼리 인중 내관

4) 배혈

초조하고 불안해하면 사신총(四神聰)을 추가해서 정신과 마음을 편안하게 한다.

5) 침구치료

- 관원, 신궐은 애주구(艾炷灸)를 격일로 7장 이상 떠서 陽氣와 元氣를 회복하여 위중한 병세를 극복하고, 환자의 회복정도에 따라 뜸의 장수(壯數)를 줄여간다.
- 족삼리는 직자 1~1.5촌, 1분 정도 염전제삽보법을 써서 氣와 血을 만들고 유침한다. 애주구(艾炷灸)를 격일로 5장 이상 떠서 후천의 原氣를 회복한다.
- 인중, 내관은 상기(上記)되어 있으므로 생략한다.

6) 방해

- 관원은 임맥과 족삼음(足三陰)이 만나는 교회혈(交會穴)이면서 명문(命門)의 진양(眞陽)과 연결되어 있어 음중에 양이 내재하는 '음중유양(陰中有陽)'의 중요한 혈이다.
- 신궐은 배꼽 안에 위치하고 있고, 배꼽은 생명의 뿌리가 되는 꼭지(根蒂)이면서 진기(眞氣)와 연결되어 있다. 그래서 신궐과 관원에 뜸을 많이 뜨면 陽을 회복하여 체내에 양기가 부족하지 않도록 채우고, 밖으로 빠져나가지 않게 지킨다.
- 족삼리는 氣를 더하고 血을 만들며, 인중과 내관은 머리를 맑게 하고 막힌 경락을 뚫어 소통하게 한다.

임상사례

1. 간양상항(肝陽上亢)型

1) 증상

48세 남, 1개월 전 직장에서 점심식사 후에 낮잠을 자다가 일어났는데, 갑자기 머리가 아프고 구토가 나며(頭痛嘔吐), 왼쪽의 팔다리와 몸이 잘 움직이지 않아서(左側不遂), 급히 병원에 가서 뇌척수검사와 MRI검사를 한 결과 뇌출혈로 판정받았다.

응급실로 갔는데 혈압이 210/120mmHg이며, 흘러나온 血을 흡착하고 뇌압과 혈압을 낮추는 약을 복용하면서 4주 치료를 받고 안정을 찾은 후에 퇴원하였다. 퇴원한 후에 집에서 약을 먹으면서 재활운동을 했지만 몸이 자유롭지 못하여 본 의원을 찾아왔고, 진단을 해보니 얼굴 좌측의 신경이 마비되고(左面痲痺), 가슴이 답답하고 정신이 희미하며(心煩恍惚), 팔다리가 마음대로 움직여지지 않았다(四肢不遂).

혀는 암홍색이고 태는 엷은 황색이고 맥은 활시위처럼 팽팽하다(舌黯紅苔薄紅脈弦).

2) 진단

양의진단 : 뇌출혈(고혈압성)

중의진단 : 간양상항(肝陽上亢)型 중풍

3) 치법

머리를 맑게 하고 막힌 경락을 열며, 간을 편하게 하여 양을 가라앉히고, 경락을 소통시킨다(성뇌개규, 평간잠양, 소통경락－醒腦開竅, 平肝潛陽, 疏通經絡).

4) 취혈

인중 내관 삼음교 극천 곡지 양릉천 태충 척택 위중 합곡 백회 상성 인당

5) 침구치료

- 인중, 내관, 삼음교, 극천, 태충, 합곡, 곡지, 양릉천은 上記되어있다.
- 상성(上星)은 백회를 향하여 두피(頭皮)를 살짝 들고 0.5~1촌 깊이로 피침(皮鍼)하여 염전사법으로 1분 정도 행하여 국부에 침감이 느껴지면 멈추고 유침한다.
- 극천(極泉)은 원래의 穴자리에서 1촌정도 아래에 직자 1~1.5촌, 득기한 후에 제삽사법을 행하여 전기에 닿은 듯한 침감이 팔과 손목으로 내려가면서 근육이 저절로 움찔거리도록 수법(手法)을 한 후에 유침하지 않고 뜸도 뜨지 않는다.
- 위중(委中)은 환자가 누운 자세로 다리를 올리고, 시술자가 왼손으로 환자의 다리를 잡고 높이 들고서 제삽사법(提插瀉法)으로 전기에 닿은 듯한 느낌의 침감이 다리의 위, 아래로 퍼지면서 근육이 3회 정도 움찔거리도록 수법을 하고

유침하지 않는다.

- 백회(百會)는 약간 비스듬하게 사침(斜鍼) 또는 평자(平刺)로 0.5~0.8촌, 염전보법을 쓰고 유침한다. 침을 뺀 후에 생강을 얇게 썰어서 백회에 놓고 쑥뜸을 3壯 뜨면 마음을 진정시키고 정신을 안정시키는 효과가 더 좋다.
- 인당(印堂)은 사침(斜鍼)으로 0.3~0.5촌, 염전보법을 사용한다. 인당은 상성, 백회와 더불어 머리를 맑게 하고, 머리부위 막힌 곳의 경락을 뚫는데 중요한 삼총사 穴이다.
- 환자의 氣가 약하지 않으면 오전, 오후 하루에 2회 자침해도 된다.

6) 치료효과

치료 7회 후에 환자의 왼쪽 팔다리 기본 동작이 좀 수월해지고 얼굴이 부드러워지고 가슴이 편안해졌고, 20회 후에 혈압이 138/86mmHg 정도로 내려와 있고 천천히 걸을 수 있으며, 답답함이 없어지고 정신도 많이 좋아졌고, 재활훈련도 꾸준히 하여 혼자서 대로를 걸어 다니고 자전거도 타고 다닐 정도로 좋아졌다. 치료 2회부터 숙지황20g 백작20g 당귀15g 천궁12g 우슬12g 황금9g 황기30g 목향9g 생용골30g 생모려30g을 매일 복용하게 했고, 호전됨에 따라서 加減하여 조절했다.

2. 간신음허(肝腎陰虛)型

1) 증상

47세 여자, 아침부터 갑자기 우측 팔다리가 무력(無力)하고, 정신은 맑은데 말을 더듬거리며 어지러워, 병원에 가서 CT검사를 한 결과 좌측 기저절(基底節)에 뇌출혈이 있다고 판정받았고 혈압은 183/123mmHg이며 입원하여 3주일 치료를 하고 귀가했다.

재활운동을 하면서 침을 맞으려고 본 의원을 찾아왔는데, 진단해 보니 우측 팔다리가 아직도 무력하고 말이 어눌하며, 두통은 없는데 머리가 어지럽고(無頭痛而頭暈), 답답함은 없는데 소변과 대변을 참을 수 없고(無胸悶而二便失禁), 물을 먹으면 자주 사레들고(飮水咳嗆), 먹고 잠자는 것은 정상이다(食寐正常). 혀는 어두운 자색이고 태는 엷고 희며 맥은 활시위를 당긴 것처럼 팽팽하면서 가늘다

(舌紫黯苔薄白脈弦細).

2) 진단

양의진단 : 뇌출혈

중의진단 : 간신음허(肝腎陰虛)型 중풍

3) 치법

머리를 맑게 하고 막힌 경락을 열며, 간과 신장을 자양하고 보하여 경락을 소통한다. (성뇌개규, 자보간신, 소통경락 - 醒腦開竅, 滋補肝腎, 疏通經絡)

4) 취혈

인중 내관 삼음교 극천 척택 위중 완골 천주 족삼리 합곡 태충

5) 침구치료

- 인중, 내관, 삼음교, 극천, 태충, 위중, 족삼리, 합곡은 上記되어 있다.
- 척택(尺澤)은 직자 0.8~1.2촌, 염전제삽사법으로 3회 정도 근육이 움찔거리게 한 후에 침을 빼고 유침하지 않는다. 上肢不遂 치료에 중요한 穴이다.
- 완골(完骨)은 직자 1~1.5촌 또는 사자(斜刺) 0.5~0.8촌, 염전사법을 30초간 행하여 국부 침감을 얻으면 멈추고 유침한다.

6) 치료효과

치료 5회부터 개선되는 것이 보이고, 10회 후에 말하는 게 나아져 알아들을 수 있고, 우측 팔다리가 아직은 부자연스럽지만 힘이 생기고 소변, 대변도 가린다. 20회 후에는 팔다리가 자유스럽고 손에도 힘이 잘 쥐어지고 사레들지 않으며, 복도를 오가는 것도 잘하고, 말도 또박또박 잘하고 혈압이 128/86mmHg로 정상범위에 들어와 있고 제반 증상이 소멸되었다. 재발을 방지하기 위해서 5회 더 자침하고 끝냈다.

치료 2회부터 숙지황20g 산수유20g 당귀15g 우슬15g 산약15g 구기자15g 황기 30g을 목향9g을 매일 복용하게 했고, 회복 정도에 따라서 加減하여 조절했다.

3. 음허풍동(陰虛風動)型

1) 증상

51세 여자, 3주일 전에 갑자기 머리가 아프고 어지러우며, 구토가 나고 가슴이 콩콩 뛰며(嘔吐心煩), 말이 매끄럽지 못하고(言不流利), 소변과 대변을 참을 수 없고(二便失禁), 오후에 열이 확 올라오고 잘 때 땀이 나며(潮熱盜汗), 우측 팔다리와 몸이 마음대로 움직이지 않았다(右側肢體不遂).

응급으로 병원에 입원하여 CT검사한 결과 좌측 뇌간출혈로 판정을 받고, 응급으로 흘러나온 피를 흡수하고, 여러 약을 먹고 3주 동안 치료를 하고 귀가했다. 그런데 머리가 어지럽고 말이 잘 안되고, 잠이 잘 안 오며 오후에 열이 확 올라오면서 땀이 나고, 우측 팔다리와 몸이 마음대로 움직여지지 않아서 본 의원을 찾아왔다.

우측 팔다리의 깊은 감각(沈感覺)은 정상이나, 얕은 감각(淺感覺)은 감퇴되었다. 혀는 홍색이고 태는 희면서 말라있고 맥은 활시위처럼 팽팽하면서 가늘고 빠르다(舌紅苔白乾脈弦細數).

2) 진단

양의진단 : 좌측 뇌간출혈

중의진단 : 음허풍동(陰虛風動)型 중풍

3) 치법

머리를 맑게 하고 막힌 경락을 열며, 간과 신장을 자양하고 보하여 경락을 소통하게 해서 뇌수를 보충한다(성뇌개규, 자보간신, 소통경락, 보익뇌수－醒腦開竅, 滋補肝腎, 疏通經絡, 補益腦隨).

4) 취혈

인중 내관 삼음교 극천 위중 풍지 완골 천주 태계

5) 침구치료

- 인중, 내관, 삼음교, 풍지, 극천, 위중은 상기(上記)되어 있으므로 생략한다.
- 완골, 천주(天柱)는 직자 0.5~0.8촌, 염전보법을 행하고 침감이 오면 유침한다.

- 풍지, 완골, 천주 三穴은 氣를 더하고 血을 돌려, 뇌수(腦髓)를 보충하고 채운다.
- 태계(太溪)는 직자 0.5~1촌, 염전보법을 행하여 시큰하면서 저린 침감이 오면 멈추고 유침한다.

6) 치료효과

치료 10회 후에 우측 팔다리가 조금씩 움직일 수 있고, 구토나 두근거림이 약간 진정되고, 오후에 확 올라오는 열도 좀 가라앉았다. 20회 후에 팔다리가 거의 회복되었고 5일에 한 번씩 자침했고, 30회 후에 팔다리가 정상으로 회복되어 그 후로 병원에 오지 않았다.

치료 2회부터 생지황20g 현삼12g 목단피12g 맥문동15g 산수유20g 산약20g 우슬15g 황기30g 목향12g을 매일 복용하게 했고, 호전되어감에 따라 加減하면서 조절했다.

4. 풍담조락(風痰阻絡)型

1) 증상

28세 남자, 20일 전에 원인을 알 수 없이 갑자기 좌측 팔다리가 말을 듣지 않고(左側肢體不遂), 말이 잘 되지 않고(語言不利), 가슴이 답답하고 식욕이 없으며(心煩無食慾), 가래와 침을 입으로 내뿜고(痰涎涌盛), 잠이 잘 안 온다(失眠). 병원에서 CT검사 결과 뇌출혈로 판정받았고, 입원하여 주사를 맞고 약을 먹으면서 차츰 회복되어 퇴원했으나, 좌측 팔다리 움직임이 여전히 둔하고 말이 트이지 않고, 잠을 잘 못자고, 밥을 먹어도 소화가 되지 않아서 본 의원을 찾아왔다. 혀는 연한색이고 태는 희면서 작은 알갱이가 덮여있는 듯하고 맥은 활시위처럼 팽팽하면서 구슬이 쟁반 위에 구르는 듯하다(舌淡苔白膩脈弦滑).

2) 진단

양의진단 : 뇌출혈

중의진단 : 풍담조락(風痰阻絡)型 중풍

3) 치법

머리를 맑게 하고 막힌 경락을 열며, 가래를 삭이고 풍을 없애며, 경락을 소통한다.

(성뇌개규, 활담거풍, 소통경락－醒腦開竅, 豁痰祛風, 疏通經絡)

4) 취혈

인중 내관 삼음교 극천 척택 위중 풍지 완골 천주 풍륭

5) 침구치료

• 인중과 내관은 먼저 내관을 자침하여 염전제삽사법을 시행하다가, 인중에다 자침하여 작탁법(雀啄法)을 시행하는데, 이 때 환자에게 마비된 팔 다리를 움직이게 하면서 치료하면 효과가 훨씬 좋아진다.
• 삼음교, 극천, 척택, 풍지, 완골, 천주, 풍륭은 상기(上記)되어 있어 생략한다.
• 위중(委中)은 필요시 괵정맥(膕靜脈－오금)에서 사혈(瀉血)하여 부황으로 3~4ml 정도 피를 빼면 좋고, 또 허리나 다리의 압통점(壓痛点)을 찾아 그 곳에서 사혈을 해도 효과가 좋다.

6) 치료효과

치료 5회 후에는 환자가 침상으로부터 손을 올리는 각도가 15도 정도이고, 10회 후에는 30도 올라가고, 15회 후에는 45도 정도 올라가고 팔다리의 반응이 좀 민첩해지고, 말하는 것이 부드러워졌으며, 20회 후에는 60~70도로 올리고 부축 없이도 스스로 침상에서 내려와 느리지만 걷기도 하고 천천히 팔다리 운동도 할 수 있고, 먹고 자고 하는데 별 문제가 없었다.
30회 후에 거의 정상으로 회복되어 일주일에 2번 자침을 했고, 35회 후에는 거의 완쾌되어 더 이상 오지 않았다.
치료 2회부터 반하12g 복령20g 창출12g 백출15g 방풍12g 목향12g 천궁15g 우슬15g 황기30g을 매일 복용하게 했고, 회복되는 정도에 따라서 加減을 하여 조절했다.
방대해(胖大海)를 차처럼 우려먹어 가래를 없애라고 권했다.

제3절 신腎 – 방광병증膀胱病證

1 부종 浮腫, Edema – 수종, 만성신소구체신염

부종(浮腫)은 우리 몸의 70%를 차지하고 있는 수분이 병리적인 원인에 의해서 몸 밖으로 배출되지 못하고 결합조직의 세포사이 공간에 비정상적으로 과다하게 쌓여 국부 또는 전신이 부어오른 상태를 말한다.

폐가 수습(水濕)을 온 몸으로 퍼뜨리는 수포(輸布) 기능이 떨어지고, 비장이 운화(運化)하는 기능이 약해지고, 신장의 양(陽)이 부족해서 수분을 기화(氣化)하지 못하는 원인에 의해서 몸 안의 각 세포 사이의 빈 공간에 수분이 쌓인 까닭에 신체 부분적으로 또는 전체적으로 부풀어 오른 상태를 말한다.

중의학에서는 수종(水腫)이라고 한다.

중의학적 원인

1. 바람과 수분이 서로 엉키다(풍수상박 – 風水相搏)

   풍사(風邪)가 외부로부터 침입하여 폐에 머무르면 폐가 펼치고 내리는 선강(宣降) 기능을 잃게 되어 수분이 통할 길이 막히고, 風과 水가 서로 엉켜서 피부로 범람하게 되니 부종이 되는 것이다.

2. 비장이 허하여 습이 가두어지다(비허습곤 – 脾虛濕困)

   음식을 절제하지 못하고 많이 먹거나 일을 너무 많이 하거나 비장의 氣가 부족하여, 중초의 陽이 부진하게 되면 氣를 움직이거나 水를 운화하지 못하여, 수습이 조직과 피부에 범람하여 부종이 된다.

3. 양이 부족하여 수가 넘친다(양허수범 – 陽虛水氾)

정력을 절제하지 못하고 방사(房事)가 잦으면 신장의 원기(元氣)를 상하게 하고, 원기가 상하면 신장의 陽氣도 상하게 되어 방광이 기화(氣化)하는 기능을 돕지 못하게 되니, 방광이 소변을 내보내는 것이 시원치 않아 수분이 조직과 피부에 쌓인다

증상별 치료

1. 바람과 수분이 서로 엉키다(풍수상박 – 風水相搏)

1) 증상

눈꺼풀이 붓는 것을 시작으로(開始眼瞼浮腫), 사지와 전신이 붓고(四肢全身浮腫), 피부가 빛나고 밝으며(皮膚光亮), 손가락으로 누르면 쏘~옥 들어갔다가 바로 올라온고(按之凹陷易復), 열이 나거나 목이 붓고 아프거나 기침을 동반할 수 있다. 혀는 연하거나 붉고 태는 엷고 희며 맥은 뜨거나 빠르다(舌淡或紅苔薄白脈浮或數).

2) 치법

풍사를 소통시켜 흩어놓고, 폐를 펼치게 하여 수분을 내 보낸다.
(소산풍사, 선폐이수 – 疏散風邪, 宣肺利水)

3) 취혈

폐수 척택 외관 합곡 음릉천 삼초수

4) 배혈

유독 얼굴이 많이 붓는다면 인중(人中)을 추가하여 작탁법(雀啄法)을 행한다.

5) 침구치료

- 폐수(肺兪), 삼초수(三焦兪)는 직자 1~1.5촌, 염전제삽보법(捻轉提揷補法)을 행하고 시큰하면서 팽팽한 침감이 느껴지면 멈추고 유침한다.
- 척택(尺澤)은 직자 0.8~1.2촌, 염전제삽보법으로 근육이 3회 정도 움찔거리게 수법을 행한 후에 침을 빼거나, 가볍게 수법을 행한 후에 유침한다.
- 외관(外關)은 직자 1촌, 염전제삽사법을 행하고 침감이 오면 멈추고 유침한다.

- 합곡(合谷)은 직자 0.5촌으로 염전제삽사법(捻轉提揷瀉法)을 행하거나, 직자 1촌으로 염전사법(捻轉瀉法)을 행하여 엄지와 검지가 만나는 곳에서부터 팔꿈치를 향하여 전기에 닿은 듯한 느낌이 확산되면 멈추고 유침한다.
- 음릉천(陰陵泉)은 직자 1~2촌, 염전제삽보법을 1분간 행하여 시큰하고 저린 침감이 다리 위아래로 퍼지면 멈추고 유침한다.

6) 방해

- 폐수, 척택을 자침하여 폐의 펼치고 내리는 선강(宣降) 기능을 북돋아주고, 외관, 합곡을 자침하여 땀을 내어 표(表)에 있는 風과 水를 땀을 통해서 내보낸다.
- 삼초수는 水가 물길을 열고 빠져나가도록 조절하며, 음릉천은 비장을 튼튼하게 하여 水濕을 방광으로 내려가게 하여 수분을 제거한다.

2. 비장이 허하여 습이 가두어지다(비허습곤－脾虛濕困)

1) 증상

얼굴과 다리가 붓고(面腫足浮), 줄었다가 늘어났다가를 반복하고(反復消長), 일을 많이 하거나 오후가 되면 더 중해지고(勞作後或午後加重), 위가 답답해서 적게 먹고(脘悶納少, 정신이 피로하고 힘이 없으며(神疲乏力), 오줌이 적게 나오고 색이 맑으며(尿少色淸), 대변이 때때로 소화되지 않은 상태로 퍼져서 설사처럼 나온다(大便或溏).

혀는 펑퍼짐하고 태는 희고 반들거리며 맥은 가라앉고 가늘다(舌胖大苔白滑脈沈細).

2) 치법

비장의 양을 따뜻하게 보하여, 수습을 깨끗하게 내 보낸다.

(온보비양, 청리수습－溫補脾陽, 淸利水濕)

3) 취혈

비수 삼초수 기해 수분 족삼리 삼음교

4) 배혈

위장과 주변이 답답하고 통증이 있으며 소화가 안 되면 중완을 추가하여 重用한다.

5) 침구치료

- 비수(脾兪), 삼초수(三焦兪)는 직자 1.5~2촌, 염전제삽보법을 행하여 국부에 시큰하고 팽팽한 침감이 느껴지면 멈추고 유침한다.
- 기해(氣海)는 직자 1~2촌, 호흡염전보법을 행하여 시큰하고 팽팽한 침감이 전음부(前陰部)에 방사(放射) 형태로 전해지도록 수법을 한다. 임산부에게는 신중해야 한다.
- 수분(水分)은 직자 1.5~2촌, 호흡염전보법을 행하여 시큰하고 팽팽한 침감이 복부 전체로 퍼지게 되면 멈추고 유침한다.
- 족삼리(足三里)는 직자 2촌, 호흡염전보법을 1분간 쓰고, 제삽보법(提揷補法)을 1분 정도 추가로 써서 침감이 발등을 향하여 방사형(放射型)으로 퍼져나가게 하고 뜸을 3장 이상 떠서 비위를 따뜻하게 하고 氣血을 만들고 운행시킨다.
- 삼음교(三陰交)는 경골(脛骨)의 전방에서 후연(後緣)을 따라가다 경골이 끝난 부위에서 45도 각도로 사자(斜刺)하여 1.5~2촌, 염전보법(捻轉補法)을 써서 시큰하고 팽팽한 침감이 느껴지면 유침한다.

6) 방해

- 비수, 삼음교, 족삼리는 비장을 튼튼하게 하여 수습을 잘 운화(運化)하도록 돕는다.
- 삼초수는 氣化기능을 북돋우고, 기해는 元氣를 더하여 비장의 陽을 끌어올린다.
- 수분(水分)은 水濕의 길을 잘 분리해서 맑은 水는 온 몸을 돌게 하고 탁한 水는 오줌으로 나가게 하는데 효과가 좋다.

3. 양이 부족하여 수분이 범람하다(양허수범 – 陽虛水汎)

1) 증상

온 몸이 몹시 부었고(全身高度浮腫), 배가 크고 가슴이 그득하고(腹大胸滿), 누우면 호흡이 가빠지며(臥則喘促), 추위를 타고 정신이 피로하며(畏寒神疲), 얼굴색이 시들고 누렇거나 창백하며(面色萎黃蒼白), 먹는 것이 적고(納少), 오줌도 짧고 적다(小便短少). 혀는 연한색이고 펑퍼짐하며 테두리에 이빨자국이 있고, 태는 희고 맥은 가라앉고 가늘거나 혹은 뛰다가 안 뛰다가를 불규칙적, 규칙적으로 반복한다(舌淡胖邊有齒痕苔白脈沈細或結代).

2) 치법

신장을 따뜻하게 하여 양을 돕고, 기화작용을 하여 수분을 운행하게 한다. (온신조양, 화기행수－溫腎助陽, 化氣行水)

3) 취혈

신수 삼초수 비수 관원 수분 족삼리

4) 배혈

변이 묽고 소화되지 않은 음식이 퍼져 나오면 천추, 상거허(上巨墟)를 추가한다.

5) 침구치료

- 신수(腎兪)는 직자 1.5촌~2촌, 염전보법을 1분간 행하여 전기에 닿은 듯한 촉전감(觸電感)이 느껴지면 멈추고 유침한다.
- 삼초수, 비수, 수분, 족삼리는 上記되어 있으므로 생략한다.
- 관원(關元)은 직자 1~2촌, 호흡염전보법을 하여 시큰하고 팽팽한 침감이 하복부에 전해지면 유침했다가 침을 뺀 후에, 병세가 위중하면 애주구(艾炷灸)를 격일로 5장 이상 떠서 陽氣와 元氣를 회복하여 水를 움직여 방광에서 배출한다.

6) 방해

- 신수는 신장의 陽을 따뜻하게 덥히고 補하며, 관원은 陽을 돕고 氣를 움직인다.
- 삼초수는 삼초(三焦)가 氣化 기능을 잘 할 수 있도록 도와주며, 수분(水分)穴은 水의 맑음과 탁함을 분리하며, 족삼리는 비장을 건실하게 하여 수습(水濕)을 내 보낸다.

임상사례

1. 비신양허(脾腎陽虛)型

1) 증상

52세 여자, 2년 전부터 자주 허리가 아프면서 온 몸이 붓고 힘이 없어서 병원에 가서 혈액검사와 소변검사를 하고 만성신염(慢性腎炎)으로 판정을 받았다. 병원에서 주는 약을 먹고 좋아졌다가 3개월 전부터 다시 붓고 힘이 없어서 본 의원을 찾아왔다.

진단해보니 소변이 적게 나오고 추위를 타며(尿少怕冷), 식욕이 나지 않고(食慾不振), 사지에 힘이 없고(四肢無力), 정신이 피로하며(神疲體弱), 얼굴이 붓고(顔面浮腫), 눈꺼풀이 아주 심하게 붓고(瞼腫尤甚), 다리에 선명한 눌린 자국이 있다(下肢明顯壓痕). 혀는 담홍색이고 태는 희고 작은 알갱이들이 덮여있는 듯하며 맥은 가라앉고 미미하다(舌淡紅苔白膩脈沈微).

2) 진단

양의진단 : 만성신염(慢性腎炎)

중의진단 : 비신양허(脾腎陽虛)型 부종

3) 치법

신장을 따뜻하게 하고 비장을 튼튼하게 하며, 양을 도와 수분이 잘 빠져나가게 한다(온신건비, 조양이수－溫腎健脾, 助陽利水).

4) 취혈

(1) 비수 신수 족삼리 수도

(2) 위수 삼초수 천추 중극

5) 침구치료

- 上記 (1)과 (2)를 매일 교차로 자침하고, 침을 뽑은 후에 수분, 관원, 기해, 음릉천에 뜸을 뜨면 효과가 더 좋으며, 또 요통의 아픈 부위(阿是穴)에 침을 3~4개 추가한다.
- 비수, 신수, 족삼리, 삼초수는 上記되어 있으므로 생략한다.
- 수도(水道)는 직자 0.8~1.2촌, 염전법을 행하여 침감이 복부에 오면 유침한다.
- 위수(胃兪)는 직자 1.5~2촌, 염전제삽보법을 1분간 행하고 국부에 시큰하고 팽팽한 산창감이 느껴지면 멈추고 유침한다.
- 천추(天樞)는 직자 0.8~1.2촌, 염전보법을 쓰고 시큰한 침감이 느껴지면 유침한다.

• 중극(中極)은 직자 1~ 2촌, 염전보법을 1분간 행하여 방전감(放電感)이 전음부로 퍼지면 멈추고 유침한다. 뜸을 떠서 신장의 陽을 더한다. 중극은 방광의 모혈로서, 방광의 氣를 북돋아서 氣化를 촉진하여 하초에 내재한 습열을 소변으로 배출한다.

6) 치료효과

치료 3회 후 붓기가 조금씩 빠지기 시작하고, 7회 후에 얼굴, 눈꺼풀, 다리의 붓기가 빠지면서 식욕도 생기고, 요통이 사라지고 오줌도 길어지고 덜 피곤해졌다. 15회 후에 전신의 부종이 다 가라앉고 제반 증상이 거의 소멸 되었는데, 재발을 막기 위해 5회를 더 자침하였다.

치료 2회부터 복령30g 황기30g 부자9g 건강9g 모과12g 고량강12g 대복피15g 당귀15g 진피12g 택사15g 감초9g을 매일 복용하게 했고, 호전됨에 따라서 加減을 했다.

2. 비양허쇠(脾陽虛衰)型

1) 증상

2개월 전부터 얼굴과 다리가 붓고(顏面浮腫), 피곤하면서 힘이 없고(神倦乏力), 대변이 묽고 퍼진다(大便希溏). 혀는 연한색이고 펑퍼짐하며 테두리에 이빨자국이 있고, 태는 엷으면서 희고 맥은 느리면서 힘이 없다(舌淡胖大齒痕苔薄白脈緩).

2) 진단

양의진단 : 부종

중의진단 : 비양허쇠(脾陽虛衰)型 부종

3) 치법

양을 따뜻하게 덥혀서 수분을 내보내고, 비장을 튼튼하게 하여 습을 배출한다.
(온양이습, 건비화습 - 溫陽利水, 健脾化濕)

4) 취혈

백회 비수 삼음교 누곡 지기 족삼리 태계

5) 침구치료

- 백회(百會)는 사침(斜鍼) 또는 평자(平刺)로 0.5~0.8촌, 염전보법을 써서 뇌수(腦髓)를 보충하고 더하여 뇌를 맑게 하고 각 장부를 독려하여 장상을 회복하게 한다. 침을 뺀 후에 생강을 얇게 썰어서 백회에 놓고 뜸을 3壯 뜨면 더 좋다.
- 삼음교(三陰交), 비수, 족삼리는 上記되어 있으므로 생략한다.
- 태계(太溪)는 직자 0.5~1촌, 염전보법을 하여 시큰하고 저린 침감이 오면 유침한다.
- 누곡(漏谷), 지기(地機)는 직자 1~1.5촌, 염전제삽보법을 행하고 시큰하고 저린 산마감이 느껴지면 멈추고 유침하여 비장의 陽을 북돋아 수습의 운화(運化)를 돕는다.

6) 치료효과

치료 5회 후에 안면과 다리의 붓기가 줄어들기 시작하고, 10회 후에 눈에 보이게 붓기가 빠지고 얼굴색도 좋아지고, 변이 덜 묽으며 기운도 생긴다고 했다.

15회 후에 혀의 이빨자국은 거의 보이지 않고, 붓기도 다 빠지고 제반증상이 거의 다 호전되었으나 재발방지를 위해 5회를 더 자침했다.

치료 2회부터 황기30g 복령30g 고량강12g 대복피15g 진피12g 생강피15g 택사15g를 매일 복용하게 했고, 회복됨에 따라서 加減하여 조절했다.

2 융폐 癃閉, Dysuria – 배뇨곤란, 전립선비대

융폐(배뇨곤란)는 전립선이 비대해지면서 요로를 막거나, 신장과 방광이 氣化작용을 하지 못하여 오줌 량이 줄어들어 배뇨가 곤란해지거나, 요로의 세균감염에 의해서 배뇨 시에 불쾌감, 작열감, 통증을 느끼며, 심하면 소변이 막혀서 나오지 않는(小便閉塞不通) 증상을 말하는데, 배뇨곤란이라고도 하며 전립선비대증의 증상과 유사하다.

소변이 잘 배출되지 않고 똑똑 떨어지면서 병세가 비교적 느린 것을 융(癃)이라 하고, 소변이 잘 배출되지 않고 똑똑 떨어지다가 막혀서 그거마저 나오지 않아 병세가 급한 것을 폐(閉)라고 한다.

정도에 따라 융(癃)과 폐(閉)를 구별하지만, 둘 다 오줌 누는 것이 곤란하다는 면에서는 서로 비슷하므로 융폐라고 붙여서 명명(命名)하고 있다.

〈傷寒論〉,〈金匱要略〉,〈丹溪心法〉에는 융폐라고 기록되어 있지 않고 '淋病'이나 '小便不利' 라고 되어 있는데, 明代에 와서야 비로소 淋과 癃을 구별하면서 癃에 대한 개념이 성립되기 시작했다.

중의학적 원인

1. 습과 열이 하초에 모이다(습열하주 – 濕熱下注)

   맵고 진한 맛을 지나치게 많이 먹어서, 점점 濕熱이 축적되어 방광으로 쏠리거나,본래 신장에 있던 熱이 방광에 쌓이고 뭉쳐 氣化를 원활하게 하지 못한다〈諸病源候論 – 小便病諸候〉.

2. 간이 울결이 되고 기가 정체되다(간울기체 – 肝鬱氣滯)

   七情으로 인해 마음이 상하여 肝氣가 울결이 되면, 간이 본래의 소통하고 발산하는(肝主疏泄) 기능을 하지 못해서, 三焦가 수액을 운반하고 氣化하는 작용이 떨어지고, 그로 인해 물길을 뚫고 조절해서 수분을 몸 밖으로 내보내야할 소설(疏泄) 기능이 방해를 받아 수분을 원활하게 배출하지 못해서 방광에 쌓이게 된다.

3. 오줌이 나가야 할 길이 막히다(요로조색－尿路阻塞)

신장, 수뇨관, 방광에 결석이나 부종이 생겨서 오줌 길(尿路)이 막혀 배출하기 힘들거나 배출하지 못한다. 또 精이 쇠하거나 血이 마르게 되면 물길이 막혀 수분이 통하지 못한다〈景岳全書－癃閉〉'癃閉以敗精或以槁血阻塞水道而不通也'.

4. 신장의 양기가 쇠약해지다(신양쇠약－腎陽衰弱)

노년의 나이거나 병을 오랫동안 앓고 체력이 약해져 腎陽이 부족하게 되면 명문(命門)의 火가 쇠약해지고 腎氣도 부족하게 되니, 그런 까닭에 수분을 氣化해서 몸 밖으로 내보내는 기능을 하지 못한다(無陽則陰無以化).

증상별 치료

1. 습과 열이 하초로 몰려 기화를 하지 못하다(습열하주, 불능기화－濕熱下注,不能氣化)

1) 증상

오줌의 양이 적어 내보내기가 어렵고(小便量少難出), 오줌이 방울처럼 똑똑 떨어지며(小便点滴), 커피색의 오줌이 찔끔찔끔 나오고 뜨거운 느낌이 있으며(小便短赤灼熱), 하복부가 팽만하고(小腹脹滿), 갈증은 있는데 물마시고 싶은 생각이 없거나(口渴不欲飮), 대변이 잘 나오지 않는다(大便不通).

혀는 붉고 태는 누러면서 기름때가 덮여있는 것 같고 맥은 빠르다(舌紅苔黃膩脈數).

2) 치법

열을 내리고 습을 내보내며, 소변을 소통시켜 잘 나가게 한다.
(청열이습, 통리소변－淸熱利濕, 通利小便)

3) 취혈

중극 방광수 삼음교 음릉천

4) 배혈

가슴이 답답하면 내관을 추가하고, 정신이 혼미하면 人中을 추가하면서 중충(中衝)에서 사혈하여 피를 뽑는다.

5) 침구치료

- 중극(中極)은 직자 1~2촌, 염전사법을 사용하여 방전감(放電感)이 전음부로 퍼지도록 수법을 하고 침감을 얻으면 멈추고 유침한다.
- 방광수(膀胱兪)는 1~1.5촌, 염전보법을 행하고 침감이 오면 멈추고 유침한다.
- 삼음교는 경골(脛骨)의 전방에서 후연(後緣)을 따라가다 경골이 끝난 부위에서 피부와 45도 각도로 1~1.5촌 자침하여 염전제삽사법을 써서 시큰하고 팽팽한 침감이 느껴지면서 하지(下肢)의 근육이 3번 정도 움직이도록 수법을 한다.
- 음릉천(陰陵泉)은 직자 1~2촌, 염전제삽보법을 1분 정도 행하여 시큰하고 저린 침감을 얻으면 멈추고 유침한다.

6) 방해

- 중극은 방광의 모혈로서 방광의 氣를 일으켜 세워서 氣化를 촉진하여 하초에 내재한 습열을 소변으로 잘 배출되도록 한다. 또 중극은 임맥과 족삼음경(足三陰經)의 교회혈(交會穴)이라서 비뇨생식기 질병의 치료에 중요한 요혈이다.
- 방광수는 중극과 더불어 수혈(兪穴)과 모혈(募穴)로서 서로 배합하여 방광의 기화(氣化) 기능을 살려서 소변을 통하게 하여 습열을 내보낸다.
- 삼음교는 간비신(肝脾腎) 세 경맥의 교회혈로서 비장을 튼튼하게 하여 습을 제거하고 간담과 방광의 습열을 씻어내고, 신장의 陰을 채워 腎陽을 북돋아 기화를 돕는다.
- 음릉천(陰陵泉)은 비장을 튼튼하게 하여 수분을 내보내고 방광의 기화작용을 돕는다.

2. 간이 울결이 되고 기가 정체되다(간울기체 －肝鬱氣滯)

1) 증상

오줌이 나오지 않고(小便不通), 나오더라도 시원하지 않으며(通而不爽), 옆구리와 복부가 팽팽하면서 아프고(脇腹脹痛), 아랫배가 빵빵하고 아프며(小腹脹痛), 입이 쓰고(口苦), 자주 짜증스럽고 화가 잘 난다(多煩善怒).

설태는 엷고 하얗고 맥은 거문고 줄처럼 팽팽하다(苔薄白脈弦).

2) 치법

간을 소통시키고 기를 돌려서, 길을 트고 소변을 내보낸다.
(소간행기, 통리소변 – 疏肝行氣, 通利小便)

3) 취혈

태충 합곡 중극 귀래

4) 배혈

옆구리가 아픈 증세가 심하면 지구(支溝)를 추가하고, 입이 쓰면 대릉을 추가한다.

5) 침구치료

- 태충(太衝)은 직자 1~1.5촌, 염전사법을 행하고 국부에 침감이 오면 유침한다.
- 합곡(合谷)은 직자 0.5촌 염전제삽사법을 1분간 행하여 엄지와 검지가 만나는 곳에서부터 팔꿈치를 향하여 전기에 닿은 듯한 느낌이 확산되면 멈추고 유침한다.
- 중극은 上記되어 있으므로 생략한다.
- 귀래(歸來)는 직자 0.8~1.2촌, 염전제삽사법을 1분 정도 행하여 방전감(放電感)이 전음부로 퍼지는 침감을 얻으면 멈추고 유침한다.

6) 방해

- 태충, 합곡은 서로 배합하여 사관혈(四關穴)이 되고, 그 사관혈이 간을 소통시켜 뭉친 것을 풀고 氣의 움직임을 원활하게 하여 소변을 통하게 한다.
- 중극(中極)은 방광의 모혈로서 귀래(歸來)와 서로 배합하여 방광의 기능을 원활하게 하여 소변이 잘 나가도록 한다.

3. 오줌이 나가야 할 길이 막히다(요로조색 – 尿路阻塞)

1) 증상

오줌이 물방울처럼 똑똑 떨어지거나(小便点滴而下), 가느다란 줄처럼 나오거나(尿如細線), 심하면 꽉 막혀 나오지 않고(甚則阻塞不下), 아랫배가 팽창하는 듯 아프다(小腹脹滿疼痛). 혀는 어두운 자색이거나 진한 반점이 있고 맥은 칼로 대나무를 긁어대듯이 까칠까칠하다(舌紫暗或瘀点脈澁).

2) 치법

막힌 것을 뚫고 뭉친 것을 흩어서, 수분이 나가야 할 길을 깨끗하게 트다. (화어산결, 청리수도-化瘀散結, 清利水道)

3) 취혈

기해 혈해 중극 방광수

4) 배혈

배가 꽉 차고 아프면 천추, 태충을 추가하여 복부의 기를 돌려서 통증을 줄인다.

5) 침구치료

- 기해(氣海)는 직자 1~2촌, 염전사법을 1분간 행하여 방전감(放電感)이 전음부(前陰部)로 퍼지면 멈추고 유침한다.
- 혈해(血海)는 직자 1~1.2촌, 염전제삽사법을 1분간 행하고 시큰하면서 저린 산마감이 느껴지면 멈추고 유침한다.
- 중극, 방광수는 上記되어 있으므로 생략한다.

6) 방해

- 기해는 氣를 돌려서 막힌 것을 풀고, 혈해는 血을 돌려 뭉친 것을 흩어놓고, 경락을 소통시켜 소변이 나가도록 한다.
- 중극, 방광수는 上記되어 있다.

4. 신장의 양이 쇠약해지다(신양쇠약-腎陽衰弱)

1) 증상

오줌이 안 나오거나(小便不通), 방울처럼 조금씩 떨어져 시원치 않고(点滴不爽), 오줌발도 힘이 없고(排出無力), 안색이 창백하고(顔色蒼白), 추위를 타고 찬 것을 두려워하며(畏寒怕冷), 허리와 무릎이 차고 시리며 힘이 없다(腰膝冷酸而無力). 혀는 연한색이고 태는 하얗고 맥은 가라앉고 약하다(舌淡苔白脈沈弱).

2) 치법

신장의 양기를 따스하게 보하고, 기를 더하여 오줌을 내 보낸다.

(온보신양, 익기이뇨－溫補腎陽, 益氣利尿)

3) 취혈

관원 명문 신수 방광수

4) 배혈

식욕이 부진하면 중완, 족삼리를 추가하여 중초의 기를 돌려 식욕을 증진한다.

5) 침구치료

- 관원(關元)은 직자 1~2촌, 호흡염전보법(呼吸捻轉補法)을 사용한다.
- 명문(命門)은 위쪽 방향으로 사침(斜鍼)하여 0.5~1촌, 염전보법(捻轉補法)을 30초간 행하고 국부에 침감이 느껴지면 멈추고 유침한다.
- 신수, 방광수는 직자 1~1.5촌, 염전보법을 1분간 행하고 시큰하면서 팽팽한 침감이 오면 멈추고 유침한다.

6) 방해

- 관원은 명문과 서로 배합하여 양을 따뜻하게 하고, 기를 더하여 소변을 내보낸다.
- 신수, 방광수는 서로 배합하여 신장을 보하고 막힌 통로를 열어 소변을 내보낸다.

임상사례

1. 신양쇠약(腎陽衰弱)型

1) 증상

52세 남, 3년 전부터 전립선이 비대해서 배뇨가 곤란했으나 병원에서 약을 먹고 완화되었는데, 6개월 전부터 힘든 일을 하고나면 소변이 잘 안 나오는 것을 느꼈고, 3개월 전부터는 오줌이 찔끔찔끔 나오다가 최근 1개월 전부터는, 방울처럼 조금씩 떨어지는데 시원치 않고(点滴不爽), 오줌발도 힘이 없으며(排出無力), 오줌을 누려고 해도 나오지 않고(欲解不出), 안색이 창백하며(顔色蒼白), 추위를 타고 찬 것을 싫어한다(畏寒怕冷). 혀는 연한색이고 태는 엷고 희며 맥은 가라앉고 약하다(舌淡苔薄白脈沈弱).

2) 진단

양의진단 : 배뇨곤란, 전립선비대증

중의진단 : 신양쇠약(腎陽衰弱)型 융폐

3) 치법

신장을 보하여 양을 따뜻하게 하고, 기화(氣化)를 해서 오줌을 내 보낸다.
(보신온양, 화기이뇨－補腎溫陽, 化氣利尿)

4) 취혈

관원 중극 삼음교 명문 신수 지실

5) 침구치료

• 관원, 중극, 신수, 삼음교는 上記되어 있으므로 생략한다.
• 명문(命門)은 상방(上方)을 향하여 45도 각도로 사자(斜刺) 0.5~1촌, 염전보법을 1분간 행하여 국부에 침감이 오면 멈추고 유침한다. 침을 뺀 후에 뜸을 뜨면 신양(腎陽)을 보하는데 좋은 효과가 있다.
• 지실(志室)은 직자 0.5~1촌, 염전보법을 1분간 행하여 국부의 침감을 얻으면 멈추고 유침한다. 침을 뺀 후 뜸을 뜨면 효과가 더 좋다.

6) 치료효과

치료 5회 후에 배뇨가 부드러워지고 좀 시원한 느낌이 있고, 10회 후에는 원할 때 소변이 잘 나오고 오줌발도 세졌다. 15회 후에 추위도 덜타고 얼굴색도 보통색으로 돌아오고, 배뇨가 잘 되어 불편함이 없어서 더 이상 오지 않았다.
치료 2회부터 부자9g 건강12g 육계9g 산약15g 복령20g 택사15g 차전자15g 생강3片을 매일 복용하게 했고, 호전됨에 따라서 加減을 해서 조절했다.

2. 간울기체(肝鬱氣滯)型

1) 증상

56세 여자, 직장암 수술 후에 24일 동안 스스로 오줌을 누지 못해 방광에 배뇨관을 꼽고 지내다가 퇴원해서 병원 약을 먹으면서 겨우 소변을 보는데 시원치 않아 본 의원을 찾아왔다. 진단해 보니 오줌이 방울방울 나오는데(小便点滴而下), 오줌이 나오더라도 시원하지 않고(通而不爽), 환자는 옆구리와 아랫배가 팽팽하게 아팠고(脇小腹脹痛), 평소 성급하고 화를 잘 내며(急躁易怒), 소화가 잘 되지 않는다(消和不良).

혀는 연한 홍색이고 태는 하얗고 맥은 거문고 줄처럼 팽팽하다(舌淡紅苔白脈弦).

2) 진단

양의진단 : 배뇨곤란

중의진단 : 간울기체(肝鬱氣滯)型 융폐

3) 치법

간을 소통시켜 막힌 것을 풀고, 기를 돌려 오줌을 내보내다.

(소간해울, 행기이뇨－疏肝解鬱, 行氣利尿)

4) 취혈

석문 중극 대거 삼음교 태충 합곡

5) 침구치료

- 먼저 환자에게 집에서 멀건 죽과 200ml의 물을 섭취하고, 2~3시간 편안하게 휴식을 취하다가 침을 맞으러 오라고 했다.
- 석문(石門)에서 중극으로 2촌 깊이로 투침(透鍼)하여 염전사법을 행하여 방전감(放電感)이 하복에 퍼지면 유침한다.

이 때 소변을 누고 싶은 느낌을 받으면 자침을 잘한 것이다.

- 대거(大巨)에서 중극으로 2촌 깊이로 투침하여 염전사법을 1분간 행하여 방전감(放電感)이 하복부에 퍼지면 멈추고 유침하는데, 배뇨감이 느껴지면 자침을 잘한 것이다.
- 중극, 삼음교, 태충, 합곡은 상기되어 있으므로 생략한다.

6) 치료효과

치료 3회 후에 오줌이 조금씩 나오는데 불편하지 않고, 7회 후에 오줌이 제법 나오면서 기분도 많이 좋아졌고, 옆구리나 아랫배도 통증이 완화되었으며, 12회 후에 소변이 잘 나오고 옆구리, 아랫배의 통증은 사라졌다.

치료 2회부터 시호12g 향부12g 목향9g 당귀15g 백작15g 활석20g 택사15g 차전자15g 황금9g을 매일 복용하도록 했고, 호전됨에 따라서 加減을 하면서 조절했다.

3 조루증 早漏症, Premature ejaculation – 조기사정, 성기능장애

조루증(早漏症)은 남녀 간의 성행위시에 남자가 여자의 질 속에 삽입을 한 후 혹은 삽입하기도 전에, 아직 만족을 느끼지도 않은 상태에서, 원하지 않은 짧은 시간에 스스로 참지 못하고 극치감에 도달하여 사정을 해버리는 증상이 반복적, 지속적으로 재발하는 성기능장애를 말한다.

요즘처럼 복잡하고 바쁜 생활 속에서 강한 스트레스와 과로, 과음 등이 성기능장애를 초래하는 원인이 되며, 성기능장애 중에서 조루 증상을 경험해 본 사람이 연령과 관계없이 30% 이상에 도달한다는 보고가 있을 정도로 고질적인 질환이다.

중의학에서는 조설(早泄)이라 한다.

원인

심한 병을 앓고 난 후에 또는 대수술을 하고 난 후에 급격히 체력이 떨어진 경우나 업무의 과다, 과로 및 정신적인 내면의 문제가 원인이 될 수 있는데, 예를 들면 어릴 때 부모나 주위로부터 받은 깊은 심리적 상처가 여성에 대한 불신으로 이어지고, 이성과의 사랑과 성생활에 대해 갈등과 죄의식을 갖는다던지, 쾌감을 즐기는 자신을 학대하거나 상대인 여성을 증오하면서 조루 증세를 보이는 경향이 있고, 또는 성에 대한 지식이 부족하거나 자기 정신세계의 복잡한 감정이 원인이 될 수도 있으며, 또 중추신경계뿐만 아니라 말초신경계의 신경전달 및 조절기능의 저하, 강한 스트레스에 의한 중압감, 술, 담배, 불규칙한 생활 등이 원인이 될 수 있다.

중의학적 원인

1. 신장이 허하고 간이 울결이 되다(신허간울 – 腎虛肝鬱)

신장이 본래 허하면 견고하게 가두어두는 고섭(固攝)기능을 하지 못하고, 거기에다 정신이 우울해지거나 울분이 생겨서 간을 상하게 하고(鬱怒傷肝), 우울함과 울분이 오래 지속되면 火로 변하여(鬱久化火), 精이 모여 있는 정궁(精宮)을 어지럽히니(搖動精宮), 조루가 발생하는 것이다.

2. 음이 허하여 양이 치고 올라오다(음허양강 – 陰虛陽亢)

식욕이 과도하고(食慾過度), 남녀 간의 성관계가 무절제하여(房事不節), 음과 정을 소모해서 없애버리니(耗竭陰精), 음이 허하면 火가 왕성해지고(陰虛火旺), 精이 모여 있어야 할 정실(精室)이 흔들려 어지럽게 되어(搖動精室) 조루가 되는 것이다.

3. 신장의 기가 견고하지 못하다(신기불고 – 腎氣不固)

자위행위를 자주하거나(頻犯手淫), 너무 어린나이에 혼인을 하여 남녀 간의 성생활을 하면(婚事過早), 너무 많이 몸을 해쳐서(戕伐太過), 신장의 기가 허하고 쇠약해져(腎氣虛衰), 견고하게 지키지 못하여 일찍 사정하게 된다(不固早泄).

4. 놀라고 두려워하여 신장이 상하게 되다(경공상신 – 驚恐傷腎)

놀라면 기가 어지러워지고(驚則氣亂), 기가 어지러워지면 사방으로 펼치고 뿌리는 기능을 잃고(疏泄失常), 기가 아래에 모여도 가두어 둘 힘이 없고(氣下則約束無力), 견고하게 지킬 힘도 없어서(固攝無權) 일찍 사정하게 된다(早泄).

증상별 치료

1. 신장이 허하고 간이 울결이 되다(신허간울 – 腎虛肝鬱)

1) 증상

정신이 우울하고(精神憂鬱), 허리가 시큰거리고 무릎이 연약하며(腰酸膝軟), 삽입하면 바로 사정하고(入卽射精), 어지럽고 눈이 가물거리며(頭暈目眩), 입이 쓰고 목이 마른다(口苦咽乾). 혀는 붉고 태는 얇으며 맥은 거문고 줄처럼 팽팽하다(舌紅苔薄脈弦).

2) 치법

신장을 보하여 견고하게 지키고, 간을 소통시켜 뭉친 것을 푼다.

(보신고섭, 소간해울 - 補腎固攝, 疏肝解鬱)

3) 취혈

내관 전중 태계 태충 관원 삼음교

4) 배혈

허리, 무릎이 시큰거리고 연약하면 요양관(腰陽關), 신수를 추가한다.

5) 침구치료

- 내관(內關)은 직자 0.8~1.2촌, 염전제삽사법(捻轉提揷瀉法)을 1분간 행하여 손바닥과 팔꿈치 쪽으로 시큰하면서 저린 산마감이 느껴지면 멈추고 유침한다.
- 전중(膻中)은 15도 각도의 평자(平刺) 0.3~0.5촌, 영수보사(迎隨補瀉)로 염전법(捻轉法)을 1분간 행하여 침감이 흉곽의 앞부분에 퍼지면 멈추고 유침한다.
- 태계(太溪)는 직자 0.5~1촌, 염전보법을 행하고 산마감이 오면 멈추고 유침한다.
- 태충(太衝)은 직자 0.5~0.8촌, 염전제삽사법으로 1분간 행하거나, 직자 1~1.5촌, 염전사법으로 1분간 행하고 국부에 산마감이 느껴지면 멈추고 유침한다.
- 관원(關元)은 직자 1~2촌, 호흡염전보법(呼吸捻轉補法)을 사용하여 시큰하고 팽팽한 침감이 하복부에 전해지도록 수법을 하고, 출침(出鍼)한 후에 뜸을 3장 이상 뜨면 효과가 더 좋다. 임산부에게는 신중하거나 禁한다.
- 삼음교(三陰交)는 경골(脛骨)의 전방에서 후연(後緣)을 따라가다 경골이 끝난 부위에서 피부와 45도 각도로 1~1.5촌 자침하여 염전보법을 쓴다.
- 요양관(腰陽關)은 30도 각도로 비스듬하게 사침(斜鍼)하고 0.6~1촌 깊이로 자침하고, 염전법을 30초 정도 행하여 침감이 국부에 느껴지면 멈추고 유침한다.
- 신수(腎兪)는 직자 1~1.5촌, 염전보법을 1분간 행하고 시큰하면서 팽팽한 침감이 오면 멈추고 유침한다.

6) 방해

- 내관은 심포경의 낙혈(絡穴)이고 심포는 심장을 외부에서 싸고 있기 때문에 심장을 대신해서 사기(邪氣)를 받을 수 있고, 심장을 대신해서 심장의 역할을 하기도 하며, 가슴을 넓히고 氣를 다스려서 肝이 울결이 되어 있는 것을 풀어준다.

심장이 정신을 주관하므로(心主神志), 내관은 정신을 조절하고 경락의 막힌 곳을 트이게 하여 심신(心神)을 회복한다.

• 전중은 가슴을 넓히고 氣를 다스려서 간이 울결이 되어 있는 것을 풀어주고, 태충은 간의 火를 내리고 쏟아낸다.
• 관원은 임맥이면서 족삼경의 교회혈(交會穴)로서 신장을 배양하고 근본을 견고하게 하며, 元氣를 보하고 이롭게 하여 종근(宗筋)을 강하게 만들어 양위를 치료하면서, 또한 신장의 氣를 배양하고 보하여 정액(精液)을 굳게 지킨다.
• 태계, 삼음교는 신장의 음을 자양해서 精을 채우고 근본을 견고하게 한다.
• 삼음교는 간비신(肝脾腎) 세 경맥의 교회혈로서 비장을 튼튼하게 하여 습을 제거하고, 간담의 습열을 씻어 내리고 신장의 陰을 채워 腎陽을 북돋아 정력을 강하게 한다.

  삼음교는 肝脾腎의 경락을 소통하고, 간과 신장을 자양하여 부족함을 채워서 標와 本을 동시에 치료한다.

2. 음이 허하여 양이 치솟는다(음허양항 – 陰虛陽亢)

1) 증세

음이 허한 틈을 타서 가슴에 번열(煩熱)이 생겨 잠을 못 이루고(虛煩不眠), 성교하는 것도 아니고 성욕이 생긴 것도 아닌데 비정상적으로 음경이 서고(陽强易擧), 일찍 사정을 하여 정액을 쏟아버리고(早泄滑精), 허리가 시큰거리고 무릎이 연약하며(腰酸膝軟), 손발바닥과 가슴이 타는 듯이 열이 있고(五心煩熱), 오후에 열이 확 올라오고 밤에 잘 때 땀이 난다(潮熱盜汗).

혀는 붉고 태는 적으며 맥은 가늘고 빠르다(舌紅少苔脈細數).

2) 치법

음을 자양하여 양을 가라앉혀서, 정액을 담아둘 정실을 견고하게 지킨다.

(자음잠양, 고섭정실 – 滋陰潛陽, 固攝精室)

3) 취혈

조해 태계 행간 신수 지실 관원 삼음교

4) 배혈

오후에 열이 확 올라오고 밤에 잘 때 땀이 나는 조열도한(潮熱盜汗)이 심하면 합곡, 복유를 추가한다.

5) 침구치료

- 조해(照海)는 직자 0.5~1촌, 염전보법을 한 후에 침감이 퍼지면 유침한다.
- 관원, 태계, 삼음교, 신수는 上記되어 있으므로 생략한다.
- 행간(行間)은 직자 0.5~0.8촌, 염전사법을 행하고 신마감이 오면 유침한다.
- 지실(志室은 직자 0.5~1촌, 염전보법을 한 후에 침감이 퍼지면 유침한다.
- 신수(腎兪)는 직자 1.5촌~2촌, 염전보법을 1분간 하여 전기에 닿은 듯한 촉전감(觸電感)이 느껴지면 멈추고 유침한다.

6) 방해

- 관원, 태계, 삼음교는 上記되어 있으므로 생략한다.
- 조해는 팔맥교회혈(八脈交會穴)이고 음교맥(陰蹻脈)에 연결되어 있어서 수면(睡眠)과 깊은 관계가 있으며 신장의 氣를 더하고 腎陰을 자양하여 陽을 가라앉힌다.
- 행간은 간과 담(膽)의 열을 쏟아냄으로써 상화(相火)를 끌어내려 精이 모아져 있는 정궁(精宮)을 편안하게 한다.
- 신수, 지실은 신장의 음을 배양하고 보해서 精室을 견고하게 하고 정액을 채운다.

3. 신장의 기가 견고하지 못하다(신기불고－腎氣不固)

1) 증상

성욕이 감퇴하고(性慾減退), 일찍 사정하여 정액을 쏟아내고(早泄滑精), 허리가 시큰거리고 무릎이 연약하며(腰酸膝軟), 소변이 맑고 길게 나오며(小便淸長), 밤중에 소변을 많이 눈다(夜中尿多).

혀는 연한색이고 태는 희고 맥은 가라앉고 약하다(舌淡苔白脈沈弱).

2) 치법

신장의 기를 보하고 이롭게 하여, 정실을 견고하게 지킨다.

(보익신기, 고섭정실 - 補益腎氣, 固攝精室).

3) 취혈

신수 명문 지실 관원 태계 삼음교

4) 배혈

소변이 맑고 길게 나오며(小便淸長), 밤에 소변을 많이 누는 증상이 심하면 방광수, 중극을 추가해서 방광을 견고하게 하여 오줌이 가두어지게 한다.

5) 침구치료

- 신수, 지실, 관원, 태계, 삼음교는 上記되어 있으므로 생략한다.
- 명문(命門)은 30도 각도로 비스듬하게 사침(斜鍼)하고 0.6~1촌 깊이로 자침하고, 가볍게 염전법을 30초 정도 행하여 침감이 국부에 느껴지면 멈추고 유침한다.

6) 방해

- 신수, 명문, 지실은 신장의 氣를 보하고, 신장의 陽을 강하게 하여 허리를 보강하고 정액을 견고하게 지킨다.
- 관원은 족삼음과 임맥의 교회혈로서 몸 전체의 원기(元氣)를 강하게 하고, 신장의 氣를 분발하게 한다.
- 삼음교, 태계는 신장의 陰과 精을 자양하여 '음중에서 양을 구하는 음중구양(陰中求陽)'을 발휘하여 신장의 氣를 보한다.

4. 놀라고 두려워하여 신장이 상하게 되다(경공상신 - 驚恐傷腎)

1) 증상

겁이 많고 가슴이 두근거리며(膽怯心悸), 성욕이 거의 없고(性慾淡漠), 두려워하고 불안해하며(恐懼不安), 삽입하면 바로 사정한다(入卽射精).

혀가 연한 홍색이고 태가 엷고 희며 맥은 조금 빠르다(舌淡紅苔薄白脈梢數).

2) 치법

정신을 안정시키고 신장을 보하여 정액을 견고하게 지킨다.

(안신정지, 보신고정－安神定志, 補腎固精)

3) 취혈

백회 사신총 신문 태계 관원 삼음교

4) 배혈

심장과 담(膽)이 허해서 겁이 많으면 심수, 담수, 대릉, 구허(丘墟)를 추가한다.

5) 침구치료

- 백회(百會)는 비스듬하게 30도 각도로 사침(斜鍼)을 하거나 또는 15도 각도로 평자(平刺)하여 0.5~0.8촌, 염전보법을 하여 국부에 침감이 번지면 유침한다. 침을 뺀 후에 생강을 얇게 썰어서 백회에 놓고 쑥뜸을 3壯 이상 뜨면 좋다.
- 사신총(四神聰)은 백회(百會)를 향하여 0.5~0.8촌 깊이로 平刺하여 빠른 속도로 1분간 염전을 행하고 국부에 침감이 번지면 멈추고 유침한다.
- 신문(神門)은 직자 0.5촌, 염전보법을 30초간 행하여 시큰하고 저리고 팽팽한 침감이 있으면 멈추고 유침한다.
- 태계, 관원, 삼음교는 上記되어 있으므로 생략한다.

6) 방해

- 백회는 독맥(督脈)과 방광경의 교회혈인데, 독맥과 방광경은 모두 뇌(腦)로 들어가고, 뇌는 정신의 근원이 되는 곳이니, 백회는 마음을 진정시키고 정신을 안정시키는 요혈이다. 또 백회는 상성, 인당과 더불어 머리를 맑게 하고, 막힌 두부(頭部)의 경락을 뚫는데 중요한 삼총사 穴이다.
- 사신총은 기혈(奇穴)로서 정신을 안정시키고 지혜를 더하는데, 백회와 더불어 같이 자침하면 가일층 좋은 효과를 얻을 수 있다.
- 신문, 태계는 심경(心經)과 신경(腎經)의 원혈(原穴)로서 두 혈을 배합하면 심장과 신장이 서로 통하여, 신장의 水와 심장의 火가 서로 도와서 정신을 안정시킨다.
- 관원은 원기(元氣)를 북돋우고, 삼음교는 신장의 精을 더하므로 두 혈이 배합하여 신장을 도와서 精을 견고하게 가둔다.

임상사례

1. 음허양항(陰虛陽亢)型

1) 증상

32세 남자, 청소년 시절 성(性)에 대한 무지로 인해 너무 자주 자위행위(手淫)를 하여, 결혼생활 1년 동안 음경이 잘 서지 않을 뿐 아니라, 색(色)을 보고 성욕을 느끼는 순간 사정을 해 버리는 악습이 생겨 고민하다가 본 의원을 찾아왔다. 진단을 해보니 어지럽고 귀에서 소리가 나며(頭暈耳鳴), 잠을 잘 못자고 꿈도 많이 꾸며(失眠多夢), 음식을 먹기는 해도 맛이 없고(納穀不香), 몸이 처지며 기운이 없고(身體乏力), 기억력도 감퇴되었다(記憶力減退). 혀끝이 붉고 태는 엷으면서 희고 맥은 거문고 줄처럼 팽팽하면서 가늘다(舌尖紅苔薄白脈弦細).

2) 치법

음을 자양하여 양을 가라앉혀서, 정궁을 견고하게 통섭한다.
(자음잠양, 고섭정궁－滋陰潛陽, 固攝精宮)

3) 취혈

심수 신수 신문 삼음교 기해 족삼리

4) 배혈

- 어지럽고 귀에서 소리가 나는 증세가(頭暈耳鳴) 심하면 풍지, 태충을 추가한다.
- 식욕이 떨어진 증세가(食慾不振) 심하면 족삼리, 중완을 추가한다.
- 허리가 시큰거리고 다리가 약하면(腰酸腿弱) 신수, 대장수, 요양관을 추가한다.

5) 침구치료

- 심수, 신수는 직자 1~1.5촌, 염전보법을 1분간 행하고 침감이 오면 유침한다.
- 신문, 삼음교는 上記되어 있으므로 생략한다.
- 기해(氣海)는 직자 1~2촌, 호흡염전보법을 행하고, 침을 뺀 후에 격일로 5장 이상 뜸을 떠서 陽氣와 元氣를 회복하여 위중한 병세를 극복하고, 환자의 회복 정도에 따라 뜸의 장수(壯數)를 줄여간다.
- 족삼리(足三里)는 직자 1~1.5촌, 1분 정도 염전제삽보법을 행하여 찌릿한 느낌

이 발목이나 무릎 쪽으로 퍼지면 유침하여 氣와 血을 만들고 다스린다.

6) 치료효과

치료 5회 후에 잠이 편해지고 꿈이 줄어들고, 체력도 나아져서 힘이 생겨났다. 10회 후에는 마음이 편해지고 급하게 사정하는 빈도가 줄고 스스로를 통제하기 시작했으며 잘 먹고 잠도 잘 자는 편이다. 20회 치료 후에는 일반인처럼 성욕을 통제하면서 사정 시간을 늘려갔고 제반 증상이 거의 해결되었다.

치료 2회부터 숙지황20g 산수유20g 산약20g 당귀15g 맥문동15g 황기30g 산조인20g 야교등20g 인삼12g 목향12g 대추7枚를 매일 복용하게 했고, 호전됨에 따라 加減을 하면서 조절했다.

4 양위증 陽痿證, Impotence - 발기부전, 성기능장애

양위증(陽痿證 - 발기부전)은 청소년 이상의 남자가 성욕은 있으나 정력이 약하여 생식기 근육이 이완되면서 음경(陰莖)이 단단하지 못해서 남녀 간의 정사(情事)시에 삽입이 잘 안되거나, 삽입이 되더라도 금방 힘이 빠지고 물렁물렁해져서 정사(情事)가 성립되지 못하는 성기능 장애를 말하는데, 발기부전(勃起不全), 또는 성교불능증(性交不能證)이라고도 한다. 중의학에서는 양위(陽痿)라고 한다.

국내의 역학조사 결과에 따르면 연령에 따라 증가하는 양상인데, 30대의 14.3%, 40대의 26.2%, 50대의 37.2%, 60대의 69.2%, 70대의 83.3%가 각각 발기부전이 있었다고 보고하고 있다. 최근 기름진 음식, 인스턴트식품, 술, 담배, 스트레스, 대사증후군 등의 원인에 의해서 발병률이 지속적으로 증가하고 있는 추세이다.

중의학적 원인

1. 명문의 화가 쇠약해지다(명문화쇠 - 命門火衰)

지나치게 방사(房事)를 많이 하거나, 수음(手淫)을 너무 많이 즐겨서 정액(精液)이 미처 채워지기도 전에 다시 방출되면서 精이 바닥나게 되면, 신장이 정액결핍으로 인해 훼손이 되어 5장6부와 온 몸을 따뜻하게 해야 할 명문화(命門火)가 쇠약해지면서 5장6부가 제대로 움직이지 못하고, 근육에 힘이 가해지지 않아 발기가 안 되는 것이다. 〈景岳全書 - 陽痿〉 '陽痿爲命門火衰者十居七八,火盛者僅有之耳'

2. 심장과 비장이 부족하고 허하다(심비휴허 - 心脾虧虛)

마음이 초조하고 생각이 수고로우며 몹시 우울해 하는 사람은 심장과 비장이 손상을 받고 소모되어 부족해지면서, 비장이 기혈(氣血)을 생성하고 주관하는 기능을 제대로 하지 못하므로, 신장에게 윤택한 血을 공급하지 못하여 종근(宗筋)을 기르지 못하기 때문에 합방을 해도 음경이 서지 못하는 것이다.

3. 공포, 두려움이 신장을 상하게 한다(공구상신 – 恐惧傷腎)

두려움은 신장을 상하게 한다. 두려워하면 기가 꺾이고(恐則氣下), 점점 陽이 시들어 왕성하지 못하고(漸陽痿不振), 음경이 세워진다 해도 단단하지 못하게 된다(擧而不剛).

4. 간의 기가 막혀서 펼치지 못하다(간기울결 – 肝氣鬱結)

간은 근육을 주관하고, 음경(陰莖)은 근육이 모인 것이므로 간과 음경 사이에는 밀접한 관계가 있다. 만약 감정이 마음대로 되지 않고(情志不遂), 근심하고 걱정하며 우울해하고 화를 내면(優思鬱怒), 이로 인해 肝이 상하여 발산하고 펼치는 기능이 떨어지고, 그로인해 근육에 힘이 모이지 않으며 아울러 음경의 근육도 단단해질 수 없다.

5. 습과 열이 하초로 모이다(습열하주 – 濕熱下注)

기름지고 맛있는 음식을 많이 먹고, 절제 없이 술을 즐겨 마셔서 비장이 상하면 습이 운화되지 못하여 한 곳에 쌓여 열을 만들어내니, 그 습과 열이 간담을 쳐서 근육을 약하게 하고, 또 하초(下焦)로 몰려 방광의 기화 기능을 떨어지게 하여 음경의 근육이 약해져 필요할 때 단단하게 발기하지 못하는 것이다.

증상별 치료

1. 신장의 명문화가 쇠약해지다(명문화쇠 – 命門火衰)

1) 증상

성교시에 음경이 서지 않거나(陽事不擧), 서더라도 단단하지 않고(擧而不剛), 어지럽고 귀에 매미소리가 들리며(頭暈耳鳴), 얼굴에 핏기가 없고(面色不紅), 추위를 타고 사지가 냉하며(畏寒肢冷), 정신이 나른하고 피곤하다(精神萎靡). 혀는 연한 색이고 태는 희고 맥은 가라앉고 가늘다(舌淡苔白脈沈細).

2) 치법

신장의 양을 따스하게 보하고, 정을 채우며 수를 더한다.

(온보신양, 전정익수－溫補腎陽, 塡精益髓)

3) 취혈

관원 중극 명문 신수 삼음교

4) 배혈

- 먹은 음식이 잘 소화되지 않으면 족삼리를 추가해 胃氣를 돌려 소화를 돕는다.
- 어지럽고 귀에서 매미소리가 나면서 눈이 가물거리면 풍지를 추가하여 안정시킨다.
- 정액이 차고 맑으면 요양관(腰陽關)을 추가하여 腎을 따뜻하게 하고 하초를 덥힌다.

5) 침구치료

- 관원(關元)은 직자 1~2촌, 호흡염전보법(呼吸捻轉補法)을 행하고, 병세가 위중하면 격일로 5장 이상 뜸을 떠서 陽氣와 元氣를 회복하고 환자의 회복 정도에 따라 뜸의 장수(壯數)를 줄여간다. 임산부에게는 신중하거나 禁한다.
- 중극(中極)은 직자 1~2촌, 염전보법을 하여 전기가 지나가는 듯한 방전감(放電感)이 전음부로 퍼지면 멈추고 유침한다. 뜸을 떠서 신장의 陽을 더하게 한다.
- 명문(命門)은 상방(上方)을 향하여 45도 각도로 사자(斜刺) 0.5~1촌, 염전보법을 1분간 행하여 국부에 침감이 오면 유침하고, 침을 뺀 후에 뜸을 뜨면 신양(腎陽)을 보하는데 좋은 효과가 있다.
- 신수(腎兪)는 직자 1.5~2촌, 염전보법(捻轉補法)을 행하고 시큰하면서 팽팽한 산창감이 느껴지면 멈추고 유침한다.
- 삼음교(三陰交)는 경골(脛骨)의 전방에서 후연(後緣)을 따라가다 경골이 끝난 부위에서 斜刺하여 1.5~2촌, 염전제삽보법을 써서 시큰하고 저린 침감이 오면 유침한다.

6) 방해

- 중극, 관원은 임맥과 족삼음경(足三陰經)의 교회혈(交會穴)이라서 비뇨생식기 질병의 치료에 중요한 요혈이다. 뜸을 떠서 신장의 陽을 더하여 음경이 단단해

지게 한다.

- 삼음교는 중극과 관원과 배합하여 신장의 精氣를 길러 음경이 단단하도록 한다.
- 신수는 신장의 原氣를 진작시키고, 명문은 침과 뜸을 떠서 명문의 火를 일으킨다.

2. 간의 기가 막히고 뭉치다(간기울결－肝氣鬱結)

1) 증상

음경이 시들하여 서지 않고(陽痿不擧), 서더라도 단단하지 않고(擧而不堅), 혹은 성교시에 사정(射精)을 하지 못하고(或性交不射精), 정신이 우울하거나(精神抑鬱), 가슴이 답답하고 편하지 않으며(胸悶不舒), 양쪽 옆구리가 팽팽하게 아프며(兩脇脹痛), 트림이 나고 신물이 올라오고(噯氣汎酸), 음식을 먹고 싶은 생각이 없다(不思飮食).

혀는 어둡고 태는 엷으며 맥은 거문고 줄처럼 팽팽하고 가늘다(舌黯苔薄脈弦細).

2) 치법

간을 소통시켜서 막힌 것을 풀고, 몸을 보하고 양을 강하게 한다.

(소간해울, 보신장양－疏肝解鬱, 補身壯陽)

3) 취혈

관원 곡골 간수 신수 내관 태충 삼음교

4) 배혈

- 식욕이 부진하면 족삼리, 중완을 추가하여 중초를 따뜻하게 덥히고 소화를 촉진한다.
- 심하게 트림이 나고 신물이 올라오면 양릉천을 추가하여 강역(降逆)하여 진정시킨다.

5) 침구치료

- 곡골(曲骨)은 직자 1~2촌, 염전보법을 1분간 행하여 전기가 지나가는 듯한 방전감(放電感)이 전음부로 퍼지면 멈추고 유침한다.

- 간수(肝兪)는 척추를 향하여 1~2촌, 침감이 가슴을 향하여 방사형으로 퍼지게 한다.
- 신수(腎兪), 삼음교는 上記되어 있으므로 생략한다.
- 내관(內關)은 직자(直刺) 1촌, 손가락으로 비비면서 돌리는 염전사법(捻轉瀉法)을 1분 정도 행하여 침감(鍼感)이 손목과 손가락까지 느껴지면 유침한다.
- 태충(太衝)은 직자 0.5~0.8촌, 염전제삽사법으로 1분간 행하거나, 직자 1~1.5촌, 염전사법으로 1분간 행하고 국부에 산마감이 느껴지면 멈추고 유침한다.

6) 방해

- 관원은 원기(元氣)를 크게 보하며, 곡골(曲骨)은 양을 북돋워서 음경을 세우고, 발기부전을 치료하는 중요한 혈인데 침과 뜸이 모두 효과가 좋다.
- 신수, 삼음교는 肝과 腎을 보하며, 내관은 氣를 다스려 가슴을 탁 트이게 한다.
- 태충은 간경(肝經)의 원혈(原穴)이고 간경은 음경을 지나 아랫배를 거치므로, 태충은 간을 소통시키고 막힌 것을 풀 수 있어서 발기부전을 치료하는 중요한 혈이다.
- 간수(肝兪)는 간을 소통하고 막힌 것을 풀어 옆구리 통증을 없애고 눈을 밝게 한다.

3. 심장과 비장이 둘 다 허하다(심비양허-心脾兩虛)

1) 증상

음경이 잘 서지 않고(陰莖不擧), 정신이 부진하며(精神不振), 가슴이 두근거리며 잠을 이루지 못하고(心煩不眠), 음식을 잘 받아들이지 못하며 얼굴에 화색이 돌지 않고(納呆無華), 혀는 연한 색이고 태는 엷고 희며 맥은 가늘다(舌淡苔薄膩脈細).

2) 치법

심장과 비장을 보하고 이롭게 하며, 신장을 따뜻하게 하여 양을 돕는다.
(보익심비, 온신조양-補益心脾, 溫腎助陽)

3) 취혈

심수 비수 관원 장문 삼음교 신수 족삼리

4) 배혈

- 밤에 잠을 잘 못자면 신문(神門)을 추가하여 정신을 안정시키고 마음을 편하게 한다.
- 가슴이 두근거리고 울렁거리면서 불안하면 내관을 추가하여 가슴을 탁 트이게 한다.

5) 침구치료

- 비수(脾兪), 심수(心兪)는 직자 1~1.5촌, 염전제삽보법(捻轉提揷補法)을 1분간 행하고 국부에 시큰하고 팽팽한 산창감이 느껴지면 멈추고 유침한다.
- 관원, 삼음교, 신수는 上記되어 있으므로 생략한다.
- 장문(章門)은 45도 사침(斜鍼)으로 0.5~0.8촌, 영수보사(迎隨補瀉)로 염전법을 행하고 국부에 침감이 오면 멈추고 유침한다.
- 족삼리는 직자 2촌, 호흡염전보법(呼吸捻轉補法)을 먼저 1분간 쓰고, 제삽보법(提揷補法)을 1분 정도 추가로 써서 침감이 발등을 향하여 방사형으로 퍼져나가게 하고 뜸을 3장 이상 떠서 비위를 따뜻하게 한다.

6) 방해

- 심수, 비수는 심장과 비장의 배수혈(背兪穴)로써 스스로를 보하고 이롭게 한다.
- 비장의 모혈인 장문(章門)은 비수와 배합하여, 수모(兪募)를 서로 합하여 보하고 이롭게 하는 기능을 더 증강시키고 있다.
- 관원은 임맥이면서 족삼경의 교회혈(交會穴)로서 신장을 배양하고 근본을 견고하게 하며, 元氣를 보하고 이롭게 하여 종근(宗筋)을 강하게 만드는 양위 치료의 요혈이다.

4. 놀라고 두려워하는 것이 신장을 상하게 하다(경공상신 – 驚恐傷腎)

1) 증상

음경이 시들하여 서지 않고(陽痿不擧), 서더라도 단단하지 않고(擧而不堅), 겁이 많고 지나치게 의심하며(膽怯多疑), 가슴이 두근거리고 쉽게 잘 놀라며(心悸易驚), 밤에 잠을 평안하게 자지 못한다(夜寐不寧).

혀가 붉으며 태는 얇고 희며 맥은 가늘고 거문고 줄처럼 팽팽하다(舌紅苔薄白脈細弦).

2) 치법

신장을 보하여 정신을 안정시킨다(보신안신－補腎安神).

3) 취혈

백회 사신총 신문 신수 명문 관원 삼음교

4) 배혈

겁이 많으면 간사(間使)를 추가, 잠을 못자고 잘 놀라면 풍지(風池)를 추가한다.

5) 침구치료

- 백회(百會)는 비스듬하게 45도 각도로 사침(斜鍼) 또는 15도 각도로 평자(平刺)하여 0.5~0.8촌, 염전보법을 1분간 행하고 침감을 얻으면 멈추고 유침한다. 침을 뺀 후에 생강을 얇게 썰어서 백회에 놓고 쑥뜸을 3壯 이상 뜨면 효과가 더 좋다.
- 사신총(四神聰)은 백회를 향하여 0.5~0.8촌 평자(平刺)한 후에 침을 약간 일으켜서 손가락으로 잡고 1분에 200번의 빠른 속도로 1분간 염전법(捻轉法)을 행한 후에 침감을 얻으면 멈추고 유침한다.
- 신문(神門)은 직자 0.5촌, 염전보법을 써서 시큰하고 저리고 팽팽한 침감이 있으면 득기(得氣)한 것이니 득기 후에 유침한다.
- 신수, 명문, 관원, 삼음교는 上記되어 있으므로 생략한다.

6) 방해

- 백회, 사신총은 마음을 진정시키고 정신을 안정시키며 두뇌를 총명하게 한다.
- 신문은 심경의 원혈로서 心氣를 도와 정신을 밝게 하고, 신수와 명문(命門)은 신장을 보하여 정력을 강하게 한다.
- 관원과 삼음교는 하초의 元氣를 보하고 이롭게 하며, 陽을 도와서 종근(宗筋)

을 일으켜 세우니 음경이 건실해진다.

5. 습과 열이 하초에 모이다(습열하주－濕熱下注)

1) 증상

음경이 시들시들하고 약하며(陰莖萎軟), 발기가 되어도 단단하지 않고(勃而不堅), 음낭이 축축하면서 지린내가 나고(陰囊燥濕臊臭), 눈이 충혈이 되고 입이 쓰며(目赤口苦), 다리가 시큰하면서 피곤하고(下肢酸疲), 소변이 누렇거나 커피색 같고(小便短赤), 소변을 보아도 시원치 않다(解時不暢).

혀는 붉고 태는 누러면서 기름때가 덮여있는 것 같고 맥은 구슬이 쟁반 위를 구르듯 하며 빠르다(舌紅苔黃膩脈滑數).

2) 치법

간과 담의 실화를 씻어 내리고 하초의 습열을 쏟아버린다.

(청간담실화, 사하초습열－淸肝膽實火, 瀉下焦濕熱)

3) 취혈

행간 협계(俠溪) 삼음교 중극 음곡

4) 배혈

음낭이 습하면 음릉천을 추가하고, 고환정색이 은은하게 아프면서 팽팽한 느낌이 있으면 급맥(急脈)을 추가한다.

5) 침구치료

- 행간(行間)은 직자 0.5~0.8촌, 염전제삽사법으로 1분간 행하고 시큰하고 저린 산마감(酸麻感)이 느껴지면 멈추고 유침한다.
- 협계(俠溪)는 직자 0.3~0.5촌, 염전사법을 하여 시큰하고 저린 침감이 오면 유침한다.
- 삼음교, 중극은 上記되어 있다.
- 음곡(陰谷)은 직자 1~1.5촌, 염전제삽사법으로 1분간 행하고 시큰하고 저린 신마감이 느껴지면 멈추고 유침한다.

6) 방해

- 행간은 간경의 형혈(滎穴)이고, 협계는 담경의 형혈인데, 이 두 혈을 같이 써서 간담의 습열을 없앤다.
- 삼음교는 肝脾腎 세 경맥의 교회혈로서, 자침하면 비장을 튼튼하게 하여 습을 제거하고, 간담의 습열을 씻어 내릴 수 있다.
- 중극은 방광의 모혈로서, 방광의 氣를 북돋아서 氣化를 촉진하여 하초에 내재한 습열을 소변으로 배출한다.
- 음곡은 신경의 합혈(合穴)로서, 오행에서 수(水)에 해당하기 때문에 몸 안의 水를 몸 밖으로 내 보내고 아울러 습열을 씻어 버리고, 아울러 신장의 陽氣를 보하고 더하여 정력을 강하게 한다.

임상사례

1. 명문화쇠(命門火衰)型

1) 증상

51세 남자, 2년 전부터 음경이 시들시들하고 약하며(陰莖萎軟), 발기가 잘 안되고(勃起不全), 발기된다 해도 단단하지 않고(勃而不堅), 늘 허리가 시큰하고 팔다리가 차며(腰酸肢冷), 먹는 것도 적고 힘이 없다(食少乏力).

혀는 연한색이고 태는 엷고 희며 맥은 가라앉고 가늘다(舌淡苔薄白脈沈細).

2) 진단

양의진단 : 발기부전, 성신경쇠약(性神經衰弱)

중의진단 : 명문화쇠(命門火衰)型 양위증

3) 치법

신장의 양을 따스하게 보하고, 음을 자양하여 정을 채운다.

(온보신양, 양음전정－溫補腎陽, 養陰塡精)

4) 취혈

명문 관원 중극 삼음교 질변透수도

5) 침구치료

- 명문(命門)은 직자 0.5~1촌, 염전보법을 써서 명문의 火를 보하여 陽氣를 북돋운다.
- 관원은 직자 2촌, 호흡염전보법을 사용하여 시큰하고 팽팽한 침감이 하복부에 전해지도록 수법을 하고, 출침(出鍼)한 후에 뜸을 3장 이상 뜨면 효과가 더 좋다. 관원은 신장을 배양하고 근본을 견고하게 하며, 元氣를 보하고 이롭게 하여 종근(宗筋)을 강하게 만드는, 양위 치료의 요혈이다.
- 삼음교(三陰交)는 경골(脛骨)의 전방에서 후연(後緣)을 따라가다 피부와 45도 각도로 1~1.5촌 자침하여 염전보법을 써서 비장을 튼튼하게 하여 습을 제거하고, 간담의 습열을 씻어 내리며 신장의 陰을 채워 腎陽을 북돋아 정력을 강하게 한다.
- 중극(中極)은 직자 2촌, 염전보법을 사용하여 방전감(放電感)이 전음부로 퍼지도록 수법을 한다. 중극은 임맥과 족삼음경(足三陰經)의 교회혈이라서 비뇨생식기 질병의 치료에 요혈이다. 뜸을 떠서 신장의 陽을 더하여 음경이 단단해지게 한다.
- 질변(秩邊)에서 수도(水道)를 향하여 3~6촌 깊이로 꿰뚫는 투침(透鍼)을 하고, 염전제삽보법을 행하여 전기가 지나가는 듯한 침감이 아랫배를 거쳐 양음부(兩陰部)에 퍼지도록 수법을 한다.

6) 치료효과

치료 5회 후에 음경에 힘이 들어가기 시작하고, 10회 후에 음경이 조금 단단해지고 힘이 생겼고, 5회를 더 치료한 후에 부인과 2번 합방을 하여 나름대로 성공했고, 그 후 10회를 더 맞고서는 합방에 자심감이 생겼고 허리도 아프지 않고, 힘도 생겨서 업무도 원활하게 잘 하고 있다고 한다.

치료 2회부터 음양곽15g 두충12g 파극천12g 선모12g 숙지황20g 산수유20 당귀15g 황기30g 산약15g 백출12g 목향12g 대추5枚를 매일 복용하게 했고, 호전됨에 따라서 加減을 하여 조절했다.

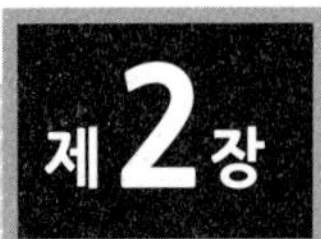

침구신경과

1 삼차신경통 三叉神經痛, Trigeminal neuralgia - 면신경통, 면협통

삼차신경통(三叉神經痛)은 뇌신경 중에 다섯 번째인 삼차신경이 지배하는 안면(顔面)에 발생하는 통증성(痛症性) 질환을 말한다. 삼차신경은 좌우 옆머리에서 얼굴로 크게 세 갈래로 나누어져 분포하고 있으며 통증, 냉온감 등 감각을 뇌에 전달하는 신경으로, 만약 병적인 변화가 생겨 얼굴 감각에 이상이 생기거나, 턱 관절 근육의 근력이 약화되는 등의 증상이 생기면 이를 삼차신경병증이라고 하고, 찌르거나 전기에 감전된 것 같은 통증이 있을 때에는 삼차신경통이라고 한다.

삼차신경통은 비교적 흔한 뇌신경통으로 40~60세 중에서 남성보다 여성에게 많이 나타나고 청년이나 70세 이상의 노인은 적게 나타나는 특징이 있다.

중의학에서는 면통(面痛) 혹은 면협통(面頰痛)의 범주에 속한다.

삼차신경통은 세 갈래 굵은 삼차신경구역 중에서 눈 주변을 지배하는 제1분지가 적게 나타나고, 대부분 제 2분지(위턱과 광대뼈, 뺨 부위)와 제 3분지(윗입술과 입의 바깥 부위)의 좌, 우 한쪽으로 나타난다.

간헐적으로 날카로운 송곳이나 칼로 찌르는 듯, 손으로 찢는 듯, 톡톡 튀는 듯한 통증이 지속되는가 하면, 마치 강한 전기가 통하는 것처럼 갑자기 찌릿하면서 몇 초에서 1~2분 동안 통증이 지속되다 호전되기를 반복하는데, 이런 까닭에 환자는 말하거나, 세수하거나 이를 닦거나 음식물을 삼키는 등의 행동을 하기에 불편함을 느낀다

이 통증은 지각활동이 있는 낮에 주로 나타나고, 잠들었을 때에는 거의 발생하지 않는 특징이 있고, 참기 어려운 통증 때문에 순간적으로 얼굴을 움찔거리게 되므로 삼차

신경통을 유통성 틱(tic douloureux)이라고 표현하기도 한다.

삼차신경통 환자는 삼차신경을 제외한 다른 부분의 감각기능은 대개 정상이다

- 틱(tic)이란?

  비정상적으로 얼굴을 찡그리거나 눈을 깜박거리거나 입맛을 다시거나 목에서 '흠흠' 거리는 소리를 내는 등의 신경이상 증세를 말한다.

  통증이 유발될 때는 얼굴이 빨개지고 눈물이나 침이 저절로 나오기도 하는데, 말을 하거나 음식을 씹을 때 생기는 경우가 많다. 또한 얼굴의 어느 부분을 건드려서 통증이 생기는 부분을 유발점이라고 하는데, 이 유발점은 주로 제2, 3분지에서 발생하며 실제 통증부위와 전혀 다른 위치에 있는 경우도 있다.

원인

삼차신경통은 외상에 의해 두개골 기저부(基底部)에 심한 충격을 입어, 복잡한 기저부를 통과하는 삼차신경이 다른 뇌신경 및 관련 구조물과 함께 손상을 입는 경우가 많고, 또 염증이나 종양, 혈액순환장애 등의 원인에 의해 얼굴 근육이 위축되거나 경련이 생기고 눈 주변에도 비정상적인 반응이 나오거나 침, 콧물, 눈물이 흐르기도 한다.

또한 삼차신경 줄기가 빠져나오는 부위에 아픔이 있어 눌러보면 찌릿하면서 심한 통증이 나타나고 대상포진이나 중이염, 비염, 치주염 등에 의해 감염되는 경우도 있는데, 감염균이 신경절 또는 신경뿌리로 퍼져서 삼차신경을 침범하기 때문에 통증이 생기고, 그 외에 뇌 부위의 각종 종양에 의해 삼차신경이 압박을 받아 통증이 발생하는 경우도 있다.

중의학적 원인

1. 풍사(風邪)가 외부에서 침습하여 경락을 막아서 통하지 못한다
   (풍사외습, 경락조체불통 – 風邪外襲, 經絡阻滯不通)

   풍사(風邪)가 외부에서 침습하여 얼굴을 지나는 경락을 막아서 통하지 못하기기 때문에 얼굴에 통증이 생기는 것이다.

2. 간과 위장에 열이 뭉쳐서 위(上)로 치고 올라오다(간위울열상충 - 肝胃鬱熱上衝)

슬픔이나 노여움(怒) 초조함 등의 감정이 간과 위장을 상하게 하고, 간과 위장이 울결이 되어 熱이 발생하고, 그 熱이 얼굴로 치고 올라와 부딪치기 때문에 통증이 생긴다.

3. 음이 허하고 양이 강하여 허화가 위(上)로 타오르다
(음허양강, 허화상염 - 陰虛陽强, 虛火上炎)

陰이 허하여 陽이 강해지고, 陰이 허해서 火가 상부 얼굴로 타오르기 때문에 진액(津液)이 고갈되어 통증이 생기는 것이다.

증상별 치료

1. 풍사(風邪)가 외부에서 침습하여 경락을 막아서 통하지 못한다
(풍사외습, 경락조체불통 - 風邪外襲, 經絡阻滯不通)

1) 증상

주로 제2, 제3분지의 신경이 지나가는 광대뼈(顴骨), 빰(頰), 윗입술 바깥쪽(上脣外側), 입 꼬리(口角), 위턱(上頷), 아래턱(下頷), 콧날(鼻翼), 혀(舌)부위에 침으로 콕콕 찌르는 듯(鍼刺), 전기가 타는 듯(電灼), 칼로 가르는 듯(刀割), 손으로 찢는 듯(撕裂)한 느낌의 통증이 있다.

2) 치법

한을 흩어놓아 통증을 없애고, 뭉친 것을 풀어 경락을 소통시키고, 음을 자양하여 양을 가라앉힌다(산한지통, 거어통락, 자음잠양 - 散寒止痛, 祛瘀通絡, 滋陰潛陽).

3) 취혈

풍지 태양 족삼리

4) 배혈

• 통증부위별 배혈:

- 이마, 눈썹(額眉上)부위 (1분지) : 찬죽 양백 두유(頭維) 솔곡(率谷) 해계

- 위턱, 광대뼈(上頜顴)부위(2분지) : 사백 권료 상관(上關) 영향 합곡
- 아래턱, 입술(下頜唇)부위(3분지) : 협차 하관 예풍 내정 협승장

• 증상별 배혈
- 風邪外襲 : 외관(散風解表)
- 肝陽上亢 : 태충(淸瀉肝火)
- 陰虛陽亢 : 태계(滋陰潛陽)

5) 침구치료

• 풍지(風池)는 코끝이나 혀끝을 향하여 0.8~1.2촌 사침(斜鍼)하거나, 풍부(風府)까지 평자(平刺)로 투침(透鍼)하여 염전사법을 행하여 국부에 시큰하고 팽팽한 느낌이 머리 윗부분이나 앞이마, 눈, 눈꺼풀까지 확산되도록 하고 유침하는데, 풍지 안쪽에 연수(延髓)가 있으므로 깊이와 각도에 주의를 기울여야 한다. 제삽법은 禁한다.

• 예풍(翳風)은 1~1.5촌, 입을 열고 직자를 하거나, 얼굴 쪽 뺨을 향하여 15도 각도로 피침(皮鍼=平刺)을 한 후에 염전사법을 행하고, 얼굴과 뺨에 팽창하면서 저린 느낌(脹麻感)이 느껴지게 한 후에 유침한다.
예풍, 풍지는 후반신경(喉返神經)을 자극하여, 음식을 삼키는 장애(呑咽障碍)를 회복시키고, 뇌수를 보충하고 氣를 더하고 血을 돌리는 효력을 발휘한다.

• 태양(太陽)은 직자 혹은 위에서 아래로 사자(斜刺) 0.5~1촌, 사혈(瀉穴)이 가능하다.

• 족삼리(足三里)는 직자 1~1.5촌, 1분 정도 염전제삽사법을 행하여 시큰하면서 저린 느낌이 발목이나 무릎 쪽으로 퍼지면 멈추고 유침하는데, 10분마다 수법을 쓰고 침을 뺀 후에 뜸을 떠서 氣를 더하고 血을 만들며 위장경맥을 통하게 한다.

• 찬죽(攢竹)은 15도 각도의 평자(平刺=橫刺) 1~1.5촌, 눈썹에 위치한 기혈(奇穴)인 어미(魚尾)와 어요(魚腰)를 향하여 투침(透鍼)을 한 후에 염전법을 행하여, 침감이 눈썹 위 이마부분에 닿으면 멈추고 유침한다.

• 하관(下關)은 직자 0.5~1.2촌, 염전법을 행하고, 팽팽하고 무거운 침감이 얼굴 쪽으로 향하면 멈추고 유침한다.

- 사백(四白)은 직자 0.2~0.5촌, 염전법을 행하여 무겁고 팽팽한 침감이 얼굴 뺨에 닿으면 멈추고 유침한다.
- 어요(魚腰)는 평자 0.3~0.5촌, 사죽공(絲竹空)은 평자 0.5~1촌, 영향(迎香)은 0.2~0.5촌 깊이로 직자 혹은 안구 방향으로 올려서 45도 사침하거나 평자(平刺)한다.
- 양백(陽白), 태양(太陽), 권료(顴髎), 협차(頰車), 지창(地倉), 승장(承漿)은 삼릉침으로 사혈하고 부황을 떠서 피를 2~4ml 정도 뽑으면 효과가 더 좋다.
- 빠른 효과를 원한다면 적절한 手法을 정확하게 행하고, 환자의 氣가 實한 경우에 30분 이상 유침해도 되며, 침을 빼기 전에 30초 정도 적절한 염전법을 행하면 좋다.

6) 방해

- 풍지는 족소양담경(足少陽膽經)과 양유맥(陽維脈)의 교회혈(交會穴)로서, 머리를 맑게 하고 막힌 경락을 소통시키며, 풍열을 소통하고 흩어서 퍼지게 하고, 눈을 밝게 하고 귀를 잘 듣게 하며, 경맥을 통하게 하여 통증을 멈추게 한다.
- 예풍은 수족소양경(手足少陽經)의 회혈(會穴)로서 혈을 돌려서 막힌 것을 풀고, 모든 양경(陽經)의 氣를 통하게 하여 '通則不痛'을 실현한다.
- 하관, 양백, 사백, 권료, 협차, 영향, 지창, 승장, 사죽공, 어요는 삼차신경분지에 속해 있어 필요한 혈을 직접 자침하여 '通則不痛'의 목적을 달성할 수 있다.

임상사례

1. 간양상항(肝陽上亢)型

1) 증상

62세 여자, 집에서 남편과 크게 싸운 후에 좌측 얼굴에 통증이 생겼는데 시간이 지나면서 위턱과 아래턱, 콧구멍 옆과 아래 입술 부위가 칼로 베는 것 같이 아프고, 손을 대면 바로 통증을 느낄 정도이며, 말하기도 식사하기도 어렵고, 양치질과 세수를 하기 어려울 뿐 아니라 하품도 할 수 없을 정도로 통증이 심한데, 통증이 한 번 발작하면 1~2분씩, 하루 10여 차례 연속되고 있다.

병원에서 삼차신경통으로 판정받고 비타민 주사를 맞고 진통제를 받아서 복용하여 통증은 약해진 듯 했는데, 약을 안 먹으니 다시 통증이 시작되어 침으로 치료하고자 본 의원을 찾아왔다. 통증부위는 제2, 3분지에 걸쳐있다.

진단해보니 입이 마르고 구취가 나며(口乾口臭), 얼굴이 붉고(面赤), 눈알이 빨갛고 눈물이 흐른다(眼赤流淚), 혀는 마르고 태는 누러면서 두텁고 맥은 쟁반위에 구슬이 구르듯 하면서 빠르다(舌乾苔黃厚脈滑數).

2) 진단

양의진단 : 삼차신경통

중의진단 : 간양상항(肝陽上亢)型 면통(面痛)

3) 치법

간을 쏟아내어 양을 가라앉힌다(사간잠양 – 瀉肝潛陽).

4) 취혈

풍지 하관 예풍 협승장(夾承漿) 태양(太陽) 지창

배혈 : 제2분지 통증 : 사백, 권료, 합곡, 태충

제3분지 통증 : 협차, 영향, 합곡, 태충

5) 침구치료

- 풍지, 예풍, 하관, 태양, 사백은 上記되어 있으므로 생략한다.
- 협승장(夾承漿)은 승장(承漿)의 양 옆으로 1촌 떨어진 위치이며, 환측(患側)을 45도 각도로 찔러 승장의 반대측을 향하여 1~1.5촌 염전사법으로 사침하여 전기에 접촉한 것 같은 강렬한 느낌이 오면 멈추고 유침한다.
- 영향(迎香)은 0.2~0.5촌 깊이로 직자 혹은 안구 방향으로 올려서 45도 사침한다.
- 권료(顴髎)는 직자 0.3~0.5촌 혹은 사자(斜刺) 0.5~1촌, 염전사법을 행하고 유침한다. 삼릉침으로 사혈하고 부황을 떠서 2~4ml 정도 피를 뽑으면 효과가 좋다.
- 협차(頰車)는 직자 0.3~0.5촌, 또는 조금 더 굵은 호침으로 피부를 당겨 올리고 피부쪽으로 찔러서 지창까지 투침(透鍼)하고 염전사법을 1분간 행하고 유침한다.

협차는 삼릉침으로 사혈하고 부황을 떠서 2~4ml 정도 피를 뽑으면 효과가 좋다.

- 태충은 직자 0.5~0.8촌, 염전제삽사법으로 1분간 행하거나, 직자 1~1.5촌, 염전사법을 행하여 침감을 얻으면 멈추고 유침한다.
- 합곡(合谷)은 병세가 중할 경우에 반대편 손의 穴을 취하여(右病左取,左病右取) 직자 0.5촌, 염전제삽사법을 하거나, 직자 1촌으로 염전사법을 하여 엄지와 검지가 만나는 곳에서부터 팔꿈치를 향하여 전기에 닿은 듯한 느낌이 확산되면 멈추고 유침한다.

6) 치료효과

치료 3회 후에 칼로 베는 듯한 통증이 조금씩 가라앉아서 양치질, 세수를 편하게 하기 시작했고 얼굴과 눈 충혈도 완화되고 발작도 5~6차례로 줄어들었다.

7회 후에는 통증이 많이 가라앉고 발작도 2~3차례로 줄어서 생활에 큰 지장은 없으나 그래도 신경이 쓰인다고 한다.

10회 치료 후에 제반 증상이 많이 좋아져서 5일에 1회만 방문하였고, 15회 치료 후에는 정상을 회복했다.

치료 2회부터 치자12g 황금9g 생지황15g 생용골30g 생모려30g 석결명30g 귀판20g 우슬15g 감초9g을 매일 복용하게 했고, 호전됨에 따라 加減을 했다.

2. 간기울결(肝氣鬱結)型

1) 증상

45세 여자, 회사 업무로 6개월간 과로를 했고, 자식들이 속을 썩여 울화병이 생긴 것처럼 자주 화가 치밀어 올라오더니, 일주일 전에 갑자기 우측 얼굴의 눈 주변과 위, 아래, 광대뼈와 턱 부근에 송곳으로 찌르는 듯한 극심한 통증이 3일간 지속되어 잠을 자지 못하고 잘 먹지도 못하며, 입술과 뺨 주위를 만지면 벌레가 지나가는 것 같고, 심한 통증이 느껴지면서 눈물이 저절로 흐른다. 혀는 연한색이고 태는 엷고 희며 맥은 거문고 줄처럼 팽팽하면서 긴장되어 있다(舌淡苔薄白脈弦緊).

병원에서 검사한 결과 삼차신경통(제1, 2분지)으로 판정 받았다.

2) 진단

양의진단 : 삼차신경통

중의진단 : 간기울결, 양기불통(肝氣鬱結, 陽氣不通)型 면통(面痛)

3) 치법

간을 소통시켜서 막힌 것을 풀고, 양을 통하게 하여 경락을 활기차게 돌게 한다. (소간해울, 통양활락－疏肝解鬱, 通陽活絡).

4) 취혈

태양 양백 어요 협차 지창 예풍 청궁 청회

5) 침구치료

- 태양, 예풍, 협차는 상기(上記)되어 있으므로 생략한다.
- 청회(聽會), 청궁(聽宮)은 입을 벌린 상태에서 반대 측 귀 뒷부분을 향하여 사자(斜刺) 0.5~1寸, 염전사법을 행하여 삼차신경 분포 부위에 방사형으로 찌릿한 느낌이 퍼지면 멈추고 유침한다.
- 지창(地倉)은 협차, 대영(大迎), 권료를 향하여 1~1.5촌 투침(透鍼)하여 염전사법을 행하고 침감이 전해지면 멈추고 유침한다.
- 어요(魚腰)는 엄지와 검지로 눈썹 아래 피부를 살짝 잡고 올린 후에 찬죽(攢竹)을 향하여 1~1.5촌 투침하여 염전사법을 행하여 침감이 전해지면 멈추고 유침한다.
- 양백(陽白)은 어요를 향하여 15도 각도의 평자 0.5~1촌, 염전사법을 행하여 침감이 환측 앞이마에 전해지면 멈추고 유침한다.

6) 치료효과

치료 3회 후에 송곳으로 찌르는 듯한 통증이 좀 완화되고, 벌레가 지나가는 느낌도 줄어들었다. 7회 후에 송곳 통증이 손으로 누르는 듯한 느낌으로 변하고, 벌레가 지나가는 느낌은 없어지고 제반 증상이 좋아졌고, 10회 후 정상에 가까운 회복을 했다.

치료 2회부터 시호12g 백작20g 향부12g 지룡20g 당귀15g 천궁15g 백지12g 목향12g을 매일 복용하게 했고, 호전되어감에 따라서 加減을 했다.

3. 풍열습락(風熱襲絡)型

1) 증상

35세 남자, 왼쪽 얼굴과 뺨에 간헐적으로 근육이 수축되면서 통증이 생긴지 2년쯤 경과했는데, 최근 2개월 통증이 심해져서 병원에서 검사한 결과 삼차신경통으로 판정되었고, 약을 먹고 완화되기는 했으나 통증이 지속되어 본 의원을 찾아왔다. 진단을 해보니, 하루에 5~6회 발작하는데 그 중에 2~3회는 통증이 심하고 편두통이 동반되어 잠을 놓치기 일쑤이고, 잠들어도 꿈을 많이 꾸기 때문에 피로하고, 식욕이 없고 축 늘어지면서 입은 마르는데 물은 당기지 않는다.

혀는 붉으며 태는 없고 맥은 활시위처럼 팽팽하면서 빠르다(舌紅苔無脈弦數).

2) 진단

양의진단 : 삼차신경통

중의진단 : 풍열습락(風熱襲絡)型 면통

3) 치법

풍을 없애고 열을 씻어 내리며, 경락을 통하게 하여 통증을 멈추게 한다.

(거풍청열, 통락지통 - 祛風淸熱, 通絡止痛)

4) 취혈

풍지 태양 권료 합곡 외관 열결 족삼리

5) 침구치료

- 풍지 태양 권료는 上記되어 있으므로 생략한다.
- 합곡(合谷)은 반대편 손의 穴을 취하여 직자 0.5촌으로 염전제삽사법을 행하거나, 직자 1촌으로 염전사법을 행하여 엄지와 검지가 만나는 곳에서부터 팔꿈치를 향하여 전기에 닿은 듯한 느낌이 확산되면 멈추고 유침한다.

  합곡은 수양명경(手陽明經)의 원혈(原穴)이면서 사관혈(四關穴)이라서 머리와 얼굴(頭面) 부위의 질환을 치료하며, 풍을 없애고 열을 씻어 내리며 경락을 통하게 하여 통증을 멈추게 하는(祛風清熱,通經止痛) 효과가 있다.

- 외관(外關)은 직자 1촌, 염전제삽법을 행하고 침감이 오면 멈추고 유침한다. 외관은 삼초(三焦)의 낙혈(絡穴)로서 머리를 맑게 하고 풍을 소통시키며, 사기(邪氣)를 흩어놓아 통증을 없애는(清頭疏風, 散邪止痛) 효과가 있다.
- 열결(列缺)은 위로 공최(孔最)를 향하여 瀉하거나 아래로 태연을 향하여 45도 각도로 0.3~0.8촌 가볍게 염전사법을 행하여 침감이 오면 멈추고 유침한다. 열결은 폐경의 낙혈(絡穴)로서 풍을 소통하고 경락을 통하게 하는 소풍통락(疏風通絡)의 효과가 있어 편투통에도 효과가 좋다.
- 족삼리(足三里)는 직자 1~1.5촌, 염전제삽보법을 행하여 찌릿한 느낌이 발목이나 무릎 쪽으로 퍼지면 멈추고 유침하는데 10분마다 수법을 써서 비장을 튼튼하게 하고 胃를 편하게 하며, 정기를 돕는 효과가 있어서 기혈회복과 소화력 증진에 중요한 혈이다.

6) 치료효과

치료 5회 후에 발작이 1~2회로 줄고 통증도 좀 완화되었고, 잠도 자고 잘 먹고 힘도 생기는 것 같다고 한다. 10회 후에 통증과 발작이 매우 완화되어 기분 좋게 생활하고 밥도 잘 먹는 편이라고 한다.

15회 후에 제반 증산이 거의 호전되어 16회 째부터는 1주일에 1회만 오라고 했고 그로부터 5회 후에 정상이 되어 환자는 오지 않았다.

치료 2회부터 황금9g 황연6g 황백9g 치자9g 복령20g 생지황15g 목향12g 진피12g를 매일 복용하도록 처방했고, 호전되어감에 따라서 加減을 했다.

2 좌골신경통 坐骨神經痛, Sciatica - 요퇴통, 이상근염, 요추추간판탈출증

좌골신경통(坐骨神經痛)이란 좌골신경 분포구역을 따라 허리에서 시작해서 엉덩이, 종아리를 거쳐 발등까지 나타나는 통증을 말한다. 좌골신경은 우리 몸에서 가장 길고 손가락처럼 굵은 신경인데, 이 좌골신경이 척추관협착이나 추간판탈출 등에 의해서 자극을 받거나, 엉덩이근육(大臀筋) 아래에 있는 이상근(piriformis - 궁둥구멍근)에 염증이 생겨서 신경을 압박하기 때문에 통증이 생기는 질환이다.

척추관협착증 환자는 오래 걷다 보면 통증이 생기거나 다리의 힘이 빠지다가 쉬면 회복되고, 또 간헐적으로 절뚝발이처럼 걷는 파행(跛行) 증상이 있는가 하면, 추간판탈출증 환자는 신경이 눌려서 앉아있어도 뒷다리와 종아리가 당기면서 통증이 생긴다.

일반적으로 처음 발생하면 며칠 내에 자연스럽게 회복되는 경우가 많고, 50%는 10일 이내, 70%는 4주 이내에 통증이 호전되지만, 체력이 약해지거나 스트레스를 많이 받거나 과로하거나 방사(房事)가 많으면 재발할 가능성이 높고, 회가 거듭할수록 재발기간이 짧아지며, 30%의 환자는 1년 이상 통증이 지속되어 고통 속에 시달리게 된다.

중의학에서는 좌골신경통을 '비증(痺證)'의 범주로 보며, 고전에는 요퇴통(腰腿痛) , 환도풍(環跳風), 좌둔풍(坐臀風)이라고 명명했다.

원인

좌골신경통(坐骨神經痛)의 원인 중에는 요추4~5번 사이 또는 요추5~엉치뼈(骶骨) 1번 사이의 추간판이 탈출하여 신경뿌리를 누르는 경우가 가장 많고, 척추관에 지방이나 칼슘덩어리 등 이물질이 끼면서 신경을 압박하는 척추관협착증이 그 다음으로 많고, 엉덩이 대둔근(大臀筋) 아래에 있는 이상근(궁둥구멍근)에 염증이 생겨 근육 압축시에 좌골신경을 압박하여 통증이 생기는 등의 원인이 있다.

그러나 좌골신경통은 추간판탈출증 등으로 얼마만큼 압박되는가에 따라 통증이 좌우

되는 것이 아니라, 국소 염증 및 면역학적 과정이 주로 관여하는 것이라는 학설도 있다. 그래서 추간판탈출증의 정도와 좌골신경통의 통증 크기는 직접적인 상관관계가 뚜렷하지 않다고 보는 견해도 있다.

중의학적 원인

1. 나쁜 습관과 좋지 않은 환경에 기거하여 衛氣가 단단하지 못하고, 살결(腠理-주리)이 굳게 지키지 못하고 비어서 寒, 濕, 風 등의 사기(邪氣)가 침습했기 때문이다.
2. 힘든 일을 하고서 땀을 많이 흘리는 중에 바람을 맞거나, 찬 강물을 지나면서 寒邪가 몸에 침입하거나, 오랫동안 습한 곳에 머무르게 되어 습이 몸에 스며드는 등 風, 寒, 濕邪가 경락에 침투하여 원활한 흐름을 방해하여 氣와 血이 정체되기 때문이다.

증상의 특징

한 쪽 혹은 양쪽으로 허리에서 시작하여 엉덩이, 허벅지, 종아리 바깥쪽을 거쳐 발등까지 어딘가에 저리거나 무감각하거나 송곳으로 쑤시는 듯, 칼로 베는 듯 ,전기로 충격을 가하는 듯, 뜨겁게 타는 듯한 통증들이 방사형으로 퍼진다.

화장실에서 배변할 때나, 기침을 하거나 상체를 구부릴 때, 무거운 물건을 들 때 순간적으로 복압이 올라가면서 통증이 심해지고, 또 긴장된 자세를 취하여 엉덩이 쪽에 힘이 가해질 때도 통증이 나타난다.

좌골신경이 적게 당겨지는 자세를 취하면 통증이 완화되므로 환자 중에는 신경통이 있는 다리의 무릎을 구부리고 엉덩이를 바깥쪽으로 빼고 걷는 것을 종종 볼 수 있다.

초기에는 한 동안 쉬고 활동을 덜하면 저절로 사라지는 것 같지만, 원인제거가 되지 않으면 2~3개월 후에 다시 통증이 반복될 수 있으며, 반복될수록 통증은 점점 더 심해지고 주기는 짧아진다.

발생 빈도 및 요인

좌골신경통은 모든 통증 중에서 약 40%를 차지할 정도로 발생 빈도가 높고, 요통이 있는 환자의 20% 정도가 좌골신경통도 함께 있는 것으로 알려져 있으며, 연령이 높아질수록 빈도도 높아진다.

평생에 걸쳐 보면 전체 인구의 30% 이상이 적어도 한 번 이상 엉덩이가 저려서 주먹으로 엉덩이를 치거나, 뒷다리와 종아리가 당기고 아파서 주무르거나 치료를 받았던 경험이 있다고 한다.

남녀 간에는 차이가 없고 40~60代에 많이 발생하며 과체중, 과음, 흡연, 스트레스가 많아질수록 빈도가 높아지고, 무거운 물건을 들어야 하는 육체적 강도가 높은 직업이나 오랜 시간 앉아서 같은 자세로 운전을 하는 사람들, 또 구부정하게 몸통을 구부리거나 비틀어서 일하는 사람들에게서 많이 발병한다.

증상별 치료

1. 경락이 아프고 막히다(경락비조－經絡痺阻)

1) 증상

허리가 아프고 엉덩이부터 종아리까지 쿡쿡 쑤시며, 책상에 앉아있거나 양반다리하고 있으면 뒷다리가 칼로 베는 것 같은 통증이 방사형 형태로 주기적으로 나타나며, 조금만 걸어도 엉덩이가 당기고 아파서 주먹으로 툭툭 치면서 다닌다.
혀는 어두운 색이고 태는 희며 맥은 거문고 줄처럼 팽팽하다(舌黯苔白脈弦).

2) 치법

풍을 소통시키고 한을 흩어놓고, 경락을 통하게 하며 기를 움직여 통증을 없앤다.
(소풍산한, 소통경락, 행기지통－疏風散寒, 疏通經絡, 行氣止痛).

3) 취혈

내관 인중 대장수 환도 질변 위중 곤륜 양릉천 현종 이통위수(以痛爲兪)

4) 배혈

허리의 통증이 심해서 허리를 좌우로 돌리기 어려우면 후계(後溪)와 손등의 요통점(腰痛点)을 강하게 자극하여 허리를 풀고, 돌려 엎드리게 한 후에 자침한다.

5) 침구치료

- 내관(內關)은 염전제삽사법을 가볍게 1분간 자극하고 침감이 오면 멈추고 유침한다.
- 인중(人中)은 양쪽 비공(鼻孔)의 중간을 향하여 45도 각도로 0.3~0.5촌을 자침한 후에 시계방향으로 살짝 돌려서 득기(得氣)한 후에, 참새가 모이를 쪼듯이 작탁법(雀啄法)을 행하여 눈에 눈물이 고일 때까지 10초~30초 동안 수법을 행한 후에 유침하는데, 환자의 氣가 충만하다면 10분 간격으로 작탁법을 사용하면 효과가 더 좋다.
- 대장수(大腸兪)는 직자 1~1.5촌, 염전사법을 1분간 행하고 시큰하면서 전기에 닿은 듯한 침감이 오면 멈추고 유침한다.
- 환도(環跳)는 환자의 건강한 측면이 아래로 가고, 병든 측면이 위로 올라오도록 측와(側臥)를 시키고 아래 다리는 약간 구부리고, 상체를 약간 비틀고 환측 대퇴부를 60도 정도로 올리면서 무릎이 바닥에 닿게 구부리는 자세를 취하고, 2.5~3촌 깊이로 전기에 닿은 것 같은 침감이 다리 측면과 발등과 발바닥까지 전해지도록 제삽사법을 행하고, 강한 침감을 3회 정도 얻으면 침을 뺀 후에 유침하지 않는다.
- 질변(秩邊)은 직자 2.5~3촌, 제삽사법으로 1분간 행하고 뒷다리와 종아리 쪽으로 침감이 오면 멈추고 유침한다.

  질변은 족태양방광경에 속하기 때문에 하초를 소통시키고 허리와 무릎을 강하게 하며, 면역력 회복을 촉진하기 때문에 좌골신경통과 요배통(腰背痛), 하지마목(下肢痲木)을 치료하는 要穴이다.
- 위중(委中)은 직자 1~1.5촌, 제삽사법으로 1분간 행하여 다리가 3회 정도 움찔하면 멈추고 유침한다.

  급성의 좌골신경통이나 중풍의 경우 의사가 왼 손으로 환자의 발목을 잡고, 팔꿈치로는 환자의 빈골(髕骨)을 감싸고서 90도 각도로 다리를 올리고 제삽사법을 행하여 다리가 3회 정도 움찔거리면 멈추고 출침한 후에 유침하지 않는다. 위중은 필요시 괵정맥(膕靜脈－오금)에서 사혈(瀉血)하여 부황으로 3~4ml 정도 피를 빼면 좋고, 또 허리나 다리의 압통점을 찾아 그 곳에서 사혈을 해도 효과가 좋다.

- 곤륜(崑崙)은 직자 0.5~0.8촌, 염전사법을 행하여 시큰하면서 팽팽한 산창감이 느껴지면 멈추고 유침한다. 곤륜은 유산의 가능성이 높기 때문에 임산부에게는 禁한다.
- 양릉천(陽陵泉)은 근(筋)이 모이는 혈(筋之會穴)이므로 직자 1~1.5촌, 염전제삽사법을 1분간 행하고 침감이 오면 멈추고 유침한다. 또 하나의 자침 방법은 양릉천에서 음릉천으로 투침(透鍼)하여 경락의 기를 소통시키고, 근(筋)을 풀고 관절을 이롭게 하며, 熱을 내리고 습을 내보내고 氣를 다스려 통증을 없앤다.
- 현종(懸鍾)은 직자 0.8~1촌, 염전법으로 1분간 행하여 침감이 오면 멈추고 유침한다.
- 이통위수(以痛爲兪)는 허리에서부터 좌골신경을 따라서 내려오다 어느 부위에 통증이 있으면 그 부위에 자침하거나, 사혈하고 부황을 떠서 3~4ml의 피를 뽑아내면 효과가 좋다.

5) 방해

- 인중과 내관은 진통의 효과가 크고, 대장수는 방광경의 맥기(脈氣)가 시작되는 곳이라서 허리부위와 좌골신경의 통증을 없애는 중요한 穴이다.
- 질변, 위중, 곤륜은 족태양방광경의 삼총사로서 氣를 소통시켜서 막힌 경맥을 뚫어 좌골신경통, 요통, 중풍 등의 통증을 없앤다.
- 환도, 양릉천, 현종은 족소양담경의 穴로서 경락을 잘 소통시키고 통증을 없애는 담경(膽經)의 삼총사 穴이다. 필요시에 부황을 떠서 氣와 血을 돌려 막힌 것을 뚫고 통증을 감소시킨다.

임상사례

1. 풍한습주(風寒襲腠)型

1) 증상

28세 남자, 보름 전에 며칠 동안 업무로 인해 과로하고, 야근을 하느라 추운 곳에서 잠을 잤는데, 갑자기 우측 엉덩이, 허벅지, 종아리 옆 부위에 시큰하고 팽팽한 느낌이 있고, 가끔씩 심하게 아프면서 냉기가 느껴지는데, 최근 3일은 더 아파서 잠자기 어려웠고 걷기도 힘들었다. 병원에 가서 혈액검사와 X-Ray 검사를 받았는데 백혈구수치가 조금 높아 염증이 의심되며 큰 문제는 없다고 하여 본 의원을 찾아왔다.

관원수, 환도, 은문(殷門), 승산혈에서 뚜렷한 압통점이 나타났고, 발가락이 힘이 없는데 특히 엄지발가락이 그렇다.

하지직거상검사(下肢直擧上檢査=直腿抬高試驗)에서 30도 양성(陽性)으로 나타났고 허리와 엉덩이, 허벅지 피부에 찬 것이 싫고 따뜻한 것이 좋게 느껴진다 했다.

혀는 자색 태는 희며 맥은 거문고 줄처럼 팽팽하게 긴장되어 있다(舌紫苔薄白脈弦緊).

2) 진단

양의진단 : 좌골신경통

중의진단 : 풍한습주(風寒襲腠)型 좌골신경통

3) 치법

기와 혈을 소통시키고 찬 것을 흩어놓아 통증을 멈추게 한다.

(소통기혈, 산한지통-疏通氣血 散寒止痛)

4) 취혈

환도 관원 대장수 은문 승산 위중 곤륜

5) 침구치료

- 환도, 대장수, 위중, 곤륜, 위중은 上記되어 있으므로 생략한다.

- 관원은 직자 1~2촌, 호흡염전보법을 행하고 침을 뺀 후에 뜸을 3장 이상 뜨면 좋다.
  임산부에게는 신중하거나 禁한다
- 은문(殷門)은 직자 2~2.5촌, 승부는 2.5~3.5촌, 염전제삽사법을 1분간 행하고 시큰하면서 팽팽한 산창감이 느껴지면 멈추고 유침한다.
  은문은 근육을 풀고 경락을 활기차게 하며, 허리와 척추를 강하게 한다.
- 승산(承山)은 직자 1~2촌, 염전제삽사법을 1분간 행하고 시큰하면서 팽팽한 산창감이 느껴지면 멈추고 유침한다. 또 다른 방법은 승산(承山)에서 위중을 향해 8寸~1尺 芒針으로 횡침(橫鍼)해서 염전사법을 써서 근육을 풀고 경락을 활발하게 움직인다.
- 차료(次髎)는 직자 1~1.5촌, 염전법으로 평보평사를 1분간 행하여 전기에 닿은 듯한 느낌이 오면 멈추고 유침한다. 차료는 허리, 다리의 완고성(頑固性) 질환에 요혈이다.
- 관원수, 은문, 위중, 승산, 곤륜은 30분 동안 유침한 후에 빼면 환자가 온 몸에 열감을 느끼는데, 특히 아픈 다리(患肢)에 열감이 흘러가는 것처럼 느껴지면서 아픔이 덜해지는 것을 감지할 수 있다.
- 자침 수법이 강자극일 때는 환자가 지치지 않도록 5회를 자침하고 3일 정도 휴식하던가, 2일에 1회 정도 자침하는 것이 좋다.

6) 치료효과

치료 3회 후에 통증이 경감되고 잠을 편하게 잘 수 있었고, 치료 5회 후에 통증이 많이 경감되고 걷기가 편해졌으며 하지직거상검사에서 60도로 올라갔고, 치료 10회 후에 다리가 90도 가까이 올라가고 제반 증상이 없어지고 잘 걷고 압통점도 사라졌다.

치료 2회부터 마황12g 방풍12g 세신3g 강활12g 현호색15g 천궁15g 황기30g 炒전갈12g 오공3條를 매일 복용하게 했고, 호전됨에 따라서 加減을 하여 조절했다.

2. 풍한습사(風寒濕邪)型

1) 증상

28세 남자, 여름에 에어컨을 켜놓고 바닥에서 매일 잠을 잤는데, 5일 후에 우측 허리와 엉덩이, 허벅지에서 발등까지 계속적인 통증이 있고, 간헐적으로 작열하는 느낌의 통증이 나타난 지 1개월 되었다. 밤엔 잠을 이룰 수 없어 진통제를 먹고 겨우 잠이 들었고, 뒷다리가 당기고 아파서 걷기 힘들어서 내원했고, 검사결과 하지직거상검사에서 30도 올라가고 환도와 위중혈에서 현저한 압통을 느끼고 있다.

2) 진단

양의진단 : 좌골신경통

중의진단 : 풍한습사(風寒濕邪)型 좌골신경통(비증－痺證)

3) 치법

풍을 소통시키고 찬 것을 흩어놓으며, 기를 다스려 습을 제거하고, 경락을 통하게 하여 통증을 없앤다. (소풍산한, 이기거습, 통락지통－疏風散寒, 理氣袪濕, 通絡止痛)

4) 취혈

질변 환도 신설 신수 대장수

5) 침구치료

- 둔삼침(臀三針)의 질변, 환도, 신설은 망침(芒針)으로 5~6촌, 염전제삽사법을 1분간 행하여 다리 아래쪽으로 시큰하고 저린 침감이 강하게 뻗치면 멈추고 유침하지 않는다. 그런데 침감이 강하지 않으면 유침한다.
- 신설新設)은 가후상극(髂後上棘)과 미골첨(尾骨尖)의 연결선상의 중간점에 위치한다.
- 신수, 대장수는 직자 3~4寸, 요추 신경근까지 자침하여 염전제삽사법으로 전기에 닿은 듯한 침감이 아래쪽을 향해 방사형으로 뻗치면 멈춘 후에 유침한다.
- 환자가 젊고 기운이 충만하기 때문에 둔삼침(臀三針)과 신수, 대장수에 강한

자극을 행할 수 있었고, 그래서 비교적 효과가 빨리 나타났다.

6) 치료효과

치료 3회 후에 허리와 엉덩이 통증이 감소되어 잠을 잘 수 있었고, 5회 후에는 뒷다리가 당기지 않고 허리, 엉덩이 허벅지의 통증도 거의 사라졌고, 다리를 90도 가까이 올렸고, 7회 후에 허리와 다리의 환도, 위중혈에 통증도 사라져 더 이상 내원할 필요가 없어졌다.

치료 2회부터 독활12g 위령선15g 마황9g 계지12g 방풍12g 현호색15g 천궁15g 炒전갈12g 오공3條 지룡20g을 매일 복용하게 했고, 호전됨에 따라서 加減을 했다.

3. 경락비조(經絡痺阻)型

1) 증상

48세 남자, 3년 전부터 허리와 다리에 통증이 있어서 진통제를 먹으면 통증이 사라지곤 했는데 최근 6개월 전부터는 약을 먹어도 진통이 제대로 되지 않고, 통증이 허리와 왼쪽 엉덩이 깊은 곳에서부터 종아리까지 방사형으로 쿡쿡 쑤시며 칼로 베는 것 같아서 병원을 찾아 MRI 검사를 한 결과 요추4,5번 추간판이 좌측 후방으로 돌출되어 있고, 하지직거상검사에서 양성(30도)으로 나타났고, 환도, 은문, 위중혈에서 심한 압통점이 발견되었다.

혀는 어둡고 태는 희고 맥은 거문고 줄과 밧줄처럼 팽팽하다(舌黯苔白脈弦緊).

2) 진단

양의진단 : 좌골신경통

중의진단 : 경락비조(經絡痺阻)型 좌골신경통(비증－痺證)

3) 치법

근육을 풀고 경락을 통하게 하며, 기를 돌려 통증을 멈추게 한다.

(서근통락, 행기지통－舒筋通絡, 行氣止痛)

4) 취혈

요협척(腰夾脊) 대장수 차료 환도 양릉천 위중 승산 곤륜

5) 침구치료

- 요협척(腰夾脊)은 허리 통증부위를 중심으로 위아래 척추 정중선(正中線)에서 0.5촌 떨어진 협척혈(夾脊穴)을 0.5촌 깊이로 직자하여 염전제삽사법을 1분간 행하고 침감이 오면 멈추고 유침하는데 대개 요추 2,3,4,5번의 극돌하(棘突下) 양측에 자침한다.
  또 다른 방법은 통증부위 요추 정중선에서 좌우 1.5촌 거리에 2.5~3.5촌 깊이로 직자해서 염전제삽사법을 1분간 행하여 국부와 뒷다리로 산창감이 오면 멈추고 유침한다.
- 대장수, 차료, 환도, 양릉천, 위중, 승산, 곤륜은 上記되어 있으므로 생략한다.

6) 치료효과

치료 3회 후에 엉덩이와 뒷다리의 통증이 감소되었고, 5회 후에 허리가 편해지고 엉덩이, 다리도 많이 편해졌고, 10회 치료 후에는 다리가 거의 직각에 가깝게 올라가고 통증이 소멸되었다. 5일에 한 번씩 내원하게 하여 5회를 더 자침하고 끝냈다.

치료 2회부터 현호색15g 천궁15g 두충12g 우슬15g 황기30g 炒전갈12g 오공3條를 처방하여 매일 복용하게 했고, 호전되어감에 따라서 加減을 하여 조절했다.

4. 기체혈어(氣滯血瘀)型

1) 증상

55세 여자, 2개월 전에 풍한(風寒)이 침습하여 우측 엉덩이와 종아리 바깥쪽에 방사형 통증이 생겨서 병원을 찾아가 침을 맞고 부황을 뜨면서 치료를 받고 호전되었으나 2주일 전에 다시 통증이 심해져서 본 의원을 방문하였는데, 이때는 발등과 발가락까지 통증이 번진 상태였다.

하지직거상 검사에서 좌측은 80도, 우측은 30도 정도 밖에 올라가지 않고, 우측 엉덩이와 뒷다리, 오금 등 방광경을 따라 눌러보니 심하게 압통을 느꼈다.

혀는 어둡고 태는 희며 맥은 가늘면서 거문고 줄처럼 팽팽하다(舌黯苔白脈細弦).

2) 진단

양의진단 : 좌골신경통

중의진단 : 기체혈어(氣滯血瘀)型 좌골신경통(비증-痺證)

3) 치법

기를 다스리고 혈을 움직여서 경락을 소통시킨다.

(이기행혈, 소통경락-理氣行血, 疏通經絡)

4) 취혈

환도 승부 위중 비양 곤륜

5) 침구치료

- 환도, 승부, 위중, 곤륜은 上記되어 있으므로 생략한다.
- 비양(飛陽)은 0.35mm 굵기의 호침(豪鍼)으로 직자 1~1.5촌, 염전보법으로 평보평사하여 1분간 행침(行鍼)하고 산마감이 발가락 끝까지 전해지면 멈추고 유침한다.

6) 치료효과

치료 3회 후에 발등과 발가락의 통증이 감소되고 엉덩이와 뒷다리의 압통이 줄어들었고, 7회 후에 허리, 다리, 발등의 통증이 거의 사라졌고 하지도 80도 정도 올라갔다.

재발을 방지하기 위해 3회를 더 자침하고 끝냈다.

치료 2회부터 천궁15g 우슬15g 계혈등30g 삼릉12g 아출12g 황기30g 炒전갈12g 오공3條를 처방하여 매일 복용하게 했고, 호전됨에 따라서 加減을 하여 조절했다.

5. 풍한습사, 하초비조(風寒濕邪 下焦痺阻)型

1) 증상

45세 남자, 2개월 전부터 좌측 허리와 다리에 통증이 있어서 병원을 찾아 검사한 결과 좌골신경통으로 판정을 받고 약을 먹고 있으나 별로 개선되지 않고 통증이 여전하여 본 의원을 찾아왔다.

얼굴이 파리하고 찬 것을 싫어하고 소변이 약하고 색이 누러며, 양반다리 하고 앉으면 엉덩이 밑이 많이 아프고, 다리를 폈다 굽혔다 하기 불편하여 활동하는데 지장이 있고, 무릎이 시리고, 오래 서있으면 통증이 허리에서 엉덩이, 종아리까지 방사형으로 뻗치는데 저녁에 더 아프다. 하지직거상검사에서 30도 정도 올라간다.

2) 진단

양의진단 : 좌골신경통

중의진단 : 풍한습사, 하초비조(風寒濕邪 下焦痺阻)型 좌골신경통(비증－痺證)

3) 치법

풍과 습을 제거하고, 찬 것을 흩어놓아 통증을 없애며, 신장을 튼튼하게 하여 경락을 통하게 한다.(거풍제습, 산한지통, 건신통락－祛風除濕 散寒止痛, 健腎通絡)

4) 취혈

신수 환도 질변 풍문 은문 양릉천 승산 현종 이통위수(以痛爲兪)

5) 침구치료

- 신수(腎兪)는 1~1.5촌, 태계는 직자 0.5~1촌, 염전보법을 행하고 침감이 오면 유침한다. 신수는 신장을 보하여 양을 강하게 하고 한습을 물리쳐 없앤다.
- 환도, 질변, 은문, 양릉천, 승산, 현종은 上記되어 있으므로 생략한다.
- 환도, 은문은 반드시 염전제삽사법(捻轉提揷瀉法)을 써서 방사형으로 시큰하면서 저린 산마감과 찌릿하면서 튀어 오르는 듯한 도동감(跳動感)을 느끼게 한 후에 유침해야 효과가 좋은데, 환도는 강한 침감을 얻고 난 후에는 유침하지 않는다.
- 양릉천(陽陵泉)은 종아리 측면에서 발등, 발가락까지 통증이 심하면 1尺1寸~1尺3寸 芒針으로 양릉천에서 삼음교로 透針하여 통증을 가라앉힌다.
- 풍문은 45도 각도로 斜刺 0.5~0.8촌, 가볍게 염전사법을 1분간 행하여 침감이 느껴지면 멈추고 유침한다. 풍문은 풍을 소통시키고 한을 흩어놓는다.
- 이통위수(以痛爲兪)는 압통점에 자침하여 경락을 활발하게 움직여서 통증을

없애는 것이며, '아픈 곳을 혈자리로 삼는다(痛者以痛爲兪)'라는 뜻이다.

6) 치료효과

치료 3회 후에 엉덩이 안쪽과 다리의 방사형 통증이 감소되고, 7회 후에 종아리와 엉덩이, 다리의 통증이 거의 사라지고 소변이 시원스럽게 나오고, 양반다리를 해도 아프지 않고 서있어도 당기지 않았고, 하지직거상 검사에서 거의 90도 정도로 올라갔다.

재발 방지를 위하여 3회 더 치료하고 끝냈다.

치료 2회부터 두충12g 속단12g 산약15g 육계12g 오약12g 천궁15g 현호색15g 황기30g 炒전갈12g 오공3條를 처방하여 매일 복용하게 했고, 회복됨에 따라서 加減을 하여 조절했다.

3 요통 腰痛, Lumbago – 요척통, 요추추간판탈출증, 요추관협착증

요통(腰痛)은 허리를 지탱하고 있는 척추(요추)뼈와 관절이 약해져 아래로 내려앉거나, 추간판(디스크)이 뒤쪽으로 밀려 나오거나, 척추관이 협착이 되고 인대가 늘어나는 등의 원인에 의해서 허리의 척추(요추)신경이 눌리기 때문에 생기는 통증을 말한다.

추간판탈출증은 서있으면 통증이 감소되고 앉거나 구부리면 통증이 증가하며, 척추관협착과 관절 이상은 앉아서 쉬면 통증이 감소하고 걸으면(특히 내리막길) 통증이 증가하며, 요추염좌는 활동을 하거나 허리를 구부리면 통증이 증가한다.

요통은 평생에 한 번 이상 겪게 되는 통증으로, 보통 1~2주 내에 회복되는 경우가 많지만, 직업상 허리를 많이 사용하거나 늙어갈수록 발병의 빈도가 높아지며 병세도 중해진다. 중의학에서는 요통(腰痛), 요척통(腰脊痛)이라고 한다.

원인

원인은 다양하지만 감염이나 종양, 척추관협착증, 추간판탈출증, 척추측만증, 퇴행성 관절염, 요로결석, 자궁질환 등의 원인 이외에 일상생활에서 무거운 것을 들고 날라야 하는 직업을 갖고 허리를 많이 사용하거나, 본래 허리가 약하게 태어났거나, 중한 병이나 교통사고 등으로 병원에 오래 입원하거나, 운동을 하다가 혹은 무거운 것을 들다가, 또는 높은 곳에서 떨어지거나 넘어져서 허리를 다치는 등의 원인이 있다.

중의학적 원인

1. 한과 습이 외부로부터 침습하다(한습외습 – 寒濕外襲)

   일을 하면서 땀을 흘리고 옷도 젖은 상태에서 찬바람을 맞거나, 혹은 습한 곳에 오래 누워있거나 하여 한습의 사기(邪氣)가 허리의 경락을 침습하여, 기혈이 잘 운행하지 못하고 허리에 뭉치게 되어 통증이 유발되는 것이다.

2. 경락이 뭉치고 막히다(경락비조 – 經絡痺阻)

갑자기 허리를 삐거나 과로가 누적되어 근육과 경맥이 약해지고, 기혈이 잘 운행되지 않아 혈이 뭉치고 막혀서 허리가 아프다.

3. 신장이 약해서 경락이 막히다(신허조락 – 腎虛阻絡)

병을 오래 앓거나 타고난 체질이 약하거나 방사(房事)를 많이 하거나 노년이 되어서, 신장이 약해져 정기(精氣)가 소모되고 신장의 氣가 부족하게 되니, 허리가 텅비어 통증이 생기는 것이다.

증상별 치료

1. 한과 습이 외부로부터 침습하다(한습외습 – 寒濕外襲)

1) 증상

허리가 시큰거리고(腰部酸痛), 어떤 때는 가볍다가 어떤 때는 중하고(時輕時重), 통증이 엉치뼈, 엉덩이, 대퇴부, 오금까지 연결되며(痛連骶臀股膕), 구름끼고 비오거나 차거나 습하면 통증이 더 심해진다.(遇天陰雨寒濕痛甚).

혀는 담홍색이고 태는 얇고 희며 맥은 가라앉고 밧줄처럼 긴장되어 있다.(舌淡紅苔薄白脈沈緊)

2) 치법

한을 없애고 습을 제거하며, 양을 따뜻하게 하여 경락을 통하게 한다.
(거한제습, 온양통락 – 祛寒除濕, 溫陽通絡)

3) 취혈

신수 위중 요양관 풍부 곤륜 대장수 차료 아시혈

4) 배혈

감기로 오한, 발열이 있으면 대추, 합곡을 추가하여 열을 내리고 경락을 통하게 한다.

5) 침구치료

- 신수, 대장수는 직자 1.5~2촌으로 제삽사법(提揷瀉法)을, 차료는 1~1.5촌으로 염전사법(捻轉瀉法)을 행하여 시큰하면서 전기에 닿은 듯한 침감이 발로 향하여 퍼지면 멈추고 유침한다.
- 위중(委中)은 직자 1~1.5촌, 제삽사법을 1분간 행하여 다리가 3회 정도 움찔하면 멈추고 유침한다.

  급성의 요통으로 허리를 돌리지 못하면 의사가 왼 손으로 환자의 발목을 잡고, 팔꿈치로는 환자의 빈골(髕骨)을 감싸고서 90도 각도로 다리를 올리고 제삽사법을 행하여 다리가 3회 정도 움찔거리면 멈추고 출침한 후에 유침하지 않는다.

  필요시 괵정맥(膕靜脈－오금)에서 사혈하여 부황으로 3~4ml 정도 피를 빼면 좋다.
- 요양관(腰陽關)은 30도 각도로 상방(上方)을 향하여 0.6~1촌 깊이로 사침(斜鍼)하고, 가볍게 염전법을 30초 정도 행하여 침감이 국부에 느껴지면 멈추고 유침한다.
- 풍부(風府)는 직자 또는 아래를 향하여 사자(斜刺) 0.5~1촌, 염전법을 1분간 행하여 국부의 침감이 오면 멈추고 유침하는데, 안쪽에 연수(延髓)가 있어 깊이 찌르면 위험하기 때문에 주의를 기울여야 한다.
- 곤륜(崑崙)은 직자 0.5~0.8촌, 염전법을 행하여 시큰하면서 저린 산마감(酸麻感)이 느껴지면 유침한다. 곤륜은 유산의 가능성이 높기 때문에 임산부에게는 절대 禁한다.
- 아시혈은 통증부위에 침을 놓고 나서 부황을 떠서 피를 뽑아내면 치료효과가 훨씬 좋다.

6) 방해

- 신수, 요양관, 풍부는 陽을 북돋아서 찬 기운을 흩어놓고 습을 퍼트려서 기혈이 운행할 수 있게 만든다.
- 위중, 곤륜, 차료, 대장수는 방광경맥의 穴로서 아시혈과 배합하여 족태양경맥의 氣를 원활하게 소통시키고 통증을 멈추게 한다.

- 아시혈은 이통위수(以痛爲輸)라 하여, 압통점에 자침하여 경락을 활발하게 움직여 통증을 없앤다. '아프면 아픈 곳을 혈자리로 삼는다(痛者以痛爲輸).'

2. 경락이 뭉치고 막히다(경락비조－經絡痺阻)

1) 증상

과로가 쌓이면 통증이 나타나며(勞累而發), 허리에 힘이 들어가 단단하고 시큰거리면서 아프고(腰部强直酸楚), 아픈 곳이 정해져 있어 옮겨가지 않고(痛處固定不移), 옆으로 돌리거나 구부렸다 펴는 것도 잘 안되고(轉側俯仰不利), 오금 가운데에 항상 혈이 뭉쳐있으며(膕中常有瘀血), 기침을 하면 허리가 당기고 아프다(咳嗽時牽引疼痛).

혀는 담홍색이고 태는 얇으며 맥은 거문고 줄처럼 팽팽하면서 밧줄처럼 긴장되어 있다(舌淡紅苔薄脈弦緊).

2) 치법

기를 돌려서 막힌 경맥을 소통하고, 혈을 돌려 경락을 통하게 한다.

(행기개규, 활혈통락－行氣開竅, 活血通絡)

3) 취혈

내관 인중 신수 대장수 양릉천 위중 격수 아시혈

4) 배혈

뒷다리가 당기면 승부, 은문, 곤륜을 추가하여 방광경맥을 열고 뭉친 근육을 풀어준다.

5) 침구치료

- 내관(內關)은 직자 0.8~1촌, 염전제삽사법을 1분 정도 행하고 침감을 얻으면 멈추고 유침한다.
- 인중(人中)은 비순구(鼻脣溝－코와 입술의 중간 도랑)에서 코를 향하여 45도 각도로 0.3~0.5촌을 자침하여 시계방향으로 살짝 돌려서 득기(得氣)한 후에, 참새가 모이를 쪼듯이 작탁법(雀啄法)을 행하여 눈에 눈물이 고일 때까지 10

초~30초 동안 수법을 한 후에 유침하는데, 병세가 중한 경우는 환자의 氣가 충만하다면 10분 간격으로 작탁법을 사용하면 효과가 더 좋다.

- 내관과 인중은 먼저 내관을 자침하여 염전제삽사법을 시행하다가 인중에다 자침하여 작탁법(雀啄法)을 하는 것이 좋은데, 이 때 환자가 서서 허리를 움직이며 둥그런 원을 그리는 운동을 하게 하면 치료효과가 훨씬 좋아진다.
- 신수, 위중, 대장수는 上記되어 있으므로 생략한다.
- 격수(膈兪)는 직자 1.5~2촌, 염전법을 행하고 시큰하면서 팽팽한 산창감이 오면 멈추고 유침한다.
- 양릉천은 직자 1~1.5촌, 염전제삽사법을 1분간 행하고 침감이 오면 멈추고 유침한다.

  小腿後側에서 足跖(족척)까지 통증이 심하면 1尺1寸~1尺3寸 芒針으로 양릉천에서 삼음교로 透針한다(좌골신경통, 요통, 중풍).

6) 방해

- 내관은 정신을 조절하고 경락의 막힌 곳을 트며, 인중과 함께 쓰여 진통작용을 한다.
- 인중은 음양의 모든 경락을 열어 움직이게 하고(開動經絡), 막힌 것을 열고 정신을 일깨운다(啓閉醒神). 내관과 함께 쓰여 진통작용을 한다.
- 대장수는 방광경의 氣를 돌려서 경락을 뚫고 통증을 진정시키는 역할을 한다.
- 근회(筋會)인 양릉천이 혈극(血郄)인 위중과 배합하고, 혈회(血會)인 격수와 함께 쓰여서 근육을 펼치고 경락을 소통시키며 혈을 활기차게 돌려서 통증을 멈추게 한다.

3. 신장이 허하여 허리가 아프다(신허요통 – 腎虛腰痛)

1) 증상

(1) 신양허(腎陽虛)

병이 느리게 생기고(起病緩慢), 은근하게 아프며(隱隱作痛), 꾸준히 계속되어 끊이지 않고(綿綿不已), 피로하고 팔다리가 차며(神疲肢冷), 정액이 새어

나오고(滑精), 오줌을 자주 눈다(頻尿). 혀는 연한색이고 맥은 가늘다(舌淡脈細).

(2) 신음허(腎陰虛)

병이 느리게 생기며(起病緩慢), 은근하게 아프며(隱隱作痛), 꾸준히 계속되어 끊이지 않고(綿綿不已), 가슴이 답답하고 열이 있으며(心胸煩熱), 오줌이 노랗다(溲黃).

혀는 붉으며 태는 누렇고 맥은 빠르다(舌紅苔黃脈數).

2) 치법

신장을 보하고 기를 더하여 경락을 활기차게 돌려 통증을 멈추게 한다.
(보신익기, 활락지통 - 補腎益氣, 活絡止痛)

3) 취혈

신수 명문 지실 태계 위중 아시혈

4) 배혈

- 신장의 陽이 부족하면 기해, 관원을 추가하여 원양(元陽)을 채워 허리를 강하게 한다.
- 신장의 陰이 부족하면 조해를 추가하여 신음(腎陰)을 채워 精과 髓를 채운다.

5) 침구치료

- 신수, 위중, 아시혈은 上記되어 있다.
- 명문(命門)은 상방(上方)을 향하여 45도 각도로 사자(斜刺) 0.5~1촌, 염전보법을 행하여 국부에 침감이 오면 멈추고 유침한다.
- 지실(志室)은 직자 0.5~1촌, 염전보법을 1분간 행하여 국부의 침감을 얻으면 멈추고 유침하여, 침을 뺀 후 뜸을 뜨면 효과가 더 좋다.
- 태계는 직자 0.5~1촌, 염전보법을 1분간 행하여 시큰하고 저린 침감이 오면 멈추고 유침한다.

6)방해

- 명문(命門)은 침을 뺀 후에 뜸을 뜨면 신양(腎陽)을 보하는데 좋은 효과가 있다.

- 신수, 지실, 태계는 신장의 陰을 보하고 精을 채워서 허리를 강하게 한다.
- 위중은 족태양경맥의 氣를 조절하여 허리를 강하게 하므로 表를 치료하는 것이다.
- 지실(志室)은 일명 정궁(精宮)이라고도 하는데 신음(腎陰)을 보하는 요혈이고, 명문과 함께 쓰여 신장의 陰陽을 보하는데 좋은 효과가 있다.

임상사례

1. 경락비조(經絡痺阻)型

1) 증상

32세 여자, 하루 전에 무거운 물건을 들다가 허리가 삐끗하면서 꺾이고(捻挫腰部), 허리 통증이 점점 심해져서(腰痛加重), 몸을 돌리거나 엎드릴 수 없다(不能轉側俯仰).

진단을 해보니 요추 3~5번 옆에 압통점이 있는데, 손으로 누르지 못하게 하고(疼痛拒按), 국부에 근육의 경련이 있다(局部筋肉痙攣). 혀는 어둡고 태는 얇으며 맥은 거문고 줄처럼 팽팽하면서 밧줄처럼 긴장되어 있다(舌暗苔薄脈弦緊).

2) 진단

양의진단 : 급성 염좌(捻挫)

중의진단 : 경락비조(經絡痺阻)型 요통

3) 치법

기를 돌려서 막힌 경맥을 소통하고, 혈을 돌려 경락을 통하게 한다.

(행기개규, 활혈통락 – 行氣開竅, 活血通絡)

4) 취혈

위중 후계 외관 양로 요협척

5) 침구치료

- 위중(委中)은 직자 1~1.5촌, 제삽사법(提揷瀉法)을 행하여 다리가 3회 정도 움찔하면 멈추고 유침한다. "허리와 등은 위중에서 구한다(腰背委中求)"는 말의

뜻과 같이 위중은 허리의 질환을 치료하는 요혈이다.

- 후계(後溪)는 직자 또는 사자(斜刺) 0.5~1촌, 염전사법을 1분간 행하여 손가락 끝을 향해 전기에 닿은 것 같은 느낌이 오면 멈추고 유침한다. 염전법을 행할 때는 환자가 허리를 전후좌우로 원을 그리며 운동하게 하면서 수법을 하면 효과가 훨씬 좋다.
  후계는 독맥의 기기(氣機)를 조절하기 때문에 허리, 척추질환을 치료하는 요혈이다.
- 외관은 직자 1촌, 염전제삽사법으로 1분간 행하고 침감이 오면 멈추고 유침한다. 외관은 삼초(三焦)의 낙혈(絡穴)로서, 머리를 맑게 하고 풍을 소통시키며 사기(邪氣)를 흩어놓고, 각종 통증을 완화시킨다.
- 양로(養老)는 직자 또는 사자 0.5~0.8촌, 염전법을 1분간 행하여 시큰한 침감을 얻으면 멈추고 유침하는데, 자침할 때 손바닥을 가슴 쪽으로 돌리고 자침하면 효과가 더 좋다. 양로는 소장경맥의 극혈(郄穴)로서 급한 통증을 진통하는 데 사용한다.
- 요협척(腰夾脊)은 요추 1~5번의 요추극돌하(腰椎棘突下)의 양측(兩側), 후정중선(後正中線)에서 0.5촌 옆에 위치하며, 0.5촌 깊이로 횡돌(橫突)을 향하여 비스듬하게 자침하고 양 손으로 양쪽 침을 잡고 염전사법을 30초간 행하여 침감을 얻으면 유침한다.

6) 치료효과

치료 1회 후에 허리를 조금씩 돌리었고, 2회 후에 일어나 앉을 수 있었고, 허리를 좌우로 조금씩 돌렸다. 3회 후에 요추 3~5번의 압통점이 사라지고 일어서서 걷는데 아직은 불편함이 조금 남아 있었다. 5회 후에 허리를 굽히고 앉았다가 일어나는데 평상시와 같이 활동할 수 있어서 치료를 끝냈다.

치료 2회부터 우슬15g 상기생30g 두충12g 구척30g 炒전갈12g 오공(지네)3條 현호색15g 황기30g 삼릉12g 육계12g을 처방해서 매일 복용하게 했고, 호전됨에 따라서 加減을 하여 적절하게 조절했다

2. 간신음허(肝腎陰虛)型

1) 증상

56세 남자, 5~6년 전부터 늘 허리가 불편하고 아팠는데, 한 달 전에 원인이 분명하지 않은데 허리가 아프고 왼쪽 다리가 시큰거리면서 팽팽한 느낌이 들고 오래 앉아 있으면 허리와 다리에 통증이 심하게 나타나서, 병원에 가서 MRI를 찍은 결과 요추 4－5번 추간판(디스크)이 후방 좌측으로 탈출(돌출)되었다는 판정을 받고 치료를 받았으나 허리가 계속 아파서 본 의원을 찾아왔다.

진단을 해보니 요추가 퇴행성으로 변하여 골질증생(骨質增生)도 나타나고, 머리가 어지럽고 눈이 가물거리며(頭暈目眩), 귀에 소리가 들리고 잘 잊으며(耳鳴健忘), 손발바닥과 가슴에서 뜨거운 열이 나고(五心煩熱), 잠을 잘 못자고 꿈을 많이 꾼다(失眠多夢). 혀는 붉고 태는 적으며 맥은 팽팽하면서 가늘고 빠르다(舌紅苔少脈弦細數).

2) 진단

양의진단 : 요추추간판탈출증(腰椎椎間板脫出症)

중의진단 : 간신음허(肝腎陰虛)型 요통(요척통－腰脊痛)

3) 치법

간을 자양하고 신장을 보하며, 혈을 활기차게 돌려 경락을 소통시킨다.

(자보간신, 활혈통락－滋補肝腎, 活血通絡)

4) 취혈

신수 대장수 관원수 양릉천 위중 요협척 승부 은문 환도 질변

5) 침구치료

- 신수, 대장수, 관원수는 직자 1.5~2촌, 염전제삽보법(捻轉提揷補法)을 행하여 시큰하고 찌릿한 침감이 다리로 향하여 방사형으로 퍼지면 멈추고 유침한다. 신수, 대장수, 관원수는 방광경의 氣를 돌려서 경락을 뚫고 통증을 진정시키는 역할을 한다.
- 위중, 요협척은 上記되어 있다.

- 양릉천은 직자 1~1.5촌, 염전제삽사법을 1분간 행하고 침감이 오면 멈추고 유침한다.
- 승부(承扶)는 2.5~3.5촌, 염전제삽사법을 행하고 시큰하면서 저린 산마감이 방사형으로 발까지 전해지면 멈추고 유침한다
- 은문(殷門)은 직자 2~2.5촌, 염전제삽사법을 1분간 행하고 시큰하면서 저린 산마감이 방사형으로 발까지 퍼지면 멈추고 유침한다.
- 환도(環跳)는 환자의 건강한 측면이 아래로 가고, 병든 측면이 위로 올라오도록 측와(側臥)를 시키고 아래 다리는 약간 구부리고, 상체를 약간 비틀고 환측 대퇴부를 60도 정도로 올리면서 무릎이 바닥에 닿게 구부리는 자세를 취하고, 2~3촌 직자하여 전기에 닿은 것 같은 침감이 다리 측면과 발등, 발바닥까지 전해지도록 제삽사법을 행하고, 강한 침감을 3회 정도 얻으면 침을 뺀 후에 유침하지 않는다.

  환도는 담경과 방광경이 만나는 交會穴이라서 근육을 펼치고 관절을 이롭게 하며 경락을 통하게 하는 기능이 있어서 腰腿痛을 잘 낫게 하는 要穴이다.
- 질변(秩邊)은 직자 2~3촌, 제삽사법으로 1분간 행하고 뒷다리와 종아리 쪽으로 침감이 오면 멈추고 유침한다.

  질변은 족태양방광경의 穴로서 경락을 소통하고 기능회복을 촉진하기 때문에 중풍, 좌골신경통, 요통(腰痛), 하지마목(下肢麻木)을 치료하는 요혈(要穴)이다.

6) 치료효과

치료 3회 후에 왼쪽 다리의 시큰하고 팽팽한 느낌이 조금 부드러워지고 허리도 좀 편해지고, 7회 후에 왼쪽 다리의 시큰하고 팽팽한 느낌이 많이 좋아지고 허리의 통증도 많이 줄어들었고, 귀에서 나는 소리가 작아지고 잠도 잘 자며 마음이 평온해졌다. 12회 후에 허리가 자유롭게 움직이고 통증이 소멸되어 MRI를 찍어보니, 척추신경을 누르던 추간판이 원래 자리로 많이 후퇴해 있다고 한다.
재발방지를 위해 5회를 더 치료하였고, 허리를 보강하는 운동을 하도록 권유했다.
치료 2회부터 상기생20g 우슬15g 당귀15g 숙지황20g 산수유20g 산약20g 炒전갈12g 오공3條 지룡20g 현호색15g을 매일 복용하게 했고, 호전됨에 따라 加減했다.

3. 어혈조락(瘀血阻絡)型

1) 증상

56세 여자, 5개월 전부터 허리가 아프기 시작하더니, 한 달 전부터는 앉았다 일어날 때 허리 통증이 심해서 천천히 일어나야 하고 걷기도 힘들고, 우측 뒷다리와 종아리 측면 부위에 방사형으로 통증이 퍼지고, 누워있으면 통증이 덜해서 계속 누워있다.

잘 먹고, 그런대로 잘 자고 소변과 대변은 정상이고 특별한 다른 증상은 없다.

병원에서 MRI검사한 결과 요추 4~5번(L4, L5)의 추간판이 후방 우측으로 탈출(돌출)하여 척추신경을 누르고 있고, 요추 4~5번에 척추관협착이 진행되고 있어서 허리와 왼쪽 다리의 좌골신경에 통증이 생긴 것으로 판단되었다.

하지직거상검사에서 25도 정도 밖에 안 올라오고, 입술이 자색이고 혀는 어두우며 어혈 무늬가 있고, 맥은 거문고 줄처럼 팽팽하면서 대나무를 긁듯이 까칠까칠하다(脣紫舌暗瘀斑脈弦澁).

2) 진단

양의진단 : 요추추간판탈출증(腰椎椎間板脫出症)

중의진단 : 어혈조락(瘀血阻絡)型 요통(腰痛)

3) 치법

혈을 활기차게 돌려 뭉친 것을 풀고, 경락을 소통시켜 통하게 한다.

(활혈화어, 소통경락－活血化瘀, 疏通經絡)

4) 취혈

신수 대장수 요협척 환도 양릉천 은문 위중 곤륜 차료 아시혈

5) 침구치료

- 환도(環跳)를 먼저 자침하여 강한 자극을 느끼게 하고, 3회 정도 발등을 향해 침감을 얻은 후에 유침하지 않고 나머지 혈을 자침한다.
- 신수, 대장수, 요협척, 환도, 양릉천, 은문, 위중, 아시혈은 上記되어 있다.
- 곤륜(崑崙)은 직자 0.5~0.8촌, 염전법을 행하여 시큰하면서 저린 산마감(酸麻

感)이 느껴지면 유침한다. 유산의 가능성이 높기 때문에 임산부에게는 절대 禁한다.

곤륜은 방광경맥의 穴로서 아시혈과 배합하여 방광경맥의 氣를 원활히 소통시키고 통증을 멈추게 한다.

- 차료(次髎)는 직자 1~1.5촌, 염전사법을 행하여 전기에 닿은 듯한 느낌이 오면 멈추고 유침한다. 차료는 허리, 다리의 완고성(頑固性) 질환에 중요한 혈자리이다.

6) 치료효과

치료 3회 후에 하지직거상검사에서 50도로 올렸고, 허리 통증이 좀 나아졌으며 조금씩 걸을 수 있고, 7회 후에 허리를 굽히거나 돌릴 수 있고 직거상검사에서 70도 정도로 올라갔다. 15회 후에 통증은 소멸되었고 다리도 거의 90도로 올라가고, 정상인과 다름없이 잘 걸었다. 재발을 방지하기 위해서 5회 더 자침했다. 나중에 MRI를 찍어보니 추간판이 거의 원래 자리로 들어와 있고 척추관도 협착 부위가 이완되고 공간이 생겼다고 한다.

치료 2회부터 현호색15g 천궁12g 당귀15g 지룡20g 炒전갈12g 우슬15g 두충15g 황기30g 오공3條을 처방하여 매일 복용하게 했고, 호전됨에 따라 加減을 했다.

4 오십견 五十肩, Frozen shoulder – 견비통, 어깨 – 팔 통증

오십견(五十肩)은 어깨의 관절을 둘러싸고 있는 점액주머니(관절낭)에 퇴행성 변화가 일어나면서 염증이 생겨 관절이 딱딱하게 굳어지는 질병으로 특별한 외상없이 어깨에 통증이 나타나고, 그 통증 때문에 팔을 전후좌우로 올리기 어렵고, 잠을 잘 때에도 아파서 환측(患側)으로 눕기 어려운 증상들이 나타나는, 어깨활동에 장애를 받는 질환을 말한다. 예전에는 50세가 되어서 나타나는 질환이라서 오십견이라 불렀지만, 요즘에는 젊은 세대에서도 흔하게 발생한다.

현대의학에서는 견관절주위염(肩關節周圍炎), 유착성관절낭염, 동결견(凍結肩 – 어깨가 얼어붙은 것 같다), 견봉하낭염(肩峰下囊炎)이라고도 부른다.

중의학에서는 비증(痺證)의 범주에 속하고, 누견풍(漏肩風), 견비(肩痺)라고도 한다.

원인

원인은 아직 분명하지 않지만 주로 노화와 운동부족일 수 있으며, 노화와 운동부족에 따른 어깨관절 주위 연부조직의 퇴행성 변화를 주원인으로 본다.

그 밖에 어깨 관절의 부상이나 깁스를 풀고 난 후 또는 질병이나 수술을 하느라 병원에 입원하여 장기간 어깨 관절을 사용하지 않아서 생기기도 하며, 또 원인을 알 수 없이 인체 내부적인 문제로 발생하기도 한다.

중의학적 원인

1. 풍한습의 사기가 침습을 하다(풍한습사침습 – 風寒濕邪侵襲)

   풍한습(風寒濕)의사기(邪氣)가 어깨 부위의 경락을 침습하여 경맥의 흐름이 막혀서 사방으로 통하지 못하여 통증이 발생한다.

2. 외상을 당하여 근육과 경맥이 상하다(외상근맥－外傷筋脈)

어깨 부위가 외상을 당해서 근육과 경맥이 손상을 입어, 氣와 血의 운행이 잘 되지 못해서 경맥이 막히고 정체되어 통증이 발생한다(不通則痛).

3. 기와 혈이 부족하고 약하다(기혈허약－氣血虛弱)

영위(營衛)가 허약하여 근육과 뼈가 쇠약해지고, 매일 수고롭고 피곤함이 쌓여(勞累日作), 기혈이 약해져서 경락의 흐름을 막고 정체시킨다(氣血虛弱阻滯經絡).

증상별 치료

1. 풍한습의 사기가 침습하다(풍한습사침습－風寒濕邪侵襲)

1) 증상

어깨가 여기저기 돌아다니며 아프고(肩部竄痛), 바람과 찬 기운을 만나면 통증이 더하며(遇風寒痛增), 따뜻해지면 통증은 완화되며(得溫痛緩), 바람을 싫어하고 찬 것을 싫어하며(畏風惡寒), 어깨가 가라앉고 무겁다(肩部沈重).

혀는 연한색이고 태는 얇고 희며 맥은 팽팽하면서 구슬이 쟁반 위를 구르듯 하거나 혹은 거문고 줄처럼 팽팽하면서 긴장되어 있다(舌淡苔薄白脈弦滑或弦緊).

2) 치법

풍을 없애며 찬 기운을 흩어놓고, 습을 퍼트리고 경락을 통하게 한다.
(거풍산한, 화습통락－祛風散寒, 化濕通絡)

3) 취혈

견우 견정 비노 곡지 외관 아시혈

4) 배혈

- 어깨 안쪽으로 매달리 듯 아프면 척택, 태연(太淵)을 추가하여 경락을 통하게 하여 통증을 멈추게 한다.
- 어깨 바깥쪽으로 매달리 듯 아프면 후계, 소해(小海)를 추가하여 경락을 소통

시키고 통증을 멈추게 한다.

- 어깨 앞쪽으로 매달리 듯 아프면 합곡, 열결(列缺)을 추가하여 폐, 대장경맥을 소통시켜 통증을 가라앉게 한다.

5) 침구치료

- 견우(肩髃)는 아래를 향하여 사자(斜刺) 1~1.5촌, 염전제삽사법(捻轉提揷瀉法)을 1분간 행하고 아래를 향하여 시큰한 침감이 느껴지면 멈추고 유침한다.
- 견정(肩貞)은 직자 1~1.5촌, 염전제삽사법을 1분간 행하여 아래를 향하여 시큰하면서 전기에 닿는 듯한 침감이 느껴지면 멈추고 유침한다.
- 비노(臂臑)는 위쪽을 향하여 사자(斜刺) 1~1.5촌, 염전제삽사법을 1분간 행하여 시큰하면서 팽팽한 느낌이 오면 멈추고 유침한다.
- 곡지(曲池)는 직자 1~2촌, 염전제삽사법으로 근육이 3회 정도 움찔거리게 행한 후에 침을 빼고 유침하지 않는다.
- 외관은 직자 1촌, 염전제삽사법을 1분간 행하고 시큰한 침감이 느껴지면 유침한다.
- 아시혈은 통증부위에 침을 놓고 출침한 후에 부황을 떠서 피를 뽑아내면 치료효과가 훨씬 좋다.

6) 방해

- 견우, 견정, 비노는 풍을 없애며 사기(邪氣)를 흩어놓고 血을 돌려서 경락을 통하게 한다.
- 곡지는 수양명대장경맥의 氣를 소통하고 인도하여 풍을 없애고 습을 제거한다
- 외관은 삼초(三焦)의 낙혈(絡穴)로서 머리를 맑게 하고 풍을 소통시키며, 사기(邪氣)를 흩어놓아 통증을 없애는 효과가 있다.
- 아시혈은 이통위수(以痛爲輸)라 하여 압통점에 자침해서 경락을 활발하게 움직여 통증을 없애는 것이며, '아프면 아픈 곳을 혈자리로 삼는다(痛者以痛爲輸)'라는 뜻에서 나온 것이다.

  〈天金方〉'有阿是之法, 盲人有病痛卽全掐其上, 不問孔穴.....鍼灸皆驗故曰阿是穴也'

2. 기가 정체되고 혈이 뭉치다(기체혈어－氣滯血瘀)

1) 증상

어깨가 붓고 팽창하며(肩部腫脹), 통증이 심하여 만지는 것이 싫고(疼痛拒按), 밤에 통증이 더 심하다(以夜間爲甚).

혀는 어둡거나 어혈 무늬가 있고 태는 희거나 누러며 맥은 거문고 줄처럼 팽팽하거나 가늘면서 대나무를 긁는 것 같이 까칠까칠하다(舌暗或瘀斑苔白或黃脈弦或細澁).

2) 치법

혈을 돌려서 뭉친 것을 풀고, 부은 것을 가라앉혀서 통증을 멈추게 한다.
(활혈화어, 소종지통－活血化瘀, 消腫止痛)

3) 취혈

견우 견료 견전수 조구透승산 양릉천 아시혈

4) 배혈

허리가 시큰거리면서 무릎이 약하고 소변에 힘이 없으면 이는 신장이 약한 것이니 요양관, 신수를 추가한다.

5) 침구치료

- 견료(肩髎)는 견관절을 향하여 직자 또는 아래를 향하여 사자 1~1.5촌, 염전제삽사법을 1분간 행하고 시큰한 침감이 느껴지면 멈추고 유침한다.
- 견전수(肩前兪)는 직자 또는 아래를 향하여 0.8~1.5촌, 염전제삽사법을 행하고 시큰한 침감이 느껴지면 유침한다. 견전수는 겨드랑이 주름과 견우의 중간에 위치한다.
- 양릉천은 직자 1~1.5촌, 염전제삽사법을 1분간 행하고 침감이 오면 멈추고 유침한다.
- 조구透승산은 경골(脛骨)과 비골(腓骨) 사이로 방광경맥을 향해 직자 3~4촌, 염전제삽법사법을 1분간 행하고 시큰하면서 뻐근한 침감이 상하로 퍼지면 유침한다.

• 견우, 아시혈은 上記되어 있다.

6) 방해

• 견우, 견료, 견전수는 어깨부위에 뭉친 血을 돌리고 막힌 것을 뚫어 진통시킨다.
• 근회(筋會)인 양릉천과 조구透승산은 氣血을 돌려서 막힌 곳을 뚫고 부은 것을 가라앉혀서 통증을 제거한다.
• 아시혈에 침놓고 부황 떠서 血을 활기차게 돌려 뭉친 곳을 푸는 효과를 한층 높인다.

3. 기와 혈이 부족하고 약하다(기혈허약－氣血虛弱)

1) 증상

어깨가 시큰하면서 아프고(肩部酸痛), 과로가 쌓이면 통증이 더 가중되며(勞累後疼痛加重), 머리가 아프고 눈이 침침하며(頭痛目眩), 숨이 차고 말을 느리게 하며(氣短懶言), 가슴이 두근거리고 잠을 잘 못자며(心悸失眠), 팔다리에 힘이 없다(四肢乏力).

혀는 연한색이고 태는 적거나 혹은 희며 맥은 가늘고 약하거나 혹은 가라앉아 있다(舌淡苔少或白脈細弱或沈).

2) 치법

혈을 보충하고 활기차게 움직이며 기를 돌려서 통증을 멈추게 한다.
(보혈활혈, 행기지통－補血活血, 行氣止痛)

3) 취혈

견우 격수 견정 족삼리 기해 아시혈

4) 배혈

어지러우면 백회(百會)를 추가하고, 잠을 잘 못자면 신문(神門)을 추가하고, 가슴이 두근거리며 숨이 차면 내관(內關)을 추가한다.

5) 침구치료

• 견우, 견정, 아시혈은 上記되어 있다.

- 격수(膈兪)는 직자 1.5~2촌, 염전보법을 1분간 행하고 시큰하면서 팽팽한 침감이 오면 멈추고 유침한다.
- 족삼리(足三里)는 직자 1~1.5촌, 1분 정도 염전제삽보법(捻轉提揷補法)을 행하여 찌릿한 느낌이 발목이나 무릎 쪽으로 퍼지면 멈추고 유침하는데, 10분마다 수법을 써서 氣와 血을 만들고 경락을 잘 통하게 한다.
- 기해(氣海)는 직자 1~2촌, 염전보법을 1분간 행하여 전기가 지나가는 듯한 방전감이 전음부(前陰部)로 퍼지면 멈추고 유침한다.

6) 방해

- 견우, 견정, 아시혈은 기혈을 활기차게 돌려서 경락을 통하고 통증을 멈추게 한다.
- 족삼리는 비장을 튼튼하게 하고 胃를 편하게 하며(健脾和胃), 氣와 血을 다스리고 정기를 북돋아(條理氣血,扶助正氣), 기혈을 회복하고 소화력을 증진시킨다.
- 기해, 격수는 서로 배합하여 기혈을 보충하고 더하며 경락을 돌려서 통증을 없앤다.

임상사례

1. 풍한습사침습(風寒濕邪侵襲)型

1) 증상

54세 남자, 여름철에 매일 사무실에서 에어컨을 켠 상태에서 선풍기를 돌렸는데, 3개월 전부터 오른쪽 어깨에 통증이 있으면서 팔을 들어 머리를 빗으려고 하면 통증이 더하고, 팔이 뒤로 돌아가지 않아서 혼자서 양복을 입을 수 없고, 어깨가 축 처지는데, 최근 들어서 통증이 더하여 잠을 잘 못자며, 찬바람이 싫고 어깨에 따뜻한 온기를 접하면 통증이 줄어들면서 편안해진다.

혀는 연한색이고 태는 희며 맥은 거문고 줄처럼 팽팽하면서 구슬이 쟁반 위를 구르듯 하거나 밧줄처럼 긴장되어 있다(舌淡苔白脈弦滑或緊).

2) 진단

양의진단 : 견관절주위염(肩關節周圍炎)

중의진단 : 풍한습사침습(風寒濕邪侵襲)型 오십견

3) 치법

풍을 제거하며 찬 기운을 흩어놓고, 습을 퍼트려서 경락을 활기차게 한다.
(거풍산한, 화습활락 – 祛風散寒, 化濕活絡)

4) 취혈

견우 견료 견정 견전수 비노 곡지 외관 양릉천 조구透승산

5) 침구치료

- 견우, 견료, 견정, 비노는 자침하고서 적외선을 쬐고, 격일로 침을 뽑은 후에 삼릉침으로 찔러서 피를 내고 부항을 떠서 어혈을 뽑아낸 후에 뜸을 뜨면 효과가 좋다.
- 견우(肩髃), 견료(肩髎), 견정(肩貞), 견전수, 양릉천, 비노, 곡지는 上記되어 있다.
- 외관은 직자 1촌, 염전제삽사법을 행하고 시큰하고 저린 침감이 느껴지면 유침한다.
- 조구透승산은 경골(脛骨)과 비골(腓骨) 사이로 방광경맥을 향해 직자 3~4촌, 팔을 들어서 전후좌우로 운동하게 하면서 염전제삽법을 1분간 행하고 시큰한 침감이 위 아래를 향하여 퍼지면 멈추고 유침한다.

6) 치료효과

치료 3회 후에 통증이 감소되고 전후좌우로 움직이기 편해지고, 7회 후에 머리를 빗을 수 있고 양복을 천천히 입을 수 있으며 통증도 많이 감소되었고, 12회 후에는 팔이 번쩍 올라가고 양복도 수월하게 입고 통증이 거의 소멸되었다.
재발을 방지하기 위해 3회 더 치료했다.
치료 2회부터 강활12g 독활12g 모과12g 방풍12g 마황12g 세신3g 현호색15g 황기30g을 처방하여 매일 복용하게 했고, 호전됨에 따라 加減을 하여 조절했다.

2. 기체혈어(氣滯血瘀)型

1) 증상

52세 여자, 2개월 전에 매일 과로로 힘들었는데 어느 날 왼쪽 어깨가 아프기 시작하여 점점 가중되더니 보름 전부터는 시큰거리면서 눌리는 듯한 통증이 있고(酸壓疼痛), 어깨가 붓고 팽창하며(肩部腫脹), 팔을 들거나 앞뒤로 펼치려고 하면 아파서 제대로 펴지지 않는다.

혀는 어두운색이고 태는 희며 맥은 거문고 줄처럼 팽팽하면서 대나무 긁듯이 까칠까칠하다(舌暗苔白脈弦澁).

2) 진단

양의진단 : 견관절주위염(肩關節周圍炎)

중의진단 : 기체혈어(氣滯血瘀)型 오십견

3) 치법

혈을 돌려서 막힌 것을 풀고, 부은 것을 가라앉혀서 통증을 멈추게 한다.

(활혈화어, 소종지통－活血化瘀, 消腫止痛)

4) 취혈

견우 견료 견정 견전수 후계 합곡 외관 풍지 아시혈

5) 침구치료

- 견우, 견료, 견정, 견전수, 외관은 上記되어 있으므로 생략한다.
- 후계(後溪)는 직자 1~1.5촌, 염전제삽사법을 30초 동안 행하고 1분 쉬는 형식으로 어깨를 전후좌우상하로 운동을 시키면서 5회에 걸쳐 실시하고 난 후에 유침한다.
- 합곡(合谷)은 직자 1~1.5촌으로 어깨를 운동시키면서 염전사법으로 1분간 행하여, 엄지와 검지가 만나는 곳에서 팔꿈치를 향해 전기에 닿은 듯한 느낌이 오면 유침한다.
- 풍지(風池)는 비첨(鼻尖)이나 설근(舌根)을 향하여 1~1.2촌 사침(斜鍼)하거나, 반대편 눈동자를 향하여 1촌을 사침하거나, 풍부(風府)까지 평자(平刺)로 투침(透鍼)하여 염전보법을 1분간 행하여 시큰하고 팽팽한 느낌이 머리 윗부분이

나 앞이마와 눈에 확산된 후에 유침하는데, 풍지 안쪽에 연수(延髓)가 있으므로 깊이 자침하는 것은 禁한다.

특히 반대편 눈동자를 향해서 자침할 때는 1촌 정도가 적당하고, 제삽법은 연수(延髓)를 건드릴 수 있기 때문에 禁한다.

풍지는 족소양담경(足少陽膽經)과 양유맥(陽維脈)의 교회혈로서, 머리를 맑게 하고 막힌 경락을 소통시키며(醒腦開竅), 풍열을 흩어서 퍼지게 하며(疏散風熱), 눈을 밝게 하고 귀가 잘 들리게 하며(明目聰耳), 경맥을 소통시켜 통증을 멈추게 한다(通經止痛).

6) 치료효과

치료 3회 후에 어깨 관절의 통증이 감소되었는데 특히 야간에 잠을 잘 이룰 수 있었고, 5회 후에는 어깨 통증이 더 가라앉았고 팔을 들 수 있고, 앞뒤로 돌리는 폭이 넓어졌으며, 10회 후에는 통증이 거의 소실되고 팔을 들거나 앞뒤로 펼치는 것이 거의 정상에 가까워져서, 재발을 방지하기 위해 3회를 더 치료하고 끝냈다.

치료 2회부터 현호색15g 천궁15g 황기30g 삼릉12g 아출12g 당귀15g 향부12g을 처방하여 매일 복용하게 했고, 호전됨에 따라서 加減을 하여 조절했다.

5 낙침 落枕 – 경섬유조직염, 경근경련

낙침(落枕)은 밤에 자는 동안에 베개를 편하게 잘 베지 못하고 목과 머리부위가 베개에서 비뚤어지거나 베개 자체의 높이가 목과 맞지 않아서 목 근육이 밤새 과도하게 긴장된 상태가 되는 경우에 주로 발생되며, 또 차가운 곳에서 자거나 오랜 시간 찬바람을 맞거나 하여 목 근육이 긴장되거나 경련이 일어나면서 유발하는 통증을 말한다.

아침에 일어나 목이 뻐근하고 시큰거리면서 좌우로 돌리기 어렵고 숙이거나 젖힐 때에도 한 쪽 또는 양쪽이 당기고 어깨, 팔까지 아픈 경우도 있는데, 일반적으로 찜질을 하거나 침을 맞거나 하면 1~2주 안에 회복된다. 그러나 낙침이 반복되거나 회복되는 시간이 길어지면서 팔과 손가락이 저리면 목 디스크를 의심해볼 필요가 있다.

현대의학에서는 경섬유조직염(頸纖維組織炎), 경근경련(頸筋痙攣) 등으로 본다.

원인

낙침(落枕)의 원인은 보통 피곤하거나 술에 취하여 정신없이 불편한 자세로 오랜 시간을 유지하고 있을 때 목 부위에 혈액순환이 잘 안되고 근육이 뭉치거나 늘어나고, 심하면 목 디스크에도 영향을 주어 통증이 유발되는 것이다.
베개가 너무 낮거나 높고, 찬 바닥에 어깨와 목을 대고 자거나, 목 부위에 장시간 찬바람을 맞거나, 목이 베개로부터 떨어지는 것도 모두 낙침의 원인이 될 수 있다

중의학적 원인

1. 기가 막히고 혈이 뭉치다(기체혈어 – 氣滯血瘀)

잠 잘 때 목의 자세가 잘못되거나 베개의 높낮이가 적당하지 않아서 목 관절과 근육이 장시간 과도하게 당겨지면서 근육과 신경이 늘어나거나 경련이 일어나거나 목이 삐게 되어 국부적으로 경맥과 기혈이 순환되지 못하고 정체되는 것이다.

2. 풍과 한이 외부로부터 침습을 하다(풍한외습 - 風寒外襲)

목이 풍한(風寒)의 침습을 받아 국부적으로 경맥이 정체되어 氣와 血의 운행이 방해를 받아서 정체되기 때문에 통증이 생긴다.

증상별 치료

1. 기가 막히고 혈이 뭉치다(기체혈어 - 氣滯血瘀)

1) 증상

앞뒤 목이 아파서(頸項疼痛), 움직이기 불편하고(活動不利), 움직이면 아픈 쪽의 통증이 더 커지고(活動時患側疼痛加劇), 머리가 아픈 쪽으로 비뚤어지며(頭歪向病側), 국부적으로 누르면 명확하게 아픈 곳이 있고(局部有明顯壓痛点), 어떤 때는 뭉친 근육이 보인다(有時可見筋結).

혀는 어두운 자색이고 맥은 거문고 줄처럼 팽팽하면서 긴장되어 있다(舌紫暗脈弦緊).

2) 치법

혈을 돌려 막힌 곳을 뚫고, 기를 돌려 통증을 없앤다.
(활혈화어, 행기지통 - 活血化瘀, 行氣止痛)

3) 취혈

낙침혈 압통점 후계 현종

4) 배혈

- 고개를 뒤로 젖히거나 앞으로 숙이기 어려우면 곤륜, 열결, 신맥을 추가한다.
- 고개를 좌우로 회전하기 어렵고 통증을 느끼면 지정(支正)을 추가한다.
- 낙침이 계속 반복해서 발생하면 대추(大椎), 대저(大杼)를 추가한다.

5) 침구치료

- 낙침혈(落枕穴)은 상방(上方)을 향해 사자(斜刺) 0.5~1촌, 염전사법(捻轉瀉法)을 5분간 행하여 시큰하고 팽팽한 느낌이 어깨를 향하여 퍼지면 멈추고 유

침한다. 이 때 환자가 아픈 쪽의 목을 상하좌우로 운동하게 하면서 염전법을 행하면 효과가 좋다.

- 후계(後溪)는 직자 또는 사자(斜刺) 0.5~1촌, 염전사법(捻轉瀉法)을 1분간 행하여 손가락 끝을 향해 전기에 닿은 것 같은 느낌이 오면 멈추고 유침한다. 이 때 환자가 아픈 쪽의 목을 상하좌우로 운동하게 하면서 염전법을 행하면 효과가 좋다.
- 현종(縣鍾)은 상방(上方)을 향하여 사자(斜刺) 1~1.5촌, 염전제삽사법(捻轉提揷瀉法)을 1분간 행하여 시큰하고 팽팽한 느낌이 무릎을 향하여 느껴지면 멈추고 유침한다.
- 압통점(壓痛点)은 좌우측 뒷목부분과 어깨에 걸쳐서 근육이 뭉쳐있거나 딱딱해져 있으면서 누르면 아픈 곳이 압통점이고, 그 곳을 찔러 침감을 얻으면 멈추고 유침한다.

6) 방해

- 본 방은 원근상합법(遠近相合法)을 활용하여 뒷목에서 압통점을 취했고, 손에서 낙침, 후계를 택했고, 다리에서 현종을 취했다.
- 후계, 현종은 소장과 담경에 속하고, 소장과 담의 경맥과 경근(經筋)이 뒷목과 어깨부위에 분포되어 있으므로, 멀리 있는 혈자리(원단혈－遠端穴)를 자극하여 목과 어깨를 소통시키고 풀어준다.
- 압통점(壓痛点)은 통증부위를 자침하여 경맥을 소통시켜서 통증을 없앤다.

2. 풍과 한이 외부로부터 침습하다(풍한외습－風寒外襲)

1) 증상

뒷목에 강한 통증이 있고(頸項强痛), 근육이 실룩거리면서 저리고(拘急痲木), 으스스하여 바람이 싫고(淅淅惡風), 미열이 있고 머리가 아프다(微熱頭痛). 혀는 연한색이고 태는 얇고 희며 맥은 거문고 줄처럼 팽팽하면서 밧줄처럼 긴장되어 있다(舌淡苔薄白脈弦緊).

2) 치법

바람을 없애고 찬 기운을 흩어놓고, 뭉친 근육을 풀어 경락을 활기차게 한다.

(거풍산한, 서근활락－祛風散寒, 舒筋活絡)

3) 취혈

대추 천주 견외수 현종 후계

4) 배혈

- 어깨가 아프면 곡원(曲垣), 견우(肩髃)를 추가하고, 등(背)이 아프면 대저(大杼), 견외수(肩外兪)를 추가하며 오한, 두통이 심하면 합곡, 외관을 추가한다.

5) 침구치료

- 대추(大椎)는 직자 0.5~1촌, 염전법을 1분간 행하고 유침하여, 뒷목, 허리와 척추의 통증을 가라앉힌다.
- 천주(天柱)는 직자 또는 사침으로 0.5~1촌, 염전법을 1분간 행하고 침감이 오면 멈추고 유침하는데, 내측 상방(上方)에 연수가 있기 때문에 깊이 위쪽을 향하여 자침하거나 제삽법(提揷法)을 쓰면 위험하니 주의를 기울여야 한다.
- 견외수(肩外兪)는 척추 쪽을 향하여 사자(斜刺) 0.5~1촌, 폐(肺)를 찌르지 않도록 조심해야 하기 때문에 깊지 않게 척추를 향하여 자침한다.
- 후계, 현종은 上記되어 있다.

6) 방해

- 대추, 천주, 견외수는 바람(風)을 없애고 찬 기운(寒)을 흩어놓고 진통시킨다.
- 현종, 후계는 소양경맥과 태양경맥을 소통시켜 뭉친 근육을 풀고 통증을 없앤다.

임상사례

1. 기체혈어(氣滯血瘀)型

1) 증상

35세 남자, 술을 먹고 찬 바닥에서 베개도 없이 잠을 잤는데, 다음 날 아침 일어나보니 오른쪽 뒷목이 아주 단단하고 통증이 있는데(右側頸部强硬疼痛), 右側 사방근(斜方筋)과 견갑제근(肩胛提筋)이 명확하게 아프며, 머리, 고개를 돌리는데 제한을 받는다(頭頸活動受限).

혀는 어두운 자색이고 맥은 거문고 줄처럼 팽팽하면서 긴장되어 있다(舌紫暗脈弦緊).

2) 진단

양의진단 : 경섬유조직염(頸纖維組織炎)

중의진단 : 기체혈어(氣滯血瘀)型 낙침

3) 치법

혈을 돌려 막힌 곳을 뚫고, 기를 다스려 통증을 없앤다.

(활혈화어, 행기지통－活血化瘀, 理氣止痛)

4) 취혈

풍지 견정 후계 곤륜 아시혈

5) 침구치료

- 풍지는 코 끝이나 혀 끝(舌根)을 향하여 1~1.2촌 사침(斜鍼)하거나, 반대편 눈동자를 향하여 1촌을 사침(斜鍼)하거나, 풍부(風府)까지 평자(平刺)로 투침(透鍼)하여 염전법을 1분간 행하여 시큰하고 팽팽한 느낌이 머리 윗부분이나 앞이마와 눈에 확산되면 유침하는데, 풍지 안쪽에 연수(延髓)가 있으므로 깊이 자침하는 것은 禁한다.
  특히 반대편 눈동자를 향해서 자침할 때는 1촌 정도가 적당하고, 제삽법은 연수(延髓)를 건드릴 수 있기 때문에 禁한다.
  풍지는 氣를 더하고 血을 돌려서 뇌수(腦髓)를 보충하고, 경맥을 통하게 하여 통증을 멈추게 한다.
- 견정(肩井)은 상방을 향하여 사자(斜刺) 0.5~1촌, 염전법을 1분간 행하고 침감이 오면 멈추고 유침하는데, 깊은 곳에 폐의 끝부분이 있으므로 깊이 찌르지 않도록 주의해야 하며, 임산부는 禁한다.
- 후계(後溪)는 직자 또는 사자(斜刺) 0.5~1촌, 염전사법을 1~2분간 행하여 손가락 끝을 향해 전기에 닿은 것 같은 느낌이 오면 멈추고 유침한다. 이 때 환

자가 아픈 쪽의 목을 상하좌우로 운동하게 하면서 염전사법을 행하면 효과가 좋다.

- 곤륜(崑崙－昆侖)은 직자 0.5~0.8촌, 머리와 목을 상하좌우로 돌리면서 염전사법을 행하여 시큰하면서 저린 산마감이 느껴지면 멈추고 유침하여, 뒷목의 경맥을 통하게 하고 통증을 멈추게 한다.
  곤륜은 유산의 가능성이 높기 때문에 임산부에게는 절대 禁한다.
- 아시혈은 통증부위에 침을 놓고 출침한 후에 부황을 떠서 피를 뽑아내면 치료효과가 훨씬 좋다.

6) 치료효과

치료 1회 후에 목이 부드러워지고 어깨에 통증이 감소되었고, 3회 후에 통증이 모두 없어지고 고개도 상하좌우로 돌리는데 불편함이 없게 되었다.

2. 풍한외습(風寒外襲)型

1) 증상

45세 여자, 추운 날 찬바람이 부는데 공장 밖에서 온종일 일을 하고 집에 왔고, 다음 날 아침에 일어났는데 뒷목에서부터 어깨까지 통증이 심하고 고개를 돌릴 수 없으며 경련이 일어나고 실룩거려서 세수도 하지 못했다. 혀는 연한색이고 태는 희며 맥은 거문고 줄처럼 팽팽하고 긴장되어 있다(舌淡苔白脈弦緊).

2) 진단

양의진단 : 사방근(斜方筋) 경련(痙攣)

중의진단 : 풍한외습(風寒外襲)型 낙침

3) 치법

바람을 없애고 찬 기운을 흩어서, 뭉친 근육을 풀고 경락을 활기차게 한다.
(거풍산한, 서근활락－祛風散寒, 舒筋活絡)

4) 취혈

대추 천주 풍지 현종 후계 곤륜 아시혈

5) 침구치료

- 대추(大椎)는 직자 0.5~1촌, 염전사법을 1분간 행하여 침감이 오면 멈추고 유침하여 열을 내려서 위와 대장을 편하게 하고 설사를 완화한다. 아울러 뒷목, 허리와 척추의 통증을 가라앉히고, 도한(盜汗)과 기침, 천식을 멈추게 한다.
- 천주(天柱)는 직자 또는 사침으로 0.5~1촌, 염전법을 1분간 행하고 산마감이 느껴지면 멈추고 유침하는데, 내측 상방(上方)에 연수가 있어서 위험하니 위쪽을 향하여 깊이 자침하거나 제삽법을 쓰지 않도록 주의를 기울여야 한다.
- 견외수(肩外兪)는 척추 쪽을 향하여 사자(斜刺) 0.5~1촌, 견외수 안쪽으로 폐(肺)가 있기 때문에 폐를 찌르지 않도록 조심해야 하므로 척추를 향하여 얕게 자침한다.
- 후계, 곤륜,아시혈은 上記되어 있다.

6) 침구치료

치료 1회 후에 뒷목에서 어깨까지 근육이 풀어지면서 한결 편해지고, 치료 3회 후에는 제반 증상이 거의 소멸되고 통증이 사라졌으나 옆으로 돌릴 때 약간 부자연스러워서 1회 더 치료한 후, 환자는 정상 회복이 되어 오지 않았다.

6 경추병 頸椎病, Cervical vertebra syndrome – 경추추간판탈출증, 경추관협착증

경추병(頸椎病)은 경추의 뼈 관절이 온전하게 지탱하지 못하고 움직이거나, 경추뼈 속의 수핵(髓核)이 돌출 또는 탈출하거나, 경추뼈의 골막을 뚫고 칼슘화된 작은 뼈들이 비집고 나오거나, 인대가 두터워지고 경추의 관(管)이 협착되는 등의 퇴행성 원인에 의해서 경추신경근이 눌리거나 척수(脊髓)가 자극을 받아 통증을 느끼게 되는 것을 말한다. 경추종합증(頸椎綜合證)이라고도 한다.

경추병은 대개 중년이후에 나타나는데 어깨와 팔에 통증을 동반하거나 목의 활동에 장애가 생기거나, 손아귀에 힘이 빠지거나 팔이 저리기도 하고, 자주 낙침(落枕)이 발생하기도 하며, 목 근육이 위축되어 함몰된 것처럼 보이기도 한다.

경추병은 병을 일으키는 부위에 따라서 신경근형(神經根型), 척수형(脊髓型), 교감신경형(交感神經型), 혼합형(混合型) 네 가지로 나눌 수 있다.

중의학에서는 비증(痺證) 또는 위증(痿證)의 범위에 속하며 '경비(頸痺)'라고도 한다.

원인

경추병(頸椎病)이 발생하는 원인은 몸이 허약해지거나 장기적인 과로로 인해 목 근육이 이완되어 경추가 지탱하지 못하고 눌리거나, 경추의 뼈가 증식되어 골막을 뚫고 나오는 골질증생(骨質增生)이 생기거나, 혹은 목 디스크가 삐져나와 경추신경을 압박하는 추간판탈출(椎間板脫出)이 생기거나 경추의 돌출을 막고 있는 인대가 늘어나거나 두꺼워져서 결국에는 경추의 뼈나 디스크가 골수나 신경근, 추동맥을 압박하여 통증이 발생하게 되는 것이다.

경추병은 경추뼈관절에 염증이 생기는 경추골관절염(頸椎骨關節炎), 경추뼈가 증식되어 염증을 발생하는 증생성경추염(增生性頸椎炎), 경추의 신경근에 문제가 발생하는 경신경근종합증(頸神經筋綜合證), 목 디스크가 돌출되어 나와서 경추신경을 누르는 경추간판돌출증(頸椎間板脫出症) 등의 원인이 있다.

중의학적 원인

1. 풍과 한이 침습하다(풍한침습 – 風寒侵襲)

체력이 약해지거나 장기적인 과로로 인해 목 부위의 근육이 약해진 상태에서 외부로부터 풍한(風寒)이 침습하여, 목 근육이 딱딱하게 응축이 되어 혈관을 위축시키고 신경을 자극하여 통증을 느끼게 된다.

2. 기가 막히고 혈이 뭉치다(기체혈어 – 氣滯血瘀)

잠 잘 때 목의 자세가 잘못되거나 베개의 높낮이가 적합하지 않아서 목 관절과 근육이 장시간 과도하게 당겨지면서 근육과 신경이 늘어나거나, 목 근육에 경련이 일어나거나, 심하면 목이 삐게 되어 국부적으로 氣血이 순환되지 못하고 정체되게 된다.

3. 간과 신장이 허약하다(간신허약 – 肝腎虛弱)

나이가 들어 늙거나 오랜 병을 앓거나 유산과 출산을 많이 하는 등, 신장과 肝의 정혈(精血)이 부족해져서 뼈와 근육이 영양을 공급받지 못하여 근육이 약해지면서 머리의 무게를 지탱하지 못하고, 그로인해 경추의 뼈가 눌리면서 디스크가 경추신경을 압박하고 자극을 주어 통증을 느끼게 되는 것이다.

증상별 치료

1. 풍과 한이 침습하다(풍한침습 – 風寒侵襲)

1) 증상

목에 강한 통증이 있고(頸項强痛), 목과 어깨가 저리며(頸肩痲木), 목의 움직임이 불편하고(頸動不利), 오한이 나며 땀이 나지 않고(惡寒無汗), 머리가 아프고 따뜻한 것을 좋아한다(頭痛喜溫).

혀는 연한색이고 태는 얇고 희며 맥은 뜨고 밧줄처럼 팽팽하다(舌淡苔薄白脈浮緊).

2) 치법

풍을 몰아내고 찬 기운을 흩어놓고, 경락을 통하게 하여 통증을 없앤다. (거풍산한, 통락지통－祛風散寒, 通絡止痛)

3) 취혈

풍지 외관 경협척(頸夾脊) 천주 곡지 아시혈.

4) 배혈

밤에 자는 동안에 소변이 자주 마려우면 중극, 방광수를 추가하여 축뇨(縮尿)한다.

5) 침구치료

- 풍지(風池)는 코 끝(鼻尖)이나 혀 끝(舌根)을 향하여 1.2~1.5촌 깊이로 비스듬하게 사침(斜鍼)하거나, 반대편 눈동자를 향하여 1촌을 사침(斜鍼)하거나, 풍부(風府)까지 평자(平刺)로 투침(透鍼)하여 염전사법(撚轉瀉法)을 1분간 행하여 국부에 시큰하고 팽팽한 느낌이 머리 윗부분이나 앞이마와 눈에 확산되게 하고 유침하는데, 풍지 안쪽에 연수(延髓)가 있으므로 깊이 자침하는 것은 禁한다.

  특히 반대편 눈동자를 향해서 자침할 때는 1촌 정도가 적당하고, 제삽법(提揷法)은 연수(延髓)를 건드릴 수 있기 때문에 禁하고 염전법을 사용한다.
- 외관은 직자 1촌, 염전제삽사법(撚轉提揷瀉法)으로 1분간 행하여 시큰하고 저린 산마감(酸麻感)이 느껴지면 멈추고 유침한다.
- 경협척(頸夾脊)은 목 통증부위를 중심으로 위아래 척추 정중선(正中線)에서 0.5촌 떨어진 협척혈(夾脊穴)을 직자 0.5촌하여 염전사법을 1분간 행하고 침감이 오면 멈추고 유침하는데 대개 경추 4,5,6,7번과 흉추1번 사이의 극돌하(棘突下) 양측에 자침한다.

  또 다른 방법은 통증부위 경추(대개 4,5,6,7번과 흉추1번 사이) 정중선에서 좌우 1.2~1.5촌 거리에 2~2.5촌 깊이로 직자해서 염전사법을 1분간 행하여 국부와 어깨, 팔로 시큰하면서 저린 산마감이 오면 멈추고 유침한다.
- 천주(天柱)는 직자 또는 사침으로 0.5~1촌, 염전사법을 1분간 행하고 침감이 오면 멈추고 유침하는데, 내측 상방(上方)에 연수가 있기 때문에 깊이 위쪽을

향하여 자침하거나 제삽법을 쓰면 위험하니 주의를 기울여야 한다.

- 곡지(曲池)는 팔을 90도 각도로 굽힌 상태에서 직자 1~2촌, 염전제삽사법을 1분 정도 하고 난 후에 유침을 해도 되고, 필요에 따라 팔 근육이 3회 정도 움찔거리게 강한 수법을 행한 후에 침을 빼고 유침하지 않아도 된다.
- 아시혈(阿是穴)은 통증부위에 침을 놓고 뽑은 후에 부황을 떠서 피를 뽑아내면 치료효과가 훨씬 좋다.

6) 방해

- 풍지는 족소양담경(足少陽膽經)과 양유맥(陽維脈)의 교회혈(交會穴)로서, 머리를 맑게 하고 막힌 경락을 소통시키며, 풍한을 소통하여 흩어지게 하고, 눈을 밝게 하고 귀를 잘 듣게 하며, 경맥을 잘 통하게 하여 통증을 멈추게 한다(醒腦開竅,疏散風寒熱,明目聰耳,通經止痛).
- 외관은 삼초(三焦)의 낙혈(絡穴)로서 머리를 맑게 하고 풍한을 소통시키며, 사기(邪氣)를 흩어놓아 통증을 없앤다(淸頭疏風, 散邪止痛).
- 경협척(頸夾脊)은 경추에 氣血이 뭉쳐있는 것을 풀고 진통(鎭痛)하는 작용을 한다.
- 천주(天柱)는 氣를 더하고 血을 채워서 뭉쳐있는 근육을 풀고 기혈을 돌린다
- 곡지(曲池)는 기혈을 움직여 상지불수(上肢不遂)와 어깨 통증(肩痛)과 뒷목부위의 통증(頸椎痛)을 치료하는 중요한 穴이다.
- 아시혈은 이통위수(以痛爲輸)라 하여, 압통점에 자침하여 경락을 활발하게 움직여 통증을 없애는(活絡止痛) 것이며, '아프면 아픈 곳을 혈자리로 삼는다(痛者以痛爲輸)'라는 뜻에서 나온 것이다.

  〈天金方〉 "有阿是之法, 盲人有病痛卽全掐其上, 不問孔穴.....鍼灸皆驗故曰阿是穴也"

2. 기가 막히고 혈이 뭉치다(기체혈어－氣滯血瘀)

1) 증상

머리, 목, 어깨를 거쳐 손까지 저리면서 아픈데(頭頸肩手痲痛), 마치 침으로 찌르는 듯 칼로 자르는 듯하며(如鍼刺刀割), 아픈 곳이 정해져 있고(痛有定處), 야

간에 통증이 더 심하다(夜間痛甚). 혀는 어두운 자색이거나 무늬가 있고 맥은 가늘고 대나무 마디를 긁듯이 껄끄럽다(舌暗紫或瘀斑脈細澁).

2) 치법

기를 돌리고 혈을 활발하게 움직여 뭉친 것을 없애서 통증을 멈추게 한다.
(행기활혈, 거어지통－行氣活血, 祛瘀止痛)

3) 취혈

천주 외관 곤륜 혈해 아시혈

4) 배혈

허리와 무릎이 시큰하고 약하면 요양관, 신수를 추가해서 신장을 보하고 진통시킨다.

5) 침구치료

- 천주, 외관, 아시혈은 上記하였다.
- 곤륜(崑崙)은 직자 0.5~0.8촌, 염전사법을 행하여 시큰하면서 팽팽한 산창감(酸脹感)이 느껴지면 멈추고 유침한다.
  곤륜은 유산의 가능성이 높기 때문에 임산부에게는 절대 禁한다.
- 격수(膈兪)는 직자 1.5~2촌, 염전제삽법을 1분간 행하고 국부에 침감이 느껴지면 멈추고 유침한다.
- 혈해(血海)는 직자 1~1.2촌, 염전제삽사법을 1분간 행하여 전기에 접촉한 듯한 촉전감(觸電感)이 오면 멈추고 유침한다.

6) 방해

- 천주, 외관, 아시혈은 上記하였다.
- 곤륜은 어깨에서 멀리 떨어져 있지만, 원근법(遠近法)을 이용해서 뒷목에 氣가 막히고 혈이 뭉쳐있는 것을 풀어주는 중요한 穴이다.
- 격수, 혈해는 혈을 활기차게 돌려 뭉쳐있는 것을 풀어 어혈(瘀血)에 의한 통증을 치료하는데, 격수(膈兪)는 팔회혈(八會穴)의 혈회(血會)로서 혈해혈(血海穴)과 배합하여 氣를 조절하고 血을 움직이게 한다.

3. 간과 신장이 허약하다(간신허약－肝腎虛弱)

1) 증상

목의 통증이 강하고(頸項强痛), 팔을 잡아끄는 것처럼 아프면서 저리고(痛如掣引肢臂麻木), 머리가 어지럽고 눈이 침침하며(頭暈目眩), 허리가 아프고 무릎이 시큰거린다(腰痛膝酸). 주로 활동을 할 때 더 아프다(活動時痛加重).

혀는 어두운 홍색이고 태는 적으며 맥은 가라앉고 가늘다(舌暗紅苔少脈沈細).

2) 치법

간을 보하고 신장을 이롭게 하며 경락을 통하게 해서 통증을 멈추게 한다.
(보익간신, 통락지통－補益肝腎, 通絡止痛)

3) 취혈

천주 태계 간수 태충透용천 신수 기해 곤륜 아시혈

4) 배혈

- 음식을 잘 먹지 못하면 중완, 족삼리를 추가하여 중초를 따뜻하게 하고 막힌 것을 뚫어 소화가 잘 되게 한다.
- 트림이 나고 위산이 올라오면 양릉천을 추가하여 위기(胃氣)를 아래로 내려 보낸다.

5) 침구치료

- 천주, 곤륜, 아시혈은 上記되어 있다.
- 태계(太溪)는 직자 0.5~1촌, 염전보법을 행하여 시큰한 산마감이 오면 유침한다.
- 간수(肝兪), 신수(腎兪)는 직자 1.5촌~2촌, 염전보법을 1분간 행하여 침감이 느껴지면 멈추고 유침한다.
- 태충에서 용천으로 1~1.5촌 깊이로 투침(透鍼)하여 염전보법을 1분간 행하여 저린 느낌이 둘째 발가락을 향해 방사형(放射形)으로 퍼지면 멈추고 유침한다.
- 기해(氣海)는 직자 1~2촌, 호흡염전보법을 행하여 시큰하고 팽팽한 침감이 전음부(前陰部)에 방사(放射)되어 퍼지도록 수법을 하고, 침을 뺀 후에 애주구

(艾炷灸)를 격일로 3장 이상 뜸을 뜨면 효과가 더 좋다.

6) 방해

- 천주, 곤륜, 아시혈은 上記되어 있다.
- 태계, 신수는 신장의 陰陽을 보충하여 氣를 돌려서 경락을 통하게 하여 국부에 뭉친 근육을 풀어주고 뼈를 튼튼하게 한다.
- 태충에서 용천으로 투침하면 신장과 간의 陰을 자양하여 근육을 강하게 하며 뼈를 튼튼하게 하고 기혈을 돌려 통증을 가라앉힌다.
- 기해는 陽氣와 元氣를 더하고 근본을 견고하게 하기(益陽元氣而固本) 때문에 면역력을 높여서 질병의 근원을 제거하는데 큰 도움을 준다.

임상사례

1. 풍한침습(風寒侵襲－神經筋)型

1) 증상

43세 남자, 뒷목과 어깨가 늘 불편하고 아팠는데, 3주 전에 직장 일로 추위를 무릅쓰고 3일 동안 일을 한 후에 우측 뒷목과 어깨, 팔에 방사형(放射型) 통증이 심하게 퍼지고 아파서 병원에 가서 X－ray검사를 한 결과 4~7번의 곡선이 직선에 가깝고, MRI검사 결과 경추 4~5번 사이에 약간의 척추관 협착이 보이며, 5~6번 사이의 추간판(椎間板)이 돌출되어 신경근을 누르고 있다고 판정을 받았으며 두통, 기침, 콧물이 동반되어 나타났다.

수액(輸液)을 맞고 약을 먹으면서 감기증세는 완화되었으나, 목과 어깨, 팔의 통증은 계속되고 있어 침을 맞으려고 본 의원에 내원(來院)했다.

진단을 해 보니 우측목과 어깨, 팔이 아프고, 목과 팔을 돌리기 어렵고, 목 근육이 딱딱하게 굳어있고(頸項筋硬), 견갑골을 누르면 통증이 있고(肩胛骨壓痛), 경추5~6번 횡돌간(橫突間)을 누르면 매우 아프고(橫突間壓痛甚), 우측 엄지손가락의 감각이 감퇴되었다(右側拇指感覺減退).

혀는 연한 자색이고 태는 얇고 희며 맥은 느리면서 대나무를 긁듯이 껄끄럽다(舌淡紫苔薄白脈緩澁).

2) 진단

양의진단 : 경추병(신경근형 – 神經筋型)

중의진단 : 풍한침습(風寒侵襲)型 경추병

3) 치법

풍을 몰아내고 찬 기운을 흩어놓고, 경락을 통하게 해서 통증을 멈추게 한다. (거풍산한, 통락지통 – 祛風散寒, 通絡止痛)

4) 취혈

천주 태계 곡지 합곡 아시혈 견외수透견정 견정透거골 견우透비노 견료透노회

5) 침구치료

- 천주(天柱)는 직자 또는 사침으로 0.5~1촌, 염전법을 행하여 氣를 더하고 血을 채워서 뭉쳐있는 근육을 풀고 기혈을 돌린다.
- 태계(太溪)는 직자 0.5~1촌, 염전보법을 행하여 신장의 陰陽을 보충하여 氣를 돌리고 경락을 통하게 하여 뭉친 근육을 풀어주고 뼈를 튼튼하게 한다.
- 곡지(曲池)는 팔을 90도 각도로 굽힌 상태에서 직자 1~2촌, 염전제삽사법을 1분 정도 하고 난 후에 유침하여, 기혈을 움직여서 상지불수(上肢不遂)와 어깨통증(肩痛)과 목 부위의 통증(頸椎痛)을 치료한다.
- 합곡(合谷)은 직자 0.5촌 염전제삽사법으로 1분간 행하거나, 직자 1촌, 염전사법으로 1분간 행하여, 엄지와 검지가 만나는 곳에서부터 팔꿈치를 향하여 전기에 닿은 듯한 느낌이 확산되면 멈추고 유침한다.
  합곡은 병세가 중하거나 필요시에 반대편 손의 穴을 취하여 같은 방법으로 자침할 수 있다(右病左取,左病右取). 〈灵枢 · 官针〉'巨刺者, 左取右, 右取左'
- 아시혈(阿是穴)은 뒷목 통증부위에 침을 놓고, 뽑은 후에 부황을 떠서 피를 뽑아내면 치료효과가 더 좋다.
- 견외수透견정은 견외수(肩外兪)에서 견정(肩井)을 향하여 피부 아래로 자침하여 3~4촌 길이로 투침하여 어깨와 뒷목, 대추혈 부위를 소통시킨다.
- 견정透거골은 견정(肩井)에서 어깨의 바깥쪽 거골(巨骨)을 향하여 피부 아래로 자침하여 3~4촌 길이로 투침하여 어깨부위의 통증을 줄인다.

- 견우透비노는 대장경의 어깨부위 견우(肩髃)에서 팔 부위의 비노(臂臑)를 향하여 3~4촌 자침하여 어깨와 상박(上膊)의 기혈을 통하게 한다.
- 견료透노회는 삼초경의 어깨부위 견료(肩髎)에서 상박(上膊)부위의 노회(臑會)를 향하여 3~4촌 자침하여 어깨와 상박의 시큰거리는 통증을 해소하고, 팔을 위로 들지 못하는 환자의 팔을 들어 올리게 한다.

6) 치료효과

치료 3회 후에 뒷목과 팔을 상하좌우로 돌리는 것이 좀 편해지고, 견갑골과 횡돌간의 통증이 좀 가라앉았으며 엄지손가락의 감각이 나아진 것 같다고 했다. 7회 치료 후에 목과 팔이 자유롭게 상하좌우로 돌며 견갑골, 횡돌간의 통증은 사라지고 엄지의 감각은 좀 살아났다. 15회 치료 후에 제반 증상이 대부분 호전되었고 뒷목과 어깨에 통증이 사라져서 움직이는데 불편하지 않다고 했다.
치료 2회부터 갈근24g 상기생24g 속단12g 두충12g 오공3條 천궁12g 황기30g 강활9g 독활9g 계지12g 목향9g 감초6g 대추3枚을 매일 복용하도록 했고, 회복 정도에 따라서 加減을 하면서 병을 쫓아가면서 조절을 했다.

2. 비신양허(脾腎陽虛)型

1) 증상

52세 여자, 1년 전부터 뒷목과 어깨가 불편하기 시작하여 3개월 전부터는 통증을 느꼈으며 목을 돌릴 때마다 부드럽지 못하였고, 최근 1개월부터는 목을 돌릴 때마다 아픔이 심하고 어깨와 팔까지 통증이 동반되어 밤에 잠자기도 어려워 병원을 찾아가서 MRI를 찍어 가져온 것을 보니, 경추가 꼿꼿하고 약간의 골질증생(骨質增生)이 있으며, 경추2~3번의 추간판에서 퇴행성 변화가 보이고, 3~4번 사이와 6~7번 사이에서 추간판이 왼쪽 뒤(左後方)로 돌출되어 척수를 자극하고 있으며 약간의 협착이 있는 것이 발견되었다.
진단을 해보니 두통이 있고 눈이 가물거리며 어지러움이 있고(頭痛眩暈), 가슴이 벌렁대며 초조해지고(心慌), 속이 매스껍고 구토가 나며(惡心嘔吐), 얼굴은 창백하고(面色蒼白), 무릎 아래와 팔꿈치 아래가 차고 냉하며(肘膝以下寒冷), 소변이 맑고 길게 나오며(小便淸長), 대변이 묽게 퍼진다(便溏).

혀는 연하고 희며 태는 얇고 희며 맥은 가라앉고 가늘다(舌淡白苔薄白脈沈細).

2) 진단

양의진단 : 경추병(척수형 – 脊髓型)

중의진단 : 비신양허(脾腎陽虛)型 경추병

3) 치법

양을 따뜻하게 하여 찬 기운을 흩어놓고, 경락을 통하게 해서 통증을 없앤다. (온양산한, 통락지통 – 溫陽散寒, 通絡止痛)

4) 취혈

경협척 풍지 천주 견정 족삼리 명문 혈해 아시혈

5) 침구치료

- 경협척(頸夾脊)은 뒷목 척추 2~7번의 정중선(正中線)에서 0.5촌 떨어진 협척혈(夾脊穴)을 직자 0.5촌 하거나 정중선에서 좌우 1.2~1.5촌 거리에 2~3촌 깊이로 척추를 향하여 자침하고, 염전사법을 1분간 행하여 경추에 氣血이 뭉쳐있는 것을 풀고 진통(鎭痛)하는 작용을 한다.
- 견정(肩井)은 상방을 향하여 비스듬하게 사자(斜刺) 1~1.5촌, 염전법을 1분간 행하고 침감이 오면 멈추고 유침하는데, 깊은 곳에 폐의 끝부분(肺尖)이 있으므로 깊이 찌르지 않도록 주의해야 하며, 임산부는 禁한다.
- 풍지, 천주, 아시혈은 上記되어 있으므로 생략한다.
- 족삼리(足三里)는 직자 1~1.5촌, 1분간 염전제삽보법을 행하여 시큰하면서 저린 산마감(酸麻感)이 발목이나 무릎 쪽으로 퍼지면 멈추고 유침하는데, 10분마다 수법을 쓰고 침을 뺀 후에 뜸을 떠서 氣를 더하고 血을 만들며, 비위를 튼튼하게 하여 면역력을 증강하고 소화력을 높이며 氣血을 다스려 막힌 곳을 뚫는다.
- 명문(命門)은 상방(上方)을 향하여 45도 각도로 사자(斜刺) 0.5~1촌, 염전보법을 1분간 행하여 시큰한 느낌이 오면 멈추고 유침하고, 침을 뺀 후에 뜸을 뜨면 신양(腎陽)을 보하기 때문에 뼈를 튼튼하게 하고 찬 기운을 없애고 기혈을 잘 통하게 한다.

• 혈해(血海)는 직자 1~1.2촌, 염전제삽사법을 1분간 행하여 血을 활기차게 돌려 뭉쳐있는 것을 풀고 어혈(瘀血)에 의한 통증을 없앤다.

6) 치료효과

치료 5회 후에 목의 통증이 덜해지고 잠자는 것이 좀 편해지고 어지러움과 구토가 가라앉고 가슴 벌렁거리는 것도 좀 나아졌다. 10회 후에는 목이 좌우로 잘 돌면서 통증이 거의 없어지고 어깨와 팔도 아픈 줄 모르게 되었고 제반 증상도 좋아졌으나 아직은 다 나은 것이 아니라서 5회를 더 치료하였다.

그 후로 1년 뒤에 다시 뒷목의 통증이 있어 찾아왔고, 같은 방법으로 10회를 치료하고 나아서 돌아갔는데, 그 후로 3년이 지났는데 아직 괜찮다고 한다.

치료 2회부터 갈근24g 상기생24g 속단12g 두충12g 오공3條 천궁12g 황기50g 백출15g 복령15g 반하12g 계지9g 목향12g 감초6g 대추3枚을 매일 복용하도록 처방했다. 치료 7회 후에 울렁거림과 구토가 없어져서 반하를 감(減)했고, 호전되어감에 따라서 加減하면서 쫓아가면서 조절을 했다.

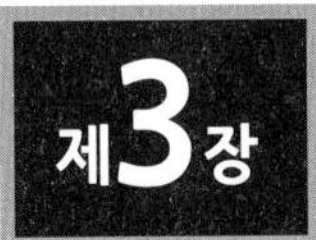

제3장 침구부인과

1 생리통 生理痛, Dysmenorrhea – 월경통, 통경

생리통(生理痛)은 월경을 시작하기 며칠 전 혹은 몇 시간 전부터 자궁내막이 과도하게 수축되면서 주기적으로 아랫배 치골부위의 위쪽이나 허리와 꼬리뼈 부위에 쥐어짜는 듯한 경련성 통증이 생기면서 속이 매스껍고 울렁거리거나 헛구역질을 하거나 설사를 하는 등의 증상이 나타나는 것을 말한다. 월경통(月經痛) 또는 월경곤란증(月經困難症)이라고도 한다. 중의학에서는 통경(痛經)이라고 한다.

생리통은 월경을 하는 여성의 절반이 겪는 흔한 통증으로 골반 내에 병변이 없으면서 1~2일 정도 생리통이 있으면 원발성 월경곤란(일차성 생리통)이라 하고, 골반 내에 병변이 있어서 기질적인 문제로 인해 월경 1~2주 전부터 생리통이 생기고, 월경 후 에도 며칠 동안 통증이 지속되면 속발성 월경곤란(이차적 생리통)이라고 한다.

일차적 생리통은 대개 초경이 있고난 후부터 1년이 지나면서 나타나기 시작하여 주로 10~20대 때에 많이 생기는데 간혹 40대까지 나타나는 경우도 있다.

이차적 생리통은 골반 내 자궁근종, 자궁선근증 및 자궁내막증과 같은 병변 때문에 생기므로 초경이 있고난 후 수년 이상이 지난 후에 나타나며, 30~50대 때에 많이 생기고 배란이 되지 않는 무배란(無排卵) 월경에서도 이차적 생리통이 나타난다.

중의학적 원인

1. 기가 막히고 혈이 뭉치다(기체혈어－氣滯血瘀)

정서적으로 감정이 펼쳐지지 못하여 간기(肝氣)가 울결이 되면 氣의 흐름이 원활하지 못하게 되고, 血이 氣를 따라 흐르지 못하게 되기 때문에 월경의 血이 자궁 내에 뭉쳐 있게 되어 통증이 생기는 것이다.

2. 한과 습이 뭉치고 막히다(한습응체－寒濕凝滯)

濕한 곳에 오래 살거나, 월경 중에 비를 맞으며 냇가를 건넌다거나, 평소 찬 것을 많이 먹거나, 차고 습한 기운이 자궁을 침습해서, 자궁안의 血이 냉해져 응어리지면 월경이 원활하게 배출되지 않아 통증이 생기는 것이다.

3. 간에 습과 열이 뭉치다(간울습열－肝鬱濕熱)

평소에 우울해하거나 남을 원망하고 화를 잘 내면 肝氣가 울결이 되고, 또 월경 중에나 출산 후에 섭생을 신중하게 하지 않거나, 남녀 간의 방사(房事)를 절제하지 못하는 등의 원인에 의해 습열이 자궁을 침범하여 충맥과 임맥에 머무르게 되면, 肝氣와 濕熱이 서로 얽혀서 통증이 생기는 것이다.

4. 기와 혈이 모자라고 부족하다(기혈휴허－氣血虧虛)

원래 몸이 약하거나 비위가 약하여 생화(生化)의 근원이 결핍되거나, 혹은 큰 병을 앓거나 오랫동안 병에 시달리거나 하여 氣와 血이 소모되어 精과 血이 부족해지고 자궁에 영양을 공급하지 못하게 되어 통증이 생기는 것이며, 혹은 몸이 약하면서 양기(陽氣)가 부족하여 血이 따뜻하게 공급되지 않아서, 자궁내에 陽이 부족해지고 寒이 쌓이기 때문에 월경이 정체되어 통증이 생기는 것이다.

증상별 치료

1. 기가 막히고 혈이 뭉치다(기체혈어－氣滯血瘀)

1) 증상

월경 전 혹은 월경 중에 아랫배가 팽팽하게 통증이 있어 누르는 것을 거부하고(小腹脹痛拒按), 유방이 팽팽하고 통증이 있으며(乳房脹痛), 월경의 양이 적고 원활하게 나오지 않으며(經行量少不暢), 월경이 자흑색이고 덩어리가 있으며(色紫黑有塊), 덩어리가 빠져나가면 통증이 줄어든다(塊下痛減).

혀는 어두운 자색이거나 점 같은 무늬의 어혈이 있고, 태는 엷고 희며 맥은 가라앉고 팽팽하거나 혹은 대나무를 긁듯이 까칠까칠하다(舌紫暗或有瘀点苔薄白脈沈弦或澁).

2) 치법

기를 움직이고 혈을 활기차게 돌려서 막힌 것을 없애서 통증을 멈추게 한다.
(행기활혈, 거어지통－行氣活血, 祛瘀止痛)

3) 취혈

태충 곡천 삼음교 기해

4) 배혈

가슴과 옆구리, 유방의 통증이 심하면 외관, 간수를 추가하고, 울렁거리고 토하면 내관, 족삼리를 추가하며, 아랫배의 통증이 심하면 차료를 추가하여 통증을 멈추게 한다.

5) 침구치료

- 태충(太衝)은 직자 1~1.5촌, 염전사법을 1분간 행하여 국부에 산마감이 느껴지면 멈추고 유침한다.
- 곡천(曲泉)은 족궐음간경의 합혈(合穴)인데 평자(平刺)로 0.5~0.8촌, 염전제삽법을 행하여 시큰한 침감을 얻으면 멈추고 유침한다.
- 삼음교는 사침(斜鍼)하여 1.5~2촌, 염전법을 써서 시큰하고 저린 산마감이 느껴지면서 하지의 근육이 3번 정도 움직이게 하고 난 후에 유침한다.

- 기해(氣海)는 직자 1~2촌, 호흡염전보법을 행하여 시큰하고 팽팽한 침감이 전음부(前陰部)에 방사(放射) 형태로 전해지도록 수법을 하고, 침을 뺀 후에 애주구(艾炷灸)를 격일로 5장 이상 뜸을 떠서 陽氣와 元氣를 회복하고, 氣를 돌리고 血을 움직여 월경의 통증을 줄인다. 임산부에게는 신중하거나 禁한다.

6) 방해

- 태충, 곡천은 肝을 소통시켜 울결된 것을 풀고, 氣의 움직임을 조절하고 다스린다.
- 삼음교는 족삼음경(足三陰經)이 모이는 곳으로 비장의 氣를 통하게 하고 血을 움직여서 월경의 血을 조절하고 자양한다.
- 기해는 자궁과 통하기 때문에 충맥과 임맥을 조절하고 氣를 다스리고 血을 움직인다.

2. 한과 습이 뭉치고 막히다(한습응체－寒濕凝滯)

1) 증상

월경 중에 아랫배가 차면서 통증이 있고(經行小腹冷痛), 따뜻하게 하면 통증이 감소되며(得溫痛減), 월경의 양이 적고(經量少), 자흑색이고 덩어리가 있으며(色紫黑有塊), 몸이 차면서 팔다리가 냉하고(體寒肢冷), 소변이 맑으면서 길다(小便淸長).

혀는 연한색이고 태는 희고 맥은 가라앉고 밧줄처럼 팽팽하다(舌淡苔白脈沈緊).

2) 치법

한을 흩어놓고 습을 없애며, 경맥을 따뜻하게 하여 통증을 멈추게 하다.

(산한제습, 온경지통－散寒除濕, 溫經止痛)

3) 취혈

명문 중극 수도 삼음교 지기

4) 배혈

- 몸이 차고 팔다리가 냉하며(體寒肢冷), 소변이 맑으면서 길게 나오는(小便淸長) 증상이 심하면 신수, 관원을 추가하고, 허리나 몸 전체가 아프면 대저(大

杼)를 추가한다.

• 몸이 피로하고 숨이 차면 백회와 기해에 뜸을 5장 이상 뜬다.

5) 침구치료

• 명문(命門)은 상방(上方)을 향하여 45도 각도로 사자(斜刺) 0.5~1촌, 염전보법을 행하여 국부에 침감이 오면 유침하고, 침을 뺀 후에 뜸을 뜨면 신양(腎陽)을 보하는데 좋은 효과가 있다.
• 중극(中極)은 직자 1~2촌, 염전보법을 행하여 전기가 지나가는 듯한 방전감(放電感)이 전음부로 퍼지면 멈추고 유침한다.
• 수도(水道)는 직자 0.8~1.2촌, 염전보법을 행하여 복부에 시큰한 느낌이 방사적으로 퍼지면 멈추고 유침한다.
• 삼음교는 上記되어 있다.
• 지기(地機)는 직자 1~1.5촌, 염전제삽보법을 행하여 시큰하고 저린 산마감이 느껴지면 멈추고 유침한다.

6) 방해

• 명문은 신장의 陽氣를 북돋아 차가운 기운을 물리치고 경맥을 따뜻하게 덥히고 자궁에 熱을 가하여 통증을 없앤다.
• 중극(中極)은 자궁에서부터 시작되므로 뜸을 뜨면 경맥을 따뜻하게 하여 찬 기운을 흩어놓고, 충맥과 임맥을 조절하고 다스리며, 또 임맥과 족삼음경(足三陰經)의 교회혈(交會穴)이라서 비뇨생식기나 자궁질병, 월경의 치료에 중요하다.
• 수도와 중극은 水濕을 따뜻하게 운반하고, 경맥을 조절하여 통증을 멈추게 한다.
• 지기, 삼음교는 비장을 튼튼하게 해서 습을 없애고 경맥을 조절하여 통증을 줄인다.

3. 간이 울결이 되고 습과 열이 생기다(간울습열－肝鬱濕熱)

1) 증상

월경 전에 혹은 월경 중에 아랫배에 통증이 있고(經前或經期小腹痛), 심하면 통증이 허리와 꼬리뼈까지 이르거나(甚則痛及腰骶), 혹은 복부에 타는 듯한 열이 느껴지고(或感腹內灼熱), 월경의 양이 많고 끈적끈적하며(經行量多質稠), 색이 선명하거나 자색이고(色鮮或紫), 작은 피 덩어리가 있으며(有小血塊), 어떤 때는 유방과 옆구리가 아프며(時乳脇疼痛), 소변이 짧고 색은 커피색 같으며(小便短赤), 대하는 누러면서 끈적거린다(帶下黃稠). 혀는 붉고 태는 누러면서 기름때가 덮여 있는 것 같고 맥은 거문고 줄처럼 팽팽하면서 빠르다(舌紅苔黃膩脈弦數).

2) 치법

간을 소통시키고 열을 내리며, 습을 제거하여 통증을 멈추게 한다.
(소간청열, 제습지통－疏肝淸熱, 除濕止痛)

3) 취혈

태충 행간 차료 중극 삼음교

4) 배혈

아랫배에 타는 듯한 통증이 느껴지면 곡천을 추가하여 하복부의 熱을 내린다.

5) 침구치료

- 태충, 중극, 삼음교는 上記되어 있다.
- 행간(行間)은 직자 0.5~0.8촌, 염전사법을 행하여 시큰하고 저린 산마감(酸痲感)이 오면 멈추고 유침한다.
- 차료(次髎)는 직자 1~1.5촌, 염전사법을 행하여 전기에 닿은 듯한 느낌이 오면 멈추고 유침한다.

6) 방해

- 태충은 족궐음간경의 원혈(原穴)로서 삼음교와 배합하여 간을 소통시키고 뭉친 것을 풀며 氣와 血을 조절한다.
- 행간은 간과 담(膽)의 熱을 내리고 상화(相火)를 끌어내려 자궁의 통증을 줄인다.
- 임맥의 중극을 취해서 차료, 삼음교와 배합하여 습을 내보내고 열을 내리며 충맥과 임맥을 조절하고 다스린다.

4. 기와 혈이 모자라고 부족하다(기혈휴허－氣血虧虛)

1) 증상

월경 중 혹은 월경 후에, 아랫배가 은은하게 아프고 만져주면 좋아하며(小腹隱痛喜按), 월경의 양이 적고(經行量少), 몸이 피로하고 팔다리가 권태로우며(神疲肢倦), 머리가 어지럽고 눈이 가물거리며(頭暈眼花), 가슴이 두근거리고 숨이 차다(心悸氣短). 혀는 연한색이고 태는 엷고 적으며 맥은 가늘고 빠르다(舌淡苔薄少脈細數).

2) 치법

기를 보하고 혈을 길러서 경맥을 조절하여 통증을 멈추게 한다.
(보기양혈, 조경지통－補氣養血, 調經止痛)

3) 취혈

기해 관원 족삼리 비수 삼음교 자궁(子宮)

4) 배혈

아랫배가 차면서 통증이 있으면 기충(氣衝)을 추가하여 하초를 따뜻하게 한다.

5) 침구치료

- 기해, 삼음교는 上記되어 있다.
- 관원(關元)은 직자 1~2촌, 호흡염전보법을 행하여 시큰하고 팽팽한 침감이 하복부에 방사형으로 전해지도록 수법을 하고 유침하였다가 침을 뺀 후에, 병세가 위중하면 애주구(艾炷灸)를 격일로 5장 이상 뜸을 떠서 陽氣와 元氣를 회복하여 위중한 병세를 극복하고, 환자의 회복정도에 따라 뜸의 장수(壯數)를 줄여간다. 임산부에게는 신중하거나 상태에 따라서 禁해야 한다.
- 족삼리(足三里)는 직자 1~1.5촌, 염전제삽보법을 행하여 찌릿한 느낌이 발목이나 무릎으로 퍼지면 멈추고 유침하여 10분마다 수법을 써서 氣와 血을 만들고 다스린다.
- 비수(脾兪)는 1.5~2촌, 염전보법을 행하여 국부에 시큰한 침감이 오면 유침한다.
- 자궁(子宮)은 중극혈(中極穴)에서 좌우로 3촌 떨어진 곳에 위치하고 있고, 정

중선을 향하여 비스듬하게 사침(斜鍼)으로 1~1.5촌, 염전보법을 행하여 침감이 자궁 쪽으로 향하면 멈추고 유침한다.

6) 방해

- 기해(氣海)는 氣를 더하고 陽을 강하게 하여 임맥과 충맥을 조화롭게 한다.
- 비수, 족삼리, 삼음교는 肝과 비위를 북돋아 氣血을 만들어내는 중요한 원천이다.
- 족삼리는 비장을 튼튼하게 하고 胃를 편안하게 하며, 氣와 血을 다스리고 정기를 도와서 생리통을 줄인다.
- 삼음교는 족삼음경이 모이는 穴로 肝氣가 소통하도록 돕고, 비장과 신장을 도와 血을 따뜻하게 하며, 월경의 血을 조절하고 자양하여 생리통을 완화시킨다.
- 자궁(子宮)은 중극혈(中極穴)에서 좌우로 3촌 떨어진 곳에 위치하고 있고, 기혈을 조절하여 통증을 멈추게 하는 작용을 한다.

임상사례

1. 기체혈어(氣滯血瘀)型

1) 증상

23세 여자, 15세에 초경을 한 미혼의 여성인데 8개월 전에 회사 일로 동료들과 다투고 싸워 감정이 몹시 상한 후부터 월경할 때마다 아랫배가 아프고 월경의 양이 줄어들고 어두운 색이라서, 중약(中藥)을 먹고 호전되기는 했지만 여전히 통증이 남아있어서 치료를 받고자 본 의원을 찾아왔다.

진단해 보니 월경 전 혹은 월경 중에 아랫배가 팽팽하게 통증이 있어 누르는 것을 거부하고(小腹脹痛拒按), 유방이 팽팽하고 만지면 아파하고(乳脹觸痛), 월경의 양이 적고 잘 나오지 않으며(經行量少不暢), 먹는 것을 좋아하지 않으며(食不喜歡), 월경의 색이 자흑색이고 덩어리가 있으며(色紫黑有塊), 트림을 하고 구토가 있다(噯氣嘔吐).

혀는 어두운 자색이고 태는 얇으며 맥은 거문고 줄처럼 팽팽하다(舌紫暗苔薄脈弦).

2) 진단

양의진단 : 생리통(월경곤란증)

중의진단 : 기체혈어(氣滯血瘀)型 생리통(통경 - 通經)

3) 치법

간을 소통시켜 뭉친 것을 풀고, 기를 움직이고 혈을 활기차게 돌린다.
(소간해울, 행기활혈 - 疏肝解鬱, 行氣活血)

4) 취혈

관원 태충 삼음교 족삼리 기해

5) 침구치료

• 관원(關元), 기해(氣海)는 직자 1~2촌으로 호흡염전보법을 행하고, 삼음교(三陰交)는 사자(斜刺)하여 1.5~2촌, 염전사법을 행하고, 족삼리(足三里)는 직자 1~1.5촌으로 1분 정도 염전제삽사법을 행한다.

• 태충(太衝)은 직자 0.5~0.8촌, 염전사법을 행하여 국부에 시큰하고 저린 산마감이 느껴지면 멈추고 유침한다. 태충은 肝을 소통시켜 울결된 것을 풀고 氣의 움직임을 조절하고 다스린다.

6) 치료효과

월경 예정 5일 전부터 매일 치료를 시작하여 7회 치료 후에 통증이 좀 감소되고 월경의 양도 늘어나고 소화도 개선되어 식사량이 늘어났다.

다음 달 월경 5일 전부터 매일 7회 침을 놓으니 통증이 많이 감소되고 월경의 양도 많이 늘었고 트림과 울렁거림이 거의 없어졌다.

그 다음 달에도 같은 방법으로 침을 놓았는데, 통증이 대부분 감소되고 제반 증상이 개선되어 정상을 회복하였다.

월경 5일 전부터 시호12g 향부12g 당귀20g 백작20g 반하12g 목향12g을 처방하여 7일 동안 매일 복용하게 하고, 다음 달에도 월경 5일 전부터 7일 동안 복용하게 했고, 그 다음 달에도 같은 방법으로 해서 좋은 효과를 얻었다.

2. 양허한응(陽虛寒凝)型

1) 증상

29세 여자, 14세에 초경이 있고나서 정상적이었는데 7년 전부터 월경 전후에 아랫배가 아픈데 특히 찬 것을 먹거나 찬바람을 맞으면 통증이 더 심해졌다.

부인과 병원에서 약을 복용해서 나아지기는 했지만, 다시 통증을 겪다가 최근 3개월 전부터 통증이 더 심해져서 본 의원을 찾아왔다.

병원에서의 검사결과는 골반 내 생식기 이상은 없었다.

진단을 해보니 평소에 추위를 타고 손발과 아랫배가 차며(畏寒手足小腹作痛), 통증이 심할 때는 얼굴과 입술이 창백하고(痛甚則面脣蒼白), 어지러우면서 땀이 나고(頭暈汗出), 맑은 물 같은 것을 토해내고(嘔吐清水), 월경의 양도 줄어들었고 색깔도 어두운 색이고 덩어리가 있다(量少色暗有塊). 혀는 연한색이고 태는 희면서 작은 알갱이가 덮여 있는 듯하고 맥은 가라앉고 밧줄처럼 팽팽하다(舌淡苔白膩脈沈緊).

2) 진단

양의진단 : 생리통(월경곤란증)

중의진단 : 양허한응(陽虛寒凝)型 생리통(통경 – 通經)

3) 치법

경맥을 따뜻하게 덥혀서 찬 기운을 흩어놓고, 뭉친 것을 풀어 통증을 없앤다.
(온경산한, 화어지통 – 溫經散寒, 化瘀止痛)

4) 취혈

관원 명문 태계 합곡 삼음교

5) 침구치료

- 관원, 삼음교는 上記되어 있다.
- 명문(命門)은 상방(上方)을 향하여 45도 각도로 사자(斜刺) 0.5~1촌, 염전보법을 행하여 국부에 시큰하고 저린 산마감이 느껴지면 멈추고 유침했다가 침을 뺀 후에 뜸을 뜨면 신양(腎陽)을 보하는데 좋은 효과가 있다.

- 태계(太溪)는 직자 0.5~1촌, 염전보법을 1분간 행하고 시큰하고 저린 산마감이 느껴지면 멈추고 유침한다.
- 합곡(合谷)은 직자 1촌, 염전보법으로 1분간 행하여 엄지와 검지가 만나는 곳에서부터 팔꿈치를 향하여 전기에 닿은 듯한 느낌이 확산되면 멈추고 유침한다. 합곡은 병세가 중하거나 필요시에 반대편 손의 穴을 취하여(右病左取,左病右取), 위와 같은 방법으로 자침할 수 있다.

6) 치료효과

월경 예정 5일 전부터 매일 7회 치료 후에 아랫배의 통증이 조금씩 줄어들고, 얼굴의 창백한 기운이 덜하고 어지러움과 땀이 줄었다.

다음 달 월경 5일 전부터 매일 7회를 치료한 후에 하복부 통증이 많이 줄어들었고 구토나 창백함이 거의 없어지고, 월경의 양이 늘고 어두웠던 색깔도 좀 밝아지고 덩어리도 없어졌다. 그 다음 달에도 같은 방법으로 치료를 해서 하복부 통증은 소멸되었고 제반 증상이 정상으로 회복되었다.

월경 5일 전부터 부자12g 건강12g 계지12g 소회향6g 생강3片 대추5枚 목향12g 오약12g 천궁15g 파극천12g 속단12g을 처방하여 7일 동안 매일 복용하게 했고, 다음 달과 그 다음 달에도 같은 방법으로 복용하게 했는데, 호전됨에 따라서 加減을 하여 조절했다.

2 냉대하증 冷帶下症, Leucorrhea – 대하증, 냉증

대하(帶下)는 냉(冷)이라고도 하는데, 여성생식기의 바깥 부분인 질을 외부의 유해세균이나 박테리아 등 미생물로부터 보호하기 위해서, 여성호르몬 에스트로겐의 자극을 받아 질 내부의 화학적 균형(산성도)을 맞추기 위해 질 점막에서 정상적으로 나오는 분비물을 말한다. 그런데 이 정상적인 분비물이 자궁경부나 질 내부의 감염이나 호르몬 변화, 악성질환 등에 의해서 누런색이나, 회색, 푸른색, 흰색 등 여러 가지 색을 띄거나 비린내, 악취 등 특이한 냄새를 피우면서 정상적인 양보다 훨씬 더 많은 비정상적인 분비물이 나오는 것을 대하증(帶下症), 또는 냉대하증(冷帶下症)이라고 한다.

일반적으로 건강한 여성의 대하(帶下)는 질 안을 촉촉하게 적시는 정도이거나 약간의 적은 양이 밖으로 흘러나와 속옷에 살짝 비칠 정도이며, 맑고 투명한 빛이고 냄새도 거의 없다. 통계에 의하면 우리나라 가임기의 여성 중에서 거의 반수 정도가 대하증을 경험한다고 한다.

원인

대하증(帶下症)의 원인은 질 세척을 비위생적으로 하거나, 항생제를 남용하거나 비만, 당뇨 등의 질병과 임신에 의해서 질 내 산성도가 떨어지면서 화학적 균형이 깨져 곰팡이균, 세균 등 유해균(有害菌)이 침입하여 염증을 일으키는 것이 주원인이며, 그 외 자궁경부에 염증이 생기거나 암이 발병해도 대하증이 생길 수 있으며, 성관계에 의해서 트리코모나스 원충류에 감염이 되면 외음부가 가렵거나 악취가 나면서 분비물이 매우 많이 나오고, 칸디다균에 감염이 되면 질 주위가 가렵거나 따가우면서 흰색의 분비물을 많이 분비한다.

중의학적 원인

1. 비장이 허하여 습이 가득하다(비허습성 - 脾虛濕盛)

음식을 절제하지 못하고 많이 먹거나, 일을 많이 하여 피곤함이 과도하게 쌓이거나, 근심 걱정을 많이 하여 氣가 펼쳐지지 못하고 뭉쳐있거나 하여 비기(脾氣)를 손상시켜서 수습(水濕)을 잘 운반하지 못하여, 몸 안에 가득 쌓여 있다가 아래 하초로 흘러 들어가서 임맥(任脈)으로 하여금 견고하게 지키지 못하게 하고, 대맥(帶脈)으로 하여금 꽉 잡아 두게 하지 못해서 대하증이 생긴 것이다.

2. 신장의 음이 부족하다(신음부족 - 腎陰不足)

본래 신장의 陰이 부족하거나, 성관계를 많이 갖거나 출산을 많이 하거나, 오랜 병으로 신장의 陰이 소모되어 부족해져서 상화(相火)가 안에서 치솟으니, 그 뜨거운 열이 음락(陰絡 - 沈部絡脈)을 상하게 하여, 혈액이 아래로 넘치고 진액이 같이 합하여서 적색(赤色) 혹은 적백색(赤白色)의 대하가 생기는 것이다.

3. 신장의 양이 모자라고 부족하다(신양휴허 - 腎陽虧虛)

명문(命門)의 火가 쇠약하거나, 혹은 크게 병을 얻거나 장기간 병을 앓거나, 혹은 나이를 많이 먹음으로 인해서 신장의 陽이 부족해져서 열기(熱氣)가 끓어오르지 못하며, 하원(下元)이 따뜻하지 못하여 찬 기운과 습(濕)이 가득차서 임맥과 대맥을 손상시키니, 몸 안의 濕이 아래 자궁으로 몰려 흘어 나오는 것이다.

4. 습과 열이 하초에 모이다(습열하주 - 濕熱下注)

비장이 허하여 습이 가득차거나, 기름진 고기와 맛있는 음식들을 많이 먹고 술을 마셔서 습과 열이 생기거나, 간이 울결이 되어 火가 발생하고, 그로인해 肝의 熱과 비장의 濕이 생기고, 습과 열이 아래 하초에 쏠려 임맥과 대맥을 손상시키니 비정상적인 대하(帶下)가 흘러나오는 것이다.

증상별 치료

1. 비장이 허해서 습이 가득하다(비허습성 – 脾虛濕盛)

1) 증상

분비물이 백색이거나 연한 황색이고(分泌物色白或淡黃), 양이 많고 콧물과 같은데 냄새가 없으며(量多如涕而無臭), 오랫동안 끊이지 않고(日久不斷), 속이 울렁거려서 음식을 적게 먹고(惡心納少), 몸이 피곤하고 팔다리가 권태롭다(身困肢倦).

혀는 연한색이고 펑퍼짐하며 태는 희고 작은 알갱이가 덮여있는 듯하고 맥은 느리면서 약하다(舌淡胖苔白膩脈緩弱).

2) 치법

비장을 튼튼하게 하고 기를 더하여, 습을 내보내어 비정상적인 대하를 멈추게 한다(건비익기, 이습지대 – 健脾益氣, 利濕止帶).

3) 취혈

기해 대맥 백환수 비수 삼음교

4) 배혈

- 먹는 양이 적고 물처럼 설사를 하면 중완, 천추를 추가하여 胃氣를 열어 식사량을 늘리고 大腸을 진정시켜 설사를 멈추게 한다.
- 다리가 붓는 것이 심하면 음릉천, 족삼리를 추가하여 비장과 胃를 활성화시켜 水濕의 운반(運化水濕)을 잘 하도록 한다.

5) 침구치료

- 기해(氣海)는 직자 1~2촌, 호흡염전보법(呼吸捻轉補法)을 하여 시큰하고 팽팽한 침감이 퍼지도록 수법을 하고, 출침(出鍼)한 후에 애주구(艾炷灸)를 격일로 3장 이상 뜸을 떠서 陽氣와 元氣를 회복한다. 임산부에게는 신중하거나 禁해야 한다.
- 대맥(帶脈)은 옆구리 장문(章門)의 1.8촌 아래에 위치하고 있으며 자침할 때는 환자를 옆으로 눕혀서 사자(斜刺) 0.8~1촌, 직자 1~1.5촌, 염전제삽보법(捻轉

提插補法)을 행하고 침감을 얻으면 유침한다.

- 백환수(白環兪)는 저골(骶骨) 정중선에서 1.5촌 옆에 있고, 제4 저후공(骶後孔)과 수평한 위치에 있으며 직자 0.8~1.2촌, 염전보법을 행하고 침감이 오면 유침한다.
- 비수(脾兪)는 직자 1.5~2촌, 염전제삽보법을 행하고 국부에 침감이 오면 멈추고 유침한다.
- 삼음교(三陰交)는 경골(脛骨)의 앞 부위에서 후연(後緣)을 따라가다 경골이 끝난 부위에서 피부와 45도 각도로 1.5~2촌 자침하여 염전제삽보법을 써서 시큰하고 팽팽한 침감이 느껴지면서 하지(下肢)의 근육이 3번 정도 움직이고 난 후 유침한다.

6) 방해

- 기해는 원기(元氣)를 보하고 비장이 수습(水濕)을 잘 운반할 수 있도록 도우며, 陽을 회복시키고 氣血을 견고하게 지킨다.
- 대맥은 여러 경맥을 단속하여 비정상적인 대하가 흘러나오는 것을 멈추게 한다
- 백환수는 하초의 기화(氣化)를 도와서 濕을 없애고 비정상적인 대하를 멈추게 한다.
- 비수, 삼음교는 비장을 튼튼하게 하여 濕을 잘 운반하고 氣를 더하며 근본을 견고하게 하여 비정상적인 대하가 나오지 않도록 한다.

  삼음교는 족삼음(肝脾腎)이 모이는 곳으로 능히 비장과 신장의 氣를 따뜻하게 하고 유익하게 하여 비정상적인 대하를 조절해서 줄어들게 한다.

2. 신장의 음이 부족하다(신음부족 – 腎陰不足)

1) 증상

분비물이 누렇거나 붉은 색을 띠고(分泌物色黃或兼紅), 끈적끈적하며 냄새는 없고(質粘無臭), 질 입구가 후끈거리면서 열이 나고(陰戶灼熱), 손발바닥과 가슴에서 열이 나고(五心煩熱), 허리가 시큰거리며 귀에서 소리가 나고(腰酸耳鳴), 머리가 어지럽고 가슴이 두근거린다(頭暈心悸).

혀는 붉고 태는 적으며 맥은 가늘고 빠르다(舌紅苔少脈細數).

2) 치법

음을 자양하고 열을 내려서, 영분(營分)을 조절하여 비정상적인 대하를 멈추게 한다(자음청열, 조영지대 – 滋陰清熱, 調營止帶).

3) 취혈

신수 태계 차료 삼음교 대맥

4) 배혈

머리가 어지럽고 가슴이 벌렁거리는 것이 심하면 태충을 추가하여 陰을 보충해서 허화(虛火)를 가라앉히고, 신문을 추가하여 마음과 정신을 안정시킨다.

5) 침구치료

- 신수(腎兪)는 직자 1.5촌~2촌, 염전보법(捻轉補法)을 행하고 시큰하고 팽팽한 침감이 오면 멈추고 유침한다.
- 태계(太溪)는 직자 0.5~1촌, 염전보법을 행하고 저린 침감이 오면 멈추고 유침한다.
- 차료(次髎)는 직자 1~1.5촌, 영수보사(迎隨補瀉)로 염전법을 행하여 전기에 닿은 듯한 느낌이 오면 멈추고 유침한다.
- 삼음교, 대맥은 上記되어 있으므로 생략한다.

6) 방해

- 신수, 태계는 陰을 자양하여 水를 든든하게 채워서 허열(虛熱)을 씻어 내린다.
- 삼음교는 간비신(肝脾腎) 三陰을 보하고 조절하여 영분(營分)의 陰과 생화(生化)의 원천을 강하게 한다.
- 차료, 대맥은 여러 경맥을 단속하여 비정상적인 대하를 멈추게 한다.

3. 신장의 陽이 모자라고 부족하다(신양휴허 – 腎陽虧虛)

1) 증상

분비물의 양이 많고(分泌物量多), 물처럼 맑고 묽으며(清稀如水), 어떤 때는 계란 흰자위처럼 투명하며(有時透明如鷄子淸), 끊이지 않고 계속 나오며(綿綿不

斷), 허리가 시큰거리며 배는 차고(腰酸腹冷), 소변은 맑고 길게 나오는데 저녁에 더욱 심하다(小便淸長夜間尤甚). 혀는 연한색이고 펑퍼짐하고 태는 희면서 반들반들하고 맥은 가라앉고 느리다(舌淡胖苔白滑脈沈遲).

2) 치법

신장을 보하고 양을 따뜻하게 하여 습을 제거하고 비정상적인 대하를 없앤다. (보신온양, 제습지대 – 補腎溫陽, 除濕止帶)

3) 취혈

관원 명문 신수 대맥 차료 족삼리

4) 배혈

- 대변이 묽게 설사처럼 쏟아지거나(大便稀溏), 새벽에 설사가 나오면(五更泄瀉) 신궐, 상거허를 추가하여 중, 하초를 견고하게 하여 지사(止瀉) 작용을 돕는다.
- 아랫배가 차면서 아프면 자궁혈, 중극혈에 뜸을 떠서 하초를 따뜻하게 하여 비정상적인 대하가 흘러나오는 것을 막는다.

5) 침구치료

- 관원(關元)은 직자 1~2촌, 호흡염전보법(呼吸捻轉補法)을 하여 시큰하고 팽팽한 침감이 하복부에 방사(放射) 형태로 전해지면 유침하였다가, 침을 뺀 후에 뜸을 3장 이상 뜨면 좋은 효과를 얻을 수 있다. 임산부는 신중하거나 禁한다.
- 명문(命門)은 목 쪽을 향하여 45도 각도로 사자(斜刺) 0.5~1촌, 염전보법을 1분간 행하여 국부에 침감이 오면 멈추고 유침했다가 침을 뺀 후에 뜸을 3장 이상 뜨면 신양(腎陽)을 보하는데 좋은 효과가 있다.
- 족삼리(足三里)는 직자 1~1.5촌, 염전제삽보법을 행하여 시큰하면서 저린 느낌이 발목이나 무릎 쪽으로 퍼지면 멈추고 유침한다.
- 신수, 대맥, 차료는 上記되어 있어서 생략한다.

6) 방해

- 관원, 명문, 신수는 명문화(命門火)를 보충하여 원양(元陽)을 북돋아서 차고

습한 것을 따뜻하게 하며, 하복부에 온기(溫氣)를 불어넣어 비정상적인 대하를 줄인다.

- 대맥은 여러 경맥을 단속하여(얽어매어) 비정상적인 대하를 줄이며, 차료는 대하증을 치료하는 효과 좋은 혈이며, 족삼리는 비위를 보하여 운화(運化)를 도와 습을 줄인다.
- 족삼리는 비장을 튼튼하게 하고 胃를 편안하게 하며, 氣와 血을 다스리고 정기를 돕는다(健脾和胃,條理氣血,扶助正氣).

4. 습과 열이 하초에 모이다(습열하주 – 濕熱下注)

1) 증상

분비물의 양이 많고(分泌物量多), 황색이거나 혹은 녹색을 겸하고 있고(色黃或兼色綠), 끈적거리며(質粘稠), 혹은 콩비지 같기도 하고(或如頭渣), 혹은 거품 같기도 하며(或如泡沫), 냄새가 고약하고 더러우며(氣臭穢), 질구가 타는 듯이 열이 나고 가려우며(陰戶灼熱瘙痒), 소변이 짧고 붉으며(小便短赤), 아랫배가 끌어당기는 듯 아프고(小腹掣痛), 대변은 마르고 단단하다(大便乾結).

혀는 붉고 태는 누렇거나 혹은 누러면서 기름때가 덮여있는 듯하고 맥은 부드러우면서 빠르거나 혹은 거문고 줄처럼 팽팽하면서 빠르다(舌紅苔黃或黃膩脈濡數或弦數).

2) 치법

열을 내리고 습을 없애며, 비장을 튼튼하게 하여 비정상적인 대하를 멈추게 한다(청열제습, 건비지대 – 淸熱除濕, 健脾止帶).

3) 취혈

중극 음릉천 대맥 차료

4) 배혈

외음부가 타는 듯 열이 나고 가려운 것이 심하면 여구, 협계를 추가하여 熱을 내리고 가려움을 그치게 한다.

5) 침구치료

- 중극(中極)은 직자 1~2촌, 염전보법을 1분간 행하여 방전감(放電感)이 전음부로 퍼지면 멈추고 유침한다.
- 음릉천(陰陵泉)은 직자 1~2촌, 염전제삽보법을 행하여 시큰하고 저린 침감이 다리 위아래로 퍼지면 멈추고 유침한다.
- 대맥, 차료는 上記되어 있으므로 생략한다.

6) 방해

- 중극은 방광의 모혈로서 방광의 氣를 일으켜 세워 氣化를 촉진하여, 하초에 내재한 습열을 소변으로 배출하고, 차료는 중극과 더불어 하초의 습열을 밖으로 쏟아낸다.
- 음릉천은 비장을 튼튼하게 하여 습을 없애고, 질 내의 비정상적인 대하를 줄인다.
- 대맥은 임맥, 충맥 등 여러 경맥을 단속하여 비정상적인 대하를 멈추게 한다.

임상사례

1. 비허습성(脾虛濕盛)型

1) 증상

37세 여자, 1년 전에 유산을 한 후로 월경과 대하(帶下)에 약간의 이상이 있는 듯하다가, 6개월 전부터 맑고 묽은 하얀색 냉대하가 많이 나와서 병원을 방문했다. 부인과 진단 결과 골반의 아래 양쪽 옆이 부어오르고 통증이 있으며, 혈액검사에서 백혈구 수치가 높게 나와 만성분강염(慢性盆腔炎)으로 판정되었다. 병원 약을 먹으면서 치료를 하여 좀 좋아지기는 했으나 대하가 계속 나와서 본 의원을 찾아왔다.

진단을 해보니 비위가 약해서 잘 먹지 못하고(脾胃虛弱而納差), 몸이 차고 팔다리가 냉하며(形寒肢冷), 몸이 피곤하고 팔다리가 권태롭고(身困肢倦), 얼굴에 화색이 돌지 않으며 약간 누렇다(面色無華微黃).

혀는 연한 색이고 태는 희며 맥은 가라앉고 가늘다(舌淡苔白脈沈細).

2) 진단

양의진단 : 만성분강염(慢性盆腔炎)

중의진단 : 비허습성(脾虛濕盛)型 냉대하증(冷帶下症)

3) 치법

비장을 튼튼하게 하여 기를 더하고, 습을 내보내어 비정상적인 대하를 멈추게 한다(건비익기, 이습지대 - 健脾益氣, 利濕止帶).

4) 취혈

비수 관원 기해 족삼리 대맥

5) 침구치료

- 비수(脾兪), 관원(關元 上記되어 있으므로 생략한다.
- 기해(氣海)는 직자 1~2촌, 호흡염전보법을 행하여 시큰하고 팽팽한 침감이 전음부(前陰部)에 방사형(放射型)으로 퍼지면 유침하였다가 침을 뺀 후에, 뜸을 격일로 5장 이상 뜸을 떠서 陽氣와 元氣를 회복하여 비정산적인 대하를 줄인다.
- 족삼리(足三里)는 직자 1~1.5촌, 염전제삽보법을 하여 시큰한 침감이 오면 유침한다.

  족삼리는 비장을 튼튼하게 하여 습을 잘 운화(運化)해서 비정상적인 대하를 줄인다.
- 대맥(帶脈)은 옆구리 장문(章門)의 1.8촌 아래에 위치하고 있으며 자침할 때는 환자를 옆으로 뉘어서 사자(斜刺) 0.8~1촌, 직자 1~1.5촌, 염전제삽법을 행하여 침감을 얻으면 멈추고 유침한다.

6) 치료효과

치료 5회 후에 대하가 줄어들기 시작하고 10회 후에 많이 줄어들었고, 입맛이 좋아지며 팔다리가 냉한 기운이 줄어들었다. 15회 후에 대하는 거의 나오지 않고 팔다리가 따뜻해졌으며, 소화도 잘 되고 식욕도 늘고 얼굴에 화색이 돈다.

치료 2회부터 인삼12g 백출15g 고량강12g 복령30g 창출15g 천궁12g 당귀15g 계지12g 오약12g 진피12g 목향12g 택사15g을 매일 복용하게 했고, 호전되어감에 따라서 加減을 하면서 조절했다.

2. 신양휴허(腎陽虧虛)型

1) 증상

40세 여자, 1년여 전부터 허리가 아프면서 비정상적인 대하(帶下)가 나오기 시작했는데, 부인과 병원에서 진찰한 결과 만성자궁경부염으로 판정되었다.

약을 먹고 좋아졌으나 다시 대하가 많아지자 본 의원을 찾아왔다.

진단해보니 대하의 분비물 양이 많고(分泌物量多), 물처럼 맑고 묽으며(淸稀如水), 냄새는 없고(無臭), 허리가 시큰거리며 아프고 배는 차며(腰酸痛腹冷), 소변은 맑고 길게 나오는데 저녁에 더욱 심하다(小便淸長夜間尤甚).

혀는 담홍색이고 태는 얇고 희며 맥은 가라앉고 가늘다(舌淡紅苔薄白脈沈細).

2) 진단

양의진단 : 만성자궁경부염(慢性子宮頸部炎)

중의진단 : 신양휴허(腎陽虧虛)型 냉대하증(冷帶下症)

3) 치법

신장을 보하고 양기를 따뜻하게 하여 습을 몰아내고 비정상적인 대하를 멈추게 한다(보신온양, 제습지대 – 補腎溫陽, 祛濕止帶).

4) 취혈

관원 명문 기해 신수 족삼리 백환수 지실

5) 침구치료

- 관원, 명문, 기해, 족삼리는 上記되어 있으므로 생략한다.
- 백환수(白環兪)는 저골(骶骨) 정중선에서 1.5촌 옆에 있고, 제4 저후공(骶後孔)과 수평한 위치에 있으며 직자 0.8~1.2촌, 염전법을 행하고 침감이 오면 유침하여 하초의 기화(氣化)를 도와서 濕을 없애고 비정상적인 대하를 멈추게 한다.
- 지실(志室)은 직자 0.5~1촌, 염전보법을 행하여 국부의 침감을 얻으면 멈추고 유침하고, 침을 뺀 후 뜸을 써서 신장의 陽을 따뜻하게 보하여 냉대하를 줄인다.

6) 치료효과

치료 5회 후에 대하의 양이 줄기 시작하고 소변의 양도 줄고, 10회 후에 대하의 양은 눈에 띄게 줄어들었고 냄새도 없고, 소변양도 많이 줄어들어 정상에 가까워졌고 허리도 편해졌다. 15회 후에 대하는 정상적으로 질 내에 존재하고 질 밖으로는 흐르지 않고 비치기만 했다. 소변도 정상회복 되었고, 허리도 아프지 않다. 치료 2회부터 보골지15g 익지인12g 토사자15g 복령30g 백출15g 창출15g 우슬15g 두충12g 육계12g 황기30g을 매일 복용하게 했고, 호전됨에 따라서 加減을 하면서 조절했다.

3 붕루증 崩漏症, Uterus Hemarrhage－비정상하혈

붕루증(崩漏症)은 정기적인 월경기간이 아닌데도 갑자기 자궁에서 혈액이 많이 나오던가(崩), 혹은 조금씩 지속적으로 새어나오는 것(漏)을 말한다. 월경 때에 완전히 배출되지 않고 자궁내에 잔류했던 혈액(어혈－瘀血)이 나오는 경우도 있고, 비장의 기운이 약하거나 하복부가 차거나 열이 많이 뭉쳐있어서, 여성생식기의 기능이 원활하게 펼쳐지지 못하여 불규칙적인 하혈(下血)을 하게 되는 경우도 있다.

자궁 자체에 염증 등 기질적인 문제에 의해서 출혈이 생길 수 있고, 내분비 계통의 장애로 인한 기능적인 문제에 의해서도 출혈이 있을 수도 있다. 붕루로 인해 일시적으로 빈혈이 생기기도 하고 임신을 어렵게 하기도 한다.

원인

붕루증(崩漏症)의 원인은 자궁에 염증이 생기거나 자궁근종, 용종, 자궁외임신, 자궁질부미란, 자궁암, 임신성 변화 등의 기질적 원인에 있기도 하고, 또 내분비 계통의 장애로 인해 난소의 여성호르몬이 아직 성숙하지 않은 12~14세 정도의 어린이들과 난소의 기능이 노쇠해진 40~50대 이상의 갱년기 여성에게서 흔히 나타나는 무배란성 (無排卵性) 출혈, 그리고 성숙기의 연령에 나타나는 배란성(排卵性) 주기적 출혈과 같은 기능적 원인에 있기도 하다.

기능성출혈은 난포호르몬만 정기적으로 작용하고 황체호르몬은 부족하여 배란이 이루어지지 않는 상태에서 자궁점막이 괴어 있는 혈액을 감당할 수 없기 때문에 자체적으로 파열되는 것이므로 정상적인 월경과는 다르다.

중의학적 원인

1. 혈이 뜨거워서 몸 안을 어지럽게 한다(혈열내요－血熱內擾)

본래 陽이 많은 체질이거나, 외부로부터 더운 熱의 사기(邪氣)가 침범하거나, 아주 매운 음식을 과도하게 즐겨 먹거나, 정서적으로 과격하게 성질을 부리거나 하여 간화가 안에서 타올라(肝火內熾), 그 熱이 충맥과 임맥을 상하게 하고 血을 핍박하며 제 멋대로 움직여서, 혈이 펑펑 쏟아지던가 아니면 찔끔찔끔 오랫동안 나오는 것이다.

2. 기가 혈을 통섭하지 못하다(기불섭혈－氣不攝血)

본래 비장이 약하거나, 생각과 근심이 과도하거나, 음식을 많이 먹어 늘 피로하거나 하여 비장의 氣를 손상시켜, 비기(脾氣)가 아래로 쏠려서 血을 통제하지 못하기 때문에 충맥과 임맥이 견고하게 지키지 못하게 되어 혈액이 쏟아져 나오는 것이다.

3. 신장의 기가 모자라고 부족하다(신기휴허－腎氣虧虛)

원래 신장의 氣가 부족하거나, 일찍 결혼하여 자식을 많이 낳거나, 방사(房事)를 많이 하는 등, 신기(腎氣)를 손상시킨 까닭에 血과 精을 가둬두어야 할 봉장(封藏) 기능을 하지 못해서 血이 쏟아져 나오는 것이다.

4. 혈이 포궁에 뭉치고 정체되다(어체포궁－瘀滯胞宮)

감정이 상하여 간기(肝氣)가 울결이 된 채로 시간이 오래 지나면 血이 막히게 되고, 월경기간과 출산 후에 어혈이 다 빠져나오지도 않았는데 남자와 방사(房事)를 하여, 충맥과 임맥이 傷하거나, 혹은 외부로부터 나쁜 사기(邪氣)가 자궁을 침입하여, 자궁 내에 남아있는 혈이 다 나가지 못하고 고여 있고, 또 새로 만들어진 혈이 경맥으로 돌아가지 못하고 자궁에 있다가 함께 쏟아져 내리게 되는 것이다.

증상별 특징

1. 혈이 뜨거워서 몸 안을 어지럽게 하다(혈열내요－血熱內擾)

1) 증상

월경의 양이 많거나(經血量多), 조금씩 흘러나와 깨끗하게 끝나지 않고(淋漓不淨), 색은 짙은 홍색(深紅色)이거나 자홍색(紫紅色)이고, 끈적거리고 냄새가 나며(經質粘稠), 약간의 덩어리가 있고(少量血塊), 얼굴이 빨갛고 어지러우며(面紅頭暈), 초조해하고 쉽게 화를 내며(煩躁易怒), 입이 말라서 물마시기를 좋아하고(口乾喜飮), 대변은 단단하고 소변은 커피색 같다(便秘尿赤).

혀는 붉고 태는 얇으면서 누렇고 맥은 거문고 줄처럼 팽팽하고 빠르거나 쟁반 위에 구슬이 굴러가듯 미끄러지면서 빠르다(舌紅苔薄黃脈弦數或滑數).

2) 치법

열을 내려서 혈을 시원하게 하고, 경수를 견고하게 하여 출혈을 멈추게 한다. (청열량혈, 고경지혈 – 淸熱凉血, 固經止血)

3) 취혈

삼음교 혈해 은백 곡지

4) 배혈

- 입이 말라서 물마시기를 좋아하고, 대변은 단단하고 소변이 커피색처럼 붉으면 소부(少府), 천추(天樞)를 추가한다.
- 얼굴이 빨갛고 어지러운 정도가 심하면 태충, 연곡을 추가한다.

5) 침구치료

- 삼음교(三陰交)는 경골(脛骨)의 전방에서 후연(後緣)을 따라가다 경골이 끝난 부위에서 피부와 45도 각도로 사자(斜刺) 1.5~2촌, 염전제삽보법을 써서 시큰하고 팽팽한 침감이 느껴지고 하지(下肢)의 근육이 몇 번 움직이고 난 후에 유침한다.
- 혈해(血海)는 직자 1~1.2촌, 염전제삽사법(捻轉提揷瀉法)을 1분간 행하여 시큰하고 전기가 오는 듯한 침감이 오면 멈추고 유침한다.
- 은백(隱白)은 엄지발가락 발톱의 하단부 내측 경계선에서 0.1촌 떨어진 곳이라서, 침을 얕게 0.1촌 자침한다. 월경이나 소변, 대변 볼 때에 출혈이 있으면 사혈(瀉血) 하고 뜸을 뜨면 지혈 효과가 좋다.
- 곡지(曲池)는 팔을 90도 각도로 굽힌 상태에서 직자 1~2촌, 염전제삽사법을 1분 정도 하고 난 후에 유침한다.

6) 방해

- 혈해, 곡지는 血 중에 잠복해 있는 熱을 식히고 내려서 熱에 의한 출혈을 방지한다.
- 은백은 삼음교와 배합하여 충맥을 견고하게 함으로써 출혈을 멈추게 하며 월경이 제 멋대로 나오는 것을 제지한다. 삼음교는 족삼음(肝脾腎)이 모이는 곳으로 비장과 신장의 氣를 견고하게 하여 월경의 血을 조절하고 지혈한다.

2. 기와 혈이 모자라고 부족하다(기혈휴허 - 氣血虧虛)

1) 증상

월경의 양이 많거나(經血量多), 조금씩 흘러나와 깨끗하게 끝나지 않고(淋漓不淨), 색은 연하고 묽으며(色淡質稀), 형색이 피로하고 말을 힘없이 하며(神疲懶言), 얼굴색이 윤기가 없고 누렇다(面色萎黃).

조금만 움직여도 숨이 차고(動則氣促), 어지럽고 가슴이 두근거리며(頭暈心悸), 음식을 잘 받아들이지 못하고 물처럼 묽게 설사를 한다(納呆便溏).

혀는 연한색이고 테두리에 치아 자국이 있고 태는 얇고 적으며 맥은 가늘고 약하거나 혹은 비어있으면서 힘이 없다(舌淡齒痕苔薄少脈細弱或芤而無力).

2) 치법

기를 더하고 혈을 보충하며, 중초를 따뜻하게 하여 양을 끌어 올린다.
(익기보혈, 온중승양 - 益氣補血, 溫中昇陽)

3) 취혈

기해 비수 백회 족삼리 은백

4) 배혈

음식을 잘 소화시키지 못하고 물처럼 묽게 설사를 하면 천추를 추가한다.

5) 침구치료

- 기해(氣海)는 직자 1~2촌, 호흡염전보법을 행하여 시큰하고 팽팽한 침감이 하복부에 방사(放射)되어 퍼지도록 수법을 하고, 침을 뺀 후에 애주구(艾炷灸)를

격일로 5장 이상 뜸을 떠서 陽氣와 元氣를 회복한다. 임산부에게는 신중해야 한다.

- 비수(脾兪)는 1.5~2촌, 염전제삽보법을 1분간 행하고 침감이 오면 멈추고 유침한다.
- 백회(百會)는 45도 각도로 사침(斜鍼)하거나 또는 15도 각도로 평자(平刺)하여 0.5~0.8촌, 염전보법을 1분간 행하고 침감을 얻으면 멈추고 유침한다. 침을 뺀 후에 생강을 얇게 썰어서 백회에 놓고 쑥뜸을 3壯 이상 뜨면 효과가 더 좋다.
- 족삼리(足三里)는 직자 1~1.5촌, 염전제삽보법을 행하여 시큰하면서 팽팽한 느낌이 발목이나 무릎 쪽으로 퍼지면 멈추고 유침하는데, 10분마다 수법을 써서 氣를 더하고 血을 만든다.
- 은백(隱白)은 上記되어 있으므로 생략한다.

6) 방해

- 기해(氣海)는 침을 뺀 후에 뜸을 떠서 원기(元氣)와 양기(陽氣)를 북돋아 지혈한다.
- 비수와 족삼리는 비장을 튼튼하게 하여 중초의 氣를 보하고, 소화력을 높이며 氣와 血을 다스리고 기혈(氣血)을 회복한다.
- 백회는 독맥의 혈이고, 독맥은 뇌로 들어가니, 백회를 자침하면 당연히 뇌수(腦髓)를 보충하고 더하여 뇌를 맑게 하며, 하초의 陽氣를 끌어올리기 때문에 아래로 쏟아져나가는 경수(經水)를 막아 멈추게 한다.

3. 신장의 양과 음이 모두 부족하다(신양음허－腎陽陰虛)

1) 증상

- 腎陽虛:

월경의 양이 많거나(經血量多), 조금씩 흘러나와 깨끗하게 끝나지 않고(淋漓不淨), 색은 연하고 묽으며(色淡質稀), 얼굴색이 어둡고(面色晦暗), 팔다리가 차고 추위를 타며(肢冷畏寒), 허리와 무릎이 시리고 연약하며(腰膝酸軟), 소변이 맑고 길게 나온다(小便淸長). 혀는 연한색이고 펑퍼짐하며 태는 얇고 윤기가 있으며 맥은 가라앉고 가늘며 힘이 없다(舌淡胖苔潤脈沈細無力).

• 腎陰虛:

월경의 양이 때로는 많고 때로는 적으며(經量時多時少), 월경의 색은 선홍색이고(經色鮮紅), 머리가 어지럽고 귀에서 소리가 나며(頭暈耳鳴), 손발바닥과 가슴에 타는 듯한 열이 나고(五心煩熱), 오후에 열이 확확 올라오고 잘 때는 땀이 나며(潮熱盜汗), 밤에 잠을 잘 때 편하지 않고(夜寐不安), 입이 마르며 혀가 건조하다(口乾舌燥).

혀는 붉거나 갈라져 있고 태는 얇으면서 적거나 없고 맥은 가늘고 빠르다(舌紅或有裂紋苔薄少或無苔脈細數).

2) 치법

• 腎陽虛:

신장의 양을 보하고 더하며, 경맥을 따뜻하게 해서 출혈을 막는다.

(보익신양, 온경지혈－補益腎陽, 溫經止血)

• 腎陰虛:

음을 자양하고 신장을 보하여 정을 채우고 혈을 견고하게 한다.

(자음보신, 전정고혈－滋陰補腎, 塡精固血)

3) 취혈

• 腎陽虛: 신수 기해 관원 명문

• 腎陰虛: 신수 태계 태충 삼음교

4) 배혈

• 팔다리가 차고 추위를 타는 것이 심하면 명문, 기해에다 뜸을 3장 이상 뜬다.

• 머리가 어지럽고 귀에서 소리가 나는 것이 심하면 음곡(陰谷)을 추가한다.

5) 침구치료

• 신수(腎兪)는 직자 1.5촌~2촌, 염전보법을 1분간 하고 침감이 오면 유침한다.

• 기해와 삼음교는 上記되어 있다.

• 관원(關元)은 직자 1~2촌, 호흡염전보법(呼吸捻轉補法)을 행하여 시큰하고 팽팽한 침감이 하복부에 퍼지도록 수법을 하고 유침하였다가 침을 뺀 후에, 병세

가 위중하면 애주구(艾炷灸)를 격일로 5장 이상 뜸을 떠서 陽氣와 元氣를 회복하여 위중한 병세를 극복하고, 회복정도에 따라 뜸의 장수(壯數)를 줄여간다. 임산부에게는 禁한다.

- 명문(命門)은 위로 대추혈(大椎穴)을 향하여 45도 각도로 사자(斜刺) 0.5~1촌, 염전보법을 1분간 행하여 국부에 침감이 오면 멈추고 유침했다가 침을 뺀 후에 뜸을 3장 이상 뜨면 신양(腎陽)을 보하는데 좋은 효과가 있다.
- 태계(太溪)는 직자 0.5~1촌, 염전보법을 1분간 행하고 침감이 오면 유침한다.
- 태충(太衝)은 직자 0.5~0.8촌, 염전제삽보법으로 1분간 행하거나, 직자 1~1.5촌, 염전보법으로 1분간 행하고 국부에 산창감이 느껴지면 멈추고 유침한다.

6) 방해

- 신수, 삼음교는 비장과 신장을 보충하여 충맥과 임맥을 견고하게 한다.
  삼음교는 족삼음(肝脾腎)이 모이는 곳으로 능히 비장과 신장의 氣를 따뜻하게 하고 肝의 血을 자양하여 월경을 조절한다.
- 관원은 하초의 원기(元氣)를 보하고 생식기 자궁을 견고하게 만든다.
  관원은 임맥이면서 족삼경의 교회혈(交會穴)로서 신장을 배양하고 근본을 견고하게 하며 元氣를 보하고 이롭게 하여 월경을 견고하게 지킨다.
- 명문은 진양(眞陽)과 연결되어 있어 신양(腎陽)을 보하는데 좋은 효과가 있다.
- 태계(太溪), 태충은 신장과 간의 陰을 자양하여 생식기 자궁에 血을 보충한다.

4. 혈이 자궁에 뭉쳐있다(혈어포궁 - 血瘀胞宮)

1) 증상

월경이 찔끔찔끔 끊어지지 않거나(經血淋漓不絶), 갑자기 많이 쏟아지고(突然暴下), 월경색은 거무스름하고(經色暗黑), 어혈 덩어리가 있고(夾有瘀塊), 아랫배가 아픈데(小腹疼痛), 덩어리가 나오고 나면 통증이 줄어든다(塊下痛減).

혀는 어두운 자색이거나 어혈 무늬가 있고 태는 얇고 희며 맥은 가라앉고 까칠까칠하거나 거문고 줄과 밧줄처럼 팽팽하다(舌紫暗或有瘀斑苔薄白脈沈澁或弦緊).

2) 치법

혈을 활기차게 돌려서 뭉쳐있는 것을 퍼뜨리고, 자궁의 출혈을 지혈시킨다.

(활혈화어, 지혈포궁－活血化瘀, 止血胞宮)

3) 취혈

중극 기충 은백 삼음교 혈해 격수

4) 배혈

아랫배가 심하게 아프면 관원, 사만(四滿)을 추가하여 하복부에 뭉친 것을 풀어 준다.

5) 침구치료

- 삼음교, 은백, 혈해는 上記되어 있으므로 생략한다.
- 중극(中極)은 직자 1~2촌, 염전보법을 1분간 행하여 방전감(放電感)이 전음부로 퍼지면 멈추고 유침한다.
- 기충(氣衝)은 위장경의 穴로 임맥의 곡골(曲骨) 2촌 옆에 위치하고 직자 0.8~1.2촌, 염전사법을 1분간 행하여 시큰하고 팽팽한 산창감이 오면 멈추고 유침한다.
- 격수(膈兪)는 1.5~2촌, 염전사법을 1분간 행하고 국부에 시큰하고 팽팽한 산창감이 오면 멈추고 유침한다.

6) 방해

- 중극(中極)은 자궁의 가까이에 근접해 있는 穴이며 임맥과 족삼음경(足三陰經)의 교회혈(交會穴)이라서 생식기, 비뇨기 질병의 치료에 중요한 穴이다. 침을 뺀 후에 뜸을 3장 이상 떠서 신장의 陽을 더하여 자궁을 튼튼하게 한다.
- 기충(氣衝)은 월경을 조절하고 뭉친 것을 풀어 없애서 경수(經水)가 원래대로 순탄하게 나오도록 유도한다.
- 삼음교는 충맥과 임맥을 조절하며, 은백(隱白)은 갑자기 월경이 쏟아지는 것을 방지하는 지혈(止血)의 중요한 혈이다.
- 혈해, 격수는 혈을 활기차게 돌려 뭉쳐있는 것을 풀어 어혈(瘀血)에 의한 붕루(崩漏)의 근본을 치료하며, 또 격수는 팔회혈(八會穴)의 혈회(血會)로서 혈해와 배합하여 氣를 조절하고 血을 움직이게 한다.

임상사례

1. 기혈휴허(氣血虧虛)型

1) 증상

39세 여자, 13세에 월경을 시작하여 그 동안 별다른 문제가 없었으나 12개월 전부터 월경기간이 조금씩 늘어나더니 4개월 전에는 14일 동안 경수(經水)가 나와서 부인과 병원에서 검사를 한 결과 자궁근종이 3cm 있다고 판정을 받고, 병원에서 주는 약을 먹고 월경기간이 짧아졌다가 두 달 전부터 다시 전처럼 13일 동안 경수가 나와 불안해서 본 의원을 찾아왔다.

진단을 해보니, 28세 때에 결혼을 했고 두 번 유산을 했으며 10개월 전까지는 정상적이었다고 하는데, 월경 초기에 양이 많고(初期經血量多), 4일 정도 지난 후에는 조금씩 흘러나와 깨끗하게 끝나지 않으며(經過三天後淋漓不淨), 추위를 타고 쉬 피곤함을 느끼고(畏寒體倦), 월경색은 연하고 허리가 시큰거리며(色淡腰酸), 얼굴에 화색이 없고(面色無華), 조금만 움직여도 숨이 차다(動則氣促). 혀는 연한색이고 테두리에 치아 자국이 있고 태는 얇고 적으며 맥은 가늘고 약하다(舌淡齒痕苔薄少脈細弱).

2) 진단

양의진단 : 기능성자궁출혈(機能性子宮出血)
중의진단 : 기혈휴허(氣血虧虛)型 붕루

3) 치법

기를 더하고 혈을 보하여, 충맥과 임맥을 조절하고 보충한다.
(익기보혈, 조보충임 - 益氣補血, 調補衝任)

4) 취혈

관원 족삼리 삼음교 기혈

5) 침구치료

- 관원(關元), 족삼리(足三里), 삼음교(三陰交)는 上記되어 있으므로 생략한다.
- 기혈(氣穴)은 관원혈에서 0.5촌 옆에 위치하는 신장경맥의 穴로서 직자 1~1.5

촌, 제삽법을 행하여 시큰하고 팽팽한 신창감이 전음부(前陰部)에 방사(放射) 형태로 퍼지면 침을 뺀 후에 유침한다.

6) 치료효과

치료 3회 후에 월경이 멈췄으나, 자연히 멈출 때가 된 것인지 알 수 없어서, 다음 달 월경 7일 전에 방문하게 했고, 7회를 자침했더니 그 달에 월경이 10일로 줄어들었다. 그 다음 달에도 7일 전에 방문하게 하여 7회 치료한 결과 월경은 7일로 줄었고, 피곤함이 훨씬 덜하고 얼굴에 화색이 돌며, 생리통이 줄고 숨이 차는 것도 없어졌다.

다음 달에도 같은 방법으로 치료하여 월경기간이 5일로 줄어들었다.

월경예정 7일 전부터 매일 치료를 시작하여, 애엽탄12g 포황탄12g 아교주20g 숙지황20g 백작15g 당귀6g 천궁6g 황기30g 백출15g을 처방하여 매월 10일 동안 먹는 것을 세 달 동안 반복했더니 월경기간이 5일로 줄어들었다.

2. 혈어포궁(血瘀胞宮)型

1) 증상

27세 여자, 15세에 월경을 시작하여 무난했었는데, 2년 전부터 생리통이 시작되면서 월경이 불규칙해지더니 최근 8개월 전부터는 월경 초기 2~3일은 경수(經水)가 엄청 쏟아지고 4일째부터 7~10일 간은 팬티에 묻을 정도로 조금씩 나와서 고민 끝에 본 의원을 찾아왔다.

진단을 해보니 월경 초기 2~3일에, 갑자기 많이 쏟아지고(突然暴下), 그 후에는 월경이 찔끔찔끔 끊어지지 않고(以後經血淋漓不絶), 월경색은 거무스름하고(經色暗黑), 아랫배가 아픈데(小腹疼痛), 덩어리가 나오고 나면 통증이 줄어든다(塊下痛減).

혀는 자색이거나 어혈 무늬가 있고 태는 얇고 희며 맥은 까칠까칠하거나 밧줄처럼 팽팽하게 긴장되어 있다(舌紫或有瘀斑苔薄白脈澁或緊).

2) 진단

양의진단 : 자궁출혈

중의진단 : 혈어포궁(血瘀胞宮)型 붕루

3) 치법

혈을 활기차게 돌려서 뭉쳐있는 것을 풀고, 지혈을 하고 월경을 조절한다. (활혈화어, 지혈조경 – 活血化瘀, 止血調經)

4) 취혈

은백 기충 혈해 격수 삼음교

5) 침구치료

- 은백(隱白)은 얕게 0.1촌 자침해서 월경이 한꺼번에 쏟아지는 것을 방지한다.
- 기충(氣衝), 삼음교(三陰交)는 上記되어 있으므로 생략한다.
- 격수(膈兪)는 팔회혈(八會穴)의 혈이 모이는 혈회(血會)로서 비장경의 혈해혈(血海穴)과 배합하여 氣를 조절하고 血을 움직이게 한다.

6) 치료효과

예상 월경일의 7일 전에 시작하여 7회를 자침하여 초기 쏟아지는 경수(經水)를 줄이고 월경기간을 9일로 단축했다. 다음 달 월경 7일 전부터 7회를 자침하여 경수를 줄이고 월경기간을 7일로 단축했으며 경색(經色)이 홍색이 되고 덩어리는 보이지 않는다고 했다. 그 다음 달에도 같은 방법으로 치료하여 기간을 5일로 단축했고 쏟아지던 血이 5일로 나뉘어 비교적 균등하게 배분이 되었다고 했다. 월경 예정일 7일전부터 오령지12g 포황탄12g 당귀9g 백작20g 천궁9g 애엽탄12g 단삼12g 황기30g 숙지황20g을 매일 10일 동안 복용하다 중단했다가, 다음 달도 같은 방법으로 7일 전부터 10일 동안 복용하게 하는 방식으로 세 달을 반복했더니 정상을 회복했다.

4 폐경 閉經, Menopause－계발성 폐경

폐경(閉經)은 만 18세가 지난 여성이 아직 초경(初經)이 없거나, 45~55세 정도 중년에 들어서는 여성의 난소가 노화되어 기능이 떨어져 배란 및 여성호르몬의 생산 공급이 중단되면서, 월경이 마지막 있은 후에 1년 정도 경과했는데(폐경이행기)도 다시 오지 않고 끊어진 상태를 말하는데, 이는 여성이 신체적으로 성장했다가 노화되어 가는 자연적인 과정의 하나인 것이다.

중년의 폐경을 갱년기라고도 부르는데, 육체적 · 정신적 · 성적 기능저하를 동반하면서 1~2년 짧게 왔다가 가는 여성도 있고, 3~5년 동안 길게 고생하는 여성도 있다.

폐경기에 노출된 여성의 절반이 안면홍조(顔面紅潮), 발한(發汗) 등을 겪게 되고, 다섯명 중의 한 명 꼴로 두통, 피로감, 초조불안, 신경과민, 수면장애, 우울증, 기억력감퇴 등을 겪게 된다.

요즘 들어 나이가 40세도 안되어 난소를 절제하거나 인공유산 등 자궁을 수술한 기질적인 문제가 있어서 월경이 끊어지는 경우가 많은데, 이것을 조기폐경이라고 한다.

원인

폐경은 난소의 노화와 여성호르몬의 결핍, 그리고 부모로부터의 유전과 본인의 영양상태, 건강상태 등에 따라 폐경이 되는 원인과 시기가 차이가 있을 수 있으며, 그 외에 수술이나 항암제, 방사선 치료, 감염, 또 환경 호르몬도 원인이 될 수 있다.

중의학적 원인

1. 신장의 기가 부족하다(신기부족－腎氣不足)

   선천적으로 신장의 氣가 부족하거나, 잘 먹지 못하여 체력이 약하고, 자주 병들어서 정혈(精血)이 부족하여 충맥과 임맥을 잘 기르지 못해 월경이 끊어지게 된 것이다.

2. 기와 혈이 모자라고 부족하다(기혈휴허－氣血虧虛)

비장이 약하여 생화(生化)의 근원이 부족하거나, 병을 크게 오랫동안 앓았던가 출산을 자주해서 피를 많이 흘렸거나 해서 충맥과 임맥에 혈이 부족하여 월경이 끊어졌다.

3. 담과 습이 막히다(담습조체－痰濕阻滯)

살찐 사람의 痰濕이 몸 안에 가득차거나, 비장의 陽이 부족하여 운반을 잘 못해서, 습이 모이고 담이 뭉쳐서 충맥과 임맥에 쌓여 막고 있으니, 월경이 순조롭지 못하다.

4. 음이 부족하여 열이 내재하다(음허내열－陰虛內熱)

본래 허약하여 정혈(精血)이 부족하거나, 일찍 결혼하여 일찍 애를 낳거나, 자주 임신하고 출산하거나, 출산 후에 피를 많이 흘렸거나, 오랫동안 병을 앓느라 잘 먹지 못하고 精과 血을 소모되어 충맥과 임맥을 기르지 못했으니, 血이 충만해야할 혈해(血海)가 고갈되어 내보낼 血이 없어 폐경이 되는 것이다.

5. 혈이 차서 뭉치고 막히다(혈한응체－血寒凝滯)

월경 중에 비를 맞으며 냇가를 건넌다거나, 월경 중에 찬 것을 많이 먹거나, 월경 중에 혹은 출산 직후에 자궁이 열려있는 상태에서 외부로부터 찬 기운이 침습을 하여 血이 차지면서 충맥과 임맥에 뭉치고 막혀서 월경이 끊어지게 되는 것이다.

6. 기가 막히고 혈이 뭉치다(기체혈어－氣滯血瘀)

정서적으로 감정이 상하여 간기(肝氣)가 오랫동안 울결되면 血의 순환에도 영향을 미치고, 氣의 흐름도 원활하지 못하게 되어, 血이 氣를 따라 흐르지 못하게 되기 때문에 월경의 血이 자궁 내에 막히고 뭉쳐 순행하지 못하여 통증이 생기는 것이다.

증상별 치료

1. 신장의 기가 부족하다(신기부족－腎氣不足)

1) 증상

만 18세가 넘었는데도 아직 월경이 오지 않거나, 잠시 왔다가 다시 끊어지고, 머리가 어지럽고 귀에서 소리가 나며(頭暈耳鳴), 허리와 무릎이 시리고 연약하며(腰膝酸軟), 소변이 자주 나온다(小便頻數). 혀가 연한 홍색이고 태는 얇으면서 적고 맥은 가라앉고 가늘다(舌淡紅苔薄少脈沈數).

2) 치법

신장을 자양하고 혈을 길러서 충맥과 임맥을 조절하고 보충하다.
(자신양혈, 조보충임－滋腎養血, 調補衝任)

3) 취혈

신수 관원 기충 삼음교

4) 배혈

어지럽고 귀에서 소리 나는 것이 심하면 태충을 추가하여 肝의 陰을 자양하여 간양이 치솟아 머리를 어지럽히는 것을 잠재우고 가라앉힌다.

5) 침구치료

- 신수(腎兪)는 직자 1.5촌, 염전보법을 1분간 행하고 침감이 오면 멈추고 유침한다.
- 관원(關元)은 직자 1~2촌, 호흡염전보법을 행하여 시큰하고 팽팽한 침감이 전음부(前陰部)에 방사(放射) 형태로 전해지도록 수법을 하고 유침하였다가 침을 뺀 후에, 애주구(艾炷灸)를 격일로 5장 이상 떠서 陽氣와 元氣를 회복하고, 환자의 회복정도에 따라 뜸의 장수(壯數)를 줄여간다. 임산부에게는 신중하거나 禁한다.
- 기충(氣衝)은 직자 0.8~1.2촌, 염전제삽보법을 1분간 행하고 시큰한 침감이 오면 멈추고 유침한다.
- 삼음교(三陰交)는 경골(脛骨)의 전방에서 후연(後緣)을 따라가다 경골이 끝난 부위에서 피부와 45도 각도로 1.5~2촌 자침하여 염전보법을 써서 시큰하고 팽팽한 침감이 느껴지면서 하지(下肢)의 근육이 움직이고 난 후에 유침한다.

6) 방해

- 신수, 관원은 신장의 기를 보하고 精과 血을 이롭게 하여 월경을 조절한다.

- 관원은 임맥이면서 족삼경의 교회혈(交會穴)로서 신장을 배양하고 근본을 견고하게 하며, 元氣를 보하고 이롭게 하여 하초를 강하게 만드는 요혈이다.
- 기충은 충맥과 족양명위경이 모이는 회혈(會穴)이며, 삼음교는 족삼음경의 교회혈(交會穴)이기 때문에 두 穴이 서로 배합하여 비장을 건실하게 하고, 간과 신장을 자양하며 충맥과 임맥을 보충하여 월경의 양을 조절하고 채운다.

2. 기와 혈이 모자라고 부족하다(기혈휴허－氣血虧虛)

1) 증상

월경주기가 뒤로 연기되고(月經週期後延), 월경의 양이 적고(經行量少), 얼굴에 화색이 돌지 않고(面色不華), 머리가 어지럽고 눈이 가물거리며(頭暈眼花), 몸이 피로하고 팔다리가 권태로우며(神疲肢倦), 가슴이 두근거리고 숨이 차다(心悸氣短).

혀는 연한 색이고 변두리에 치아 자국이 있고 태는 얇으며 맥은 가늘면서 힘이 없다(舌淡邊有齒痕苔薄脈細無力).

2) 치법

비장을 보하고 기를 더하며, 혈을 길러서 월경을 조절한다.
(보비익기, 양혈조경－補脾益氣, 養血調經)

3) 취혈

비수 격수 족삼리 삼음교 기해

4) 배혈

머리가 어지럽고 눈이 가물거리는 것이 심하면 간수, 백회를 추가한다.

5) 침구치료

- 비수(脾兪), 격수(膈兪)는 직자 1.5~2촌, 염전보법을 1분간 행하고 국부에 시큰하고 저린 산마감이 느껴지면 멈추고 유침한다.
- 족삼리(足三里)는 직자 1~1.5촌, 1분 정도 염전제삽보법을 행하여 찌릿한 느낌이 발목이나 무릎 쪽으로 퍼지면 멈추고 유침하는데, 10분마다 수법을 써서 기

와 혈을 만들고 다스린다.

- 삼음교는 上記되어 있다.
- 기해(氣海)는 직자 1~2촌, 호흡염전보법을 행하여 시큰하고 팽팽한 침감이 전음부(前陰部)에 방사(放射) 형태로 전해지도록 수법을 하고, 침을 뺀 후에 애주구(艾炷灸)를 격일로 5장 이상 뜸을 떠서 陽氣와 元氣를 회복한다. 임산부에게는 신중해야 한다.

6) 방해

- 비수, 족삼리, 삼음교는 삼박자를 맞춰서 비장을 튼튼하게 하고 위장을 이롭게 하여 기와 혈을 만들어낸다.
  족삼리는 비장을 튼튼하게 하고 위를 편하게 하며, 氣와 血을 다스리고, 정기를 돕는(健脾和胃,條理氣血,扶助正氣) 효과가 있어, 기혈회복과 소화력증진에 중요한 혈이다.
  삼음교는 족삼음이 모이는 곳으로 능히 비장과 신장의 氣를 따뜻하게 하고 통하게 하여 월경의 血을 조절하고 자양한다.
- 기해는 기를 더하고 근본을 견고하게 하며(益氣固本), 陽을 회복시키고 氣와 血이 달아나지 않도록 견고하게 지키게(回陽固脫) 하는 효과가 있다.

3. 음이 허하여 열이 내재하다(음허내열 – 陰虛內熱)

1) 증상

월경이 전반부에는 양이 많고 후반부에는 양이 적으며(月經先多後少), 점점 줄어들어 폐경에 이르고(漸至閉經), 손발바닥과 가슴에 타는 듯한 열이 나고(五心煩熱), 양쪽 광대뼈는 빨갛고(兩顴紅赤), 오후에 열이 확 올라오고 잘 때는 땀이 나며(潮熱盜汗), 입이 마르고 혀가 건조하다(口乾舌燥).

혀는 붉거나 갈라져 있고 태는 얇고 적거나 얇으면서 누렇고, 진액은 적으며 맥은 가늘고 빠르다(舌紅或有裂紋苔薄少或薄黃少津脈細數).

2) 치법

음을 자양하고 혈을 길러서 경맥을 조절하고 막힌 것을 통하게 한다.

(자음양혈, 조경통폐 - 滋陰養血, 調經通閉)

3) 취혈

심수 신수 태계 태충 삼음교

4) 배혈

가슴이 두근거리고 잠을 못 이루는 것이 심하면 신문, 내관을 추가하여 정신을 안정시키고 마음을 편하게 한다.

5) 침구치료

- 심수(心兪)는 직자 1.5촌, 염전보법을 1분간 행하고 침감이 오면 멈추고 유침한다.
- 태계(太溪)는 직자 0.5~1촌, 염전보법을 행하고 침감이 오면 멈추고 유침한다
- 태충(太衝)은 직자 0.5~0.8촌, 염전제삽사법으로 1분간 행하거나, 직자 1~1.5촌, 염전사법으로 1분간 행하고 국부에 산창감이 느껴지면 멈추고 유침한다.
- 신수, 삼음교는 上記되어 있다.

6) 방해

- 심수, 신수, 태계는 서로 배합하여 腎水를 자양하고 心血을 더하며 심장과 신장을 서로 통하게 한다.
- 삼음교는 족삼음(足三陰) 간, 신장, 비장의 陰을 자양하며 충맥과 임맥을 조절하고 기르는, 부인과에서 중요하고 효과 좋은 穴로서 血을 공급하여 월경이 나오게 한다.

4. 혈이 차서 뭉치고 정체되다(혈한응체 - 血寒凝滯)

1) 증상

월경이 끊어져 나오지 않고(經閉不行), 아랫배가 차면서 아프고(小腹冷痛), 따뜻하게 하면 통증이 줄어들고(得熱痛減), 사지에 열이 부족하며(四肢欠溫), 대변이 묽고 퍼진다(大便稀溏). 혀는 연한색이고 태는 희면서 윤기가 있고 맥은 가라앉고 밧줄처럼 팽팽하다(舌淡苔白潤脈沈緊).

2) 치법

경맥을 따뜻하게 하여 찬 기운을 흩어놓고, 혈을 활기차게 돌려 막힌 것을 돌게 한다(온경산한 활혈행체－溫經散寒, 活血行滯).

3) 취혈

관원 명문 중극 합곡 삼음교

4) 배혈

팔다리가 심하게 차면 신궐에다 생강을 얇게 썰어서 뜸을 5장 이상 뜬다.

5) 침구치료

- 관원, 삼음교는 上記되어 있다.
- 명문(命門)은 상방(上方)을 향하여 45도 각도로 비스듬하게 사자(斜刺) 0.5~1촌, 염전보법을 1분간 행하여 국부에 침감이 오면 멈추고 유침하고, 침을 뺀 후에 뜸을 3장 이상 뜨면 신양(腎陽)을 보하는데 좋은 효과가 있다.
- 중극(中極)은 직자 1~2촌, 염전보법을 행하여 방전감(放電感)이 전음부(前陰部)로 퍼지면 멈추고 유침한다. 침을 뺀 후에 뜸을 3장 이상 떠서 腎陽을 회복한다.
- 합곡(合谷)은 직자 0.5촌 염전제삽사법을 행하여 팔꿈치를 향하여 전기에 닿은 듯한 느낌이 확산되면 멈추고 유침한다. 합곡은 병세가 중하거나 필요시에 반대편 손의 穴을 취하여(右病左取,左病右取), 위와 같은 방법으로 자침할 수 있다. 제삽법(提揷法)은 증세가 심한 환자에게만 사용하고, 또 사용할 때는 0.5촌 정도만 삽입해야지, 0.5촌 이상 삽입하고 제삽법을 쓰면 환자에게 강한 자극이 전해져 오히려 해가 될 수 있으니 주의해야 한다.

6) 방해

- 명문, 관원, 중극은 血을 따뜻하게 하여 寒을 흩어놓고, 임맥과 충맥을 조절하고 다스려서 경맥을 통하게 하니, 막혔던 경맥이 트이면서 월경이 흐른다. 중극은 임맥과 족삼음경(足三陰經)의 교회혈이라서 비뇨, 생식기 질병의 치료에 중요한 혈이며, 뜸을 떠서 腎陽을 더하여 하초를 따뜻하게 하고 월경이 순

조롭도록 한다.

- 합곡, 삼음교는 경맥을 통하게 하고 血을 보충하고 사방으로 돌아다니게 한다. 삼음교는 족삼음이 모이는 곳으로 비장과 신장의 氣를 따뜻하게 하고 통하게 하며, 肝의 陰血을 채워 월경의 血을 조절하고 자양한다.

5. 기가 정체되고 혈이 막히다(기체혈어－氣滯血瘀)

1) 증상

월경이 멈추어 끊어지고(月經停閉), 아랫배가 팽팽하게 아프며(小腹脹痛), 가슴과 옆구리가 팽팽하고 꽉 차며(胸脇脹滿), 정신이 우울하고 울적하다(精神抑鬱). 혀는 어두운 자색이거나 반점이 있고, 태는 얇고 희며 맥은 가라앉고 까칠까칠하거나 가라앉고 거문고 줄처럼 팽팽하다(舌紫暗或瘀点苔薄白脈沈澁或沈弦).

2) 치법

기를 움직이고 혈을 활기차게 돌려, 막힌 것을 없애서 경맥을 통하게 한다. (행기활혈, 거어통경－行氣活血, 祛瘀通經).

3) 취혈

기해 행간 삼음교 혈해

4) 배혈

가슴과 옆구리가 팽팽하면서 꽉 찬 통증이 심하면 기문, 양릉천을 추가하여 肝經과 膽經의 순환을 도와 통증을 완화한다.

5) 침구치료

- 기해(氣海) 직자 1~2촌, 호흡염전보법을 행하여 시큰하고 팽팽한 침감이 전음부(前陰部)에 전해지도록 수법을 하고, 침을 뺀 후에 뜸을 격일로 5장 이상 뜸을 떠서 陽氣와 元氣를 회복하고, 환자의 회복정도에 따라 뜸의 장수(壯數)를 줄여간다. 임산부에게는 신중하거나 禁한다.
- 행간(行間)은 직자 0.5~0.8촌, 염전사법으로 1분간 행하고 시큰하고 저린 산마감(酸麻感)이 오면 멈추고 유침한다.

- 혈해(血海)는 직자 1~1.2촌, 염전제삽사법을 1분간 행하여 시큰하고 전기가 오는 듯한 산전감(酸電感)이 오면 멈추고 유침한다.

6) 방해

- 기해는 삼음교와 배합하여 기를 움직이고 혈을 활기차게 돌려서 충맥과 임맥을 통하게 하고 조절을 한다.
- 행간은 혈해와 배합하여 간을 소통시키고 氣를 다스리며, 血을 활기차게 돌려 막힌 것을 뚫고 통하게 한다.

임상사례

1. 음허내열(陰虛內熱)型

1) 증상

33세 여자, 10개월 전부터 월경의 양이 줄어들더니 5개월 전부터 월경이 끊어졌다. 평소 회사 일이 바빠서 과로에 시달리며 편히 쉬는 시간이 적고, 두 명의 아이들을 돌보느라 고생이 많았다. 병원에서 처방을 받아 양약을 먹었더니 잠시 월경이 비치다가 다시 끊어져서 불안하여 본 의원을 찾아왔다.

5개월 전부터 피곤함이 밀려올 때마다, 머리가 어지럽고 눈이 가물거리며(頭暈目眩), 잠을 잘 못자고(失眠), 손발바닥과 가슴에 타는 듯한 열이 나고(五心煩熱), 오후에 열이 확확 올라오고 잘 때는 땀이 나며(潮熱盜汗), 입이 마르고 혀가 건조하다(口乾舌燥). 혀는 붉고 태는 얇으면서 누렇고 맥은 가늘고 빠르다(舌紅苔薄黃脈細數).

2) 진단

양의진단 : 계발성(繼發性)폐경

중의진단 : 음허내열(陰虛內熱)型 폐경

3) 치법

음을 자양하고 혈을 길러서 경맥을 조절하고 막힌 것을 통하게 한다.

(자음양혈, 조경통폐 – 滋陰養血, 調經通閉)

4) 취혈

- 심수 신수 족삼리 혈해
- 비수 삼음교 태계 혈해

5) 침구치료

- 심수(心兪)는 직자 1.5촌, 신수(腎兪)는 직자 1.5~2촌, 염전보법을 1분간 행하고 시큰한 침감이 오면 멈추고 유침한다. 심수, 신수는 서로 배합하여 腎水를 자양하고 心血을 더하며 심장과 신장을 서로 통하게 하여 경수(經水)를 흐르게 한다.
- 족삼리(足三里)는 직자 1~1.5촌, 1분 정도 염전제삽보법을 행하여 찌릿한 느낌이 발목이나 무릎 쪽으로 퍼지면 유침하고 10분마다 수법을 써서 氣와 血을 만든다.

  족삼리는 비장을 튼튼하게 하고 胃를 편하게 하며, 氣와 血을 다스리고 정기를 돕는 효과가 있어 기혈회복과 소화력증진에 중요한 혈이다.
- 혈해(血海)는 직자 1~1.2촌, 염전제삽법을 1분간 행하여 시큰하고 전기가 오는 듯한 침감이 오면 멈추고 유침한다.
- 비수(脾兪)는 1.5~2촌, 염전보법을 행하고 국부에 침감이 오면 멈추고 유침한다.
- 삼음교(三陰交)는 경골(脛骨)의 전방에서 후연(後緣)을 따라가다 경골이 끝난 부위에서 피부와 45도 각도로 비스듬하게 1.5~2촌 자침하고 염전보법을 써서 시큰하고 팽팽한 침감이 느껴지고 하지(下肢)의 근육이 움직인 후에 유침한다.

  삼음교는 족삼음(肝脾腎)이 모이는 곳으로 비장과 신장의 氣와 陽을 따뜻하게 통하게 하여 월경의 血을 자양하고 조절하며, 肝脾腎의 경락을 소통하고 간과 신장을 자양하여 陰과 血을 보충하고 다스린다.
- 태계(太溪)는 직자 0.5~1촌, 염전보법을 해서 침감을 얻고 유침한다. 태계는 腎水를 자양하고 心血을 더하며 심장과 신장을 서로 통하게 하여 월경이 흐르게 한다.

6) 치료효과

월경 예정 7일 전부터 치료 7회 후에 월경이 2일간 비친 후 끊어졌고, 다음 달 월경 7일 전부터 7회 치료 후에 월경이 3일간 잘 나왔고, 잠도 잘 오고 손발바닥의 뜨거운 열과 오후에 화끈거리던 열도 제법 식었고, 건조하던 입과 혀도 약간 촉촉해지고 땀이 많이 줄어들었다. 같은 방법으로 두 번 더 치료하여 5일간 잘 나왔고, 그 후로 2년간 정상적으로 월경이 지속되고 있다고 전해 들었다.

매달 월경예정 7일 전부터 10일 동안 숙지황24g 당귀15g 백작20g 천궁12g 단삼12g 도인9g 홍화9g 생지황15g 맥문동12g 황기30g 대추7枚를 매일 복용하게 했고 호전됨에 따라서 加減하여 조절하면서 네 번(네 달)을 치료하여 좋은 효과를 보았다.

2. 기체혈어(氣滯血瘀)型

1) 증상

41세 여자, 월경이 늘 정상적이었는데 1년 반 전부터 2~3개월에 한 번씩 오다가 최근 5개월 전부터는 끊어지고 오지 않는다. 병원을 찾아가서 초음파 및 혈액검사를 하였는데 기질적인 문제가 없는 것으로 판정받았고, 처방해 준대로 양약을 먹었으나, 먹을 때만 잠시 비쳤다가 다시 끊어지고 해서 본 의원에 내방했다. 동반되는 증상은 아랫배가 팽팽하게 아프고(小腹脹痛), 가슴이 꽉 차고 옆구리가 아프며(胸滿脇痛), 트림이 잘 나고 먹는 것이 적으며(噯氣食少), 허리가 시큰하다(腰酸).

혀는 붉고 태는 얇고 희며 맥은 거문고 줄처럼 팽팽하다(舌紅苔薄白脈弦).

2) 진단

양의진단 : 계발성(繼發性) 폐경

중의진단 : 기체혈어(氣滯血瘀)型 폐경

3) 치법

기를 움직이고 혈을 활기차게 돌려, 막힌 것을 없애고 경맥을 통하게 한다.
(행기활혈, 거어통경 - 行氣活血, 祛瘀通經)

4) 취혈

귀래 태충 행간 지기 혈해

5) 침구치료

- 귀래(歸來)는 직자 0.8~1.2촌, 염전제삽보법을 사용하여 1분 정도 행하여 방전감(放電感)이 전음부(前陰部)로 퍼지는 느낌이 들면 멈추고 유침한다.
- 태충(太衝)은 직자 0.5~0.8촌, 염전제삽사법으로 1분간 행하거나, 직자 1~1.5촌, 염전사법으로 1분간 행하고 국부에 산마감이 느껴지면 멈추고 유침한다.
- 행간(行間)은 직자 0.5~0.8촌, 염전제삽사법으로 1분간 행하고 산마감(酸痲感)이 오면 멈추고 유침한다.
- 지기(地機)는 직자 1~1.5촌, 염전제삽사법을 1분간 행하여 시큰하고 저리며 팽팽한 침감이 느껴지면 멈추고 유침한다.
- 혈해(血海)는 직자 1~1.2촌, 염전제삽사법을 1분간 행하여 시큰하고 전기가 오는 듯한 침감이 오면 멈추고 유침하여 血을 활기차게 돌려 뭉쳐있는 것을 풀어 어혈(瘀血)에 의한 통증을 치료한다.

6) 치료효과

월경 예정일의 7일 전부터 7회 치료 후에 월경이 2일 비추다가 끊어졌고, 다음 달 월경의 7일 전부터 7회 치료 후에 월경이 3일 나오다가 끊어졌지만, 아랫배의 통증이 거의 없어지고 가슴과 옆구리도 편하며, 트림이 사라지고 입맛이 좋아져 잘 먹고 허리도 아프지 않다.

그 다음 달 월경 전에도 같은 방법으로 치료를 하니 5일 동안 경수(經水)가 잘 나왔고, 그로부터 1년 8개월간 정상적인 월경을 하고 있다고 한다.

월경 예정일의 7일 전부터 9일 동안 시호12g 향부9g 백작15g 당귀15g 천궁12g 단삼12g 목향9g을 9일 동안 처방하여 매일 복용하게 했고 호전됨에 따라서 加減을 해서 양을 조절했다. 다음 달에도 같은 방법으로 복용하게 하여 좋은 효과를 얻었다.

5 월경선기 月經先期 – 빈발월경

월경선기(月經先期)는 氣가 약해서 충맥과 임맥을 견고하게 지키지 못하거나, 뜨거운 熱이 충, 임맥을 어지럽혀서, 월경주기가 7~8일 이상 짧아지기를 2달 이상 지속되는 것을 말한다. 심하면 15일이 앞당겨지기도 한다. 빈발월경(頻發月經)이라고도 한다.

중의학에서는 월경초전(月經超前), 경행선기(經行先期), 경조(經早)라 부르기도 한다.

중의학적 원인

1. 기가 혈을 가둬두지 못하다(기불섭혈 – 氣不攝血)

태어날 때부터 약하거나 혹은 과로가 겹치거나 음식을 잘 먹지 못해서, 또는 근심 걱정이 비장을 상하게 한 까닭에 비장의 氣가 허약해져서 血을 가두지 못하고, 그로 인해 충, 임맥이 견고하지 못하게 되어 월경이 오지 않았는데도 血을 내보내는 것이다.

2. 혈이 뜨거워 몸을 어지럽게 하다(혈열내요 – 血熱內擾)

본래 陽이 왕성한데다 매운 것을 좋아하여 즐겨 먹고, 자궁을 따뜻하게 하는 약물을 과하게 많이 먹어 熱을 만들고 陽을 더 키웠거나, 혹은 마음속에 응어리 진 것을 펼치지 못해 간이 울결이 되어 火로 변하고, 그 火가 자궁에 뭉치거나, 혹은 陰이 허하여 陽이 치솟고 허열(虛熱)이 생겨 血이 뜨거워지면서 제멋대로 하혈(下血)을 한다.

증상별 치료

1. 기가 혈을 통섭하지 못하다(기불섭혈 – 氣不攝血)

1) 증상

월경이 앞으로 당겨지고(月經提前), 월경양이 어떤 때는 많고 어떤 때는 적고(或

多或少), 혈이 묽고 색은 연한색이며(質稀色淡), 피로하고 힘이 없으며(神疲乏力),숨이 차고 천천히 말을 하며(氣短懶言), 아랫배가 밑으로 매달리 듯 팽창하는 것 같고(小腹墜脹), 먹는 양이 적고 대변은 묽다(納少便溏).
혀는 연한색이고 태는 얇고 적으며 맥은 가늘고 약하다(舌淡苔薄少脈細弱).

2) 치법

기를 더하고 비장을 보하여, 충맥을 조절해서 혈을 가둬둔다.
(익기보비, 조충섭혈 – 益氣補脾, 調衝攝血)

3) 취혈

비수 족삼리 기해 삼음교

4) 배혈

아랫배가 차면서 통증이 있고 손발이 따뜻하지 않으면 신수, 관원에 뜸을 뜬다.

5) 침구치료

- 비수(脾兪)는 1.5~2촌, 염전제삽보법(捻轉提揷補法)을 쓰고 국부에 시큰하고 팽팽한 침감이 느껴지면 멈추고 유침한다.
- 족삼리(足三里)는 직자 1~1.5촌, 1분 정도 염전제삽보법을 행하여 찌릿한 느낌이 발목이나 무릎 쪽으로 퍼지면 멈추고 유침하는데 10분마다 수법을 써서 기와 혈을 만들고 다스리며, 대장의 기를 통하고 조절하게 한다.
- 기해(氣海)는 직자 1~2촌, 염전보법을 행하여 방전감(放電感)이 전음부(前陰部)로 퍼지면 멈추고 유침한다. 병세가 중하면 침을 뺀 후에 뜸을 3장 이상 뜬다.
- 삼음교(三陰交)는 경골(脛骨)의 전방에서 후연(後緣)을 따라가다 경골이 끝난 부분에서 피부와 45도 각도로 1.5~2촌 자침하여 염전보법을 써서 시큰하고 팽팽한 산창감(酸脹感)이 느껴지고 하지(下肢)의 근육이 3번 정도 움직인 후에 유침한다.

6) 방해

- 비수, 족삼리는 비위를 튼튼하게 하고 기혈을 더하여 생화(生化)의 근원을 돕는다.

- 기해는 온 몸의 원기(元氣)를 조절하니, 기해를 보하면 氣를 더할 수 있고, 아울러 血을 가둬둘 수 있다.
- 삼음교는 간비신(肝脾腎) 세 경맥의 교회혈로서, 경락을 소통하고 비장을 튼튼하게 하여 습을 제거하고, 신장의 陰을 채워 腎陽을 북돋우고, 자궁을 조절하고 길러서 충맥을 견고하게 하여 血을 가둬둔다.

2. 혈이 뜨거워 몸을 어지럽게 하다(혈열내요 – 血熱內擾)

1) 증상

월경이 앞으로 당겨지고(月經提前), 양이 많고 색이 붉으며 끈적거리고(量多色紅質粘), 작은 핏덩어리가 비칠 때도 있고(夾有小血塊), 얼굴 빰이 빨갛고(面頰紅赤), 번열이 있고 입이 마르며(煩熱口乾), 오줌이 누렇고 대변은 말랐다(尿黃便燥). 혀는 붉고 태는 얇으면서 누렇고 맥은 쟁반위에 구슬이 구르듯 하며 빠르다(舌紅苔薄黃脈滑數).

2) 치법

열을 내리고 혈을 시원하게 하여, 충맥과 임맥을 조절하고 관리한다.
(청열양혈, 조리충임 – 清熱凉血,調理衝任)

3) 취혈

삼음교 혈해 지기 행간

4) 배혈

- 번열(煩熱)이 있고 목이 말라 물을 마시고 싶어 하면 곡지, 중극을 추가하여 熱을 내린다.
- 허해서 짜증나고 잠을 자지 못하면 연곡(然谷), 신문(神門)을 추가하여 마음을 가라앉힌다.

5) 침구치료

- 삼음교는 前記되어 있으므로 생략한다.
- 혈해(血海)는 직자 1~1.2촌, 염전제삽사법을 행하고 시큰하고 전기가 오는 것

같은 느낌이 오면 멈추고 유침한다.

- 지기(地機)는 직자 1~1.5촌, 염전제삽사법을 행하고 시큰하고 저린 산마감이 느껴지면 멈추고 유침한다. 지기는 요통이 심해서 허리를 구부렸다 폈다(俯仰)하지 못할 때 허리통증을 풀어주는 요혈이다.
- 행간(行間)은 직자 0.5~0.8촌, 염전제삽사법을 행하고 침감이 오면 멈추고 유침한다.

6) 방해

- 삼음교는 肝脾腎 세 경맥의 교회혈로서, 삼음(三陰)을 조절하고 관리하며 충맥과 임맥을 이롭게 한다.
- 혈해는 더운 피를 식혀 월경을 조절하고, 행간은 肝經에 뭉쳐있는 熱을 씻어낸다.
- 지기는 족태음비경의 극혈(郄血)로서 비장경의 氣를 돌리고 습열을 퍼트려 없앤다.

임상사례

1. 혈분유열, 간기울결(血分有熱, 肝氣鬱結)型

1) 증상

29세 여자, 살이 찐 체질에 결혼한 지 3년이 지났으나 아직 아이가 없고, 3개월 전부터 월경이 앞당겨져 주기가 21일이 되었고, 월경양이 많고 색은 자색이며(量多色紫), 아랫배와 유방이 팽팽하게 아프고(小腹乳房脹痛), 가슴이 타는 듯이 답답하며(心胸煩悶), 얼굴 빰이 빨갛고(面頰紅赤), 오줌이 누렇고 대변은 말랐다(尿黃便燥).

혀는 붉으며 태는 누렇고 맥은 쟁반위에 구슬이 구르듯 하며 빠르다(舌紅苔黃脈滑數).

2) 진단

양의진단 : 생리불순(빈발월경 – 頻發月經)

중의진단 : 혈분유열, 간기울결(血分有熱, 肝氣鬱結)型 월경선기(月經先期)

3) 치법

열을 내리고 혈을 식히며, 간을 펼쳐서 뭉친 것을 풀어준다.

(청열양혈, 서간해울-清熱凉血, 舒肝解鬱)

4) 취혈

기해 혈해 삼음교 태충 간수 비수 여구

5) 침구치료

- 기해, 혈해, 삼음교는 前記되어 있어 생략한다.
- 태충(太衝)은 직자 1~1.5촌, 염전사법을 하고 산마감이 느껴지면 멈추고 유침한다.
- 간수(肝兪) 1.5~2촌, 염전제삽사법을 행하고 비수(脾兪)는 1.5~2촌, 염전제삽보법을 행하여 국부에 침감이 오면 멈추고 유침한다.
- 여구(蠡溝)는 평자(平刺) 0.5~0.8촌, 염전사법을 행하고 국부에 시큰하고 저린 산마감(酸麻感)이 느껴지면 멈추고 유침한다.

6) 치료효과

월경 10일 전부터 격일로 5회 치료 후에 다음 달 주기가 3일 정도 연기되어 24일 주기가 되었고 양도 조금 줄었으며, 다음 달 월경 10일 전부터 격일로 5회 치료 후에 5일 정도 연기되어 26일 주기가 되었고 양이 적당하게 줄어서 건강할 때처럼 회복되었고, 그 다음 달에도 같은 방법으로 치료한 결과 주기는 28일로 정상이 되었다.

그 후 2년이 지났는데 현재도 월경 주기와 양이 정상이며 문제없다고 한다.

월경 5일 전부터 시호12g 백작20g 황금12g 향부12g 당귀15g 생지황15g 치자12g 측백엽탄15g 백모근30g을 처방하여 7일 동안 복용하게 하고 월경이 끝나면 멈추고, 그 다음 달도 월경이 오기 5일 전부터 7일 동안 복용하게 하고 월경이 끝나면 멈추고, 그 다음 달에도 같은 방법으로 했고, 호전됨에 따라서 加減을 해서 조절했다.

6 월경후기 月經後期 – 희발월경

월경후기(月經後期)는 영혈(營血)이 부족하고 없거나, 양이 허하거나(陽虛), 찬 기운이 뭉치거나(寒凝), 기가 막혀서(氣滯) 월경이 2달 이상 지속적으로 매 달 7~8일 이상 뒤로 미루어지는 증상을 말한다. 심한 경우에는 40~50일에 한 번 월경을 하기도 하며, 그 이상 길어지는 경우도 있다. 희발월경(稀發月經)이라고도 한다.

중의학에서는 경행후기(經行後期), 경기착후(經期錯後)라고 부르기도 한다.

중의학적 원인

1. 혈이 차서 뭉치고 막히다(혈한응체 – 血寒凝滯)

   월경기가 도래했는데 찬 음식을 너무 많이 먹거나(過食生冷), 비를 맞으며 물을 건너거나(冒雨涉水), 차고 냉한 기운을 받거나(感受寒冷), 몸이 허한 틈을 타고 한사(寒邪)가 자궁에 자리를 잡거나, 혹은 본래 몸에 양기가 부족하여(陽氣素虛), 寒이 저절로 생기는(寒自內生) 등 혈이 차서 뭉치고 막혀 월경이 늦어진다.

2. 음과 혈이 모자라고 부족하다(음혈휴허 – 陰血虧虛)

   오랜 질병으로 몸이 허하거나(久病體虛), 비장이 허하여 생화(生化)의 근원이 부족하거나(脾虛生化之源不足), 젖이 너무 많이 나와서(產乳過多), 음과 혈이 은연중에 소모가 되거나(暗耗陰血), 피를 너무 많이 흘려서(失血過多), 영음을 손상시켜서(損傷營陰), 영혈이 부족하게 줄어들어(營血虛少), 충맥과 임맥을 기르지 못하니(不能滋養任衝), 월경이 뒤로 늦춰지는 것이다.

3. 간의 기가 뭉치고 맺히다(간기울결 – 肝氣鬱結)

   평소 정서적으로 유쾌하지 못하면(平素情志不舒), 氣의 움직임이 뭉치고 맺혀(氣機鬱滯), 기가 막히면 혈의 운행이 원활하지 못하여(氣滯則血行不暢), 충맥과 임맥이 막히게 되니(任衝受阻) 월경이 뒤로 늦춰지게 되는 것이다.

증상별 치료

1. 혈이 차서 뭉치고 막히다(혈한응체－血寒凝滯)

1) 증상

월경주기가 뒤로 연기되고(月經週期延後), 양이 적으며 색이 어둡고 덩어리가 있으며 (量少色暗有塊), 아랫배가 차면서 아프고(小腹冷痛), 따뜻하게 하면 아픔이 덜해지고(得熱痛減), 추위를 타고 손발이 차다(畏寒肢冷).

혀는 연한색이고 태는 희고 맥은 가라앉고 밧줄처럼 팽팽하다(舌淡苔白脈沈緊).

2) 치법

양을 따뜻하게 하고 한을 흩어놓으며, 혈을 움직여서 월경을 조절한다.

(온양산한, 행혈조경－溫陽散寒, 行血調經)

3) 취혈

관원 명문 격수 혈해 삼음교

4) 배혈

아랫배가 차고 아파서 만지는 것조차 싫어하면 귀래, 천추를 추가해 진통시킨다.

아랫배가 차고 아픈데 만지는 것을 좋아하면 신수, 비수를 추가하여 熱을 가한다.

5) 침구치료

- 관원(關元)은 직자 1~2촌, 호흡염전보법을 행하여 시큰하고 팽팽한 침감이 방사(放射) 형태로 전해지면 유침했다가 침을 뺀 후에 애주구(艾炷灸)를 격일로 5장 이상 뜸을 떠서 陽氣와 元氣를 회복하여 위중한 병세를 극복하고, 환자의 회복정도에 따라 뜸의 장수(壯數)를 줄여간다. 임신부에게는 禁한다.
- 명문(命門)은 상방(上方)을 향하여 45도 각도로 사자(斜刺) 0.5~1촌, 염전보법을 1분간 행하여 국부에 침감이 오면 멈추고 유침하고, 침을 뺀 후에 뜸을 뜨면 신양(腎陽)을 보하는데 좋은 효과가 있다.

- 격수(膈兪)는 직자 1.5~2촌, 염전보법을 행하고 시큰하면서 팽팽한 산창감이 오면 멈추고 유침한다.
- 혈해(血海)는 직자 1~1.2촌, 염전보법을 행하여 시큰하고 전기가 오는 듯한 침감이 오면 멈추고 유침한다.
- 삼음교는 경골(脛骨)의 전방에서 후연(後緣)을 따라가다 경골이 끝나는 부위에서 피부와 45도 각도로 1.5~2촌 사자(斜刺)하여 염전보법을 써서 시큰하고 저린 산마감(酸麻感)이 느껴지고 하지(下肢)의 근육이 움직이고 난 후에 유침한다.

6) 방해

- 관원은 원기(元氣)를 보하는 중요한 혈이고, 명문은 원기(元氣)의 뿌리이기 때문에 서로 배합하고 침과 뜸을 같이 하면 陽을 따뜻하게 덥혀서 寒을 몰아낼 수 있다.
- 격수(膈兪)는 팔회혈(八會穴)의 혈회(血會)로서 혈해혈(血海穴)과 배합하여 氣를 조절하고 血을 움직여 경수(經水)가 원활히 나오도록 한다.
- 삼음교는 비장과 신장의 氣를 따뜻하게 하고 통하게 하여 월경의 血을 조절하고 자양하여 경수(經水)가 원활히 나오도록 돕는다.

2. 음과 혈이 모자라고 부족하다(음혈휴허 – 陰血虧虛)

1) 증상

월경주기가 뒤로 연기되고(月經週期延後), 양이 적고 연한색이며 덩어리는 없고(量少色淡無塊), 아랫배가 은근하게 아프고(小腹隱痛), 머리가 어지러우며 눈이 침침하고(頭暈目眩), 가슴이 두근거리며 잠이 잘 오지 않고(心悸少寐), 얼굴색이 창백하거나,혹은 누르스름하면서 핏기가 없다((面色蒼白或萎黃). 혀는 담홍색이고 태는 얇고 적으며 맥은 거문고 줄처럼 팽팽하면서 가늘고 약하다(舌淡紅苔薄少脈弦細弱).

2) 치법

음을 보하고 혈을 길러서, 충맥을 이롭게 하여 월경을 조절한다.
(보음양혈, 익충조경 – 補陰養血, 益衝調經)

3) 취혈

간수 신수 관원 삼음교 기혈

4) 배혈

입이 건조하고 목이 마르며, 가슴이 답답하고 눈이 마르고 까칠까칠하면 태계, 음극(陰郄)을 추가하여 陰을 길러 입과 목을 촉촉하게 하고 눈동자를 윤택하게 한다.

5) 침구치료

- 간수(肝兪), 신수(腎兪)는 직자 1~1.5촌, 염전보법을 행하여 시큰거리면서 팽팽한 침감이 오면 멈추고 유침한다.
- 관원, 삼음교는 上記되어 있다.
- 기혈(氣穴)은 관원(關元)의 0.5촌 옆에 위치하고 직자1~1.5촌, 염전제삽보법을 행하여 시큰하고 팽팽한 침감이 전음부(前陰部)에 방사 형태로 전해지면 멈추고 유침한다.

6) 방해

- 간수, 신수는 肝을 보하고 신장을 이롭게 하며, 精과 血을 자양한다.
- 관원은 임맥의 경혈(經穴)이고, 기혈(氣穴)은 족소음신경과 충맥이 모이는 곳이므로 삼음교와 배합하여 충맥과 임맥을 보하고 氣를 더하여 월경을 조절한다.

3. 간의 기가 뭉치고 맺히다(간기울결－肝氣鬱結)

1) 증상

월경주기가 뒤로 연기되고(月經週期延後), 양이 적고 색은 어두운 홍색이며(量少色暗紅), 작은 어혈 덩어리가 있으며(有小血塊), 아랫배가 팽팽하면서 아프거나(小腹脹痛), 혹은 가슴과 복부, 양 옆구리, 유방이 팽팽하게 아프다(或胸腹兩脇乳房脹痛). 혀는 자색이고 태는 얇고 희며 맥은 거문고 줄처럼 팽팽하다(舌紫苔薄白脈弦).

2) 치법

간을 소통시키고 기를 움직이며, 혈을 다스려서 월경을 조절한다.

(소간행기, 이혈조경－疏肝行氣, 理血調經)

3) 취혈

태충 여구 혈해 지기 자궁(紫宮)

4) 배혈

유방, 가슴, 옆구리가 팽팽하면서 통증이 심하면 지구(支溝), 전중(膻中)을 추가한다.

5) 침구치료

- 태충(太衝)은 직자 1~1.5촌, 염전사법을 행하고 국부에 시큰하면서 저린 산마감(酸麻感)이 느껴지면 멈추고 유침한다.
- 여구(蠡溝)는 평자(平刺) 0.5~0.8촌, 염전사법을 행하고 국부에 시큰하면서 저린 산마감(酸麻感)이 느껴지면 멈추고 유침한다.
- 혈해(血海)는 직자 1~1.2촌, 염전제삽보법을 행하여 시큰하고 전기가 오는 듯한 침감이 오면 멈추고 유침한다.
- 지기(地機)는 직자 1~1.5촌, 염전제삽보법(捻轉提揷補法)을 행하고 시큰한 침감이 느껴지면 멈추고 유침한다.
- 자궁(紫宮)은 임맥의 가슴부위에 위치하고 평자(平刺)로 0.3~0.5촌, 영수보사(迎隨補瀉)로 염전사법을 행하여 국부에 시큰하고 저린 산마감이 느껴지면 멈추고 유침한다.

6) 방해

- 태충은 간경의 원혈(原穴)이고 여구는 간경의 낙혈(絡穴)이라 두 혈이 배합하여 肝을 소통시키고 氣를 움직여서 울결이 되어 있는 肝을 풀어 월경이 원활하도록 한다.
- 혈해, 지기는 비장경의 穴로서 氣를 조절하고 血을 움직여 월경이 원활하도록 한다.
- 자궁(紫宮)은 가슴 부위에 위치하고 있지만, 생식기 자궁(子宮)의 血을 소통시켜 월경이 원활하게 통하도록 한다.

임상사례

1. 음혈휴허(陰血虧虛)型

1) 증상

45세 여자, 결혼해서 두 아이를 낳고 살다가 1년 전에 셋째를 임신했으나 3개월 만에 유산하고, 속상한 일들이 많아 몸을 잘 돌보지 못하여, 몸이 바짝 마르고(形體消瘦), 얼굴색이 누르스름하면서 핏기가 없고(面色萎黃), 주기가 뒤로 연기되어 40일 만에 월경을 하고(經行後期40天), 월경 양이 적고 색이 연하며(量少色淡), 아랫배가 빈 것 같고 아프다(少腹空痛).

혀는 연한색이고 태는 적으며 맥은 비어있고 가늘다(舌淡苔少脈虛細).

2) 진단

양의진단 : 생리불순, 희발월경(稀發月經)

중의진단 : 음혈휴허(陰血虧虛)型 월경후기(月經後期)

3) 치법

음을 보하고 혈을 길러서, 신장을 이롭게 하여 월경을 조절한다.

(보음양혈, 익신조경 – 補陰養血, 益腎調經)

4) 취혈

관원 태계 삼음교 심수 간수 비수 신수

5) 침구치료

- 관원, 간수, 신수, 삼음교는 前期되어 있어 생략한다.
- 태계(太溪)는 직자 0.5~1촌, 염전보법을 행하고 침감이 오면 멈추고 유침한다.
- 심수, 비수는 1.5~2촌, 염전제삽법을 1분간 행하고 침감이 오면 멈추고 유침하는데, 자침할 때 폐를 찌르지 않도록 주의하여 약간 척추 방향으로 비스듬하게 자침한다.
- 심수, 간수, 비수, 신수는 침을 뺀 후에 각 5장씩 뜸을 뜨면 효과가 더 좋다.
- 월경이 오기 10일 전부터 격일마다 침을 놓고 뜸을 뜨다가 월경이 오면 멈춘다. 다름 달에도 같은 방법으로 침과 뜸을 놓아 원기(元氣)를 살리고 陰과 血을

만든다.

6) 치료효과

월경 10일 전부터 격일로 5회 자침하고 뜸을 떠서 다음 달 주기가 3일 앞당겨졌고, 다음 달에도 같은 방법으로 5회 치료 후에 전 달보다 5일이 당겨지고, 그 다음 달도 같은 방법으로 치료하여 전 달보다 3일이 당겨지고 월경의 양도 젊었을 때처럼 잘 나와서 정상주기와 적당한 양을 회복했고, 얼굴색도 좋아지고 아랫배도 정상으로 회복되었고 입맛도 좋아지고 힘도 생겼다고 한다.

처음 달 치료 2회부터 숙지황20g 백작20g 당귀15g 천궁12g 단삼12g 황기30g 백출12g 목향12g 대추5枚를 처방하여 7일 동안 복용하게 했고, 다음 달, 그 다음 달에도 예측하여 10일 전쯤부터 10일 동안 복용하게 했고, 매달 진단을 다시 해서 加減을 하여 적절하게 조절했다.

7 월경선후무정기 月經先後無定期

월경선후무정기(月經先後無定期)는 肝이 울결이 되고 신장이 허약하여 氣와 血의 조화와 균형이 깨져서 월경이 앞으로 7일 이상 당겨지기도 하고, 뒤로 7일 이상 연기되기도 하면서 2개월 이상 지속되는 증상을 말한다.

그런데 초경(初經)이 있은 후 1년 이내의 청소년과 갱년기에 접어든 중년의 월경불규칙은 이 외에 다른 증상이 없으면 자연적인 증상이므로 질병으로 간주하지 않는다.

중의학에서는 경수무기(經水無期), 또는 경란(經亂)이라고도 한다.

중의학적 원인

1. 간의 기가 뭉치고 막히다(간기울체－肝氣鬱滯)

   간은 소통하고 퍼뜨리는 것을 주관하고(肝主疏泄), 사방에 내달리는 것을 좋아하는데 (喜條達), 정신적으로 우울해지고(精神抑鬱), 고민하고 화를 내면 간을 상하게 하여(惱怒傷肝), 간의 기가 거슬리고 어지럽게 되어(肝氣逆亂), 월경이 정기적으로 오지 못하는 것이다(經來無定期).

2. 신장의 기가 부족하다(신기부족－腎氣不足)

   신장은 가두고 저장하는 것을 주관하고(腎主封藏), 열고 닫는 일을 한다(司開闔). 만약 본래의 몸이 신장의 기가 부족하거나(若素體腎氣不足), 남녀 간의 정사(情事)가 무절제 하거나(房事不節), 자식을 많이 낳아 기르거나(孕育過多) 해서, 충맥과 임맥을 상하게 하면(損傷任衝), 신장이 가두고 저장하지 못하고(腎不閉藏), 열고 닫는 것을 원활하게 하지 못하여(開闔不利), 월경의 기간이 일정하지 못한 것이다(經期不定).

증상별 치료

1. 간의 기가 뭉치고 막히다(간기울체－肝氣鬱滯)

1) 증상

월경주기가 일정하지 않고(經期不定), 양이 어떤 때는 많고 어떤 때는 적고(量或多或少), 색은 자색이면서 붉고 덩어리가 있으며(色紫紅有塊), 가슴, 옆구리, 유방, 아랫배가 팽팽하면서 아프고(胸脇乳房小腹脹痛), 위장 부위가 답답하면서 편하지 않고(脘悶不舒), 어떤 때는 길게 한숨을 쉬기도 한다(有時太息). 혀는 자색이고 태는 얇고 희거나 혹은 얇고 누러며 맥은 거문고 줄처럼 팽팽하다(舌紫苔薄白或薄黃脈弦).

2) 치법

간을 소통시키고 기를 움직이며, 혈을 다스려서 월경을 조절한다.
(소간행기, 이혈조경－疏肝行氣, 理血調經)

3) 취혈

태충 여구 혈해 삼음교 귀래

4) 배혈

- 가슴과 옆구리가 팽팽하고 몹시 아프면 양릉천, 지구(支溝)를 추가하여 진통시키고, 아랫배가 팽팽하면서 통증이 심하면 지기(地機)를 추가하여 통증을 진정시킨다.

5) 침구치료

- 태충(太衝)은 직자 0.5~0.8촌으로 염전제삽사법(捻轉提插瀉法)을 행하거나, 직자 1~1.5촌으로 염전사법을 행하여 국부에 침감이 느껴지면 멈추고 유침한다.
- 여구(蠡溝)는 평자(平刺) 0.5~0.8촌, 염전사법을 행하고 국부에 시큰하고 저린 산마감(酸麻感)이 느껴지면 멈추고 유침한다.
- 혈해(血海)는 직자 1~1.2촌, 염전제삽보법을 행하여 시큰하고 전기가 오는 듯한 침감이 오면 멈추고 유침한다.
- 삼음교는 경골(脛骨)의 전방에서 후연(後緣)을 따라가다 경골이 끝난 부위에서

피부와 45도 각도로 1.5~2촌 자침하여 염전보법을 써서 시큰하고 저린 침감이 느껴지면 멈추고 유침한다.

- 귀래(歸來)는 직자 0.8~1.2촌, 염전사법을 행하여 전기에 닿은 듯한 침감이 전음부로 퍼지면 멈추고 유침한다.

6) 방해

- 족궐음간경의 원혈(原穴)인 태충과 낙혈(絡穴)인 여구가 배합되어 肝을 소통시키고 氣를 움직여서 월경을 조절한다.
- 혈해와 족삼음의 교회혈(交會穴)인 삼음교가 둘 다 부인과에서 중요한 穴로서 血을 돌려 월경을 조절하고 충맥과 임맥을 견고하게 지킨다.
- 귀래(歸來)는 자궁 쪽 하복부의 기혈을 소통하고 조절하여 월경을 원활하게 한다.

2. 신장의 기가 부족하다(신기부족 – 腎氣不足)

1) 증상

월경주기가 일정하지 않고(經期不定), 양이 적고 연한 어두운 색이면서 묽고(量少色淡暗質稀), 피로하고 힘이 없으며(神疲乏力), 허리와 엉치뼈가 시큰거리면서 아프고(腰骶酸痛), 얼굴색이 어두컴컴하며(面色晦暗), 어지럽고 귀에서 소리가 난다(頭暈耳鳴). 혀는 연하고 태는 적으며 맥은 가느다란데 尺脈이 약하다(舌淡苔少脈細尺弱).

2) 치법

신장의 기를 보하고 더하며, 혈을 다스려서 월경을 조절한다.
(보익신기, 이혈조경 – 補益腎氣, 理血調經)

3) 취혈

관원 기혈(氣穴) 신수 태계

4) 배혈

- 허리, 무릎, 아랫배가 차면서 아프고 사지가 따뜻하지 않으면 명문을 추가한다.

- 입이 마르고 가슴에 열불이 나면서 답답하고(口乾心煩) 잠도 잘 못자면 음곡(陰谷), 삼음교를 추가하여 熱을 내리고 마음을 평안하게 한다.

5) 침구치료

- 관원(關元)은 직자 1~2촌, 호흡염전보법을 행하여 시큰하고 팽팽한 침감이 하복부에 방사 형태로 전해지도록 수법을 한다. 임산부에게는 신중하거나 禁한다 관원은 임맥이면서 족삼경의 교회혈(交會穴)로서 신장을 배양하고 근본을 견고하게 하며, 元氣를 보하고 이롭게 한다.
- 기혈(氣穴)은 직자 1~1.5촌, 호흡염전보법(呼吸捻轉補法)을 행하여 시큰하고 팽팽한 침감이 전음부(前陰部)에 방사(放射) 형태로 퍼지면 침을 뺀 후에 유침한다.
- 신수(腎兪)는 직자 1.5촌, 염전제삽보법을 행하고 침감이 오면 멈추고 유침한다.
- 태계(太溪)는 직자 0.5~1촌, 염전보법을 행해서 시큰하고 저린 산마감이 오면 멈추고 유침한다

6) 방해

- 관원은 임맥과 족삼음(足三陰)이 만나는 교회혈(交會穴)이면서 명문(命門)의 진양(眞陽)과 연결되어 있어 음중에 양이 내재하는 '음중유양(陰中有陽)'의 중요한 혈이다.
- 관원과 신수는 하초의 원기(元氣)를 보충하여 충맥과 임맥을 조절하고 다스린다.
- 기혈(氣穴)은 족소음신경과 충맥이 모이는 곳이고, 태계는 족소음신경의 원혈(原穴)로서, 두 혈이 배합되면 신장의 氣를 더하고 정(精)과 血을 자양하여 월경을 순조롭고 원활하게 하도록 돕는다.

참고문헌_침구과

1. 石學敏, 臨證實驗錄 ········· 人民衛生出版社(2012)
2. 石學敏, 實用鍼灸學 ········· 中國中醫藥出版社(2012)
3. 石學敏, 鍼灸治療學 ········· 上海科學技術出版社(2000)
4. 侯中偉, 重用單穴治頑疾 ········· 科學技術文獻出版社(2011)
5. 徐克信, 全科鍼灸效方集 ········· 人民衛生出版社(2012)
6. 劉炎, 經穴透刺法 ········· 上海中醫藥大學出版社(2002)
7. 王慶文, 中國鍼灸配穴療法 ········· 貴州科學出版社(1995)
8. 高華偉, 面神經麻痺臨床回歸分析 ········· 遼寧中醫藥大學學報(2010)
9. 楊廉, 周圍性面癱分型證治新釋 ········· 遼寧中醫藥大學學報(2000)
10. 趙建國, 分期辨治周圍性面癱經驗 ········· 遼寧中醫雜誌(2009)
11. 彭增福, 靳三鍼療法 ········· 上海科學技術文獻出版社(2001)
12. 郭長青, 圖解鍼灸鍼刀治療頸肩痛 ········· 人民軍醫出版社(2013)
13. 程爲平, 鍼灸止痛經驗實錄 ········· 人民軍醫出版社(2013)
14. 鈕韻鐸, 金鍼再傳 ········· 中國中醫藥出版社(2014)
15. 孫國杰, 鍼灸學 ········· 上海科學技術出版社(2004)
16. 吳大眞, 現代名中醫頸肩腰腿痛治療絕技 ········· 科學技術文獻出版社(2003)
17. 印會河, 中醫基礎理論 ········· 上海科學技術出版社(2015)
18. 李鼎, 經穴學 ········· 上海科學技術出版社(2010)
19. 奚永江, 鍼法灸法學 ········· 上海科學技術出版社(2010)
20 .魏稼, 各家鍼灸學說 ········· 上海科學技術出版社(2010)
21. 靳瑞, 鍼灸醫籍選 ········· 上海科學技術出版社(2008)
22. 楊明會, 國家級名老中醫驗案(腰腿痛) ········· 人民軍醫出版社(2014)

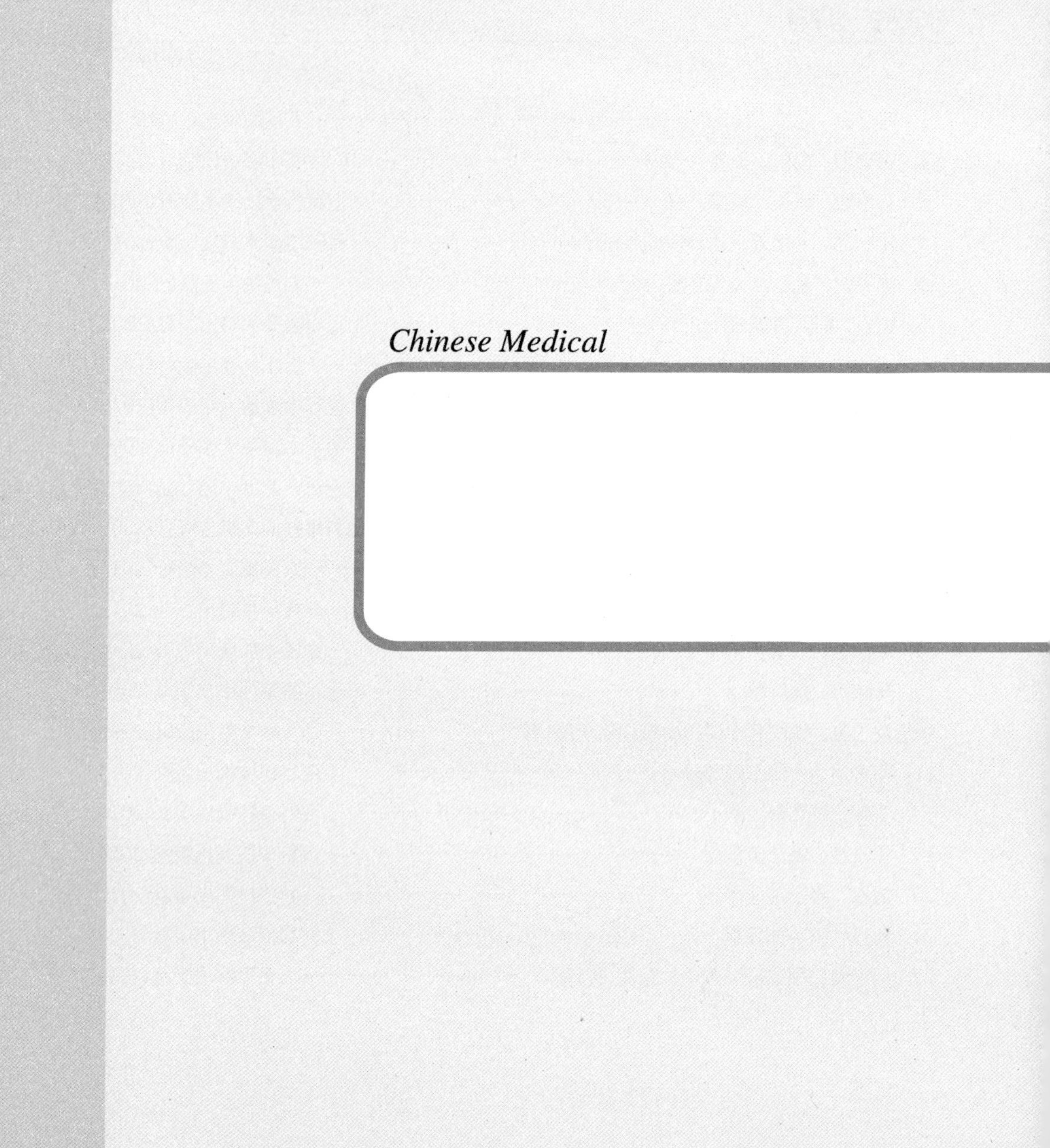
Chinese Medical

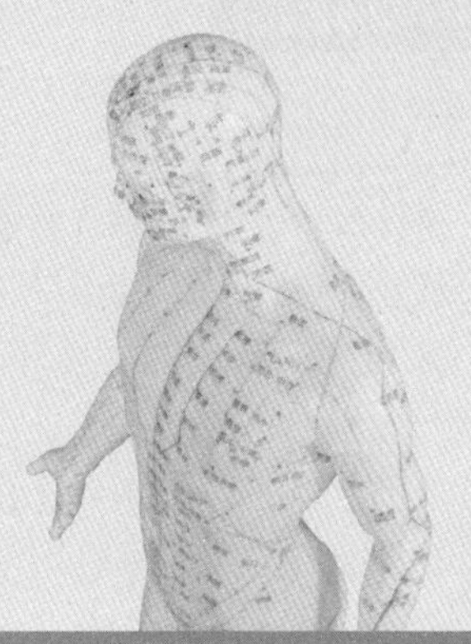

제2부 내과

제1장 비위병증
제2장 심 - 뇌병증
제3장 신 - 방광병증
제4장 기혈진액병증

1. 내과는 비위병증(脾胃病證), 심－뇌병증(心－腦病證), 신－방광병증(腎－膀胱病證), 기혈진액병증(氣血津液病證)으로 나누었고 한약(중초약)으로 장부(臟腑)의 불균형을 개선해서 정상을 회복할 수 있도록 치료법을 제시하고 있다.

2. 내과의 구성을 보면 증상별((症狀別) 치료에서는 다양한 증상을 서술하면서 의학 사자성어를 첨부했고, 치법(治法)에서는 가장 유효한 치료법칙을 제시하고 있고, 방약(方藥)에서는 적합한 방제에 필요한 약과 용량을 현실성 있고 효과 있게 추가했으며, 방해(方解)에서는 그 약이 어떤 용도로 쓰였으며 어떤 효과를 발휘하는지 자세히 설명하고 있고, 변증가감(辨證加減)에서는 본 증상 이외에 나타날 수 있는 또 다른 증상을 변증하고 가감해서 치료하도록 예를 들었고, 제언(提言)에서는 하루 복용 가능한 용량의 운용, 끓이는 방법, 포제(炒 焦 炒焦 煨 煅)에 따른 약효의 차이, 끓이는 시간의 구별과 약효의 차이, 함께 끓이면 안 되는 것(十八反, 十九畏), 임산부에게 禁해야 할 약재 등 주의해야할 사항과 유익한 정보들이 서술되어 있다.

3. 내과에서는 처방약의 약재의 개수(個數)는 적지만 양(量)은 비교적 많은 편이다. 고전 방제의 하루 양은 보통 3~9g이고, 그 중에서도 6g을 자주 사용하지만 지금은 옛날에 비해 편한 환경에서 잘 먹고 체중도 무겁고 신체도 크기 때문에 옛날의 적은 양으로는 병에 다다를 수 없어 치료하기에 부족하기 때문에 약재의 양을 늘려서 복용을 해야만 좋은 효과를 볼 수 있다.
그래서 이 책 대부분의 방제에는 하루 9~30g을 쓰고 있고 그 중 12~20g이 자주 사용되는 것을 보면 고전의 6g에 비해 평균 2~3배 정도가 늘어난 것을 알 수 있다.
병이 위급하고 중할 때는 약재에 따라서 하루 50~100g을 사용하거나 그 이상을 투약할 수 있지만 이렇게 다량을 사용할 때에는 반드시 병이 호전되어가는 상황을 관찰하여 적절하게 줄여가면서 증상을 쫓아가야 하기 때문에 탕약을 1일, 3일, 5일 이런 식으로 짧게 복용하도록 끓여주어야 하며, 급한 증상이 완화된 다음에는 7일, 15일, 30일 정도로 길게 복용할 수 있게 끓여줄 수 있지만, 약탕기에 한꺼번에 넣고 7일 이상 길게 복용하게 끓이려면 각 약재의 양을 3/5~4/5 정도로 적절하게 줄여야 한다.

그리고 이 책에 처방된 약의 양은 성인을 기준으로 하였으므로 만약 어린이나 노약자에게 적용하려면 1/3~1/2로 적절하게 양을 줄여야 한다.

4. 한약재를 끓이는 시간은 약재의 성질에 따라서 시간을 다르게 해야 좋은 약효를 얻을 수 있는데, 다른 약재들 보다 1시간 이상 먼저 끓이는 선전(先煎), 다른 약재들을 거의 다 끓인 후에 끝에 넣어서 10~20분 정도만 함께 끓이는 후하(後下) 등이 있다.
   1) 용골, 모려와 같은 조패류나 자석, 자연동 같은 광석류는 다른 약재들과 달리 밀도가 높아서 물이 쉽게 침투하지 못하기 때문에 1~2시간 이상 먼저 끓여야 좋은 약효를 얻을 수 있다(先煎).
   2) 부자, 천오, 초오, 반하, 천남성 같이 독이 있는 약재는 다른 약재들 보다 1시간 이상 먼저 끓여야 독성에 중독되지 않고 안전하게 원하는 약효를 얻을 수 있다(先煎).
   3) 자소엽, 형개, 박하와 같은 해표약들과 사인, 백두구, 육계와 같은 방향약재들과 통변용으로 사용되는 대황은 오래 끓이면 약효가 날아가기 때문에 10~20분 정도 짧게 끓여야 좋은 약효를 얻을 수 있다(後下).
   4) 시호, 계지, 승마, 목향 등 퍼뜨리면서 끌어올리는 성질을 가지고 있는 약재는 사방을 가볍게 달려가야 하기 때문에 오래 끓이지 않고 1시간 이내로 끓여야 원하는 약효를 얻을 수 있다.

5. 포황, 해금사 같이 가벼운 약재들과 차전자, 정력자처럼 입자가 작은 약재들은 끓일 때 표면으로 올라와 약효가 잘 우러나오지 않고, 선복화, 신이처럼 털이 있는 약재들은 마시면 목구멍에 붙어 가렵게 하므로 촘촘한 망사에 넣고 끓여야 한다(包煎).

6. 인삼이나 녹용 같이 값이 비싸고 귀한 약재들은 별도로 끓인 후에 다른 약재들의 엑기스와 합해서 다시 한 번 확 끓인 후에 포장을 해야 원하는 약효를 얻을 수 있다.

7. 망초처럼 뜨거운 물에서 바로 녹고, 죽력(竹瀝)처럼 액즙으로 된 약재들은 다른 약재들의 엑기스를 데우고 거기에 타서 휘휘 저어서 먹어야 좋은 효과를 얻을 수 있다.

8. 녹각교나 아교처럼 교질로 되어 있는 약재들은 용기에 다른 약재들의 엑기스를 넣고 약한 불로 가열하여 바닥에 눌러 비비면서 천천히 녹인 후에 복용해야 한다.

9. 가지, 잎, 뿌리 같은 약재들은 20분 정도, 종자나 과실 같은 약재들은 30분 정도 미리 깨끗이 씻어서 물에 담갔다가 끓여야 약효가 잘 우러나오고 위생적이다. 이 때 너무 장시간을 담가두면 약효가 삼투되어 빠져나올 수 있다

10. 단(丹), 환(丸), 산(散)의 하루 용량은 매우 적으며 탕약의 용량은 많은 편인데, 이 책에 표시된 하루 용량은 탕약으로 끓였을 때의 하루 분량이다.

제 1 장

비위병증 脾胃病證

1 위통 胃痛, Gastralgia, a stomachache – 만성위염, 천표성위염, 위축성위염, 위궤양

위통(胃痛)은 음식물을 불규칙적으로 폭음, 폭식하거나 맵고 자극적인 음식을 많이 먹거나 찬 음식을 즐겨 먹거나 정신적 스트레스를 많이 받는 등의 원인에 의해서 위장이 아프거나, 또 위염, 위궤양, 위경련 등에 의해서 위장이 쓰리거나 동통(疼痛)이 느껴지는 것을 말한다.

胃는 음식물이 들어오면 잠시 이완됐다가 胃의 혈관에 혈액이 모이면서 수축을 시작하고 위샘에서 분비되는 무색투명하고 약간 점성이 있는 강산성 액체인 염산, 그리고 점액소, 단백질분해효소인 펩신 및 여러 효소를 포함하고 있는 위액(胃液)이 주기적인 수축을 통해 음식물을 잘게 부수고 고루 섞이게 하여 암죽 형태의 혼합물을 만들고 연동운동을 통해 유문부(幽門部) 문턱을 넘어 십이지장을 거쳐 소장으로 이동하게 한다. 이 때 위액분비와 연동운동은 교감신경계(交感神經系)와 미주신경(迷走神經)의 지시에 따라서 움직인다.

증상의 특징

胃가 통증을 느끼는 부위는 심장 아래 양쪽 갈비뼈가 갈라지는 명치 아래부위 주먹만한 크기인데 상완(上脘), 중완(中脘), 하완(下脘) 세 부분으로 나눈다.

통증의 종류 중에서 가장 흔히 나타나는 세 가지는, 팽팽하게 느껴지면서 아픈 창통(脹痛), 칼로 베는 듯 아픈 자통(刺痛), 뻐근하게 아픈 둔통(鈍痛)이고 그 외에 은근하게 아픈 은통(隱痛), 뜨거운 듯 아픈 작통(灼痛), 쥐어짜는 듯한 교통(絞痛), 답답하며 아픈 민통(悶痛) 등이 있다.

통증은 지속적, 발작적일 수 있고, 눌러서 아플 수도 있고 안 아플 수도 있는데, 胃를 차갑게 방치하거나, 정신적 스트레스를 많이 받으면 통증이 더 심해지고, 식욕부진, 울렁거림, 구토, 위산과다 등의 증상이 동반될 수 있다.

원인

외부로부터 찬 기운이 胃와 복부에 침입을 하거나, 찬 음식을 많이 먹거나, 음식물을 폭식, 폭음, 불규칙하게 먹거나 기름진 음식을 많이 먹거나, 맵고 자극적인 음식을 선호하여 많이 먹는 것이 원인이 될 수 있고, 또 과로, 수면부족, 고민, 정신적 스트레스, 위염, 위궤양, 위경련 등에 의해서도 위장이 쓰리거나 동통(疼痛)이 느껴진다.

담석증(膽石症), 담도염(膽道炎), 십이지장염－궤양, 췌장염 등 위장 주위의 장기에서 병변이 생긴 경우에도 위장 부위와 심와부(心窩部)에서 통증을 느낄 수 있다

중의학적 원인

1. 차가운 기운이 胃에 머물다(한사객위－寒邪客胃)

   외부로부터 찬 기운이 위장과 복부에 침입하거나 찬 음식을 많이 먹어 중초가 차고 냉해져 氣가 움직이지 못하여 胃가 따뜻하지 않으니 통증이 생긴다.

   〈素問－擧痛論〉"寒氣客于腸胃之間,膜原之下血不得散小絡急引故痛"

2. 음식이 胃를 상하게 하다(음식상위－飮食傷胃)

   음식을 절제하지 못하고 폭음, 폭식하거나 맛있고 맵고 기름진 음식을 즐겨 먹고 술을 음료수 마시듯 먹으면 비위를 손상시켜 습과 열이 쌓여 脾胃의 기능을 떨어뜨리니, 비위의 氣가 움직이지 못하여 식체(食滯)가 생기고 아래로 내려가지 못하면서 뭉쳐있으니, 胃가 꽉 막히어 팽창하는 듯한 통증이 생긴다.

   〈素問－痹論〉'五味過極,辛辣無度,肥甘厚膩,飮酒如漿.... 氣機壅滯,脘悶脹痛'

3. 간의 기가 위를 범하다(간기범위 - 肝氣犯胃)

근심, 걱정과 분노로 마음이 상하면 肝이 소통하고 쏟아내는 소설(疏泄) 기능을 펼치지 못하고 氣가 막혀 옆으로 胃를 치니, 胃가 아래로 내려 보내는 기능을 잃고 통하지 못해서 통증이 생기는 것이다.

4. 비위가 허약하다(비위허약 - 脾胃虛弱)

본래 몸이 허약하거나 힘든 일을 많이 해서 피로가 쌓여 있거나, 음식으로 인하여 위가 상하였거나, 신양(腎陽)이 부족하여 위장을 따뜻하게 덥히지 못하는 등의 원인에 의해서 비위가 허약해지면, 중초가 허하고 차게 되며 胃 또한 冷해지므로 통증이 발생하는 것이다.

또 열병을 앓거나 맵고 건조한 음식을 즐겨 먹어서 胃에 열이 쌓여 위음(胃陰)을 태우면 위음(胃陰)이 부족하게 되어, 음식이 들어가면 胃가 소화시키지 못하고 통증이 유발되는 것이다.

진단요점

1. 식욕이 부진하고 胃 부위가 답답하며, 꽉 막히거나 팽창감이 있는지 문진한다.
2. 울렁거리고 구토가 있거나, 신물이 올라오는 등의 증세를 동반하면서 통증이 있는지 문진(問診)과 복진(腹診)을 통해서 판별한다.
3. 정서적으로 불안, 근심, 걱정, 스트레스를 받거나 찬 음식을 먹었을 때, 외부로부터 한기(寒氣)를 받았을 때 위통 증세가 나타나거나 혹은 심해지는지를 문진한다.
4. 통증이 완만하게 진행되는지, 갑자기 아프다가 안 아프기를 반복하는지, 한 번 갑자기 아프면 계속 아픈지, 따뜻한 것을 복부에 대거나 먹으면 통증이 가라앉는지를 살피고, 이전의 병력(病歷)이 있는지, 있으면 어떠한 지를 파악한다.
5. X-ray나 위내시경, 혈액검사 등의 검사결과가 있으면 참조하여 판단한다.

변증요점

1. 급하고 느린 것을 분별한다(변급완 – 辨急緩)

위통이 급하게 발생되는 것은 외부로부터 한사(寒邪)가 침입을 하거나, 찬 것을 많이 먹거나, 폭음 폭식을 하여 중초의 陽이 손상되어 음식이 소화되지 않아 胃가 편하지 못한 것이니 '통하지 않으면 아프다(不通則痛)'는 말과 같이 통증을 느끼게 된다. 肝이 울결이 되어 사방으로 펼치지 못하고 옆으로 胃를 치거나, 비위가 허약하여 음식물을 내려 보내지 못하고, 氣가 뭉치고 血이 막혀서 통하지 못하는 것도 마찬가지로 '不通則痛'의 통증을 느끼게 한다.

2. 찬 것과 더운 것을 분별한다(변한열 – 辨寒熱)

찬 것이 응결되면 잡아당기는 경향이 있는데, 胃에 寒이 모이면 胃가 위축되면서 통증이 발생하여 극렬하게 아프며, 또 비위가 허하여 胃가 찬 경우에는 은은하게 통증이 나타나고, 胃 부위에 찬 것을 대면 싫어하고 따뜻한 것을 대면 좋아한다. 혀는 연한색이고 태는 하얗고 맥은 거문고 줄 같이 팽팽하고 밧줄처럼 긴장되어 있다(舌淡苔白脈弦緊).

그 반대로 胃에 熱이 쌓여서 火가 발생하면, 그 火로 인하여 타는 듯한 위통이 느껴지며 병세가 급박하고 목이 말라 찬 물을 마시려 하고, 변비가 있고 소변이 붉은 색이다. 혀는 붉고 태는 적으며 맥은 거문고 줄처럼 팽팽하고 빠르다(舌紅苔少脈弦數).

3. 허와 실을 분별하다(변허실 – 辨虛實)

實에 속하면 胃가 팽창하는 통증이 있고, 대변이 딱딱하게 뭉치고 잘 나가지 않으며, 찬 것을 좋아하고, 손으로 배를 만지려 하면 거부하고, 밥 먹은 후에 통증이 심해지는데 극렬하게 아프고, 아픈 곳이 한 곳에 정해져 있으며 새로 생긴 신병(新病)이다. 虛에 속하면 胃가 팽창감이 없고 대변은 묽고 소화되지 않은 것들이 퍼져있고, 따뜻한 것을 좋아하고, 배를 만지면 좋아하며, 속이 비어 배가 고프면 통증이 심해지는데 은은하게 아프며, 아픈 곳이 정해져 있지 않고 돌아다니며 오래된 구병(久病)이다.

4. 기와 혈을 분별하다(변기혈－辨氣血)

초기의 통증은 氣에 머무르고, 오랜 통증은 血에 존재한다. 氣에 속하면 통증이 팽창하면서 아프고 통증이 정해진 곳이 없고, 아프다 안 아프기를 반복하는 무형(無形)의 기통(氣痛)이고, 血에 속하면 통증이 정해진 곳이 있고, 지속적으로 아픈 유형(有形)의 혈통(血痛)이고 혀는 어두운 자색이다(舌質紫暗).

치료원칙

위통은 氣를 다스리고 胃를 편안하게 하여 통증을 멈추게 하는 것(理氣和胃止痛)이 치료의 기본이고, 實한 것은 사기를 쫓아내고(祛邪), 虛한 것은 正을 도와서(扶正) 치료하는데 있어서 한은 흩어놓고(散寒), 음식을 소화시키고(消食), 기를 다스리고(理氣), 열을 쏟아내고(泄熱), 뭉친 곳을 풀고(化瘀), 습을 없애고(除濕), 음을 자양하고(養陰), 양을 따뜻하게 하는(溫陽) 방식을 채용하여 '통하면 아프지 않다(通則不痛)'는 치료원칙을 수행해야 한다.

증상별 치료

1. 찬 기운이 위에 머무르다(한사객위－寒邪客胃)

1) 증상

위가 갑자기 아프고(胃痛暴作), 찬 것이 싫고 따뜻한 것이 좋으며(惡寒喜暖), 따뜻하면 덜 아프고(得溫痛減), 찬 것을 만나면 더 아프며(遇寒加重), 입이 담백하고 목마르지 않거나 혹은 뜨거운 물을 마시기를 좋아한다(口淡不渴或喜熱飮). 설태는 엷고 희며 맥은 거문고 줄과 밧줄처럼 팽팽하고 긴장되어 있다(苔薄白脈弦緊).

2) 치법

위를 따뜻하게 하여 찬 기운을 흩어놓고, 기를 돌려 통증을 멈추게 한다.
(온위산한, 행기지통－溫胃散寒, 行氣止痛)

3) 방약

良附丸〈良方集腋〉 加減

고량강15g 향부12g 생강2片 천궁15g 오약12g 현호색12g

4) 방해

胃에 찬 기운이 뭉쳐있고 간기(肝氣)가 사방으로 펼쳐지지 못하면, 통하지 못하기 때문에 통증이 생기는 것이다(不通則痛, 通則不痛).

본 방은 고량강과 생강으로 따뜻하게 위장을 덥혀서 寒을 흩어놓고, 향부를 써서 간기를 돌려 뭉친 곳을 통하게 하여, 통증을 없애고 위장을 편안하게 하는데 중점을 두고 있다(一散寒凝, 一行氣滯).

- 고량강(高良薑)은 맵고 열이 많아서 중초를 따뜻하게 하여 위장의 寒을 몰아낸다.
- 향부(香附), 오약(烏藥)은 간과 비장의 氣를 사방으로 소통시켜 가슴과 배, 옆구리의 막힌 곳을 열고 통증을 완화시킨다.
- 생강(生薑)은 중초를 따뜻하게 함으로써 위장을 따스하게 하고 구토를 억제한다.
- 천궁(川芎)은 맵고 따뜻한 약성으로써 氣와 血을 활기차게 돌려서 중초의 막힌 것을 풀고 위장의 통증을 진정시키며, 아래로는 월경을 조절하고 중초를 열어 울결이 된 것을 풀어준다(下調經水, 中開鬱結).
- 현호색(玄胡索)은 氣와 血이 막히고 뭉쳐서 머리, 가슴, 옆구리, 복부, 하복부가 아플 때 氣와 血을 돌려서 통증을 없애준다. 현호색은 '血이 움직이는데 氣가 막혀있으면 그 氣를 같이 돌리고, 氣가 움직이는데 血이 뭉쳐 있으면 그 혈을 같이 돌려준다(行血中氣滯則行氣, 行氣中血滯則行血)' 그렇기 때문에 인체의 상하좌우(上下左右) 어떤 부위의 통증이던지 진통작용이 탁월하다.

5) 변증가감

- 위장이 매우 차고 통증이 있고 구역질이 나며 설사를 하면 오수유6g 건강12g 반하9g을 추가해서 위장을 따뜻하게 하고(溫胃), 거꾸로 올라오는 것을 내려서 구역질을 가라앉히고 설사를 멈추게 한다(降逆止嘔止瀉).
- 월경시에 하복부가 차고 통증이 심하면 계지9g 오수유6g 소회향6g 천궁9g을

써서 肝氣를 풀고 중하초를 따뜻하게 하여 통증을 가라앉힌다(疏肝溫中少腹止痛).

- 월경시에 하복부나 허리에 통증이 있고 월경이 짙은 보라색이거나 어두운 색이거나 덩어리가 나오면 시호12g 목향9g 당귀15g을 추가해서, 간을 소통시켜 어혈을 풀고 통증을 가라앉혀서(疏肝化瘀止痛) 선홍색 월경으로 유도한다.
- 가슴과 위장이 꽉 막혀 답답하여 음식을 먹지 못하고, 트림을 하고 구토 증세가 있으면 이는 위장이 찬데다가 음식이 체한 것이니 지각12g 산사15g 신곡20g 계내금15g 반하12g 진피9g을 추가해서 위장을 따뜻하게 하고 거꾸로 올라오는 것을 내리고(溫胃降逆), 음식을 소화시켜 체한 것을 풀어준다(消食導滯).
- 위장이 차면서 오랫동안 꽉 막히면 熱로 변하여 寒熱이 혼잡하게 섞이게 되어 명치와 위장 부위가 꽉 막히고 구토가 생기며 배에서 소리가 나면서 설사를 하면 반하사심탕(반하12g 황금9g 건강9g 인삼12g 황연6g 대추3枚 감초9g)으로, 寒을 덥히고 熱을 씻어내려 가슴과 복부의 막힌 곳을 뚫고, 기를 더하여 위장을 편안하게 한다(溫寒淸熱消痞, 益氣和胃).

6) 제언

- 향부는 식초로 씻어서 구운(炙) 상태로 사용하면, 肝으로 들어가서 氣를 돌리고 통증을 없애는 효과가 더 강해진다.
- 천궁은 맵고 따뜻한 성질이라 陰이 虛하여 火가 왕성해진 사람이나, 땀을 많이 흘리는 사람이나 월경시 출혈량이 많은 사람에게는 신중하게 써야 한다.
- 현호색(玄胡索)은 대부분 식초에 법제를 한 후에 사용하는데, 그렇게 하면 유효성분의 용해도(溶解度)가 매우 높아져서 진통(鎭痛)의 효과가 상당히 커진다. 갈아서 분말로 사용하면 빨리 진통이 되는데 하루 1.5~3g을 복용할 수 있다.

2. 음식이 위장에 머물러 있다(음식정체 – 飮食停滯)

1) 증상

위장 부위가 아프고(胃脘疼痛), 배가 빵빵하며 누르는 게 싫고(脹滿拒按), 썩는 듯한 냄새의 트림을 하고 위산이 목구멍과 입으로 올라오며(噯腐呑酸), 때로 소화가 되지 않은 음식물을 토해내는데(有時嘔吐不消化飮食), 썩은 냄새가 나고

(其味腐臭), 토하고 나면 胃가 덜 아프고(吐後痛減), 음식 생각이 없으며(不思飮食), 대변이 시원치 않고(大便不爽), 방귀를 뀌거나 대변을 보고 난 후에 위장이 좀 편안해진다(得矢氣及便後稍舒). 설태는 작은 알갱이들이 두텁게 덮혀있는 것 같고, 맥은 쟁반위에 구슬이 미끄러지듯 하다(苔厚膩脈滑). 〈素問－痺論〉'飮食自倍, 腸胃內傷'

2) 치법

음식을 소화시키고 막힌 것을 터주고, 위를 편하게 하여 통증을 그치게 한다. (소식도체, 화위지통－消食導滯, 和胃止痛)

3) 방약

保和丸〈丹溪心法〉 加減

산사20g 신곡20g 반하12g 복령12g 진피12g 연교9g 내복자9g 목향12g 맥아20g 현호색12g

4) 방해

음식을 적당히 절제하지 못하고 다식(多食), 폭식(暴食)을 하면 미처 소화되지 않은 상태에서 또 음식이 들어와 계속 쌓이게 되어 氣가 막히고, 그로 인해 비위가 맑은 청기(淸氣)를 올리고 탁음(濁飮)을 내려야 하는 승강(昇降) 작용을 하지 못하기 때문에 상기(上記)의 증상들이 나타나는 것이니, 본 방은 음식을 소화시켜 막힌 곳을 뚫고 비위의 승강작용을 도와 위장의 음식물을 소장, 대장으로 보내어 胃를 편안하게 하여 통증을 가라앉히는데 중점을 두고 있다.

- 산사(山楂)는 시고 단 맛에 따뜻한 약성으로 모든 음식 체한데 쓸 수 있는데, 특히 육식(고기)과 기름진 음식을 먹고 체했을 때 소화제로 효과가 좋다.
- 신곡(神曲)은 맵고 따뜻한 약성으로 비장을 건실하게 하여 소화를 돕는데, 특히 술과 음식을 과음, 과식하여 오랫동안 적체된 것을 소화시키는데 효과가 좋다.
- 반하(半夏), 진피(陳皮), 목향(木香)은 기를 돌려 체한 곳을 뚫고, 습을 제거하고 구토를 억제하여 위장을 편하게 한다.
- 내복자((萊菔子)는 氣를 아래로 내려 막힌 곳을 열고, 맥아를 도와서 곡식과 밀가루 음식에 체한 것을 잘 소화시킨다.

• 복령(茯苓)은 비장을 튼튼하게 하여 습을 삼투해서 제거하고, 중초를 따뜻하게 하여 설사를 멎게 한다.
• 연교(連翹)는 체한 것이 오래되어 습과 열이 발생할 때, 熱을 씻어 내리고 염증을 치료하는데 사용한다.
• 맥아(麥芽)는 비장을 튼튼하게 하여 소화를 시키는데, 특히 쌀, 밀가루, 고구마, 감자, 그리고 토란 같은 뿌리식물에 체했을 때 소화를 잘 시킨다.
• 현호색은 上記되어 있으므로 생략한다.

5) 변증가감

• 중초의 기가 막혀서 위장과 복부의 팽만한 것이 심하면 후박9g 빈랑12g을 추가해서 氣를 돌려 막힌 것을 뚫고 중초를 편안하게 한다.
• 체한 지 오래되어 열이 나면 황금9g 황연9g을 추가해서 열을 내리고 火를 씻어 낸다.
• 복부가 팽만하고 대변이 꽉 막혀서 통하지 않으면 대황12g 후박9g 지실12g을 추가해서 氣를 돌려 중초를 트고 대장을 열어 변이 잘 통하게 한다.
• 배가 손도 못 닿게 할 정도로 많이 아프고, 대변이 꽉 막히고 설태가 노랗고 바짝 말라있으면 양명부실증(陽明腑實證)이니, 대황12g 후박20g 지실12g 망초20g을 추가해서 위장과 대장의 열을 내리고 막힌 것을 뚫어 통하게 한다.

6) 제언

• 산사는 평상시 10~15g을 쓰는데 병세가 중하면 30g까지 늘려 사용해도 되지만 증세가 호전됨에 따라서 양을 줄여야 한다.
소화를 돕고 체한 것을 통하게 하려면 生산사가 좋고, 설사와 이질을 멈추게 하려면 태운 초(焦)산자가 좋다.
• 맥아는 평상시에는 10~15g을 쓰는데 병세가 중하면 30~120g까지 늘려서 사용해도 되지만 증세가 호전됨에 따라서 양을 줄여야 한다.
비장을 튼튼하게 하고 소화가 잘 되게 하려면 生맥아가 좋고, 유방의 통증을 없애고 모유가 잘 나오게 하려면 볶은 초(炒)맥아가 좋다.
• 내복자(萊菔子)는 라복자(蘿菔子)라고도 하는데 무의 종자(씨)이다.

소화를 시켜서 아래로 통하게 하려면 볶아서(炒) 쓰고, 가래를 삭이려면(化痰) 生으로 사용한다. 내복자는 매운 맛이라 氣를 상하게 할 수 있으니, 氣가 허한 사람과 체하지 않은 사람, 또 가래가 없는 사람에게는 신중하게 사용한다. 내복자는 氣를 아래로 끌고 내려가는 강한 효력이 있기 때문에 인삼과 함께 복용하면 인삼의 약효를 끌어내릴 수 있으므로 같이 복용하지 않는다.

• 복령은 비장을 튼튼하게 하고 濕을 쏟아내고 마음을 편안하게 하려면 복령을 쓰고, 부종을 치료하려면 복령피를 쓰는 것이 좋고, 정신을 편하게 안정시키려면 복신(伏神)을 쓰는 것이 좋다.

•• 실험

실험 개(犬)를 마취하여 위장에 관을 꽂고 깨어난 후 일정시간 지나서 정상을 회복하면, 먹을 것을 매달아 놓고 30분 동안 위액분비의 양을 측정하고, 그런 다음에 인체의 '족삼리' 혈과 동일한 자리에 자침하고 30분 동안 위액분비의 양을 측정했는데, 침을 놓은 후의 위액이 침을 놓기 전보다 2배 이상 분비됐다. 이 실험을 통해서 경맥(經脈)과 장부(臟腑), 그리고 대뇌피질(大腦皮質－인체의 주관감각 발생)의 감각전도체계(感覺傳導體系)가 밀접하게 연결되어 있어서 침(鍼)에 의한 자극에 대뇌피질과 장부가 반응을 나타낸다는 결과를 얻었다.

3. 간의 기가 위를 침범하다(간기범위－肝氣犯胃)

1) 증상

위장 부위가 팽만하고(胃脘脹滿), 치고 당기는 듯 아프고(攻撑作痛), 위장 부위의 통증이 옆구리까지 이어지고(脘痛連脇), 가슴이 답답하고 트림이 나며(胸悶噯氣), 길게 한숨을 쉬고 나면 좀 편하고(喜長太息), 대변이 상쾌하지 않으며(大便不爽), 트림을 하거나 방귀를 뀌고 나면 속이 편안해지고(得噯氣, 矢氣則舒), 번뇌하거나 답답하면서 화가 나면 통증이 심해진다(煩惱鬱怒則痛甚).
설태는 얇고 희며 맥은 거문고 줄처럼 팽팽하다(舌苔薄白脈弦).

2) 치법

간을 소통시켜 막힌 것을 풀고, 기를 돌려서 통증을 멈추게 한다.
(소간해울, 행기지통－疏肝解鬱, 行氣止痛)

3) 방약

柴胡疏肝散〈景岳全書〉 加減

시호12g 진피12g 향부12g 천궁15g 지각12g 백작30g 감초6g 현호색15g

4) 방해

肝은 사방을 막힘없이 달리는 것을 좋아하며(喜條達), 소통하고 쏟아내며(疏泄), 혈을 가두어 둔다(藏血). 간은 정서적으로 초조하거나 번민이 많거나, 쉽게 화를 내는 등 감정이 격하면 간이 울결이 되고 그로 인해 사방으로 달리거나 소통하지 못하게 되고, 아울러 혈액도 순조롭게 흐르지 못해 위장을 침범하여 胃痛을 유발한다.

'기는 혈을 이끄는 장수라, 기가 행하면 혈도 움직이고 기가 막히면 혈의 흐름도 순조롭지 못하다(氣爲血帥, 氣行則血行, 氣鬱則血行不暢)'는 말과 같다.

본 방은 간을 소통시켜서 옆구리와 위장 부위에 막힌 것을 뚫고, 氣와 血을 돌려서 통증을 멈추게 하는데 중점을 두고 있다.

- 시호(柴胡)는 肝氣를 사방으로 펼쳐 간을 소통하고 막힌 곳을 뚫어 통증을 없앤다.
- 향부(香附)는 기를 다스려 간을 소통시키고, 시호를 도와 울결이 된 肝을 풀어준다.
- 천궁(川芎)은 기를 돌리고 혈을 활발하게 움직여서 위장의 막힌 것을 뚫고, 간경맥의 흐름 중에서 막혀있는 옆구리, 소복(少腹) 부위에 도착하여 통증을 가라앉힌다.
- 진피, 지각(枳殼)은 기를 다스려 막힌 곳을 원활하게 통하게 하여 통증을 완화한다.
- 백작(白芍)은 혈을 길러 간에 공급해서 긴장된 간을 부드럽게 풀어 통증을 줄인다.
- 감초(甘草)는 통증을 완화하고 약재들이 섞여도 부작용이 없도록 중재한다.

5) 변증가감

- 위장의 통증이 심하면 울금12g 천련자12g을 추가하여 氣와 血을 돌리고 肝을

부드럽게 하여 위장의 통증을 없앤다.

- 옆구리의 통증이 심하면 백작30g 천련자12g을 추가하여 기를 돌리고 혈을 순행시켜 통증을 제거한다.
- 눈이 충혈되고(目充血), 입이 쓰고 목이 마르며(口苦咽乾), 맥이 빠르면서 거문고 줄처럼 팽팽하면(脈弦數), 간이 오랫동안 울결이 되어 火가 발생한 것이니(肝鬱化熱), 치자9g 천련자9g 용담초6g 황금9g을 추가해서 간의 火를 끄고 열을 내리며, 뭉친 것을 풀고 울화를 씻어버린다.

6) 제언

- 본 방은 간이 울결이 되고 氣가 막혀서(肝鬱氣滯) 생긴 간염(肝炎)이나 만성위염, 늑간신경통(肋間神經痛)에 가감하여 활용하면 좋다.
- 수컷 흰 쥐에게 3일 동안 스트레스를 주고 간을 울결시킨 다음에 그 쥐의 위장에 본 방을 투입한 후에 복강(腹腔)을 마취한 상태에서 담즙(膽汁)이 나오는 양을 3시간 동안 채취한 결과 평상시보다 약 40%의 양이 더 분비되는 것을 알 수 있었다.

  본 방이 현저하게 담즙 분비기능을 촉진한다는 것을 증명한다(實用中醫內科雜誌)
- 감초는 비위와 심장의 기를 더하고 중초를 보하며(益氣補中), 가래를 없애고 기침을 멈추게 하며(祛痰止咳), 급한 병세와 통증을 완화시킬(緩急止痛), 용도로 쓰려면 구운 자(炙)감초를 사용하고, 열을 내리고 해독하는 용도로 쓰려면 生감초를 쓴다.
- 시호(柴胡)는 肝을 소통하고 간기(肝氣)를 발산하는, 성질이 가벼운 약재라서 오래 끓이면 약효가 발산하여 날아갈 수 있으므로 1시간 이내로 끓여야 효과가 좋다.

  시호는 肝氣를 소통하고 막힌 것을 풀려면 식초에 구운(醋炙) 것을 사용하고, 열을 물러나게 하려면(退熱) 生으로 사용한다.

  시호는 肝氣를 올리고 흩어놓는(昇散) 성질을 갖고 있기 때문에 간양상항(肝陽上亢) 하거나 간풍내동(肝風內動), 음허화왕(陰虛火旺)한 환자에게는 신중히 사용하거나 禁하는 것이 좋다.

- 진피는 귤의 껍질(귤피)을 2년 이상 묵힌 것을 말하는데, 귤피를 말려 놓으면 그 향기가 아주 강해서 질병을 치료하기 전에 강한 기운에 의해서 정기(正氣)가 손상될 수 있기 때문에, 2년 정도 묵혀서 향이 어느 정도 날아가고 귤피의 성분들이 분해가 되면, 순하고 부드러운 약효를 발휘하기 때문에 반하와 더불어 오래 묵을수록 좋다.

•• 실험

실험쥐를 마취시켜서 담낭에 관을 끼워 넣고, 깨어난 다음 일정시간 지나서 정상을 회복한 후에 먹을 것을 매달아 놓고 시호소간산(柴胡疏肝散)을 투여한 후 30분 정도 지나면 관을 통해 담즙(膽汁)이 평소보다 2배 이상 더 분비되는 것을 알 수 있다.

반대로 실험쥐를 마취시켜서 담낭에 관을 끼워 놓고 깨어나서 정상을 회복을 한 후에 먹을 것을 매달아 놓고 등(背)을 5분 간격으로 2시간 동안 계속 찌르면 도망 다니면서 스트레스를 받아, 흘러나오던 담즙(膽汁)이 나오지 않는다. 또 이 실험쥐의 위장을 해부하여 위벽을 보았더니 부분적으로 빨갛게 충혈이 되어 부어올라와 있었다.

이 실험을 통해서 한약이 인체의 장부(臟腑)에 끼치는 영향을 알 수 있고, 또한 스트레스가 소화력을 떨어뜨리고 위벽에 염증을 생기게 한다는 결과를 얻었다.

4. 간과 위장에 열이 뭉쳐있다(간위울열 – 肝胃鬱熱)

1) 증상

위장 부위가 타는 듯한 통증이 있고(胃脘灼熱), 통증의 형세가 다급하고(痛勢急迫), 가슴이 답답하고 쉽게 화가 나며(心煩易怒), 신물이 올라오고 먹은 것이 소화되지 않고 쌓여서 열이 나며(泛酸嘈雜), 입이 마르고 입 안이 쓰다(口乾口苦). 혀는 붉고 태는 누렇고 맥은 거문고 줄처럼 팽팽하면서 빠르다(舌紅苔黃脈弦數).

2) 치법

간을 소통시켜서 뭉친 것을 풀고, 열을 쏟아내서 위장을 편안하게 한다. (소간해울, 설열화위 – 疏肝解鬱, 泄熱和胃)

3) 방약

加味逍遙散〈內科摘要〉 加減

목단피6g 치자9g 시호12g 당귀15g 백작20g 복령15g 백출15g 감초6g 옥죽12g 맥문동12g 황연6g

4) 방해

肝은 사방으로 펼치는 것을 좋아하고, 억눌리거나 가둬지는 것을 싫어하는데, 만약 정서적으로 답답하고, 화가 나고 스트레스가 쌓이면 간이 혈을 소모하여 간음(肝陰)이 부족하게 되고, 음이 부족한 상태로 오래되면 陽이 뜨고 火가 생긴다. 본 방은 간을 소통시키고 뭉친 것을 풀어서 火의 근원을 제거하여 통증을 없애는데 주력하고 있다.

- 목단피(牡丹皮)는 肝, 心, 腎의 열을 내리고 혈액 내에 잠복해 있는 열을 씻어낸다.
- 치자(梔子)는 쓰고 찬 약성으로 심장의 熱과 간담의 습열(濕熱)과 폐, 위장의 熱을 없애며 삼초의 火를 씻어낸다.
- 시호(柴胡)는 간을 소통시켜 뭉친 것을 풀고, 肝氣를 사방에 퍼트려 위통을 줄인다.
- 당귀(當歸), 백작은 혈액을 생산하고 간에 공급하여, 간을 부드럽게 만들고 뭉친 곳을 풀어 진통작용을 한다.
- 백출(白朮), 복령, 감초는 비장의 기를 돕고, 氣를 돌려 胃에 쌓인 열을 내 보낸다.
- 옥죽(玉竹), 맥문동(麥門冬)은 위장에 熱이 쌓여 陰이 소모되어 입이 마르고 목이 건조할 때 위장의 熱을 내리고, 진액을 공급하여 위장을 촉촉하게 한다
- 황연(黃連)은 쓰고 찬 약성으로 위장과 대장에 쌓인 濕과 熱을 씻어내어 중초가 꽉 막혀서 울렁거리고 토하고 아픈 증상을 가라앉힌다.

5) 변증가감

- 肝이 심하게 울결이 되어서 肝氣가 펼쳐지지 못하고 정체되어 있으면 향부12g 진피12g을 추가해서 간을 소통시켜 뭉친 것을 푼다.
- 혈액이 심하게 부족하여 얼굴이 창백하고 어지러우면 숙지황30g을 추가하고 당귀20g 백작30g으로 증가시켜 血을 만들어 머리, 얼굴에 공급한다.

6) 제언

- 본 방은 소요산(逍遙散)에다가 단피, 치자를 추가하여 단치소요산이라고도 하며, 8가지 약의 소요산이라는 뜻으로 팔미소요산(八味逍遙散)이라고도 한다. 본 방은 肝이 사방으로 펼치지 못하고 뭉쳐서, 혈이 부족해져 열이 발생하는 원인에 의해서 월경이 고르지 못하거나(月經不調), 아랫배 통증(月經下腹痛)이 있는 경우에도 자주 응용해서 사용하고 있다.
- 목단피는 生으로 사용하면 熱을 흩어놓고 血을 서늘하게 하며, 술에 볶은 주초(酒炒) 상태로 사용하면 血을 활기차게 돌려 막힌 곳을 뚫으며, 볶고 태운 초탄(炒炭) 상태로 사용하면 지혈을 한다.
- 당귀는 일반적으로 生으로 쓰지만, 活血작용을 강하게 하려면 술에 볶은 주초(酒炒)용을 쓰거나 당귀의 뿌리 부위인 당귀미(當歸尾)를 쓰고, 補血작용을 강하게 하려면 당귀미를 제외한 몸통인 당귀신(當歸身)을 쓰고, 補血과 活血작용을 동시에 강하게 하려면 당귀미와 당귀신을 다 포함하는 전당귀(全當歸)를 사용한다.
- 백출은 氣를 보하고 비장을 튼튼하게 할 때는 볶은 초(炒)백출이 좋고, 비장을 건실하게 하여 설사를 멈추게 할 때는 볶고 태운 초초(炒焦)백출이 좋고, 습을 제거하고 수분을 내보낼 때는 生백출이 좋다.
- 만성간염, 간경화, 담석증, 위-십이지장궤양, 만성위염, 위신경관능증, 월경전기긴장증(月經前期緊張證), 갱년기종합증, 분강염(盆腔炎), 자궁근종 등의 질병 중에서, 간이 울결이 되고 혈이 부족하며 비장이 약한 환자들에게 본 방을 응용해서 加減하여 사용하면 효과가 좋다.

5. 뭉친 혈이 정체되다(어혈정체-瘀血停滯)

1) 증상

위장 부위가 마치 침으로 찌르는 듯 칼로 베는 듯 아프고(胃脘疼痛如針刺似刀割), 통증 부위가 정해져 있고(痛有定處), 손으로 누르면 통증이 더 심해지고(按之痛甚), 아픈 시간이 오래가고(痛時持久), 식사를 한 후에 더 극렬하고(食後加劇), 저녁이 되면 더 심해지고(入夜尤甚), 때로는 피를 토하거나 검은 변을 본다

(或見吐血黑便).

혀는 어두운 자색이거나 어혈무늬가 있고 맥은 칼로 대나무를 긁듯 까칠까칠하다(舌紫暗或有瘀斑脈澁).

2) 치법

혈을 돌려서뭉친 것을 뚫고, 위장을 편안하게 하여 통증을 멈추게 한다.

(활혈화어, 화위지통－活血化瘀, 和胃止痛)

3) 방약

失笑散〈太平惠民和劑局方〉合丹蔘飮〈醫學金針, 時方歌括〉 加減

오령지12g 포황12g 단삼30g 단향12g 사인9g

4) 방해

어혈로 인해 혈이 막히면 氣 또한 혈을 따라 막히게 되니, 血을 돌려서 막힌 곳을 뚫고, 氣를 돌려서 血을 움직여야 통증이 없어지는 것이다.

본 증상은 위장 부위에 어혈로 인한 통증이 생긴 것이니, 실소산(失笑散)으로 가슴과 위장, 복부의 어혈을 풀고,단삼음(丹蔘飮)으로 막힌 氣와 血을 뚫고 경맥을 풀어서 통증을 없앤다.

• 오령지(五靈脂)는 달고 따뜻한 약성으로 간경의 혈분(血分)에 들어가 혈맥을 통하게 하고 막힌 혈을 풀어 통증을 없앤다.
• 포황(浦黃)은 달고 평온한 약성으로 간경의 혈분에 들어가 혈을 돌리고 지혈한다.
• 단삼(丹蔘)은 용량을 많이 써서 혈을 돌려 막힌 혈을 풀고 통증을 없앤다.
• 단향(檀香), 사인(砂仁)은 따뜻한 약성으로 氣를 돌려 단삼과 함께 통증을 줄인다.

5) 변증가감

• 위장의 통증이 심하면 현호색12g 천련자12g 향부9g 삼릉9g 아출9g을 추가하여 氣를 다스리고 血을 돌려 뭉친 곳을 풀어 통증을 가라앉힌다.
• 자주 트림을 하고, 소화가 잘 안 되는 등 氣의 정체가 심하면 현호색12g 천련자12g을 추가하여 氣를 돌려 통증을 가라앉히고, 胃가 냉하면 포강(炮姜)9g

소회향6g을 추가해서 위장경을 따뜻하게 하여 寒을 밀어내고 통증을 줄인다.

- 血이 잘 돌지 않으면서 血이 부족하여 어지럽고 눈이 침침하거나, 월경량이 줄어들고 색깔이 어두우면 숙지황20g 당귀20g 백작20g 천궁12g(四物湯)을 추가하여 혈액을 보충하고, 혈을 돌려서 머리와 肝, 腎, 하초에 혈을 공급하여 어지러움을 없애고 월경을 순조롭게 한다.
- 가슴 부위에 유독 통증이 심하면 천궁12g 몰약12g을 추가하여 어혈을 푼다.
- 동맥경화, 협심증이 발작하면 강향(降香)12g 천궁12g 홍화12g을 추가하여 관상동맥을 넓히고 혈전을 녹여서 혈이 잘 통하게 한다.

6) 제언

- 오령지는 혈이 부족한 사람이나 임산부에게는 사용하지 않는다.
  혈이 오랫동안 막혀서 종기처럼 덩어리가 되어 있거나 뱀, 전갈, 지네 등에 물려서 상처가 부었을 때 먹거나 발라서 붓기를 빼주고 해독작용을 한다. 인삼과는 같이 사용하지 않는다(十九畏).
- 단삼은 관상동맥을 확장하고 혈류량을 증가시키며, 혈전을 억제하고 혈당, 중성지방, 콜레스테롤수치를 떨어뜨린다. 술에 담가서 구운 자(炙)단삼은 활혈화어(活血化瘀)하는데 효과가 좋고, 生단삼은 열을 내리고 부은 것을 가라앉히고(消腫), 해독을 하고 정신을 편하게 하는데 효과가 좋다. 만성간염, 간경화, 동맥경화, 결혈성중풍(缺血性中風), 기관지천식 등에 본 방을 가감하여 응용하면 효과가 있다.
- 사인은 물이 잘 침투할 수 있도록 덩어리를 잘게 부숴 껍질과 함께 끓이는데 오래 끓이면 약효가 줄어들기 때문에 큰 불로 끓는 물에서 15~20분 정도만 끓인다(後下).
- 만성위염, 위－십이지장궤양, 위신경관능증 및 협심증, 동맥경화증 등의 심혈관 질환 중에서 氣와 血이 정체된 경우에 단삼음(丹蔘飮)을 加減하여 사용한다.

6. 위장에 음이 모자라고 부족하다(위음휴허－胃陰虧虛)

1) 증상

위장 부위가 은은하게 타는 듯이 아프고(胃脘隱隱灼痛), 배가 고픈 듯한데 먹고 싶지는 않고(似飢而不欲食), 입이 마르고 목이 건조하며(口燥咽乾), 손발바닥과 가슴에서 뜨거운 열이 나고(五心煩熱), 야위고 힘이 없으며(消瘦乏力), 목이 말라 물을 마시고 싶고(口渴思飮), 대변이 건조하면서 단단하다(大便乾結).

혀는 붉고 진액이 적으며 맥은 가늘고 빠르다(舌紅少津脈細數).

2) 치법

음을 자양하여 위장을 이롭게 하고, 중초를 편안하게 하여 통증을 없앤다.
(자음익위, 화중지통 – 滋陰益胃, 和中止痛)

3) 방약

一貫煎〈續名醫類案〉 加減

사삼15g 맥문동15g 생지황20g 구기자15g 당귀15g 천련자12g 백작30g 옥죽15g

4) 방해

간이 사방으로 펼치지 못하면 울결이 되어(肝失條達則鬱結), 옆으로 위장을 공략하고(橫逆犯胃), 위장이 오랫동안 간의 공격을 받으면 음이 소모되어 위음(胃陰)이 부족하게 되고, 위음이 결핍되면 위산이 위벽을 자극하여 통증이 생기는 것이니, 본 방은 위장에 陰을 채우고 간기(肝氣)를 돌려서 통증을 없애는데 주력하고 있다.

- 생지황, 사삼, 맥문동, 구기자, 당귀, 옥죽은 陰을 기르고 血을 만들어 간을 부드럽게 하고 위음(胃陰)을 공급해서 통증을 줄인다
- 천련자(川楝子)는 간을 소통하게 하고, 氣를 다스려 사방으로 펼치게(條達) 한다.
- 백작(白芍)을 중용해서 간을 부드럽게 하고 감초를 추가하여 급한 통증을 완화한다.

5) 변증가감

- 대변이 단단하고 잘 나오지 않으면 대황12g 마자인20g 과루인15g 후박9g을 추가하여 대장을 윤택하게 하고 氣를 돌려서 변이 잘 통하게 한다.
- 음식을 먹으면 은은하게 胃가 쓰리고 갈증이 나면 석곡30g을 추가해서 위장에 열을 내리고 음을 채우고 진액을 만들어 胃를 편안하게 한다.

- 목이 타는 듯 목마르면 천화분15g 지모12g 석고20g을 추가해서 열을 씻어내며 火를 쏟아버리고 胃陰을 공급하여 갈증을 가라앉힌다.
- 氣가 막혀서 위통이 심하면 향연(香櫞)9g 불수(佛手)9g을 추가하여 간기를 돌린다.

6) 제언

- 맥문동(麥門冬)은 달면서 씁쓰름하고 약간 찬 약성으로 폐에 陰이 부족하여 건조한 기침을 할 때, 폐의 熱을 내리고 陰을 보충하여 윤택하게 해서 기침을 멈추게 하며, 위장에 熱이 쌓여 陰이 소모되어 입이 마르고 목이 건조하며 속이 울렁거리고 아플 때 위장에 진액을 공급하여 위장을 촉촉하게 하며, 심장에 陰이 부족하여 가슴이 답답하고 잠을 못 이룰 때, 심음(心陰)을 자양하여 마음을 편하게 안정시켜서 잠을 잘 자게 한다.
- 생지황(生地黃)은 술을 넣고 볶아서(酒炒) 하루 보통 6~15g을 쓰는데 병세가 위중하면 30g까지도 쓸 수 있지만, 병세가 호전되어감에 따라서 양을 줄여야 한다.
  신선한 생지황은 맛이 달면서 쓰고 매우 찬 성질이라 약 효력은 건지황(乾地黃)과 유사하며, 자음(滋陰)의 효력은 좀 떨어지지만 熱을 내리고 진액을 만들거나(淸熱生津), 혈을 식히고 지혈하는(凉血止血) 효력은 비교적 강하다.
  생지황은 찬 약성이라 胃속에서 정체되기 쉬우니, 비장이 허해서 濕이 차있거나 배가 그득하게 부르거나 설사를 하는 사람에게는 처방하지 않는다.
- 구기자(枸杞子)는 간과 신장의 陰을 보하고, 정혈(精血)을 만들어 월경을 순탄하게 하며, 허리를 튼튼하게 하고 어지러움과 이명을 없애며, 눈이 가물거리고 침침한 것을 밝게 하고 정(精)을 견고하게 가두어 둔다.

7. 습과 열이 몸 안에 가득하다(습열내성－濕熱內盛)

1) 증상

위장 부위가 아프고(胃脘疼痛), 배가 고픈 듯 고프지 않고 타는 듯한 열이 느껴지고(嘈雜灼熱), 입이 마르고 입 안이 쓰며(口乾口苦), 목이 마른데 마시고 싶지는 않고(渴不欲飮), 머리가 무겁고 끈으로 묶는 것 같으며(頭重如裹), 몸이 무겁고 사지가 나른하며(身重肢倦), 음식물을 잘 받아들이지 못하고 토할 것 같으며(納呆惡心), 소변색이 노랗고(小瘦色黃), 대변이 시원치 않고(大便不暢), 설태가 누렇고 기름때가 덮여 있는 듯하며 맥은 쟁반에 구슬이 구르듯 하면서 빠르다(舌苔黃膩脈滑數).

2) 치법

열을 씻어내고 습을 내보내며, 기를 다스려 위를 온화하게 한다.
(청열화습, 이기화위－淸熱化濕, 理氣和胃)

3) 방약

淸中湯〈古今醫徹〉 加減

치자12g 황연12g 진피12g 복령20g 반하9g 백두구9g 감초6g 사인9g 창출12g

4) 방해

오랫동안 기름지고 매운 음식을 많이 먹고, 술과 맛있는 음식을 과하게 먹으면 비위가 상하여 습이 쌓이고, 음식물을 잘 소화시키지 못하면 胃 안에서 뭉쳐 있다가 열로 변하게 된다. 습과 열이 위장에 내재하면 중초가 정체되어 상초와 하초로의 순환을 방해하면서 上記의 여러 증상들이 나타나는 것이다.

본 방은 熱을 제거하고 濕을 내보내며, 중초의 氣를 다스려 위장을 편안하게 하여 통증을 없애는데 중점을 두고 있다.

- 황연(黃連), 치자는 심, 간, 위장의 熱을 내리고 濕을 말려서 위장을 편안하게 한다.
- 반하(半夏), 복령(茯笭)은 비장을 건실하게 하여 습이 빠져나갈 길을 터서 내보낸다.
- 백두구(白頭蔻), 사인은 물길을 터서 습을 내 보내고, 기를 돌려 중초를 편하게 한다.
- 진피(陳皮), 감초(甘草)는 비장을 튼튼하게 하고 중초의 기를 더하여 습을 제거하고, 위장의 통증을 진정시킨다.
- 창출(蒼朮)은 맵고 쓰면서 따뜻한 약성으로 중초에 뭉쳐있는 濕을 건조하게 말려서 팽팽하고 답답한 중초를 뚫고, 울렁거리면서 토하려는 것을 진정시킨다.

5) 변증가감

- 대장에 열이 쌓여서 변비가 생기면 대황12g 망초30g 지실12g을 추가해서 대장의 열을 쏟아내고 기를 돌려 변이 잘 통하게 한다.
- 가슴과 옆구리, 복부가 팽창하면서 답답하면 후박12g 대복피15g 과루(瓜蔞)15g 해백(薤白)12g을 추가하여 胸脘腹部에 막혀있는 氣를 풀어 상, 중초를 편안하게 한다.

6) 제언

- 황연을 볶아서 사용하면 황연의 寒性을 줄일 수 있으며, 생강즙에다 구워서(薑炙) 사용하면 胃의 열을 내리고 구토를 없애주는데 좋고, 술에 구워서 사용하면 상초의 열을 내려주는데 좋고, 돼지 쓸개즙에 볶아서 쓰면 간담(肝膽)의 火를 제거하는데 좋다.
- 반하는 독성이 있기 때문에 법제(法制)를 해서 써야 하는데, 薑半夏는 구토와 같이 거꾸로 밀고 올라오는 것을 내리는데(降逆止嘔) 장점이 있고, 法半夏는 습을 말리는데(燥濕) 장점이 있다.
  반하는 약성이 따뜻하면서 건조하기 때문에 음허(陰虛)로 인한 건기침에 사용하지 않고. 열담(熱痰), 조담(燥痰), 혈증(血證)에는 신중하게 사용해야 한다.
  반하는 부자(오두)와 十八反이라서 함께 쓰지 않는다.
- 백두구는 맵고 따스하며 향기가 있어 발산하므로, 오래 끓이면 약효가 줄어들기 때문에 20분 정도만 끓인다. 백두구는 단단하기 때문에 물이 잘 침투할 수 있도록 덩어리를 잘게 부숴서 껍질과 함께 끓인다.

8. 비장과 위장이 허하고 차다(비위허한-脾胃虛寒)

1) 증상

위장이 은은하게 아픈데(胃痛隱隱), 쉬지 않고 계속되며(綿綿不休), 따뜻한 것을 좋아하고 손으로 배를 만지는 걸 좋아하며(喜溫喜按), 공복에는 통증이 심하다가 음식을 먹으면 곧 완화되며(空腹痛甚得食則緩), 일로 인해 피로하거나 배가 차게 되면 통증이 시작되거나 혹은 가중되며(勞累或受凉後發作或加重), 맑은 액체를 토해내고(泛吐淸水), 몸이 피로하고 음식물을 잘 소화시키지 못해 먹는 것이 자꾸 체하고(神疲納呆), 사지가 나른하며(四肢倦怠), 손발이 따뜻하지 않고(手足不溫), 대변이 소화되지 않은 상태로 얇게 퍼진다(大便溏薄). 혀는 엷은 색이고 태는 하얗고 맥은 비어있고 약하다(舌淡苔白脈虛弱).

2) 치법

중초를 따뜻하게 하고 허를 보하며, 위를 편안하게 하여 통증을 없앤다. (온중보허, 화위지통－溫中補虛, 和胃止痛)

3) 방약

黃芪建中湯〈金匱要略〉 加減

황기30g 백작20g 계지12g 자감초6g 생강5片 대추3枚 이당(飴糖)30g 고량강12g

4) 방해

오랫동안 과로나 찬 음식에 의해 중초가 허한(虛寒)하면 간과 비장이 제 역할을 잃어버리게 되어 生化의 근원이 약해지고, 중초를 따스하게 덥히지 못해서 위장이 통증을 느끼게 되는 것이니, 본 방은 중초를 따뜻하게 하고 生化의 근원을 채워서 통증을 없애고 胃를 편안하게 하는데 중점을 두고 있다

- 황기(黃芪)는 비위의 기를 보충하여 중초의 기를 돌리고, 따뜻하게 하여 止痛한다.
- 이당(怡糖)은 달고 따뜻하며 윤기가 있어 비장으로 들어가서 비기(脾氣)를 더하고 비음(脾陰)을 기르며 중초를 따뜻하게 하여 통증을 완화한다.
- 백작(白芍), 은 음을 만들고 혈을 공급하여 간을 부드럽게 해서 통증을 완화시킨다.
- 계지(桂枝)는 자감초(炙甘草)는 上記되어 있으므로 생략한다.
- 생강(生薑), 고량강은 위장을 따뜻하게 데우고, 대추는 비장을 보하여 중초의 발산하는 기를 끌어올려 영분(營分)과 기분(氣分)을 조절하여 위장의 통증을 완화한다.

5) 변증가감

- 얼굴에 핏기가 없고 누런색이면 이당을 빼고 인삼9g 당귀15g 숙지황15g을 추

가하여 기를 보하고 혈을 만들어 얼굴을 붉고 윤기가 흐르게 한다.

- 맑은 액체를 토하는 것이 심하면 건강12g 오수유6g 반하12g 진피12g을 추가하여 위장을 따뜻하게 하고 濕을 말리고 구토를 가라앉혀서 안정되게 한다.
- 위장이 冷해서 통증이 심하면 부자12g 건강12g을 추가하여 寒을 밀어내고 위장을 따스하게 하여 통증을 완화한다.
- 비장이 허하고 습이 많아서 하얀 가래가 많이 나오고, 가슴과 횡경막이 꽉 막혀서 답답하고, 울렁거리면서 토할 것 같으면 반하15g 진피12g 복령20g 오매9g를 추가하여 습을 말리고 가래를 삭이며 구토를 억눌러서, 답답한 것을 풀고 통증을 없앤다.
- 허리와 무릎이 시큰거리고 약하며 오줌이 시원치 않게 나오고, 몸이 차서 사지가 냉하면 신장의 陽氣가 허약해진 것이니, 부자12g 육계12g 파극천12g 선모12g을 추가하여 신양(腎陽)을 살려서 비위를 따뜻하게 한다.

6) 제언

- 황기는 기를 더하고 중초를 보할 때는 구운 자(炙)황기를 사용하고, 수분을 유통시켜 부은 것을 뺄 때나 고름을 밀어내고 새 살이 돋아나게 할 때는 生황기를 사용한다.

  일반적으로 하루 15~30g을 쓰는데 병세가 급하고 중하면 60g을 사용할 수 있는데, 병세가 호전됨에 따라서 적절히 줄여야 한다.

  表가 實하고 사기(邪氣)가 盛한 사람이나, 음이 허하고 양이 왕성한(陰虛陽亢) 사람이나 몸 안에 적체(積滯)가 있는 사람에게는 사용하지 않는다
- 계지는 따뜻하면서 가볍게 온 몸으로 치달리는 성질이라서 오래 끓이면 약효가 떨어지니 1시간 이내로 끓여야 효과가 좋다.

  계지는 하복부가 차서 임신을 못하는 여성에게 아주 중요한 약이고, 복부가 차면서 설사를 자주 할 때, 수분을 腸보다 방광 쪽으로 돌리는데 중요한 약이다
- 생강(生薑)은 폐를 따뜻하게 하여 체표의 寒을 땀을 통해서 배출시키고, 중초를 따뜻하게 하여 胃를 편안하게 하고 구역질을 가라앉힌다.

  매운 맛이 강하므로 음이 허한 사람과 위염, 위궤양이 있는 사람에게는 양을 줄이거나 위벽을 보호하는 약을 첨가하는 등 신중히 사용해야 한다.

2 변비 便秘, Constipation – 배변활동장애, 하복통

변비(便秘)는 腸의 연동운동 기능이 떨어지거나 腸의 수분흡수가 과도하여 장벽(腸壁)이 메마르거나 腸에 공급되는 수분이 부족하거나 腸의 온도가 높아지는 등의 원인에 의해서 3~4일 이상에 한 번 화장실에 갈 정도로 배변이 원활하지 않으며, 또 변이 마르고 굳어서 잘 나오지 않아 1분 이상 힘을 주어야 하고, 또 하복부가 불쾌하면서 항문에 통증을 느끼는 등의 증상을 말한다.

변비는 인구의 15~20%가 경험하고 있을 정도로 흔하게 발생하며 연령이 높아질수록, 그리고 남자보다는 여자에게 많이 발생한다.

증상의 특징

대변을 보는 횟수가 줄어들어 3~5일에 한 번 보거나 그 이상이거나, 또 변이 단단하고 배가 아프며 트림이 자주 나오고 머리가 터질 것 같이 아프기도 하고, 식사량은 줄어들고 소화도 잘 안되고 가슴이 답답하며 잠을 잘 못자는 등의 증상이 동반한다.

또 대변을 보는 횟수는 줄지 않았지만 변이 마르고 단단하게 굳어서 잘 안 나오거나, 항문이 찢어져 출혈이 있고 오래 반복되면서 치질이 생기기도 한다.

그런가 하면 또 변이 마르고 단단하지는 않지만 잘 나오지 않아 힘을 주게 되고, 힘주는 시간이 길어져 숨이 차거나 땀이 나기도 하는 등의 특징이 있다.

원인

1. 바쁘거나 화장실 환경이 적응되지 않는 등의 이유로 배변을 자주 참아서 대장의 연동운동(蠕動運動)이 약해지고 배변반사가 둔해지면서 내용물의 이동이 느려진다.
2. 신경질적이거나 스트레스를 많이 받는 사람이 감정의 자극을 받고 흥분하면 수분흡수 기능이 항진되면서 腸내 수분이 부족해져 변이 마르고 딱딱해진다.
3. 물을 적게 먹거나 섬유소가 적은 음식을 주로 섭취하면 변이 마르고 단단해져 장

벽(腸壁)에 붙어서 잘 밀려 나가지 않는다.

4. 횡경막근육, 복근, 내항문괄약근 등이 약해지고 腸의 근조직(筋組織)이 이완되면 횡행결장, 하행결장, 직장에 힘을 가하지 못하므로 변이 순조롭게 이동하지 못한다.
5. 습관성 변비로 관장을 자주하면 직장 벽의 배변반사가 둔해져 변이 직장에 들어와도 배출하고 싶은 생각을 제 때에 느끼지 못하여 변이 腸에 머무르게 된다.
6. 금속류인 납, 비소, 수은, 인 등에 중독되면 腸의 연동운동력이 저하되어 정체된다.
7. 갑상선기능저하, 당뇨병, 중풍, 중추신경질환, 치매, 파킨슨병, 다발성경화증 등은 연동운동의 기능을 저하시켜 배변능력이 떨어지게 된다.
8. 아편성분 진통제, 항경련제, 항우울제 등이 腸의 운동 기능을 저하시킨다.

중의학적 원인

1. 장과 위장에 열이 쌓이다(장위적열 – 腸胃積熱)

열병을 앓고 난 후에 아직 熱이 남아있거나, 폐의 熱이 腸으로 몰리거나 맵고 진한 맛의 음식을 늘 많이 먹거나 熱性의 약을 오래 복용하는 등 胃와 腸에 熱이 쌓여 진액을 고갈시켜 腸의 벽이 마르고, 변이 단단해져서 밖으로 밀려 나오는 것이 어렵다.

〈景岳全書 – 秘結〉'陽結證,必因邪火有餘,以致津液乾燥'

2. 오장육부를 순행해야 할 氣가 막히고 정체되다(기기울체 – 氣機鬱滯)

근심 걱정을 깊이 하거나 肝이 울결이 되어 우울해 하고 화를 잘 내거나 움직이기를 싫어하여 오래 앉아 있는 등의 원인에 의해서 오장육부를 순행해야 할 氣가 돌지 못하면 腸의 氣도 또한 정체되어 변을 밖으로 밀어내지 못한다.

〈金匱翼 – 便秘〉'氣秘者 氣內滯 而物不行也'

3. 음과 한이 쌓이고 막히다(음한적체 – 陰寒積滯)

외부로부터 한사(寒邪)가 침입해 腸과 胃에 쌓이거나 아주 찬 음식을 지나치게 많

이 먹어 陰과 寒이 腸의 내부에 쌓여서 따뜻한 양기가 돌지 않기 때문에 변을 밖으로 밀어내지 못한다

〈金匱翼－便秘〉'冷秘者 寒冷之氣 橫于腸胃 凝陰固結 陽氣不行 津液不通'

4. 기가 허하고 양이 쇠약하다(기허양쇠－氣虛陽衰)

음식을 지나치게 많이 먹어 비위가 손상되거나 나이가 들어 氣가 허해지고 양기가 쇠약해졌거나, 오랜 병이나 출산 후에 아직 정기가 회복되지 않고 있거나, 熱을 내리느라 쓰고 찬 맛의 약재를 많이 복용하여 양기(陽氣)가 부족해지는 등의 원인에 의해서 氣가 허해지면 대장의 전도(傳導)능력이 떨어지고, 양기가 쇠약하면 腸을 따뜻하게 덥히지 못해 연동운동 기능이 떨어져 변을 밖으로 밀어내지 못하는 것이다.

〈素問蘭靈秘典論〉'大腸者 傳導之官 變化出焉'

5. 음이 부족하고 혈액이 적다(음휴혈허－陰虧血少)

선천적으로 陰이 허한데다 血도 부족하거나 나이가 많아 체력이 약해져 음혈(陰血)이 부족하거나, 수술 또는 출산 후에 陰과 血이 많이 소모되었거나, 교통사고로 인해 血과 진액을 많이 흘렸거나, 맵고 마르고 더운 음식을 많이 먹어 음혈이 소모되는 등에 의해서 腸의 내벽이 건조해져 변이 단단하게 뭉쳐서 腸 밖으로 나가기가 어렵다.

〈醫宗必讀－大便不通〉'老年津液乾枯 婦人産後亡血乃發汗 病後血氣未復 皆能秘結'

진단요점

1. 변을 며칠에 한 번씩 보는지, 변이 시원스럽게 잘 나오는지, 변을 보는 시간이 얼마나 길어졌는지에 대하여 문진하고 참고한다.
2. 변이 얼마나 마르고 단단한지, 변을 볼 때에 하복근이나 내항문괄약근에 힘이 가해지는지 혹은 그렇지 않은지를 문진한다.
3. 위완부(胃脘部), 복부, 하복부에 팽만이나 통증이 있는지 복진(腹診)하고 소화불량, 어지러움, 입 냄새 혹은 항문이 찢어져 출혈이 있는지를 문진한다.
4. 여러 생화학적 선별 검사의 결과가 있는지 확인해서 참고하고, 염증성, 종양성,

대사성질병 혹은 다른 질병이 있는지 문진하여 참고한다.

변증요점

1. 대변주기, 단단한 정도, 밀어내는 힘이 정상적인지 분별한다.

변비는 대부분 변을 보는 주기가 불규칙하고 길어지며 복부팽만, 복통, 배변곤란 등을 동반하는 경우가 많다. 그런가 하면 대변보는 주기는 그대로지만 변이 마르고 단단해서 배변이 힘들고 항문이 찢어지는 경우가 있고, 또 주기도 정상이고 변도 단단하지 않지만 배출할 힘이 약해서 밀어내지 못하는 경우도 있다.

2. 대변의 질을 분별한다.

변이 마르고 단단해서 나오기 힘들고, 나올 때에 항문이 뜨거우면 조열(燥熱)이 腸에 뭉쳐있는 것이고, 변은 단단하지 않지만 마르고 뭉쳐있어 배변이 수월치 않으면 음한(陰寒)이 腸에 정체되어 있는 것이고, 변은 그리 단단하지 않지만 배출이 통쾌하지 못하면 氣가 정체되어 있는 것이며, 변은 촉촉하지만 변을 보고 싶어도 내보낼 힘이 없는 것은 氣가 약한 것이다.

3. 혀(舌)와 혀 위에 낀 태(苔)를 분별한다.

혀가 붉으면서 진액이 적고 태가 얇게 끼거나 태가 없으면 陰과 진액이 부족한 것이며, 혀가 연한 색이고 태가 적으면 기혈부족(氣血不足)이고, 혀가 연한색이면서 태가 희고 반들반들하면 陰과 寒이 내부에 뭉쳐있는 것이며, 설태가 누렇고 건조하면서 기름때가 덮여있는 것 같으면 腸과 胃에 열이 쌓여 있는 것이다.

치료원칙

1. 실증의 변비는 사기(邪氣)가 腸과 胃에 쌓이고 막혀서 통하지 않아 발생한 것이니 熱은 내리고 차가운 것은 따뜻하게 하여 소통하는 방법으로 사기를 쫓아내고, 필요시에 氣를 순조롭게 하여 정체된 부분을 풀어준다.

2. 허증의 변비는 腸이 습윤(濕潤)하지 못하고 변을 밀어낼 힘이 없어서 발생한 것이니, 단순히 변을 밀어낸다고 해서 치료되는 것은 아니고 陰과 血을 보양(補養)하고 陽과 氣를 채우면서 밀어내야 하며, 腸을 윤택하게 하여 변을 통하게 한다. 이렇게 허실의 분별을 잘해서 補하고 瀉하는 것을 적절하게 적용해야 변이 순조롭게 배출된다.

〈景岳全書 - 秘結〉'陽結者邪有餘 宜攻宜瀉者也 : 陰結者正不足 宜補宜滋者也'

중의학적 원인

1. 장과 위에 열이 쌓이다(장위적열 - 腸胃積熱)

1) 증상

대변이 마르고 단단하며(大便乾結), 배가 아프면서 팽팽하게 가득차고(腹痛脹滿), 얼굴이 붉고 몸에 열이 있으며(面紅身熱), 입이 마르고 입에서 냄새가 나며(口乾口臭), 마음이 초조하고 불안하며(心煩不安). 커피색 같은 소변을 자주 본다(小便頻數色赤). 혀는 붉고 태는 누렇고 건조하며 맥은 쟁반 위에 구슬이 구르듯 하면서 빠르다(舌紅苔黃燥脈滑數).

2) 치법

장을 윤택하게 하고 열을 쏟아내며, 기를 순행시켜 변을 통하게 한다.
(윤장사열, 행기통변 - 潤腸瀉熱, 行氣通便)

3) 방약

痲子仁丸(脾約丸)〈傷寒論〉 加減
마자인30g 백작15g 행인12g 지실12g 대황15g 후박12g 꿀3숟갈
울이인(鬱李仁)20g 망초20g

4) 방해

胃와 腸에 열이 쌓이면 비장이 규제를 받아 진액을 사방으로 퍼트리지 못하고 오직 방광으로만 보내게 되니, 소변은 자주 나오되 대장에는 윤기가 없어 대변이 부드럽게 밀려 나오지 못하고 변비가 되는 것이다.

본 방은 마자인을 중용하고 울이인을 추가하여 대장을 윤택하게 하고, 쓰고 찬 대황, 망초를 중용하여 胃와 腸의 熱을 쏟아내고, 행인(杏仁)을 써서 폐기(肺氣)를 순행시키고 腸을 윤택하게 하여 변을 통하게 하는데 중점을 두고 있다.

- 마자인(麻子仁), 울이인(鬱李仁)은 윤기가 많고 기름진 성질이라 腸의 벽을 윤택하게 하여 변을 잘 밀어낸다.
- 대황(大黃), 망초(芒硝)는 腸의 熱을 쏟아내고 연동운동을 증진시키며 장내 수분흡수를 억제하여 장벽을 윤택하게 해서 배변을 촉진시킨다.
- 행인(杏仁)은 윤기가 있는 약재라서 장(腸)의 벽을 매끄럽게 하고, 폐를 도와 폐기를 아래로 내려서 장의 연동작용을 돕는다.
- 백작(白芍)은 陰을 기르고 진액을 수렴하며(養陰斂津), 肝을 부드럽게 하고 비장을 다스려서(柔肝理脾) 통변을 돕는다.
- 지실(枳實)은 氣를 아래로 내리면서 뭉친 것을 흩어놓아 통하게 한다(下氣破結以通).
- 후박(厚朴)은 氣를 돌려 꽉 찬 것을 제거하고 아래로 쏟아 내린다(行氣除滿降泄).
- 꿀(蜂蜜)은 중초의 氣를 보하고 腸을 윤택하게 하여 변을 잘 통하게 한다.
- 울이인(鬱李仁)은 맵고 쓰면서 달콤한 맛으로 대장, 소장을 윤택하게 하고 氣를 돌려서 건조한 변을 잘 밀어내고, 부종(浮腫), 각기(脚氣)로 인해 부은 몸과 다리의 수분(水分)을 밖으로 빼내 부은 것을 가라앉힌다.

5) 변증가감

- 몸에 熱과 갈증이 심해지고 혀가 새빨개지면 폐와 胃의 陰과 진액이 부족한 것이니, 생지황15g 현삼12g 맥문동15g을 추가해서 陰을 자양(滋養)하여 진액을 만든다.
- 胃와 복부가 딱딱하면서 만지지를 못하게 할 정도로 아프며, 변은 안 나오고 계속 방귀만 뀌고, 오후에 열이 올랐다 내렸다 하거나, 정신이 혼미하여 헛소리를 하거나, 손발에 땀이 나며 맥이 가라앉고 實하면, 이는 양명부실증(陽明腑實證)이니 망초30g 후박24g으로 증가하여 통변을 시켜 腸과 胃의 열을 쏟아내고 몸의 熱도 내리게 한다.

6) 제언

- 본 방(마자인환)은 습관성변비, 산후 또는 노인성변비, 치질수술 후 변비 등에 응용해서 사용한 결과 70% 이상의 효과가 있다는 보고가 있다.
- 행인은 쓰고 따뜻한데 독성이 있어서 단기간에 많은 양을 먹거나, 오랫동안 먹으면 중독될 수 있다. 영아나 임산부에게는 신중히 처방해야 하거나 禁한다. 행인은 딱딱하기 때문에 물이 침투하기 어려우니 깨고 부숴서 끓여야 한다.
- 대황은 통변용으로 쓸 때는 生대황을 사용하여 15분 정도만 끓여서 다른 약의 엑기스와 합해서 다시 한 번 살짝 끓이던가, 아니면 최종 15분을 남겨놓고 다른 약재들과 함께 끓인다(後下).

  그러나 解毒이나 活血用용으로 쓸 때는 주제(酒制)한 대황을 다른 약재들과 같이 넣고 같은 시간동안 끓인다.
- 망초는 뜨거운 물에 녹여 먹어도 되고, 다른 약재들의 엑기스에 섞어서 먹어도 된다. 임신부나 수유중인 산모는 복용을 禁한다.
- 마자인은 氣가 허하여 변비가 생긴 사람뿐만 아니라 산모, 노인 등 진액과 혈이 부족한 사람의 변비에도 효과가 좋다. 그러나 중하초가 냉한 사람들이 마자인을 복용하면 유지(油脂) 성분 때문에 설사를 할 수 있고, 또 여성이 장기적으로 많이 복용하면 대하(帶下)가 생길 수 있으니, 주의해야 한다.

  마자인은 삼베(麻)의 씨인데 딱딱하므로 부수어서 끓여야 좋은 약효를 얻을 수 있다.
- 울이인(鬱李仁)은 하루 6~15g을 쓰는데 병세가 급하고 위중하면 30g까지 쓸 수 있고, 마자인은 50g까지 쓸 수 있으나 병세가 호전됨에 따라 적절하게 줄여야 한다.

2. 활발하게 움직여야할 기의 통로가 막히다(기기옹체－氣機壅滯)

1) 증상

대변이 마르고 단단하며(大便乾結), 변을 보고 싶지만 나오지 않고(欲便不得出), 나온다 해도 시원치가 않거나(出而不爽), 장에서 꾸르륵 소리가 나면서 방귀가 나오고(腸鳴矢氣), 배가 팽팽하고 아프며(腹中脹痛), 가슴과 옆구리가 꽉 차면서 답답하고(胸脇滿悶), 트림이 자주 나오고(噯氣頻作), 적게 먹는데도 소화가 잘 안 된다(食少納呆).

혀는 연한 색이고 태는 얇게 기름때가 덮여있는 것 같으며 맥은 거문고 줄처럼 팽팽하다(舌淡苔薄膩脈弦).

2) 치법

기를 순행시켜 막힌 곳을 풀어주고, 가슴을 트이게 하여 변을 통하게 한다.
(순기도체, 관흉통변－順氣導滯, 寬胸通便)

3) 방약

六磨湯〈世醫得效方〉卷六 加減

침향4g 목향12g 빈랑15g 오약12g 지실15g 대황12g 마자인15g 울이인15g

4) 방해

氣가 중초에 꽉 막혀서 아래로 내려가지 못하여 복부에 제반 통증과 불편함이 생기기도 하고, 거꾸로 역행하여 트림이 나오기도 하므로, 본 방은 목향으로 氣를 조절하고(調氣), 오약으로 기를 순행시키고(順氣), 침향으로 기를 내리고(降氣), 빈랑과 지실로써 뭉친 기를 흩어놓고(散氣), 마자인과 울이인으로 장을 윤택하게 하여(潤腸), 대변이 잘 통하게 하는데 중점을 두고 있다.

〈金匱翼便秘〉'氣秘者气内滯而物不行也'

- 침향(沈香)은 흉부와 복부를 따뜻하게 하고 氣를 아래로 내려 변을 통하게 하며, 통증을 없애고 구역질을 가라앉게 한다.
- 오약(烏藥)은 肝을 움직여 氣를 순탄하게 소통시켜 뭉친 것을 풀고 아래로 쏟아낸다.
- 빈랑(檳榔), 목향(木香), 지실(枳實)은 氣를 돌려 막힌 가슴과 옆구리, 팽팽한 복부를 풀어주어 변이 腸을 잘 통과하도록 한다.
- 대황(大黃)은 上記되어 있으므로 생략한다.
- 마자인, 울이인은 윤기가 많고 기름진 성질이라 胃와 腸을 윤택하게 하고 장벽을 매끄럽게 만들어 변이 잘 밀려나가게 한다.

5) 변증가감

- 氣가 꽉 막혀 풀어지지 않고 가슴과 명치, 복부, 옆구리가 심하게 아프면 시호12g 백작20g 현호색12g 천련자12g을 추가해 氣를 돌리고 肝을 부드럽게 하여 통증을 없애고, 후박12g을 더 넣어서 연동운동을 도와 변이 잘 통하게 한다
- 氣가 오래 정체되어 肝火를 일으켜 눈이 충혈이 되고 아프며, 입이 마르고 쓰면 치자12g 하고초6g 용담초6g을 추가해서 간담의 열을 내린다.
- 말하기 싫어하고 우울하며 화를 잘 내면 시호12g 백작20g 합환피15g를 추가해서 肝을 풀어주고 정신을 안정시켜 마음을 편안하게 한다.

6) 제언

- 침향은 물이 잘 침투될 수 있게 얇게 깎아서 끓는 물에 20분 정도만 끓여 본래의 향을 살려야 효과가 좋다. 丸으로 만들 때는 하루 0.5~1g을 복용한다
- 빈랑은 쓰고 매운 약성으로써 氣를 퍼트리고 아래로 내리기 때문에 비장이 허해서 설사를 하거나, 氣가 허해서 장기가 아래로 쏠리는(위하수, 자궁하수 등) 사람에게는 사용하지 않는다.
- 오약(烏藥)은 신장의 陽이 부족하여 방광이 차져서 소변을 자주 보거나(頻尿), 어린애들이 밤에 잠을 자다가 오줌을 싸는 유뇨(遺尿)의 증상이 있을 때 성인 기준 하루 오약12g 익지인12g 보골지12g 산약24g을 함께 배합하여 복용하면 좋은 효과가 있다.

3. 찬 기운이 쌓여 몸 안에 가득하다(한적내성 – 寒積內盛)

1) 증상

대변을 보기가 어렵고 힘들며(大便艱難), 배가 아프고 당겨 허리를 펼 수가 없고(腹痛拘急), 배가 팽팽하고 꽉 차서 누르는 것을 싫어하고(脹滿拒按), 옆구리 아래가 한 쪽으로 아프고(脇下偏痛), 손발이 따뜻하지 않으며(手足不溫), 딸꾹질을 하고 구토를 한다(呃逆嘔吐). 혀는 연한색이고 태는 희고 작은 알갱이가 덮여 있는 듯하고 맥은 거문고 줄처럼 팽팽하고 밧줄처럼 긴장되어 있다(舌淡苔白膩脈弦緊). 〈金匱要略 · 腹满寒疝宿食病脉證并治〉'脇下偏痛發熱其脈緊弦此寒也, 以温藥下之宜大黄附子湯'

2) 치법

속을 따스하게 하여 찬 기운을 흩어놓고, 변을 통하게 하여 통증을 없앤다. (온리산한, 통변지통－溫里散寒, 通便止痛)

3) 방약

大黃附子湯〈金匱要略〉 加減

부자12g 대황12g 세신5g 생강5片 후박9g 육계12g 마자인20g 천궁12g

4) 방해

복부, 옆구리에 찬 기운이 쌓여 뭉쳐있어서 양기(陽氣)가 돌지 못하여 제반 통증이 생기고 손발이 찬 것이니, 본 방은 따뜻한 약으로 寒을 몰아내고(寒者熱之), 뭉쳐있는 것은 흩어놓고(結者散之), 남아있는 것은 공격하는(留者攻之) 원칙에 의해 약을 투여하고 조절을 해서 통변이 잘되고 복부가 아프지 않도록 하는데 중점을 둔다.

- 부자(附子), 육계는 맵고 뜨거운 성질이라 몸을 따스하게 하여 寒을 몰아내고 옆구리와 복부의 통증을 없애는 효과가 있다.
- 대황(大黃)은 부자의 온성(溫性)을 등에 업고 腸내에 단단하게 뭉쳐있는 찌꺼기들을 밀어내며(寒熱攻之), 연동운동을 증진시키고 장내 수분흡수를 억제하여 장벽을 촉촉하게 만들어 배변을 촉진시킨다.
- 세신(細辛)은 맵고 따스하며 펼치고 통하게 하는 성질이라 寒을 흩어버리고 꽉 막힌 배와 옆구리를 풀어주고 통증을 덜어준다.
- 생강(生薑)은 부자의 독성을 낮추고 중초를 따뜻하게 하여 막힌 것을 뚫고 통변한다.
- 후박(厚朴)은 중초의 氣를 돌려 복부와 옆구리에 꽉 찬 것을 없애고 아래로 내린다
- 천궁(川芎)은 혈을 활기차게 돌려서 뭉친 것을 뚫고 통증을 없애며, 血 속에 氣를 담고 움직이기 때문에 '혈중기약(血中氣藥)'이라고 한다.

5) 변증가감

- 胃와 아랫배가 차면서 통증이 있으면 소회향6g 오약12g 고량강9g을 추가해서

중하초(中下焦)의 기를 돌려 胃와 하복부를 따뜻하게 하고 통증을 완화시킨다.

- 갑자기 배가 팽팽하고 송곳으로 찌르듯이 아프며, 손으로 배를 만지고 허리를 구부리면서 신음소리를 내면 寒이 크게 들어온 것이니 건강12g 목향12g 현호색12g를 추가해서 중초의 陽을 보충하고 기와 혈을 돌려 대한(大寒)을 풀어 통증을 없앤다.

6) 제언

- 부자는 생강과 함께 1시간 이상 먼저 끓이다가(先煎) 맵고 떫은맛이 줄어든 후에 다른 약재들과 섞어서 끓이면 독성이 약해져 안전하게 복용할 수 있다. 부자는 陰이 허하고 陽이 치솟는(陰虛陽亢) 환자에게는 陰을 보하면서 사용하거나 禁해야 하고, 임산부에게는 절대 禁한다. 장기복용도 禁한다.
- 생강은 매운 맛이 강하므로 陰이 허한 사람과 위염, 위궤양이 있는 사람에게는 양을 줄이거나 위벽을 보호하는 약을 첨가하는 등 신중히 사용해야 한다.
- 세신은 따뜻하면서 독성(毒性)이 있어서 오래 사용하지 않아야 하고, 陰이 허해서 陽이 왕성해진(陰虛陽亢) 두통과, 폐가 건조하여 폐음(肺陰)이 부족한 건기침(乾咳)을 하는 사람에게 사용하지 않는다. 여로(藜蘆)와는 같이 사용하지 않는다(十八反).
- 육계는 오래 끓이면 약효가 줄어들기 때문에 끓는 물에 푹 담겨진 상태에서 20분만 끓여서 다른 약물과 합한다. 적석지(赤石脂)와 같이 끓이지 않는다(十九畏).

4. 기가 허하여 변을 밀어내지 못하다(기허불추－氣虛不推)

1) 증세

대변이 항상 마르고 단단한 것은 아니고(糞質幷不乾硬), 변을 보고 싶어서 변기에 앉아서(便意臨厠), 아무리 힘주고 애써도 힘만 빠지고(努掙乏力), 변이 잘 나오지 않고(便難不出), 땀이 나면서 숨이 차고(汗出氣短), 변이 나온 후에는 힘이 쭉 빠지며(便後乏力). 얼굴은 하얗고 안색이 피로하며(面白神疲), 팔다리가 노곤하고 힘들어 느릿느릿 말을 한다(肢倦懶言). 혀는 연한색이고 태는 하얗고 맥은 약하다(舌淡苔白脈弱).

2) 치법

비장과 폐의 기를 보하고, 장을 윤택하게 하여 변을 통하게 한다.
(보비폐기, 윤장통변 - 補脾肺氣, 潤腸通便)

3) 방약

黃芪汤〈金匮翼〉 加減
황기30g 마자인20g 진피12g 꿀5순갈 자감초12g 인삼12g 백출20g 만삼20g

4) 방해

비장과 폐의 氣가 허하면 중초와 하초에 힘을 주기 어렵고, 腸이 연동작용을 힘차게 하지 못하기 때문에 변이 원활하게 腸을 통과하지 못하니, 본 방은 황기를 중용하고 인삼, 만삼을 추가하여 폐와 비장의 氣를 북돋우고, 백출과 자감초로 중초의 氣를 살려서 연동운동을 돕고, 마자인과 꿀로 腸을 윤택하게 하여 변이 잘 나가게 했다.

• 황기(黃芪), 인삼, 만삼은 비장과 폐의 氣를 북돋우고 백출, 자감초는 중하초의 氣를 돌려 황기와 함께 腸에 힘을 가하고 연동운동을 촉진하여 변을 잘나가게 한다.
• 마자인(麻子仁)은 유지(油脂)성분이 많아 腸을 윤택하게 하여 변을 잘 나가게 한다.
• 진피(陳皮)는 황기, 백출을 도와 비장과 폐의 氣를 돌려 腸의 운동을 활성화 한다.
• 꿀(蜂蜜)은 중초의 氣를 북돋으며 장벽을 윤택하게 하여 변이 잘 통과하도록 한다.

5) 변증가감

• 기허(氣虛) 증세가 심하여 변이 안 나가면 황기50g 백출30g 만삼30g으로 증가하고, 목향12g을 추가해서 중하초의 氣를 보하고 돌리며, 물을 많이 마셔서 腸內의 수분을 촉촉하게 유지하여 변이 잘 통하게 하되, 증세가 호전됨에 따라서 양을 줄여야한다.
• 탈항, 위하수, 자궁하수 등이 동반되면 인삼20g 백출30g으로 증가하고 목향9g

을 추가하여 중하초의 氣를 보충하고 돌리며, 시호12g 승마12g을 추가하여 陽氣를 올려서 처지는 것을 끌어 올린다.

6) 제언

- 감초는 비위와 심장의 氣를 보하고, 가래를 없애고 기침을 멈추게 하며, 급한 병세와 통증을 완화시키는데 쓰려면 구운 자(炙)감초를 사용하고, 열을 내리고 해독하는데 쓰려면 生감초를 쓴다.
- 인삼은 일반적으로 하루 6~12g을 사용하는데, 병세가 급하고 중하면 30g까지 써도 되지만 병세가 호전되어감에 따라서 양을 적절히 줄여야 한다.
  인삼은 오령지(五靈脂)와 같이 복용하지 않는다(十九畏).
- 백출은 氣를 보하고 비장을 튼튼하게 할 때는 볶은 초(炒)백출이 좋고, 비장을 건실하게 하여 설사를 멈추게 할 때는 볶고 태운 초초(炒焦)백출이 좋고, 습을 제거하고 수분을 내보낼 때는 生백출이 좋다.

5. 혈이 부족해서 장이 마르다(혈허장조 – 血虛腸燥)

1) 증상

대변이 마르고 단단하며(大便乾結), 얼굴에 화색이 돌지 않고(面色無華), 머리가 어지럽고 눈이 침침하며(头晕目眩), 가슴이 두근거리고 숨이 가쁘며(心悸氣短), 잠을 잘 자지 못하고 잘 잊어버리며(失眠健忘), 입술이 연한 색이고(口脣色淡), 얼굴이 창백하다(面色蒼白). 혀는 연한색이고 태는 하얗고 맥은 가늘다(舌淡苔白脈細).

2) 치법

혈을 길러 마른 것을 윤택하게 하고, 장을 매끄럽게 하여 변을 내 보낸다.
(양혈윤조, 윤장통변 – 養血潤燥, 潤腸通便)

3) 방약

潤腸丸〈丹溪心法〉 加減

당귀15g 숙지황20g 마자인15g 도인12g 지각9g 대추5枚 하수오15g 백작15g 후박9g 황기30g 백출12g

4) 방해

血이 부족하여 腸이 건조하고 대장 벽이 말라서 대변을 원활하게 밀어 내보내지 못하여 생긴 변비이므로, 본 방은 당귀와 숙지황, 백작, 하수오로 血을 만드는데 중점을 두었고 마자인과 도인으로 장벽을 윤택하게 하고, 지각과 후박으로 氣를 아래로 움직여서 변이 잘 미끄러져 나가게 하는데 중점을 두고 있다.

- 당귀, 숙지황, 하수오, 백작은 血을 자양하고 陰을 길러서 腸의 벽을 매끄럽게 한다.
- 마자인, 도인은 유지(油脂)성분이 많아 장을 윤택하게 하고 血을 돌려 통변시킨다.
- 황기, 백출은 중초의 氣를 보해서 血이 사방으로 운반되어 腸이 윤택하도록 한다.
- 지각, 후박은 중초에 모인 氣를 움직여 血을 끌고 대장으로 가서 장벽(腸壁)을 윤택하게 하여 통변을 시킨다.

5) 변증가감

- 陰이 부족해서 허열(虛熱)이 모여 있으면 지모12g 황연9g 생지황12g을 추가해 陰을 채워서 허열을 끌어내리고 腸을 매끄럽게 한다.
- 월경의 양이 줄어들고 색이 거무스름하고 덩어리가 있으며 월경통이 있으면 당귀20g 백작20g으로 증가하고 천궁12g 단삼12g을 추가해서 血을 만들고 돌려 막힌 곳을 뚫어 월경을 순조롭게 한다.

6) 제언

- 윤장환(潤腸丸)은 원래 腸과 胃에 熱이 적체된 변비를 치료하는 방제라서 熱을 내리면서 陰과 진액을 만드는 생지황을 사용했지만, 본 방에서는 血을 보하는데 중점을 두고 陰을 기르는 것은 부차적인 것으로 보기 때문에 숙지황으로 대체했다.
- 하수오는(何首烏)는 腸을 윤택하게 하거나 해독작용을 할 때는 生으로 쓰고, 精과 血을 보할 때는 뜨거운 솥에 넣고 누렇게 타도록 볶은 포제(炮制) 하수오를 쓰며, 필요시에 하루 30g까지 사용해도 무방하나 증세가 완화됨에 따라서

양을 줄여야 한다.

6. 음이 허하고 진액이 부족하다(음허진휴 – 陰虛津虧)

1) 증상

대변이 염소 똥처럼 마르고 뭉쳐있고(大便乾結如山羊糞), 몸은 마르고 파리하며(形體消瘦), 머리가 어지럽고 귀에서 소리가 들리며(頭暈耳鳴), 양쪽 광대뼈가 빨갛고(兩顴紅赤), 짜증나고 잠도 잘 못자며(心煩失眠), 오후에 열이 확 오르고 잘 때 땀을 흘리며(潮熱盜汗), 목구멍이 건조하고 입이 말라 갈증이 나고(咽乾口渴), 허리와 무릎이 시큰거리고 연약하다(腰膝酸軟).

혀는 붉은색이며 태는 적고 맥은 가늘고 빠르다(舌紅苔少脈細數).

2) 치법

음을 보해서 건조한 것을 윤택하게 하고, 진액을 만들어 변을 통하게 한다.
(보음윤조, 생진통변 – 補陰潤燥, 生津通便)

3) 방약

增液湯〈溫病條辨〉 加減

현삼30g 맥문동24g 생지황24g 생강3片 대추5枚 마자인20g 황기30g 백출20g 목향9g

4) 방해

熱病으로 陰이 부족해지고 진액이 고갈되어 대변이 염소 똥처럼 마르고, 머리가 어지럽고 조열(潮熱)이 생기는 등의 음허(陰虛) 증상이 나타난다.

본 방은 현삼, 맥문동, 생지황을 중용하고 마자인을 추가해 급히 陰을 보하여 腸을 윤택하게 하며, 황기와 백출을 중용해서 중초의 氣를 보하고 목향과 함께 氣를 움직여서 연동작용에 박차를 가하는데 중점을 두고 있다.

- 현삼(玄蔘), 생지황(生地黃)을 중용해서 陰을 보하고 영분(營分)의 열을 내리며 진액을 보충해서 메마른 대장을 매끄럽게 해서 배변을 돕는다.
- 맥문동(麥門冬)을 중용해서 심, 폐, 위장에 陰을 보충해주고 熱을 내리며 진액을 채워서 위장과 대장을 윤택하게 하여 변이 잘 나가도록 돕는다.

- 황기, 백출은 陰과 진액이 채워진다 해도 氣가 약하면 오히려 음과 진액이 한곳에 정체되는 폐단을 없애고 氣를 돌려주기 위해서 투입되었고, 또 잘 때 흘리는 땀 도한(盜汗)도 수렴하는 효과를 얻기 위해 투입하였다.
- 마자인(麻子仁)은 윤기가 많고 기름진 성질이라 胃와 腸을 윤택하게 하고 장벽을 매끄럽게 만들어 변이 잘 밀려나가도록 한다.
- 목향(木香)은 비위의 氣를 활발하게 움직여 정체된 것을 풀어 옆구리, 복부의 통증을 없애고 소화를 도우며, 항문에 대변이 몰려있는 듯한 이급후중(里急後重)에 황연6g을 함께 사용하여 대장을 통창(通暢)시킨다.
- 생강, 대추는 陰을 보하고 진액을 만드는 찬 성질의 약들이 腸과 胃를 냉(冷)하게 만드는 폐단을 막기 위해서 중초를 따뜻하게 하기 위해 투입되었다.

5) 변증가감

- 陰과 氣가 채워졌는데도 변이 잘 안 나오면 대황12g 망초30g을 추가하여 腸의 열을 쏟아내고 연동운동을 촉진하여 변이 잘 배출되게 한다.
- 腸의 연동운동이 아직 미약해서 변이 잘 밀려나가지 않으면 후박12g 지각12g 대황12g을 추가해서 氣를 돌리고 腸의 연동운동을 촉진시킨다.

6) 제언

- 현삼, 맥문동, 생지황을 중용함으로써 위, 대장이 냉해질 수 있기 때문에 찬 성질의 약을 추가하지 않는 것이 좋다.
- 현삼(玄蔘)은 매우 찬 약성이라 쉽게 정체되므로 비위가 허하고 냉하면서 음식을 적게 먹고 대변이 묽은 사람에게는 처방을 禁한다. 현삼은 여로(藜蘆)와 같이 복용하지 않는다(十八反).
- 생지황은 신선한 것은 맛이 달면서 쓰고 매우 찬 성질이라 약 효력은 건지황(乾地黃)과 유사하며, 자음(滋陰)의 효력은 좀 떨어지지만 熱을 내리고 진액을 만들거나(淸熱生津), 혈을 식히고 지혈하는(凉血止血) 효력은 비교적 강하다. 생지황은 찬 약성이라 胃속에서 정체되기 쉬우니, 비장이 허해서 濕이 차있거나 배가 그득하게 부르거나 설사를 하는 사람에게는 처방하지 않는다.
- 목향은 비위의 氣를 돌려 막힌 것을 뚫어주는 약이라서 가볍게 펼치는 성질이

있으므로 오래 끓이지 않고 1시간 이내로 끓여야 효과가 좋다.

生목향은 기를 돌리는 행기(行氣)의 효과가 좋고, 잿 속에 넣어서 구운 외(煨)목향은 설사와 이질을 멈추게 하는데 효과가 좋다.

- 대추는 달고 따뜻한 약성으로 생강과 함께 해표제(解表劑)로 사용하면 영분(營分)과 기분(氣分)을 잘 조절하여 사기(邪氣)를 쫓아내고, 보익제(補益劑)로 사용하면 비위를 보하고 잘 조절하여 치료효과를 증강시킨다.

7. 신장의 양이 허약하다(신양허약－腎陽虛弱)

1) 증상

변이 건조할 때도 있고 그렇지 않을 때도 있는데(大便乾或不乾), 변을 배출하기가 어렵고(排出困難), 소변이 맑고 오래 나오며(小便淸長), 얼굴이 창백하고(面色蒼白), 팔다리가 따스하지 않고(四肢不溫), 배가 차고 아픈데(腹中冷痛), 따뜻하게 하면 통증이 줄어들고(得熱痛減), 허리와 무릎이 차고 아프다(腰膝冷痛). 혀는 연한색이고 태는 하얗고 맥은 가라앉고 더디다(舌淡苔白脈沈遲).

2) 치법

신장을 보하여 양을 더 따뜻하게 하고, 장을 윤택하게 하여 변을 통하게 한다.
(보신온양, 윤장통변－補腎溫陽, 潤腸通便)

3) 방약

濟川煎〈景岳全書〉加減

당귀15g 우슬12g 육총용20g 택사9g 승마6g 지각9g 대추3枚 마자인20g
쇄양(鎖陽)15g 하수오15g

4) 방해

신장이 허하여 精이 부족하면 腸이 메마르고, 陽이 부족하면 연동작용을 촉진하지 못하니, 본 방은 신장의 精과 진액을 보충하여 장벽을 윤택하게 하고, 陽을 길러서 연동운동을 촉진하여 변이 잘 통하게 하는데 주력하고 있다.

- 육총용(肉蓯蓉)과 쇄양(鎖陽)은 腎陽을 보하고 精血을 더해서 腸을 윤택하게 하여 변을 잘 통하게 한다.

- 당귀(當歸)와 하수오는 血을 만들고 陰을 채워서 腸을 윤택하게 하여 변을 밖으로 잘 통하게 한다.
- 우슬(牛膝)은 肝과 신장을 보하여 근육과 뼈를 튼튼하게 하고 血을 돌려 막힌 어혈(瘀血)을 풀고 경맥을 통하게 한다.
- 승마(升麻)는 수곡정미(水穀精微)와 陽을 끌어올려서(昇淸) 사방으로 펼치며, 택사는 탁(濁)한 것을 받아 몸 밖으로 내 보낸다.
- 지각(枳殼)은 중하초의 氣를 올리고 퍼트려 막힌 것을 뚫어주고 변을 밀어 낸다.
- 마자인은 上記되어 있으므로 생략한다.

5) 변증가감

- 기운이 없고 쉬 피로하며 말소리도 낮고 작으면 氣虛증세이니, 인삼12g 황기 30g을 추가해서 氣를 보하여 폐와 비위를 북돋아 힘이 생기게 한다.
- 머리가 어지럽고 귀에서 매미우는 소리가 들리고, 눈이 침침하며 매사가 짜증스럽고 잠도 잘 안 오면 숙지황20g 산수유20g 구기자15g 산조인20g을 추가해서 간과 신장의 血과 陰을 보하여 뇌수(腦髓)와 오관(五官)을 채워 증세를 완화한다.

6) 제언

- 氣가 허한 사람에게는 지각, 지실, 목향, 청피, 침향, 단향, 향부, 불수, 오약, 해백, 천련자, 청목향, 대복피, 감송(甘松) 등 기를 돌리는 행기(行氣)의 약재를 단시간에 많이 쓰면, 그나마 조금 있는 氣마저 버티지 못하고 힘이 들어서 머리가 어지러워 눕게 되고 울렁거리며 구토를 하게 되니, 양을 적게 쓰도록 주의해야 한다.
- 육종용(肉蓯蓉)은 달고 짭짤하면서 따뜻한 약성으로 신장으로 들어가 신양(腎陽)을 북돋우고 精과 血을 만들어 양위(陽痿)와 불임을 치료하고 허리와 무릎을 튼튼하게 하며, 대장을 윤택하게 하여 변이 잘 나가게 한다.
  하루 10~15g을 쓰는데, 병세가 위중하면 단방(單方)으로 30g까지도 쓸 수 있지만 병세가 호전됨에 따라서 줄여야 한다.
- 우슬은 肝과 신장을 보하고 근육과 뼈를 튼튼하게 할 때는 술에 담가서 주제(酒制)한 것을 쓰고, 나머지 혈을 돌리고 월경을 조절하고 수분을 내보내고, 상부의 열을 끌어내리는 등의 용도로 쓸 때는 生으로 사용한다.

임상사례

1. 간울비허(肝鬱脾虛)型

1) 증상

38세 여자, 대변이 잘 안 나온 지 6년쯤 되었는데 최근 6개월 전부터 속이 상하는 일이 많아서인지 변비가 더 심해져 요즘에는 1주일에 1~2회 변을 보는데 그리 시원치 않고, 그래서인지 음식을 먹는 게 즐겁지 않아 만사가 재미가 없어졌단다.

그 동안에 여러 병원에 다녀봤지만 약효가 반짝하다가 시간이 지나면 비슷해져 치료를 쉬고 있다가 적극적으로 치료해보고자 본 의원을 찾아왔다고 한다.

진단을 해보니 복부와 하복부가 팽만하고, 변을 보기가 어렵지만 단단한 편은 아니다. 가슴이 답답하고 쉽게 화가 나며(心煩易怒), 입이 쓰고 옆구리가 아프며(口苦脇痛), 음식을 먹고 싶은 생각이 없고(不思飮食), 소화도 잘 안되고(消化不佳), 울렁거리고 토하기도 하며(惡心嘔吐), 자주 한숨을 쉰다(太息頻作). 혀는 연한 홍색이고 태는 엷고 누러며 맥은 거문고 줄처럼 팽팽하면서 느리다(舌淡紅苔薄黃脈弦緩).

2) 치법

간을 소통시키고 기를 움직이며 비장을 튼튼하게 하여 변을 통하게 한다.
(소간행기, 건비통변－疏肝行氣, 健脾通便)

3) 방약

시호12g 황금12g 반하9g 만삼20g 백출30g 복령20g 당귀15g 적작6g 백작15g 대황9g 생강2片 감초6g

4) 방해

정서적으로 근심, 걱정, 스트레스를 오래 접하면 肝의 氣가 울결이 되어 쉽게 화가 나고 답답하며 옆구리가 아픈 증세가 나타나고, 비장이 약하면 음식 생각이 없고 소화가 잘 안되고 변을 내보낼 힘조차 부족해서 변이 腸에 뭉쳐서 변비가 생기는 것이니, 본 방은 肝을 소통시키고 氣를 돌리고 비장을 건실하게 하여 변을 내 보내는데 중점을 두고 있다.

- 시호(柴胡)는 肝의 소설(疏泄) 기능을 펼쳐서 사방에 뭉친 것을 풀어 통하게 하며, 감정이 우울하고 답답하며 화나는 것을 풀어 안정되게 하고 熱을 밖으로 발산한다.
- 황금(黃芩)은 쓰고 찬 약성으로 胃, 대장의 열을 내리고 중초(中焦)에 습열(濕熱)이 쌓여 가슴과 중초가 답답하고 꽉 막히며 울렁거리면서 토하는 증상을 가라앉힌다.
- 반하(半夏)는 맵고 따뜻하며 독(毒)이 있는 약성으로 비위(脾胃), 폐경(肺經)으로 들어가 습을 말리고 담습(痰濕)을 없애며 위기(胃氣)가 치밀어 오르는 것을 가라앉힌다.
- 만삼(蔓蔘), 백출, 복령, 감초는 비위의 氣를 북돋아 중초를 튼튼하게 하여 腸에 힘을 가해서 대변이 잘 통하도록 한다.
- 당귀, 백작은 血과 陰을 보하여 腸을 윤택하게 하고 血을 돌려 변이 잘 통하게 한다.
- 대황(大黃)은 쓰고 찬 약성으로 위장과 대장에 쌓여있는 적(積)을 없애고 熱을 내리며, 대장에 뭉쳐있는 변을 내보내고, 뭉치고 막힌 어혈(瘀血)을 풀어 혈액을 잘 순행시키며, 열독(熱毒)을 씻어 내린다.
- 생강(生薑)은 중초를 따뜻하게 하여 胃를 편안하게 하고 구역질을 가라앉힌다.

5) 변증가감

- 얼굴이 창백하고 어지러움이 심하면 백작20g 당귀20g로 증가시키고, 숙지황20g 황기30g 대추5枚를 추가하여 급하게 血과 氣를 만들고, 증세가 안정되어감에 따라서 적절하게 양을 줄여간다.
- 변이 심하게 말라붙어 나오기 어려우면 꿀(蜂蜜)5숟갈, 울이인20g, 마자인30g을 추가하여 腸을 윤택하게 하여 변이 잘 빠져나오게 한다.

6) 제언

- 시호(柴胡)는 肝을 소통하고 간기(肝氣)를 발산하는 성질이 가벼운 약재라서 오래 끓이면 약효가 발산하여 날아갈 수 있으므로 1시간 이내로 끓이면 효과가

좋다.

시호는 肝氣를 소통하고 막힌 것을 풀려면 식초에 구운(醋炙) 것을 사용하고, 熱을 물러나게 하려면(退熱) 生으로 사용한다.

- 황금(黃芩)은 열을 내릴 때는 生으로 쓰고, 복중 태아를 안전하게 할 때는 볶아서 쓰고, 출혈을 멈추게 할 때는 볶고 태운 초탄(炒炭)황금을 쓰고, 상초(上焦)의 열을 내릴 때는 술에 볶은 주초(酒炒)황금을 쓰는 것이 좋다.

  오랫동안 성장한 황금의 뿌리는 肺熱을 내리는데 효과가 좋고, 짧은 기간 성장한 황금의 뿌리는 대장의 열과 하초의 습열을 제거하는데 좋다. 황금은 약성이 쓰고 차기 때문에 비위가 차고 약한 사람이나 임산부는 신중하게 사용하거나 禁해야 한다.

- 반하(半夏)는 독성이 있기 때문에 법제(法制)를 해서 써야 하는데, 울렁거림이나 구토처럼 아래에서 밀고 올라오는 것을 내리는(降逆止嘔) 용도로 쓸 때에는 생강에 볶아서 쓰는 것이 좋다. 반하는 1시간 이상 먼저 끓이다가(先煎) 다른 약재들과 합해서 끓이면 반하의 독성(毒性)을 줄일 수 있다.

2. 기허불추(氣虛不推)型

1) 증상

58세 여자, 대변이 통쾌하게 나오지 않으면서 배가 슬슬 아픈 지 2년이 되었는데, 최근 2개월 전부터 증세가 가중되어 배가 팽팽하면서 아랫배가 아프기까지 해서 병원을 찾아가 검사한 결과 직장의 점막이 밑으로 빠진 직장점막탈수(直腸粘膜脫垂)와 직장이 앞으로 튀어나온 직장전돌(直腸前突)로 판정받았다. 처방을 받고 약을 먹었으나 약을 먹을 때만 대변이 나오고 약을 먹지 않으면 증상이 여전히 나타나면서 두통도 동반되기에 걱정이 되어 본 의원을 찾아왔다고 한다. 진단을 해보니 최근 2개월 동안 직장일이 힘들고 스트레스가 쌓여서 여기저기 편치 않은데다가 특히 변기에 앉아서 아무리 힘주고 애써도 힘만 빠지고(努掙乏力), 변이 잘 나오지 않으며(便難不出), 팔다리가 노곤하고 힘들어 느릿느릿 말하고(肢倦懶言). 아랫배가 쥐어짜는 듯 통증이 있고(下腹絞痛), 항문이 밑으로 빠져 묵직하고(肛門墜重), 음식이 당기지 않으며 살이 마르고(納差消瘦), 권태로우며 힘이 없다(倦怠乏力). 혀는 연한색이고 태는 엷고 희며 맥은 가늘고 약하다(舌淡苔薄白脈細弱).

2) 치법

기를 더하고 비장을 튼튼하게 하며 양기를 끌어올려 변을 통하게 한다. (익기건비, 승양통변－益氣健脾, 昇陽通便)

3) 방약

황기30g 백출20g 만삼20g 시호12g 승마12g 맥문동12g 진피9g 자감초12g 당귀15g 백작20g 꿀3숟가락

4) 방해

비장의 氣가 허하면 중초와 하초에 힘을 주기 어려워져 腸이 연동작용을 힘차게 하지 못하기 때문에 변이 원활하게 腸을 통과하지 못하고, 陽이 부족하면 腸이 아래로 처져서 항문이 빠져나오는 것이니, 본 방은 황기를 중용하고 만삼을 써서 비장의 氣를 북돋우고, 백출과 자감초로 중초의 氣를 살려서 연동운동을 돕도록 했고, 시호와 승마를 써서 아래로 처지는 것을 끌어올리고 변이 잘 나기도록 하는데 중점을 두었다.

- 황기(黃芪), 만삼(蔓蔘)은 비장의 氣를 북돋우고 백출, 자감초는 중하초의 氣를 보하고 돌려서 황기와 함께 腸에 힘을 가하고 연동운동을 촉진하여 변을 잘나가게 한다.
- 만삼(蔓蔘, 당삼－黨蔘)은 중초의 氣를 보하여 식욕을 촉진하고 소화를 도우며 기운을 북돋우고 肺氣를 더하여, 숨이 차고 말을 조그맣게 하는(氣短懶言) 증상을 없애고, 진액이 부족하여 입이 마르고, 氣血이 모자라서 얼굴이 누리끼리하고 어지러우며 가슴이 두근거리는 증상을 개선한다.
- 맥문동(麥門冬), 백작(白芍), 당귀(當歸)는 腸에 陰을 보충해서 腸을 윤택하게 하여 변이 잘 미끄러져 나가게 한다.
- 시호, 승마는 陽氣를 끌어올려(昇擧陽氣) 처진 항문을 올리고 변이 잘 통하게 한다.
- 진피(陳皮)는 황기, 백출을 도와 비장과 폐의 氣를 돌려 腸의 운동을 활성화 한다.

• 꿀(蜂蜜)은 중초의 氣를 북돋으며 장벽을 윤택하게 하여 변이 잘 통과하도록 한다.
• 자감초(炙甘草)는 비장의 氣를 더하고 중초를 보하여 腸에 힘을 가하고, 급한 병세와 통증을 완화한다.

5) 변증가감

• 명치, 복부, 옆구리가 답답하고 아프면 지실12g 현호색12g 천련자12g 백작30g을 추가해서 기혈(氣血)을 돌리고 胃와 肝을 소통시켜 통증을 없앤다.
• 氣가 역으로 치밀고 올라와 속이 울렁거리거나 구역질이 나면 반하12g 선복화12g 대자석20g 생강3片을 추가해 치밀어 오르는 氣를 가라앉히고 중초를 편안하게 한다.

6) 제언

• 승마(升麻)는 체표의 열을 발산시키고 氣가 허해서 밑으로 처지는 것을 끌어올리는 작용을 하는데, 그 성질이 가벼워서 여기저기를 잘 다니므로 오래 끓이지 않고 1시간 이내로 끓이면 좋은 효과를 얻을 수 있다.
승마는 아래로 처진 것을 끌어올리려면 구운(炙) 것을 사용하고, 열을 물리치려면(退熱) 生으로 사용하면 좋다. 승마는 陰이 허하여 火가 왕성하거나(陰虛火旺), 肝의 陽이 위로 치솟거나(肝陽上亢), 상부가 가득차고 하부가 비어있는 상성하허(上盛下虛)의 사람에게는 신중히 사용하거나 禁하는 것이 좋다.

3 설사 泄瀉, Diarrhea – 만성장염, 급성장염, 과민성대장염

설사(泄瀉)는 수분이 많은 상태로 대변을 자주 보는 것을 말하는데, 장(腸)에서 수분을 흡수하는 기능이 떨어져 장에 수분이 많아져서 대변이 묽어지고, 화장실 가는 횟수가 많아지는 경우와 또 腸이 허약한 상태에서 찬 음식을 먹거나 오염된 음식을 먹거나 또는 세균, 바이러스에 감염되어 음식물이 소화되지 않은 상태로 퍼지거나 물처럼 쏟아지는 증상을 말한다.

증상의 특징

대변이 묽게 나오고 횟수가 많아지거나 혹은 횟수는 많지 않지만 변이 물처럼 묽거나 소화되지 않은 상태로 대변이 퍼져서 나온다.

설사하는 사람을 보면 胃와 배가 편하지 않거나 음식을 잘 받아들이지 못하여 적게 먹거나 속이 울렁거리는 등의 증상이 동반되는 경우가 많다

원인

만성설사(慢性泄瀉)는 비위의 기능이 약해서 위장에서 원활하게 소화를 시키지 못하거나, 腸에서 수분을 잘 흡수하지 못하거나, 陽氣가 부족해서 몸이 찬 사람이 찬 음식이나 섬유질이 많은 음식을 지나치게 많이 먹거나, 자극성 음식을 많이 먹어서 발생하는 경우가 많고, 급성설사(急性泄瀉)는 세균이나 바이러스에 감염된 경우와 식중독이나 약물중독에 의해 발생하는 경우가 많다.

중의학적 원인

1. 외부로부터 병을 일으키는 육음(六淫)의 영향을 받다(감수외음 – 感受外淫)

외부로부터 풍(風), 한(寒), 서(暑), 습(濕), 조(燥), 열(熱 – 火)의 육음(六淫)이 인

체에 침입하여, 비위를 피곤하게 해서 흐름을 막기(困阻脾土) 때문에 맑은 진액은 올리고 탁한 물질을 내리는 승청강탁(昇淸降濁)의 기능이 떨어져 맑은 진액과 탁한 물질을 구분하지 못하고(淸濁不分) 모두 대변으로 쏟아내는 것이다〈雜病源流犀燭-泄瀉源流〉.

2. 음식으로 인하여 비위가 손상되다(음식소상-飮食所傷)

음식을 지나치게 많이 먹어 소화되지 않고 정체되어 있거나, 내키는 대로 달고 기름진 음식을 많이 먹거나(恣食甘膩), 찬 것을 많이 먹어 중초가 냉해지거나, 깨끗하지 않고 오염된 음식을 먹으면 비위가 상해서 설사가 난다〈景岳全書-泄瀉〉.

3. 정서(감정)가 편안하지 않다(정지불서-情志不舒)

번뇌하고 우울해하며 화를 내는(煩惱鬱怒) 등 감정이 편안하지 않으면肝氣가 응축되면서 옆으로 비장을 손상시키기 때문에 비장이 운화승강(運化昇降)을 하지 못하여 청탁(淸濁)의 물질이 모두 아래로 몰려 쏟아져 나오는 것이다〈景岳全書-泄瀉〉.

4. 비장과 위장이 허약하다(비위허약-脾胃虛弱)

소화된 음식을 위로 올려(昇淸) 온 몸으로 퍼뜨리고(散布), 탁한 물질은 아래로 내려 보내야 하는데(降濁), 비위가 허약하게 태어났거나 또는 지나친 노동과 많은 생각이 비위를 약하게 만들어서 제 기능을 하지 못하므로, 청탁이 구분되지 않은 상태에서 대변으로 배출된다〈景岳全書-泄瀉〉.

5. 명문의 화가 쇠약하다(명문화쇠-命門火衰)

나이가 들어 몸이 약해져 腎氣가 부족해지거나, 오랜 병을 앓고 난 후에 신장의 양기가 줄어들었거나, 남녀 교합을 많이 해서 명문의 화가 쇠약해지면, 아울러 비장의 양기도 약해지면서 정미(精微)와 수분을 온 몸으로 운반하지 못하고 대변으로 쏟아낸다.

진단요점

1. 대변이 묽게 나오는지, 대변을 하루 몇 번이나 보는지, 음식물의 형체가 보이면서 퍼져서 나오는지, 물처럼 좍좍 쏟아져 나오는지를 문진한다.
2. 배가 팽팽하면서 아픈지, 병세가 완만한지 위급한지, 먼저 배가 아프다가 바로 설사가 나는지를 문진한다.
3. 생리적인 신체 변화에 의한 설사인지, 다른 질병을 앓고 있는 중에 발생한 것 인지를 파악한다.
4. 병세가 급하고 심한 복통을 동반한 설사는 세균, 바이러스에 의한 감염일 수 있으므로 빨리 병원에서 치료 받도록 조치를 취해야 한다.

변증요점

1. 가볍고 중한 것과 느리고 빠른 증세를 분별한다(변경중완급 – 辨輕重緩急)

설사를 하지만 밥을 잘 먹으면 아직 비위가 상하지 않은 가벼운 증세이고, 밥도 먹지 못하고 몸이 마른 상태로 줄줄 쏟아내는 설사를 하면 중한 증세이며, 병세가 급하고 기간이 짧으면서 몸에 습이 많으면 급성설사이고, 병세가 느리고 기간이 길며 때로 음식을 잘 못 먹거나, 과도하게 일을 한 이유로 설사를 하면 이는 비장이 허(虛)한 만성설사다.

또 신장의 명문화(命門火)가 쇠약하면 비장과 신장이 같이 병들어 새벽에 설사를 한다(오경설사 – 五更泄瀉).

2. 한열과 허실을 분별한다(변한열허실 – 辨寒熱虛實)

1) 한증(寒證) : 소화가 안 된 음식이 퍼져 나오고, 배를 따뜻한 손으로 쓰다듬으면 좋아하고 변이 물처럼 맑고 묽게 나온다.
2) 열증(熱證) : 변이 누런 갈색이고 냄새가 지독하며, 병세가 급하고 배변 후 항문이 타는 듯한 열감이 있다.
3) 허증(虛證) : 설사병이 생긴 지 오래 되고 배는 별로 아프지 않으며 소변이 잘 나

오고 목마르지 않다.

4) 실증(實證) : 병세가 급박하고 胃와 배가 팽팽하면서 꽉 찬 느낌이 있고, 배가 아프고 손으로 누르는 게 싫게 느껴지며 설사를 한 후에는 통증이 덜해진다.

3. 설사한 변을 분별한다(변설사지물 – 辨泄瀉之物)

변이 물처럼 묽고 냄새가 비리면서 고약하게 나면 한습(寒濕)이 있는 것이고, 변이 묽지만 색이 갈색이고 냄새가 고약하면 습열(濕熱)이 있는 것이고, 변이 퍼지면서 때가 낀 것 같이 더럽고 계란이 썩은 것 같은 냄새가 나면 체해서 설사가 나는 것이다.

4. 오래 지속되는 설사의 특징을 분별한다(변구사특징 – 辨久瀉特徵)

설사가 오래 계속되면서 낫지 않고 피로하며 힘이 없고 먹는 것도 적고, 피로가 쌓이면서 설사가 재발하는 것은 비장이 허하기 때문이고, 감정이 마음먹은 대로 잘 다스려지지 않아 짜증내고 화를 잘 내며, 설사가 반복되면서 낫지 않는 것은 肝이 울결이 되어 비장을 친 것이고(肝鬱克脾), 저녁에 먹은 것이 새벽에 소화되지 않은 상태로 대변으로 나오고 허리와 무릎이 시큰거리며 남녀 정사(情事)에 자신이 없어지면 신장의 陽氣가 부족해진 것이다.

치료원칙

1. 설사의 주원인은 습(濕)이고, 비장이 허해서 습이 생기는 것이기 때문에 치료의 대원칙은 비장의 운화기능을 살려 습을 제거하는 것이다(運脾化濕).
2. 갑작스런 설사(暴瀉)는 습이 盛한 것이니 화습(化濕)하는 약을 사용하고, 한습(寒濕)에 의한 설사는 중하초를 따뜻하게 하면서 습을 없애고, 습열(濕熱)에 의한 설사는 熱을 내리고 습을 말리면서 설사를 멈추게 하는 방법을 쓴다(淸熱燥濕止瀉).
3. 표사(表邪)가 있으면 해표(解表)시켜서 날리고, 서사(暑邪)가 있으면 더위를 식혀주고, 체(滯)했으면 중초의 氣를 돌리고 소화제를 써서 막힌 것을 뚫어준다.

4. 오랜 설사는 비허(脾虛)가 주원인이므로 비장을 튼튼하게 보하고, 肝이 비장을 괴롭히면 간을 억제하고 비장을 돕는 억간부비(抑肝扶脾) 방법을 쓰고, 신양(腎陽)이 쇠약하면 腎을 따뜻하게 하고 비장을 튼튼하게 하는 온신건비(溫腎健脾)의 방법을 쓰고, 중기(中氣)가 아래로 처진 상태면 중초를 보하여 위로 올리는 보중승제(補中昇提)의 방법을 쓰고, 변이 줄줄 새는 것 같으면 오미자, 오매, 오배자, 육두구 등의 고삽(固澁)하는 약재로 수렴해야 한다.
고삽제는 갑자기 많이 쓰면 미처 빠져 나가지 못한 병인(病因)이 잠복해 있다가 다시 발병할 수 있으므로 서서히 쫓아가면서 양(量)을 늘려가야 한다.

중의학적 원인

1. 풍한과 내습이 정체되어 있다(풍한내습정체－風寒內湿停滞)

1) 증상

(1) 한습이 내재하는 경우 : 변이 물처럼 묽고(便稀如水), 배가 아프고 장에서 소리가 나며(腹痛腸鳴), 胃속이 답답하면서 먹는 것이 적다(脘悶食少). 설태는 희고 작은 알갱이들이 덮여있는 것 같고 맥은 솜처럼 부드러우면서 느리다(舌淡苔白膩脈濡緩).

(2) 외감풍한에 의한 경우 : 풍한(風寒) 감기가 침습하여 변이 묽게 나오고 오한 발열이 있으며(惡寒發熱), 머리가 아프고 구역질이 나며(頭痛惡心), 온 몸과 팔다리가 쑤시고 아프다(肢體酸痛), 설태는 엷고 희며 맥은 떠 있다(苔薄白脈浮).

2) 치법

풍한을 발산시키고 습을 퍼트리며, 기를 다스려 중초를 편안하게 하다.
(해표화습, 이기화중－解表化濕, 理氣和中)

3) 방약

藿香正氣散〈太平惠民和劑局方〉 加減
곽향15g 대복피9g 백지9g 반하9g 자소엽12g 복령20g 후박9g 진피9g 백출20g 길경9g 생강3片 대추3枚 자감초12g

4) 방해

내습(內濕)이 꽉 차있고 외부로부터 풍한이 침입해서 중초를 어지럽혀 설사가 발생하면, 풍한은 따뜻한 해표약(解表藥)으로 발산시키고, 내습은 비위를 건실하게 하여 습을 퍼트려 없애서 표리(表裏)를 동시에 해결하는 방법을 써야한다. 본 방은 곽향의 양을 많이 넣어 맵고 따뜻한 약성으로써 해표를 하고, 방향(芳香)으로써 습탁(濕濁)을 제거하는데 중점을 두었고, 자소엽과 백지는 곽향을 돕고 나머지 약들도 습을 제거하여 설사를 멈추는 용도로 사용되고 있다.

- 곽향(藿香)은 맵고 따뜻한 성질로써 풍한(風寒)을 피부 밖으로 몰아내고, 또 방향(芳香)으로 중초에 있는 습(濕)을 제거하며 비장을 도와서 맑은 것은 올리고(昇淸) 탁한 것은 내려서(降濁) 대장을 안정시켜 정상적인 변이 나오게 한다.
- 자소엽(紫蘇葉), 백지(白芷)는 매운 맛과 향기로써 곽향을 도와 풍한을 발산시키고 습탁(濕濁)을 제거하여 설사를 줄인다.
- 반하(半夏), 진피(陳皮)는 습을 말리고 胃를 따뜻하게 하여 설사를 가라앉게 한다
- 백출(白朮), 복령(茯笭)은 비장을 튼튼하게 하여 습을 없애고, 중초를 따스하게 하여 설사를 줄인다.
- 후박(厚朴), 대복피(大腹皮)는 氣를 돌려 습을 제거하고 복통을 가라앉히며 꾸르륵 소리가 나는 腸을 편안하게 풀어주고 설사를 멈추게 한다.
- 길경(桔梗)은 폐를 소통시켜 풍한을 피부로 몰아내고 곽향을 도와 수분을 제거한다.
- 생강(生薑)은 폐를 따스하게 하여 해표(解表)를 돕고, 중초를 따뜻하게 하여 습을 없애고 변을 굳게 한다.
- 자감초(炙甘草)는 중초의 기를 살려서 복통을 가라앉히고, 설사를 줄이며 여러 약들의 약성이 충돌하지 않고 조화롭게 약효를 발휘하도록 중재한다.
- 대추(大棗 – 대조)는 중초의 氣를 따스하게 하여 腸과 胃를 덥혀서 설사를 완화시킨다.

5) 변증가감

- 위장과 복부에 통증이 심하면 백작30g 자감초30g을 2~3일 복용하고, 완화되면 백작20g 자감초20g으로 줄여서 4~5일 복용한다.
- 구토가 심하고 배가 팽팽하게 당기면서 아프면 백두구12g 정향6g 고량강12g을 추가해서 중초를 따스하게 하여 寒을 없애고 복부를 편하게 하며 구토를 억제한다.
- 오한 두통과 발열이 심하고 온 몸이 쑤시면 형개12g 방풍12g 강활12g을 추가해서 맵고 따스한 성질로 表에 있는 사기(邪氣)를 없애고 風을 흩어서 안정을 찾게 한다.
- 배가 꽉 차고 소변이 잘 안 나오면 창출12g 저령15g 택사15g을 추가해서 비장을 튼튼하게 하여 습을 제거하고 방광을 재촉해서 소변이 원활하게 통하도록 한다.

6) 제언

- 자소엽(紫蘇葉)은 매우면서 향기가 있어 발산하는 성질의 약재이므로 오래 끓이면 약효가 줄어들기 때문에 끓는 물에 15분 정도만 끓이는 것이 좋다.
- 백출은 氣를 보하고 비장을 튼튼하게 할 때는 볶은 초(炒)백출이 좋고, 비장을 건실하게 하여 설사를 멈추게 할 때는 볶고 태운 초초(炒焦)백출이 좋고, 습을 제거하고 수분을 내보낼 때는 生백출이 좋다.
- 자(炙)감초는 비위와 심장의 氣를 더하고 중초를 보하며(益氣補中), 가래를 없애고 기침을 멈추게 하며(祛痰止咳), 급한 병세와 통증을 완화하고(緩急止痛), 生감초는 열을 내리고 해독하는 용도로 쓴다. 감초는 쓰고 찬 약재들이 腸과 胃를 상하게 하지 않도록 보호하며, 또 여러 약이 섞여도 약효를 잘 발휘할 수 있도록 조화롭게 돕는다.

  감초는 甘遂(감수), 大戟(대극), 海藻(해조), 芫花(원화)와는 18反의 관계라서 같이 사용하는 것을 禁한다.

2. 습과 열이 쌓이고 막히다(습열옹체－濕熱壅滯)

1) 증상

설사를 급하게 하면서 배가 아프거나(泄急腹痛), 혹은 설사를 했는데도 속이 편하지 않으며(泄而不爽), 변은 황갈색이고 냄새가 고약하며(糞黃褐臭穢) 항문이 타는 듯이 후끈거리고(肛門灼熱), 속이 타고 입이 마르며(煩熱口渴), 소변이 누런색이고 찔끔찔끔 나온다(小便黃短). 혀는 붉고 태는 누러면서 기름때가 덮여 있는 듯하고, 맥은 구슬이 쟁반 위에 구르듯 하면서 빠르다(舌紅苔黃膩脈滑數).

2) 치법

표를 열고 熱을 내리며 습을 잘 빠져나가게 하여 설사를 멈추게 한다.
(해표청열, 이습지사－解表淸熱, 利濕止瀉)

3) 방약

葛根黃芩黃蓮湯〈傷寒論〉 加減
갈근20g 황금12g 황연12g 황백9g 택사12g 감초6g 저령12g 복령20g

4) 방해

濕과 熱이 표면과 내부에 동시에 잠복하고 있기 때문에 본 방은 갈근으로 해기(解肌)하여 熱을 밖으로 내보내고, 황금, 황연으로 내부의 熱을 내리면서 습을 제거하고, 황백과 택사를 써서 수분을 소변으로 유도하여 대장내의 습을 줄여서 설사를 멈추게 하고, 또 소변도 시원하게 잘 나가게 하는데 중점을 두어 양수겸장(兩手兼將)을 얻는다.

- 갈근(葛根)의 달고 매운 맛이 表에 있는 熱을 땀을 통해서 밖으로 내보내는데, 구운(煨)갈근은 비장의 승청(昇淸) 기능을 도와 설사를 멈추게 한다.
- 황금, 황연은 熱을 내리고 濕을 말리며 대장을 편안하게 하여 설사를 멈추게 한다.
- 감초는 중초의 氣를 보하고 따스하게 하여 급한 설사를 완화하고 해독작용을 한다.
- 황백, 택사, 저령은 하초의 열을 뽑아 밖으로 밀어내어 항문이 후끈거리고 소변이 누렇게 나오는 것을 정상으로 회복하며, 소변을 잘 나오게 해서 설사를 멎

게 한다. 〈傷寒論〉'下利不止.... 復不止者 當利小便'

5) 변증가감

- 濕이 많으면 의이인(薏苡仁-율무)30g 후박12g을 추가해서 수분을 소변으로 배출하여 탁한 수분이 대장에 모이지 않도록 하며 비장을 도와 습을 말린다.
- 음식에 체하면 산사15g 신곡15g 생맥아30g 목향12g을 추가해서 胃를 따스하게 통하게 하고 氣를 돌려 소화를 촉진시켜서 막힌 곳을 뚫는다.
- 발열과 두통이 심하고 맥이 떠서 빠르게 움직이면 풍열이 表에 머물러 있는 것이니 금은화12g 연교12g 박하9g 우방자12g을 추가해서 폐의 열을 끌어내리고 表의 열을 사방으로 발산시킨다.

6) 제언

- 황연을 볶아서 사용하면 황연의 寒性을 약하게 하고 생강즙에다 구워서(薑炙) 사용하면 胃의 열을 내리고 구토를 없애주며, 술에 구워서 사용하면 상초의 熱을 내린다.
- 황금, 황연, 황백은 약성이 모두 쓰고 차기 때문에 비위가 차고 약한 사람이나 임신부는 신중하게 사용하거나 禁해야 한다.
- 生의이인은 濕을 쏟아내고 熱을 내리는데 쓰고, 볶은 초(炒)의 이인은 비장을 건실하게 하여 설사를 멈추게 하는데 쓴다.

  의이인은 달고 담백하며 약간 찬 성질이면서 효력이 완만해서 하루 용량이 주로 30g이고, 병세가 중하면 50g도 쓸 수 있지만 병세가 호전됨에 따라 양을 줄여야 한다.

3. 음식이 소화되지 않고 위장에 정체되어 있다(음식정체-飮食停滯)

1) 증상

배가 아프면서 꾸르륵 소리가 나고(腹痛腸鳴), 설사를 하고 나면 통증이 덜해지고(瀉後痛減), 대변이 썩은 알 같은 냄새가 나며(瀉臭敗卵), 胃와 배가 팽팽하면서 꽉 찬 것 같고, 트림을 하면 썩고 시큼한 냄새가 나며(噯腐酸臭), 음식을 먹고 싶은 생각이 나지 않는다(不思飮食). 설태는 작은 알갱이들이 두텁게 덮여 있는 것 같고 맥은 구슬이 쟁반 위에 구르듯 하다(苔厚膩脈滑).

2) 치법

음식을 소화를 시켜서 막힌 것을 풀고 기를 다스려 위장을 편안하게 한다.
(소식화체, 이기화위 - 消食化滯, 理氣和胃)

3) 방약

保和丸〈丹溪心法〉 加減

산사20g 신곡20g 반하12g 복령15g 진피12g 내복자(萊菔子)12g 목향12g 천궁12g

4) 방해

음식을 절제하지 못하고 무절제하게 먹거나, 폭음 폭식을 하다가 체해서 음식물이 위장 내에 정체되어 있으면 비위가 승강(昇降) 작용을 하지 못하고, 청탁(淸濁)을 구별하지 못하여 음식물을 그냥 항문을 통해 설사로 내보내게 된다.
본 방은 정체되어 있는 음식물을 소화시켜 체한 것을 뚫고, 氣를 운행시켜 아래 대장으로 운반하고 괄약운동을 도와 원활히 배출하는데 주력하고 있다.

- 산사(山楂), 신곡(神曲), 내복자는 음식을 소화시켜 위장을 편안하고 조화롭게 한다.
- 반하(半夏), 진피(陳皮)는 위장을 따스하게 하고 습을 없애며 트림을 눌러 억제한다.
- 목향, 복령, 천궁(川芎)은 중초를 따스하게 하며, 氣를 돌리고 血을 움직여 막혀있는 위장을 열어주고 소화를 도우며 습을 말려 설사를 멈추게 한다

5) 변증가감

- 체한 증세가 심하면 후박12g 대황9g을 추가해서 '통인통용(通因通用)'법을 활용하여 막힌 것을 뚫어주고 설사를 멈추게 한다.
- 소화되지 않은 음식이 熱로 변해서 갈증이 나고 구역질이 나며 가슴이 답답하고, 설태가 누렇게 변하고 맥이 빨라지면 황금9g 황연9g을 추가하여 상초의 熱을 내리고 중초의 습을 제거해 심장과 위장을 편안하게 한다.

6) 제언

- 진피는 귤의 껍질을 말려 놓으면 그 향기가 아주 강해서 질병을 치료하기 전에

강한 기운에 의해서 정기(正氣)가 손상될 수 있기 때문에 2년 이상 묵혀서 향이 어느 정도 날아가고 귤피의 성분들이 분해가 되면 순하고 부드러운 약효를 발휘하기 때문에 오래 묵혀서 사용할수록 효과가 좋다.

- 내복자(萊菔子)는 라복자(蘿菔子)라고도 하는데 무의 종자(씨)다. 소화를 시켜서 아래로 통하게 하려면 볶아서(炒) 쓰고, 가래를 삭이려면(化痰) 生으로 사용한다.

  내복자는 氣를 아래로 끌고 내려가는 강한 효력이 있어 인삼과 함께 복용하지 않는다.
- 천궁은 맵고 따뜻한 성질이라 음(陰)이 虛하여 火가 왕성해진 사람이나, 땀을 많이 흘리는 사람이나 월경시 출혈량이 많은 사람에게는 신중하게 써야한다.

4. 비장과 위장이 허약하다(비위허약 - 脾胃虛弱)

1) 증상

설사가 때대로 묽으며(泄瀉時溏), 소화되지 않은 음식물이 나오고(完谷不化), 식사량이 줄고, 식사 후에는 위장 부위가 답답하면서 편하지 않고(食後脘悶不舒), 기름진 것을 조금만 먹어도 설사 횟수가 많아지며(小食油膩泄瀉次數增加), 얼굴색이 누리끼리하고(面色萎黃), 정신이 피로하고 몸이 나른하다(神疲倦怠). 혀는 연한색이고 태는 희고 맥은 가늘고 약하다(舌淡苔白脈細弱).

2) 치법

기를 더해서 비장을 튼튼하게 하고, 습을 삼투하여 설사를 멈추게 한다.
(익기건비, 삼습지사 - 益氣健脾, 滲濕止瀉)

3) 방약

蔘苓白朮散〈太平惠民和劑局方〉 加減

인삼15g 복령30g 백출20g 炒산약20g 炒백편두(白扁豆)12g 연자육12g
炒의이인30g 사인9g 길경9g 감초12g 계지9g

4) 방해

비위가 허약해서 수분을 운반하지 못하면 濕이 저절로 쌓여서 氣의 운행이 방해되어 氣血을 만들지 못하고, 濕을 제거하지도 못한다. 본 방은 氣를 살려서 비위를 튼튼하게 하여 수습(水濕)을 잘 내보내고 대장으로 가는 수분을 줄여서 설사를 멈추게 하는데 주력하고 있다.

- 인삼(人蔘), 백출, 복령은 氣를 이롭게 해서 비장을 튼튼하게 하여 濕을 제거한다.
- 산약, 연자육은 인삼을 도와 氣를 더하고 비장을 튼튼하게 하여 설사를 멈추게 한다.
- 백편두((白扁豆), 의이인은 백출, 복령을 도와서 비장을 튼튼하게 하여 濕을 밖으로 배출해서 대장으로 가는 수분을 줄인다.
- 사인(砂仁)은 氣를 돌려서 腸胃의 습을 풀고 설사를 멈추게 하며 구토를 억제한다.
- 길경은 폐의 氣를 펼치고 내려서(宣肺降氣), 수분(水分)의 길이 통하도록 하며(通調水道), 다른 약재들의 약효를 끌고 위로 올라가서 폐기(肺氣)를 통해 아래로 뿌린다.
- 감초는 비장을 돕고 중초를 따스하게 하며 다른 약재들의 약효를 조화롭게 섞는다.
- 계지(桂枝)는 중초와 하초를 따뜻하게 하여 복부가 차면서 설사를 자주 할 때 수분을 대장보다 방광 쪽으로 돌리는데 중요한 약이다.

5) 변증가감

- 뱃속이 차면서 복통이 있으면 건강12g 육계9g을 추가해 중초를 따스하게 하여 寒을 몰아내고 통증을 없앤다.
- 설사가 오래 되었는데도 그치지 않고, 중초의 氣가 아래로 쏠려 위하수, 자궁하수, 탈항 등의 증세가 있으면 황기30g 만삼20g을 추가해서 氣를 북돋아주고 승마9g 시호9g을 추가해서 황기, 만삼과 함께 아래로 처진 것을 위(上)로 끌어올려준다.
- 소변이 시원찮으면 택사12g 저령12g을 추가해서 소변으로 수분을 배출해서 대장으로 가는 수분을 줄여 설사를 개선한다.

6) 제언

- 산약은 보통 하루 10~30g을 사용하는데 필요시에는 하루 60~250g을 사용해도

되지만 증세가 호전되어감에 따라서 줄여야 한다. 生산약은 폐와 신장의 陰을 보하고 진액을 만드는데 좋고, 볶은 炒산약은 비장을 보하여 설사를 멈추게 하는데 좋다.

• 백편두(白扁豆)는 비장을 보해서 습을 없애고 설사를 멈추게 하려면 볶아서(炒) 쓰고, 더위를 없애고 해독용으로 쓸려면 生으로 사용한다.

5. 신장의 양이 허하고 쇠약하다(신양허쇠 – 腎陽虛衰)

1) 증상

동 트기 전에 배꼽 주변과 배가 아프고(黎明之前臍腹作痛), 배에서 꾸르륵 소리가 나면 바로 설사를 하고(腸鳴卽瀉), 설사를 하고 나면 통증이 가라앉고(瀉後則安), 몸이 춥고 팔다리는 차며(形寒肢冷), 허리가 시큰거리고 무릎이 약하다(腰膝酸軟). 혀는 연한색이고 태는 희고 맥은 가라앉고 가늘다(舌淡苔白脈沈細).

2) 치법

신장과 비장을 따뜻하게 하고, 腸을 견고하게 지켜 설사를 멈춘다.
(온신난비, 고장지사 – 溫腎暖脾, 固腸止瀉)

3) 방약

四神丸〈內科摘要〉 加減
보골지15g 육두구12g 오미자9g 오수유6g 생강3片 대추3枚, 부자9g
포강(炮薑)9g

4) 방해

비장과 신장의 陽이 허하면 陰이 가장 盛한 새벽에 왕성한 음기(陰氣)로써 가장 약한 시간대에 처해있는 양기(陽氣)를 누르기 때문에 새벽닭이 울 시간에 설사를 하게 된다. 또 신양(腎陽)이 약해지면 명문화(命門火)도 쇠약해져 脾土를 따뜻하게 하지 못하여 비장이 수습을 운반하여 퍼트리는 기능을 수행하지 못하니, 습이 한 곳에 쌓여 설사로 배출되는 것이다. 본 방은 신양(腎陽)을 따뜻하게 덥혀 명문화를 살리고 비장을 따스하게 해서 腸을 견고하게 하여 설사를 멈추게 하는데 주력하고 있다.

- 보골지(補骨脂), 육두구(肉豆蔻)는 맵고 따뜻한 약성으로 신장을 보하여 명문의 火를 살리고, 비장을 따스하게 덥혀서 습을 말린다.
- 오미자(五味子)는 시고 달면서 따뜻한 약성으로써 신장을 자양하고 精을 가두고 땀과 설사를 수렴하여 멈추게 한다.
- 오수유(吳茱萸)는 맵고 쓰며 열이 많아서 간비신(肝脾腎)과 하초를 따뜻하게 덥혀서 陽을 도움으로써 설사를 멈추게 한다.
- 생강(生薑)은 중초를 따뜻하게 하여 寒을 물리치고, 대추는 비위를 보양하고 장을 따스하게 덥혀서 편안하게 한다.
- 부자, 포강(炮姜)은 신장과 비장을 따스하게 하여 습을 없애면서 설사를 멈추게 한다.

5) 변증가감

- 아랫배가 차고 아프며 남성의 성기에 힘이 없거나(陽痿), 여성이 맑은 냉대하가 비치면 음양곽15g 선모(仙茅)12g 구기자12g을 추가해서 신장을 보하여 아랫배를 따스하게 해서 냉대하를 줄이고 양기(陽氣)를 왕성하게 하여 성기를 단단하게 한다.
- 배가 꽉 찬 것 같으면서 아프기도 하고 소화가 잘 안되면 목향12g 진피12g 사인9g 단향(檀香)9g을 추가해서 비위의 氣를 돌려 막힌 것을 뚫어 중초를 편안하게 한다.

6) 제언

- 동트기 전 새벽 3~5시 사이에 陰이 가장 盛하고 陽이 가장 衰할 때, 신장의 陽이 약하면 陽이 陰을 가둬두지 못하기 때문에 변이 미끄러져 나가 오경설사가 된다.
  새벽 3~5시는 五更이므로 오경설사(五更泄瀉)라 하기도 하고, 닭이 그 시간에 울기 때문에 계명설사(鷄鳴泄瀉)라고도 한다.
- 오미자는 表에 사기(邪氣)가 아직 풀어지지 않았거나, 몸속에 실열(實熱)이 내재하거나, 기침을 막 시작했거나 마진(痲疹) 초기에는 사용하지 않는다.
- 부자는 생강과 함께 1시간 먼저 끓이다가(先煎) 맵고 떫은맛이 줄어든 후에 다

른 약재들과 섞어서 끓이면 독성이 약해져 안전하게 복용할 수 있다.

- 본 방은 만성결장염, 과민성결장염 중에서 비장과 신장이 허하면서 찬(脾腎虛寒) 경우에 가감(加減)하여 활용할 수 있다.
- 고삽(固澁)하는 약은 갑자기 많이 사용하면 설사가 멈추더라도 미처 다 빠져나가지 못한 병인(病因)이 腸에 남아 복통을 일으키거나 재발할 수 있으니 급하게 내몰지 말고 서서히 따라가면서 양(量)을 늘리면서 근본 원인을 해결해야 한다.

  육두구, 적석지(赤石脂), 석류피(石榴皮), 오미자, 오매(烏梅), 가자(訶子), 우여량(禹余粮), 오배자(五倍子) 등이 고삽(固澁)하는 약이다.

6. 간이 울결이 되어 설사가 생기다(간울설사－肝鬱泄瀉)

1) 증상

가슴과 옆구리가 팽팽하고 답답하며(胸脇脹悶), 트림이 나고 먹는 것이 적으며(噯氣食少), 울적하고 골치 아픈 일이 있으며 화가 치밀고(抑鬱惱怒), 정서적으로 긴장이 되면(情緒緊張) 반드시 배가 아프면서 설사가 나고(腹痛泄瀉), 배에서 천둥치는 소리가 나며(腹中雷鳴), 치고 달아나는 듯한 통증이 있고(攻竄作痛), 방귀가 자꾸 나온다(矢氣頻作), 혀는 연한 붉은색이고 맥은 활시위처럼 팽팽하다(舌淡紅脈弦).

2) 치법

비장을 보하고 간을 부드럽게 만들며 습을 없애서 설사를 멈추게 한다.
(보비유간, 거습지사－補脾柔肝, 祛濕止瀉)

3) 방약

痛瀉要方〈劉草窓方－醫學正傳〉 加減
백작20g 백출15g 진피12g 방풍12g, 복령20g 후박12g

4) 방해

비장이 약하면 肝이 비장을 제압하기(土虛木乘) 때문에 간과 비장이 평형을 잃게 되고, 비장은 肝의 제약을 받아 수습을 운반하는 기능을 잃어버린다. 비장이 허하면 설사를 하게 되고, 상극(相克) 관계의 肝은 實해져 비장을 누르기 때문에 배가 아프면서 설사를 한다. '瀉責之脾, 痛責之肝, 肝責之實, 脾責之虛, 脾虛肝實,故令痛瀉'〈醫方考〉

그래서 본 방은 비장을 보하여 수습을 잘 운반하게 해서 설사를 멈추게 하고, 간을 부드럽게 달래서 옆구리나 복부의 통증을 없애고 긴장을 풀어 대변이 정상적으로 잘 나갈 수 있도록 하는데 중점을 두고 있다.

- 백출(白朮)의 쓰고 단맛과 복령의 달고 따뜻한 약성이 비장을 보하고 습을 말린다.
- 백작(白芍)은 시큼하면서 찬 성질이라 간을 부드럽게 달래서 급한 것을 완화하여 통증을 줄인다.
- 진피(陳皮), 후박(厚朴)은 따뜻한 성질이라 氣를 돌리고 습을 말리며, 비장을 일깨우고 위장을 편안하게 한다.
- 방풍(防風)은 끌어올리고 퍼트리는 작용을 통해서 뭉쳐있는 간을 풀어주고 비장을 편안하게 하여 습을 제거한다.

5) 변증가감

- 설사가 오래 지속되면 시호12g 승마12g, 황기30g 만삼20g을 추가해서 氣를 끌어올려 중하초가 아래로 쏠려 위하수, 탈항, 자궁하수 등이 생기지 않도록 예방한다.
- 옆구리, 胃, 복부가 팽팽하면서 통증이 있으면 시호12g 지각12g 향부9g 목향12g을 추가하고 백작30g으로 증가하여 간을 부드럽게 풀고 胃氣를 돌려서 통증을 완화한다.

6) 제언

- 목향은 비위의 氣를 돌려 막힌 것을 뚫어주는 약이라서 사방으로 퍼뜨리는 성질이 있으므로 오래 끓이지 않고 1시간 이내로 끓이면 효과가 좋다.
  生목향은 기를 돌리는 행기(行氣)의 효과가 크고, 재속에 넣어서 구운 외(煨)목향은 설사, 이질을 멈추게 하는데 효과가 크다.

임상사례

1. 비위허약(脾胃虛弱)型

1) 증상

56세 여자, 3년 전에 음식을 절제하지 못하고 많이 먹은 후에 대변이 물처럼 쏟아지고 나중에는 혈변(血便)을 보았던 적이 있었는데, 그 후로 가끔씩 며칠 동안 설사를 하다가 멈추고 했는데 최근 2달 전부터 설사가 자주 나와서 병원에 가서 처방을 받아 약을 먹으면 멎었다가 설사가 다시 반복되기를 여러 차례 했는데, 10일 전부터 다시 설사가 시작되어 걱정이 되어서 본 의원을 찾아왔다.

진단해 보니 설사로 인해 하루 3~5회 화장실에 가서 변을 보는데 변이 묽으며, 위장 부위와 배가 팽팽하면서 꽉 차있고(脘腹脹滿), 장에서 꾸르륵 소리가 나고(腸鳴), 머리가 어지러워 몽롱하고(頭暈如蒙), 먹는 것이 적고 속이 울렁거리며(食少惡心), 안색이 피로하고 힘이 없으며(神疲乏力), 기름진 것을 조금만 먹어도 설사 횟수가 많아진다(小食油膩泄瀉次數增加).

혀는 연한색이고 태는 얇고 희며 맥은 가늘고 약하다(舌淡苔薄白脈細弱).

2) 치법

기를 더해서 비장을 튼튼하게 하고, 습을 마르게 하여 설사를 멈추게 한다.
(익기건비, 조습지사 – 益氣健脾, 燥濕止瀉)

3) 방약

만삼20g 복령30g 백출20g 산약20g 백편두12g 연자육12g 사인9g 감초12g
계지9g 백작15g 당귀15g

4) 방해

비위가 약해서 수습(水濕)을 운반하지 못하면 濕이 저절로 쌓여서 氣의 운행이 방해되고, 그로인해 氣血을 만들지 못하고 濕을 제거하지도 못한다.

본 방은 氣를 살려 비위를 튼튼하게 해서 수습(水濕)을 잘 내보내고, 血을 만들어 보충하고 대장으로 가는 수분을 방광으로 돌려 설사를 멈추게 하는데 중점을 두고 있다.

- 만삼(蔓蔘), 백출, 복령은 중초의 氣를 북돋아 비장을 튼튼하게 하여 水濕을 없앤다.
- 산약, 연자육은 만삼을 도와서 氣를 북돋아 비장을 튼튼하게 하여 설사를 멈춘다.
- 백편두(白扁豆)는 백출, 복령을 도와서 비장을 튼튼하게 하여 濕을 밖으로 배출한다.
- 사인(砂仁)은 氣를 돌려 腸과 胃의 濕을 풀고 설사를 멈추게 하며 구토를 억제한다.
- 감초는 비장을 돕고 중초를 따스하게 하며 다른 약재들의 약효를 조화롭게 섞는다.
- 계지(桂枝)는 중초와 하초를 따뜻하게 하며 복부가 차면서 설사를 자주 할 때 수분(水分)을 대장으로 보내던 것을 방광 쪽으로 돌려 설사를 줄인다.
- 백작(白芍), 당귀(當歸)는 血을 만들고 돌려서 肝을 부드럽게 하고, 陰을 수렴하면서 설사를 줄이게 한다.

5) 변증가감

- 옆구리에 유난히 통증이 있으면 현호색12g 천련자12g을 추가해서 뭉친 氣와 血을 풀어주고 통증을 가라앉힌다.
- 소변이 시원찮으면 택사12g 저령12g 의이인30g 계지12g을 추가해서 소변으로 수분을 배출하고, 대장으로 가는 수분을 줄여서 설사를 멈추게 한다.

6) 제언

- 사인(砂仁)은 물이 잘 침투할 수 있도록 껍질 속 덩어리를 잘게 부숴 껍질과 함께 끓이는데, 오래 끓이면 약효가 줄어들기 때문에 20분 정도만 끓인다.

2. 비신양쇠(脾腎陽衰)型

1) 증상

30세 여자, 대변이 묽고 퍼진 지 3년 정도 되었고 최근 3개월 전부터 증세가 중해졌고, 새벽에 5시쯤에 배변욕(排便欲)이 생겨 변기에 앉으면 시원하게 나오질 않고 힘들어서 병원에 가서 내시경을 해보니 만성결장염(慢性結腸炎)이고 처방약을 먹고 좋아졌다가 다시 재발하기를 여러 차례 계속되어 본 의원을 찾아왔다. 진단을 해보니 아랫배가 살살 아프고, 배에서 꾸르륵 소리가 나면 바로 설사를 하고(腸鳴卽瀉), 설사를 하고 나면 통증이 가라앉고(瀉後則安), 배가 팽만하고(腹部脹滿), 속이 울렁거리면서 배가 차고(惡心腹冷), 소화도 잘 안 된다(消和不良).

혀는 연한색이고 태는 희고 작은 알갱이가 덮여있는 듯하며 맥은 가라앉고 가늘다(舌淡苔白膩脈沈細).

2) 치법

신장을 따뜻하게 덥히고 비장을 따스하게 해서, 腸을 견고하게 하여 설사를 멈춘다. (온신난비, 고장지사 – 溫腎暖脾, 固腸止瀉)

3) 방약

백출15g 복령15g 창출12g 계지12g 오수유6g 보골지15g 육두구12g 오약9g 포강9g

4) 방해

비장의 陽이 허하여 시간이 오래 지나면 신장의 陽을 허하게 만들고, 신양(腎陽)이 허하면 陰이 가장 盛한 새벽에 陽이 쇠약해져 새벽닭이 울 시간에 설사를 하게 된다. 또 신양(腎陽)이 약해지면 명문화(命門火)도 쇠약해져 脾土를 따뜻하게 하지 못하기 때문에 비장이 수습을 운반하여 퍼트리는 기능을 수행하지 못하니, 습이 한 곳에 쌓여 설사로 배출되는 것이다. 본 방은 비신(脾腎)의 陽을 따뜻하게 덥히고 명문화를 살려서 腸을 견고하게 하여 설사를 멈추게 하는데 주력하고 있다.

- 복령, 백출, 창출(蒼朮)은 비장을 보하고 중초의 氣를 북돋아 수습(水濕)을 줄여서 설사를 멈추게 한다.
- 보골지(補骨脂), 육두구(肉豆蔻)는 신장을 보하여 명문의 火를 살리고 비장을 따스하게 덥혀서 수습(水濕)을 말려 설사를 줄이게 한다.
- 오수유(吳茱萸)는 맵고 쓰며 열이 많아 간비신(肝脾腎)과 하초를 따뜻하게 덥히고 계지(桂枝)와 함께 陽을 북돋아 설사를 멈추게 한다.
- 오약(烏藥)은 비장과 신장의 陽을 따뜻하게 하여 하초를 덥혀서 寒을 몰아내

고, 氣를 돌려 막힌 곳을 뚫어 통증을 없애고 허한성(虛寒性)의 腸을 따뜻하게 하여 설사를 멈추게 돕는다.

• 포강(炮薑)은 맵고 더운 약성으로 신장과 비장의 陽을 동시에 따스하게 하여 수습(水濕)을 없애면서 설사를 줄어들게 한다.

5) 변증가감

• 안색이 피로하고 먹는 것이 적고 기운이 없어 보이면 황기30g 만삼20g을 추가해 비장을 보하여 기운이 나게 하고 물꼬를 터서 습이 빠져나가도록 돕는다.

• 소변이 시원찮으면 택사15g 저령12g 의이인30g을 추가해서 소변으로 수분을 배출하여 腸으로 가는 수분이 줄어들게 한다.〈傷寒論〉'下利不止.... 復不止者當利小便'

6) 제언

• 오수유(吳茱萸)는 매우 맵고 쓰고 건조하며 熱이 많아서, 쉽게 氣를 상하게 하고 火를 만들어내기 때문에 많은 양을 복용하지 않고 하루 3~6g으로 족하며, 오래 복용하지 않는 것이 좋다. 오수유는 식초에 담갔다가 으깨서 발바닥 중심의 용천혈(涌天穴) 자리에 붙이면 입에 생긴 염증(口瘡)을 치료하고 고혈압을 낮춘다.

• 오약(烏藥)은 신장의 陽이 부족하여 방광이 냉해져 소변을 자주 보거나(頻尿), 어린이들이 밤에 잠을 자다가 오줌을 싸는 유뇨(遺尿)의 증상을 개선한다.

제 2 장

심心 – 뇌병증腦病證

1 현훈 眩暈, Vertigo – 어지러움증, 뇌병변

현훈(眩暈 – 어지러움증)이란 뇌에 혈액과 산소공급이 부족하거나 뇌혈관이 막히는 등의 이유로 신경계의 공간, 평형감각에 병변이 발생해서 주변의 사물은 움직이지 않고 정지되어 있는데 마치 빙글빙글 도는 것 같거나, 갑자기 주위가 캄캄해지면서 사물이 흐릿하거나, 높은 곳에서 떨어지는 듯 아찔하거나, 자세가 불안정하고 걸음걸이가 휘청거리거나, 눈꺼풀과 눈동자가 떨리는 등의 증상이 나타나는 것을 말한다.

증상의 특징

현훈(眩暈 – 어지러움증)은 머리가 어지럽고 눈앞이 캄캄하면서 가물거리는(頭暈目眩眼花) 특징이 있는데, 초기 가벼운 경우에는 눈이 침침하면서 머리가 무겁고(眼花頭重), 다리가 가벼운 느낌이 있거나(兩足覺輕), 주위가 흔들리면서 붕 떴다가 가라앉는(搖晃浮沈) 듯한 느낌도 있는데 이런 증상들은 눈을 감으면 바로 멈춘다(閉目卽止).

그러다가 점점 병세가 중해지면 차나 배에 타고 있는 것처럼 흔들리고(重則如坐車船), 주위의 사물이 빙글빙글 도는 것 같고(視物旋轉), 때로 어지러워서 넘어지기도 한다.

이 외에도 눈이 까칠까칠하고 귀에서 소리가 나며(目澁耳鳴), 잠을 자지 못하고(不寐),허리와 무릎이 시큰거리고 약하며(腰膝酸軟), 속이 울렁거리고 구토가 나며(惡心嘔吐), 얼굴색이 창백하고(面色蒼白), 땀이 나면서 팔다리가 냉해지는(汗出肢冷) 등의 증상이 동반되기도 한다. 이런 증상은 처음에는 몇 달에 한 번 나타나다가 병세가 중해지면 한 달에 몇 번, 혹은 하루에 몇 번 발생하기도 한다.

위와 같은 증세가 점점 심해지면 머리가 터질 듯이 아프고(頭脹而痛), 마음이 답답하고 쉽게 화를 내며(心煩易怒), 팔다리의 감각이 무뎌지거나 팔다리를 떨게 되는데(肢痲震顫), 이것은 중풍(中風)이 오고 있는 전조증상(前兆症狀)이라고 볼 수도 있다.

원인

현훈(어지러움증)은 뇌에 혈액공급이 잘 안되거나, 뇌혈관이 막혀서 일정 부위에 영양과 산소의 공급이 중단되고 있거나, 뇌종양, 뇌졸중, 뇌신경장애 등의 문제가 있을 때 발생하고, 또 달팽이관과 반고리관을 지칭하는 속귀(내이－內耳)에 이석증, 전정신경염, 만성 중이염 등이 생겼을 때 발생할 수도 있고 그밖에 두통, 당뇨합병증, 알러지, 부신피질 및 뇌하수체 부전증, 갑상선기능저하증, 외상 등의 다양한 원인이 있다.

중의학적 원인

1. 간의 양이 위로 치솟다(간양상항－肝陽上亢)

오랫동안 우울하고 분한 감정이 쌓이거나 자주 화를 내는 등 정서적으로 편하지 않으면 간기(肝氣)가 막혀서 火가 생기고, 그 火가 간음(肝陰)을 은연중에 소모시켜서 간음이 부족해지니 당연히 간양(肝陽)이 위(上)로 치고 올라와서 뇌(腦)를 어지럽힌다.

2. 기와 혈이 둘 다 부족하다(기혈양허－氣血兩虛)

오랫동안 병들어 있으면서 기혈(氣血)이 소모되거나, 교통사고나 출산 등의 이유로 피를 많이 흘리고 미처 회복되지 않은 상태이거나, 비위가 약해서 기혈을 만들지 못하는 등의 원인에 의해서 氣와 血이 둘 다 부족하다.

氣가 부족하면 血을 운반하지 못하고, 血이 부족하면 뇌에 영양을 공급하지 못한다.

3. 신장의 精과 髓가 부족하다(신정수허－腎精髓虛)

신장은 선천(先天)의 근본이라서 정(精)을 가둬두고 뇌수(腦髓)와 척수(脊髓)를 만든다.

만약 신장의 陰이 충분하지 않거나 장기질환으로 신장이 상하게 되거나, 색을 탐하여 방사(房事)가 잦으면, 신장의 精이 소모되고 부족해져서 뇌수(腦髓)를 충분히 만들어 채우지 못하기 때문에 머리가 비어 어지러움이 발생한다.

4. 담과 습이 길을 막는다(담습조로-痰濕阻路)

평소 술을 좋아하며 맛나고 기름진 음식을 많이 먹거나, 배가 고파도 안 먹다가 한번 먹으면 폭식을 하는 사람은 비위가 상하여 정미(精微)와 수습을 운반하고 온 몸으로 퍼트려야 하는 기능을 수행하지 못하기 때문에 그 수습이 체내의 어느 부위에 쌓여 습담(濕痰)을 형성하고, 그 습담이 氣의 운행을 막아 뇌(腦)로 가야할 정미(精微)가 가지 못하게 되고, 血도 뇌에 도달하지 못하니 머리가 어지럽게 되는 것이다.

진단요점

1. 머리가 어지럽고 눈이 캄캄하거나 (頭暈目眩), 앞에 보이는 물체들이 빙글빙글 도는데(視物旋轉), 눈을 감아서 괜찮아지면 초기의 가벼운 증세이고, 눈을 감아도 빙글빙글 도는 것 같고 차나 배를 타고 있는 것 같은 느낌이 들면 중(重)한 증세이다.
2. 현훈은 울렁거리고 구토가 나며(惡心嘔吐), 눈알이 떨리고(眼球震顫), 귀에서 소리가 나거나 안 들리고(耳鳴耳聾), 얼굴이 창백하고 땀나는 등의 증세가 동반될 수 있다
3. 현훈은 병세(病勢)가 대개 천천히 진행되면서 서서히 심해지며 반복적으로 발생한다
4. 현훈은 혈색소, 적혈구지수, 혈압, 심전도, 뇌혈류검사(Transcrinial Doppler), 평형기능검사, 청각, 뇌파검사, 경추CT, 신경심리검사 등의 결과를 참조해서 판단한다.

변증요점

1. 장과 부를 분별한다(변장부-辨臟腑)

1) 肝의 陰이 부족하면 간화(肝火)가 생기고, 그 간화 때문에 간양(肝陽)이 위로 치

고 올라와 간양상항(肝陽上亢)이 되니, 어지러우면서 머리가 터질 듯이 아프고 얼굴에는 熱이 확 올랐다가 내리는 증세가 동반된다.

2) 비장이 허하면 氣를 돌리지 못하고 血을 만들지 못하기 때문에 음식을 잘 받아들이지 못하며, 힘이 없고 얼굴이 창백하며 또 수분을 잘 운반하지 못하기 때문에 습담(濕痰)이 퍼지지 못하고 뭉쳐있게 되어, 그로인해 음식물이 잘 소화되지 않고 울렁거리고 어지러우며 머리가 무겁다.

3) 신장의 陰이 허하면 정(精)과 수(髓)가 부족하여 뇌(腦)에 필요한 만큼의 양을 공급하지 못하게 되어 어지러움이 생기고 허리가 시큰거리고 다리가 약하며 귀에서 소리가 나는 이명(耳鳴) 등의 증세가 동반된다.

2. 허증과 실증을 분별한다(변허실 – 辨虛實)

1) 실증(實證)은 병의 기간이 비교적 짧고 신체가 건장하며, 동반되는 증세로는 울렁거리고 구역질이 나며 얼굴이 붉어지고 머리가 터질 듯이 아프다

2) 허증(虛證)은 병의 기간이 비교적 길고 신체가 허약하며, 동반되는 증세로는 피로하고 기운이 없으며 귀에서 소리가 난다(耳鳴).

병이 아주 오래되면 허증이면서 실증을 끼고 있어 허실이 혼합되어 있는 경우가 많다.

3. 습담과 화를 분별하다(변습담화 = 辨濕痰火)

얼굴색이 하얗고 살이 찐 사람은 氣가 허하면서 습담(濕痰)이 있는 것이고, 얼굴색이 거무스레하면서 마른 사람은 血이 부족하면서 火가 있는 것이다.

4. 표와 본을 분별한다(변표본 – 辨標本)

肝과 신장의 陰이 허하고 氣와 血이 부족한 증상은 그 원인이 오래 전부터 내재해온 것이니 본(本)이고, 風, 火, 痰, 瘀는 짧은 기간에 침습한 것이니 표(標)가 된다.

치료원칙

현훈 치료의 중요한 원칙은 '허하면 보하고 실하면 쏟아내는(虛則補實則瀉)' 것과 '음과 양을 조절하는(調節陰陽)' 것이다.

1. 허증은 精氣가 허하면 신장의 陰을 보해서 精을 채우고 髓를 만들며, 기혈이 허하면 비장과 신장을 보하여 조절하고(補調脾腎), 氣를 더하고 血을 기른다(益氣養血).
2. 실증은 담습(痰濕)이 가로 막고 있으면 마땅히 습(濕)을 마르게 하고 담(痰)을 제거하는 조습거담(燥濕袪痰)의 방법을 쓰고, 간화(肝火)가 활활 타오르면 간화의 열을 쏟아 내리는 청간사화(淸肝瀉火)의 방법을 쓰고, 간의 陽이 치고 올라와 火와 風을 만들면, 그 火를 씻어 내리고 진정시키며 가라앉히고 끌어내리는 청진잠강(淸鎭潛降)의 방법을 쓰고, 陰이 허해서 陽이 왕성해지면 陰을 보해서 陽을 가라앉히는 자음잠양(滋陰潛陽)의 방법을 사용한다.

중의학적 원인

1. 간풍이 상부를 어지럽히고, 간양이 상부로 치솟는다

(간풍상요, 간양상항 – 肝風上擾, 肝陽上亢)

1) 증상

앞이 캄캄하면서 어지럽고 귀에서는 소리가 들리며(眩暈耳鳴), 머리가 터질 듯이 아프고(頭痛如脹), 피로해지면 더 골치 아프고 화가 나며(勞則加惱怒), 팔다리가 저리고 떨리며(肢麻震顫), 잠을 잘 못자고 꿈을 많이 꾸며(失眠多夢), 얼굴이 갑자기 붉어지기도 한다(顔色潮紅). 혀는 붉고 태는 누렇고 맥은 가늘고 활시위처럼 팽팽하면서 빠르다(舌紅苔黃脈細弦數).

〈素問 – 玄機原病式〉'諸風掉眩皆屬肝目…風其甚而頭目眩運者…木復生火,風火皆屬陽,多爲兼化,陽主乎動,兩動相搏則爲之旋轉'

2) 치법

간을 안정시켜서 풍을 가라앉히고, 간을 보하고 신장을 이롭게 한다.

(평간식풍, 보간익신 – 平肝熄風, 補肝益腎)

3) 방약

天麻鉤藤飮〈雜病證治新義〉 加減

천마12g 구등15g 석결명20g 치자9g 황금9g 우슬12g 두충12g 익모초12g

상기생15g 야교등15g 복신12g 생강2片

4) 방해

肝과 신장이 虛하면 간의 陽이 치솟아, 火와 熱이 상부(머리)를 휘저어 놓는 까닭에 어지러우면서 정신이 산란해지고, 머리가 아프면서 잠을 잘 못 자게 되는 것이다.

본 방은 두충과 상기생을 써서 간과 신장을 보해서 간을 안정시키고(平肝), 천마, 구등을 사용하여 風을 없애고 상부를 안정시켜 어지러움을 가라앉히는데 주력하고 있다. 〈本草綱目〉'天麻爲治風之神藥也'

- 천마(天麻), 구등(鉤藤)은 肝으로 들어가 간풍(肝風), 간양(肝陽)이 머리와 눈, 귀를 휘저어서 눈을 캄캄하게 하고 머리를 어지럽게 하는 것을 가라앉히고 경락을 뚫고 경맥을 통하게 하여 팔다리가 떨리는 것을 진정시킨다.
- 석결명(石決明)은 간양(肝陽)이 치솟는 것을 가라앉히고 안정시켜 눈이 가물거리고 벌겋게 충혈이 되고, 머리가 어지러운 것을 정상으로 되돌려 평안하게 한다.
- 치자(梔子)는 간, 심, 폐의 熱을 식히고, 황금(黃芩)은 폐, 담(膽), 胃의 열을 씻어내면서 血을 시원하게 하여, 상부의 熱을 씻어내려 눈과 머리를 편안하게 안정시킨다.
- 우슬(牛膝), 두충(杜仲), 상기생은 간과 신장에 들어가 면역력, 지구력을 높이고 허리와 무릎을 튼튼하게 회복시키며 독맥(督脈)을 견고하게 지켜 머리를 안정시킨다.
- 복신, 야교등은 심장을 편하게 하고 정신을 안정시켜서 잠을 푹 자게 하며 꿈을 적당히 꾸게 하여 피로감을 줄인다.
- 익모초는 간, 심장으로 들어가 열을 내리고 혈을 돌려서 머리, 눈을 맑고 밝게 한다.
- 생강(生薑)은 중초를 따뜻하게 하여 찬 성질의 약들이 위장을 상하지 않게 견제한다.

5) 변증가감

- 오후에 열이 확 오르고 손발바닥과 가슴에 열이 나며, 가슴이 두근거리고 침이 바짝 마르며, 혀가 빨갛고 태가 적으며 맥이 가늘고 빠르면 이것은 陰이 허한 증상이니, 생지황15g 맥문동12g 하수오15g 백작15g을 추가해서 폐, 심장, 간, 신장의 陰을 보충하여 熱을 내려 안정시킨다.
- 눈이 빨갛고 입이 쓰며 머리가 어지럽고, 혀는 붉으며 태가 누러면서 마르고, 맥이 거문고 줄처럼 팽팽하며 빠르면 이것은 간양이 치솟은 것이니 용담초9g 목단피12g 하고초9g 국화12g을 추가해 간의 열을 내리고 陽을 가라앉혀 눈, 머리를 맑게 한다.
- 어지러움과 구토가 심하고 손발이 저리고 떨리면 陽이 움직여서 風이 생긴 것이니, 진주모20g 생용골30g 생모려30g 대자석20g을 추가해서 간양(肝陽)을 누르고 간풍(肝風)을 잠잠하게 안정시킨다.

6) 제언

- 구등(鉤藤)은 열을 가하면 혈압을 내리고 중추신경의 흥분을 억제하는 유효성분인 구등감(鉤藤鹻)이 파괴되므로 20분 정도만 끓여야 한다(後下).

  구등은 보통 하루 10~15g을 사용하는데, 병세가 중하거나 급할 때는 30g까지 사용해도 되지만, 병세가 호전되어감에 따라서 양을 줄여야 한다.

  어린 아이가 놀라서(경기－驚氣) 밤새 울 때에 구등6g 선태(蟬蛻)6g 박하3g을 끓여서 먹이면 肝이 안정되면서 경기가 가라앉는다.
- 치자는 쓰고 찬 약성으로 삼초의 火를 씻어내고 심장의 열과 간담의 습열과 폐, 위장의 열을 없애고 안정을 시킨다. 生치자는 기분(氣分)으로 들어가 火를 없애고, 볶은 炒치자는 혈분(血分)으로 들어가 코피나 혈뇨, 토혈(吐血) 등의 출혈을 지혈시킨다.

  치자는 쓰고 찬 약성이라서 위장을 상하게 할 수 있으니, 비위가 차거나 약해서 소화가 잘 안되고 자주 설사를 하는 사람에게는 사용하지 않는다.
- 우슬은 간과 신장을 보하고 근육과 뼈를 튼튼하게 하는 용도로 쓸 때는 술에 담가서 주제(酒制)한 것을 쓰고, 나머지 血을 돌리고 월경을 조절하고 수분을 내보내고, 상부의 熱을 끌어내리는 등의 용도로 쓸 때는 生으로 사용한다.

• 석결명은 잘게 부숴서 망사포에 넣어 1시간 정도 먼저 끓이다가(先煎) 다른 약재들과 합해서 끓인다.

2. 간과 담의 실화가 상부로 타오르다(간담실화상염 – 肝膽實火上炎)

1) 증상

머리가 아프고 어지러우며(頭痛而暈), 눈이 붉게 충혈이 되고 입이 쓰며(目赤口苦), 가슴과 옆구리가 팽팽하게 아프고(胸脇脹痛), 잠을 잘 못 자는데 꿈은 많이 꾸고(少寐多夢), 초조해하고 화를 잘 내며(煩燥易怒), 커피색 오줌이 찔끔찔끔 나오고(小便短赤), 귀가 붓거나 들리지 않는다(耳腫而聾).

혀는 붉고 태는 누러면서 기름때가 덮여있는 듯하고 맥은 거문고 줄처럼 팽팽하면서 빠르다(舌紅苔黃膩脈弦數).

2) 치법

간과 담의 열을 내리고 실화를 쏟아버린다(청간담사실화 – 淸肝膽瀉實火).

3) 방약

龍膽瀉肝湯〈醫方集解〉 加減

용담초9g 황금12g 치자12g 당귀12g 생지황9g 택사12g 차전자9g 시호9g
생감초9g 생용골(生龍骨)30g 생모려(生牡蠣)30g

4) 방해

肝膽의 실화(實火)가 위로 뻗쳐 올라와서 상부를 휘저어 놓은 까닭에 머리가 어지럽고 귀가 붓고 눈이 충혈이 되는 등의 증상이 생기는 것이다.

본 방에서는 쓰고 찬(苦寒) 약성의 용담초, 황금, 치자를 투입하여 간의 熱과 火를 씻어 내리고 당귀, 생지황을 써서 陰을 채워서 火熱을 내리고 상부를 안정시켜 어지러움을 줄이는데 중점을 두고 있다.

• 용담초(龍膽草), 황금, 치자는 肝과 심장의 熱을 내리고 간화(肝火)를 씻어 버린다.
• 택사, 차전자는 신장 방광의 熱을 소변을 통해서 쏟아내고 배뇨가 잘 되도록 돕는다.

- 시호(柴胡)는 뭉쳐있는 氣를 풀고 울적한 간담을 달래서 氣를 사방으로 소통시킨다.
- 당귀, 생지황은 음(陰)을 만들고 血을 채워서 간을 부드럽게 하고 熱을 내린다
- 감초는 쓰고 찬 약재들이 위장을 상하게 하지 않도록 보호하며, 여러 약이 섞여도 약효를 잘 발휘할 수 있도록 도우며, 상초(上焦)의 열을 끌어 내린다.
- 용골(龍骨), 모려(牡蠣)는 肝을 평안하게 하고 陽을 가라앉히며(平肝潛陽), 놀란 마음을 진정시키고 정신을 안정시키고(鎮驚安神), 뭉친 것을 풀어준다(散結).

5) 변증가감

- 구역질, 구토가 자주 생기며 입이 쓰고 마르면 胃에 熱과 氣가 치받쳐 올라오는 것이니 대자석20g 죽여12g을 추가해서 胃의 熱과 氣를 가라앉히고 편안하게 한다.
- 간화(肝火)가 風으로 변하고, 간풍(肝風)이 내동(內動)하여 팔다리가 저리고 감각이 무뎌지고 손발이 떨리면, 이는 중풍의 전조증상이니 전갈12g 오공(蜈蚣－지네)3條 강잠(僵蠶－누에)12g 지룡(地龍－큰지렁이)30g을 추가해서 肝을 안정시키고 風을 가라앉혀 경락을 통하게 해서 저리고 떨리는 것을 진정시킨다.
- 작은 일에도 쉽게 화를 내고, 억울하고 분한 생각에 마음이 상하면 시호12g 지각9g 향부12g 합환피20g 야교등30g을 추가해서 肝을 소통시키고 뭉친 것을 풀어 정신을 안정시킨다(疏肝解鬱安神).
- 肝에 피가 부족하여 눈이 아프고 모래가 들어있는 듯 까칠까칠하면 이는 간혈(肝血)이 부족한 것이니 숙지황20g 백작15g 결명자15g을 추가해서 간혈(肝血)을 보하고 마른 눈을 윤택하게 해준다(補肝血潤燥).
- 심장과 간에 혈이 부족하여 깊게 잠을 못자고 설쳐서 늘 피곤하면 산조인15g 야교등30g 백작15g을 추가해서 心肝의 혈을 보하여 마음을 편하게 한다(補心肝血安神).

6) 제언

- 용담초(龍膽草)는 약성이 매우 쓰고 차기 때문에 비위가 허약한 사람에게는 사

용하지 않고, 陰이 허하여 진액이 상한 사람에게는 신중하게 사용해야 한다

- 황금은 열을 내리는 청열(淸熱)은 生황금을 쓰고, 복중 태아를 안전하게 하는 안태(安胎)는 볶은 초(炒)황금을 쓰고, 지혈하는 용도로는 볶고 태운 초탄(炒炭)황금을 쓰고, 상초(上焦)의 열을 내리는 용도로는 술에 볶은 주초(酒炒)황금을 쓴다.
  오랫동안 성장한 황금의 뿌리는 폐의 熱을 내리는데 좋고, 짧은 기간 성장한 황금의 뿌리는 대장의 熱과 하초의 습열을 제거하는데 효과가 좋다. 황금은 약성이 쓰고 차기 때문에 비위가 차고 약한 사람이나, 임신부는 신중하게 사용하거나 禁해야 한다.
- 차전자는 알갱이가 작아서 망사포에 넣고 끓여야 뜨거나 흩어지지 않는다. 차전자를 단방으로 끓여서 茶 먹듯이 마시면 가래를 삭이고 소변이 잘 배출되도록 이뇨작용을 하여 혈압을 내린다.
- 본 방에는 목통(木通)이 있지만, 목통은 신장을 상하게 하고 여러 암을 일으키는 원인이 되는 아스토로크산(aristorochic acid－마두령산 馬兜鈴酸)을 함유하고 있기 때문에 사용을 禁하고 있다.

3. 담습과 혼탁한 물질이 머리를 흐리게 한다(담습예탁상몽－痰濕穢濁上蒙)

1) 증세

머리가 마치 뭔가 덮여있는 것처럼 무겁고(頭重如蒙), 보이는 사물들이 빙글빙글 돌고(視物旋轉), 가슴이 답답하고 속이 울렁거리며(胸悶惡心), 가래와 침을 토해내고(嘔吐痰涎), 나른하고 힘이 없다(倦怠無力).

설태는 희고 작은 알갱이들이 덮여있는 듯하고 맥은 거문고 줄처럼 팽팽하고 쟁반위에 구슬이 구르는 듯하다(苔白膩脈弦滑).

〈丹溪心法－頭眩〉'頭眩,痰挾氣虛幷火,治痰爲主,挾補氣藥及降火藥,無痰則無眩'

2) 치법

습을 말리고 담을 없애며, 간을 안정시키고 풍을 제거한다.

(조습거담, 평간식풍－燥濕祛痰, 平肝熄風)

3) 방약

半夏白朮天麻湯〈醫學心悟〉 加減

반하12g 백출15g 천마12g 복령12g 진피12g 생강2片 대추3枚 자감초6g 구등15g 창출12g

4) 방해

비장이 약해서 濕을 조절하지 못하면 습이 쌓이고, 그 습이 담(痰)을 만들고, 그 담이 모여서 청양(淸陽)을 가로막기 때문에 간풍(肝風)이 내동(內動)하고, 풍담(風痰)이 위로 치솟아 상부를 휘저어서 머리가 어지럽고 몽롱한 것이다. 본 방은 비장을 건실하게 하여 濕을 말리고 痰을 없애서 肝을 안정시키고 風을 잠재우는데 주력하고 있다.

- 천마(天麻), 구등(鉤藤)은 간풍을 없애고 간양을 가라앉혀서(熄風潛陽) 어지러운 머리와 침침한 눈을 안정시키고, 경락을 뚫어 떨리는 팔다리를 진정시킨다(通絡止痙).
- 반하(半夏)는 습을 말리고 담(痰)을 삭이며, 胃에서 치밀어 올라오는 구역질을 가라 앉히고(降逆止嘔), 딱딱한 것을 없애고 뭉친 것을 풀어준다(消痞散結).
- 백출, 복령, 자감초는 비장을 튼튼하게 하여 담(痰)을 삭이고 뭉쳐있는 습(濕)을 퍼트리며 수분을 끌고 방광으로 가서 소변으로 내 보낸다.
- 생강(生薑)은 위장을 따스하게 하고 구역질을 가라앉히며, 대추(大棗－대조)는 중초의 기를 원활하게 돌리고 여러 약재들이 충돌하지 않도록 중간에서 조절한다.
- 창출(蒼朮)은 맵고 쓰면서 따뜻한 약성으로 중초에 뭉쳐있는 담습(痰濕)을 건조하게 말려서 팽팽하고 답답한 중초를 뚫고, 울렁거리면서 토하려는 것을 진정시킨다.

5) 변증가감

- 위장 부위가 꽉 막혀있고 음식물이 잘 내려가지 않으며 복부가 팽팽하면 백두구12g 사인12g 목향9g을 추가해서 중초의 氣를 돌리고 습을 제거하여 아래로 통하게 한다.

- 몸과 팔다리가 무겁고 축 처지면 곽향12g 석창포12g 패란12g을 추가해서 비장을 깨워 습을 없애고 막힌 곳을 뚫어 경맥을 통하게 해서 몸을 가볍게 만든다.

6) 제언

- 반하(半夏)는 독성이 있기 때문에 법제(法制)를 해서 써야 하는데, 강반하(薑半夏)는 구역질, 구토와 같이 거꾸로 밀고 올라오는 것을 내리는데 장점이 있고, 법반하(法半夏)는 습을 말리는데 장점이 있다. 반하는 부자와 함께 쓰지 않는다(十八反).

4. 기와 혈이 둘 다 부족하다(기혈양허－氣血兩虛)

1) 증상

머리가 어지럽고 눈이 침침한데(頭暈目眩), 가만히 있을 땐 덜하지만 움직이면 더 심해지고(動則加劇), 얼굴색이 창백하며(面色蒼白), 안색이 피로하고 힘이 없으며(神疲乏力), 가슴이 두근거리고 잠을 잘 못 잔다(心悸失眠).

혀는 연한색이고 태는 엷고 희며 맥은 가늘고 약하다(舌淡苔薄白脈細弱).

2) 치법

기를 더하고 혈을 보하며 비장을 튼튼하게 하고 심장을 자양한다.

(익기보혈, 건비양심－益氣補血, 健脾養心)

3) 방약

歸脾湯〈濟生方〉 加減

황기30g 백출15g 인삼9g 복신12g 용안육20g 산조인20g 원지12g 목향9g

당귀12g 생강3片 대추5枚 자감초6g

4) 방해

脾胃는 기혈을 만드는 원천이고(脾胃爲氣血生化之源), 심장은 血을 주관하고 정신을 간직한다(心主血而藏神). 그런데 비장이 약해지면 氣血을 생성하지 못하여 기력이 쇠해지고 어지러우며 눈이 침침하고, 또 심장이 약해지면 불안해하면서 정신을 간직하지 못하여 잠을 잘 이루지 못하게 된다. 본 방은 비장을 보하여 기혈을 채우고, 심장을 보하여 血을 주관하고 정신을 안정시키며 어지러움을 줄이는데 주력하고 있다.

- 황기, 인삼, 백출은 心脾를 보하여 氣를 이롭게 해서 상중초(上中焦)를 편하게 한다.
- 용안육(龍眼肉)은 脾氣를 살리고 心血을 보충하며, 당귀(當歸)는 심장과 비장의 조혈(造血) 작용을 돕고 肝血을 움직여서 머리, 눈을 편하게 한다.
- 복신(茯神)은 심장을 편안하게 하고 정신을 안정시켜 불안을 없애고 두려움을 극복하게 하며 머리를 맑게 한다.
- 산조인(酸棗仁), 원지(遠志)는 心肝을 편안하게 하여 정신을 세워 머리를 맑게 한다.
- 목향(木香)은 中焦의 氣를 다스리고 비위를 촉진하여 수습을 운반하는 것을 돕는다.
- 생강, 대추, 감초는 중초의 氣를 살리고 위장을 따뜻하게 하여 소화를 도우며 여러 약재들이 잘 어울려 효과를 낼 수 있도록 중재한다.

5) 변증가감

- 입술에 핏기가 없고 손톱에 붉은 색이 적고 어지러움이 있으면 血이 부족한 것이니 숙지황20g 백작20g 천궁12g 만삼20g을 추가해서 氣血을 보하고 上下部로 공급한다.
- 찬 것을 싫어하고 손발이 차며 배가 싸늘하고 은은하게 아프면 고량강12g 포강(炮薑)9g 계지12g을 추가해 위장과 복부를 따뜻하게 덥히고 熱을 손발로 보낸다.
- 胃가 팽만하면서 답답하면 지각12g 진피12g 후박9g을 추가해서 비장을 건실하게 하고 胃를 편안하게 하여(健脾和胃) 습을 없애고 뭉친 것을 풀어준다(化濕解結)
- 소변이 시원치 않고 허리가 시큰거리면 택사12g 저령12g 속단15g 두충12g을 추가해 肝과 腎을 보하여 허리를 튼튼하게 하고 방광의 氣化를 도와 소변을 배출시킨다.

6) 제언

- 황기(黃芪)는 氣를 더하고 중초를 보할 때는 구운 자(炙)황기를 사용하고 수분

을 유통시켜 부은 것을 뺄 때나 고름을 밀어내고 새 살이 돋아나게 할때는 生황기를 사용한다. 일반적으로 하루 15~30g을 쓰지만 병세가 급하고 중하면 60g을 사용할 수도 있는데 병세가 호전됨에 따라서 적절히 줄여야 한다. 황기는 陰이 허하고 陽이 왕성한(陰虛陽亢) 사람이나 몸에 적체(積滯)가 있는 사람에게는 사용하지 않는다.

- 인삼은 보통 하루 3~12g을 사용하는데, 병세가 급하고 중하면 30g까지 써도 되지만 병세가 호전되어감에 따라서 양을 적절히 줄여야 한다.
- 생강은 매운 맛이 강하므로 음이 허한 사람과 위염, 위궤양이 있는 사람에게는 양을 줄이거나 위벽을 보호하는 약을 첨가하는 등 신중히 사용해야 한다.
- 대추(大棗－대조)는 달고 따뜻한 약성으로 脾胃經으로 들어가 중초를 보하고 氣를 더하여 비허(脾虛)로 인한 소화불량, 설사, 권태, 무력감을 개선하고, 또 血이 부족하여 얼굴이 누렇게 뜨고, 황홀했다가 초조해하고 불안해하다가 아무 말도 안하는 등 정신이 불안한 장조(臟躁) 증상이 있을 때 血을 만들어 주고 정신을 안정시켜주며, 다른 약재들의 약성이 한 쪽으로 강하게 치우쳐 매우 차던가(冷), 덥던가(熱), 맵던가(辛), 시큼하던가(酸), 쓰던가(苦) 하고, 또 독성이 있는 약을 사용할 때, 그 강한 약성과 독성의 부작용을 완화시켜 준다.

5. 간과 신장의 음이 부족하다(간신음허－肝腎陰虛)

1) 증상

머리가 어지럽고 눈이 캄캄하며(頭暈目眩), 양쪽 눈이 메마르고 뻑뻑하며(兩目乾澁), 잠을 적게 자고 잘 잊어버리며(少寐健忘), 가슴이 답답하고 입이 마르며(心煩口乾), 낮이나 밤에 잘 때에 땀이 저절로 나오고(自汗盜汗), 귀에서 소리가 들리고 힘이 없으며(耳鳴乏力), 허리가 시큰거리고 무릎이 약하다(腰酸膝弱). 혀는 붉고 태는 적으며 맥은 가늘다(舌紅苔少脈細).

2) 치법

간과 신장을 자양하고 보하여, 정을 채우고 뇌수를 더한다.
(자보간신, 전정익수－滋補肝腎, 塡精益髓)

3) 방약

左歸丸〈景岳全書〉 加減

숙지황30g 산약15g 산수유15g 구기자12g 토사자15g 녹각교15g
귀판교(龜板膠)15g 우슬12g

4) 방해

신장은 정(精)을 저장하고 수(髓)를 만드는데, 신장이 약하면 정과 수를 저장하지도 만들지도 못하므로 머리가 비어 어지럽고 캄캄하게 되는 것이다.

본 방은 肝과 신장을 자양하고 보하여 정(精)과 수(髓)를 채워서 머리와 눈을 맑게 하고 어지럽지 않으며 잠을 잘 자게 하는데 주력하고 있다.

- 숙지황(熟地黃), 산수유(山茱萸)는 가슴이 답답하고 머리가 어지러우며 잠을 잘 못자는(心悸頭暈失眠) 증상이 있을 때 血을 보하여 완화시키며, 밤에 자는 중에 땀이 나거나 갈증이 심하거나(盜汗口渴), 오후에 열이 확 오르거나 뼈에서부터 熱이 빠져나오는 듯(潮熱骨蒸) 할 때 陰을 채워서 증상을 가라앉히고, 허리와 무릎이 시큰거리고 아프며 귀에서 소리가 나면(腰膝酸痛耳鳴) 陰을 자양하여 精을 더하고 髓를 채워서(補血益精塡髓) 음허(陰虛)의 증상들을 제거한다.
- 산약(山藥)은 비장의 氣를 보하여 중초의 막힌 것을 뚫고, 폐와 신장의 氣를 더하며 陰을 자양하고 精을 가두며 갈증을 없앤다.
- 구기자(枸杞子)는 간과 신장의 陰을 보하고, 정혈(精血)을 만들어 허리를 튼튼하게 하고 어지러움과 이명을 없애며, 침침한 눈을 밝게 한다.
- 토사자(菟絲子)는 신장의 陰과 陽을 보하여 精氣를 만들고 견고하게 지키며 肝에 血을 저장하여 눈을 밝게 한다.
- 녹각교(鹿角膠)는 肝을 따스하게 보하고 腎陽을 더해서 精과 血을 만들고 채운다.
- 귀판교(龜板膠)는 陰을 채워 陰虛의 火를 끄고, 신장을 보하여 뼈를 튼튼하게 한다.

5) 변증가감

- 얼굴이 창백하고 숨이 가쁘며 가만히 있어도 저절로 땀이 흐르면 황기30g 백출

20g 방풍12g을 추가해 氣를 돌려 편히 숨을 쉬게 하고 위기(衛氣)를 견고히 하여 땀을 막고 얼굴색을 회복하며, 오미자12g을 추가해 신 맛으로 수렴하여 땀의 방출을 막는다.

- 양쪽 손발바닥과 가슴에서 뜨거운 열이 나고(五心煩熱), 뼈에서 열이 나는 것 같고 오후만 되면 얼굴로 열이 확 올라오며(骨蒸潮熱), 맥이 가늘고 빠르면 陰이 부족한 것이니 지모12g 황백9g 현삼12g 목단피9g을 추가해서 陰을 보하고 熱을 내린다.
- 폐와 胃에 陰이 부족하여 열이 생겨서 입이 마르고 건조한 기침을 하며, 속이 울렁거리고 헛구역질을 하면(惡心空嘔) 사삼12g 맥문동12g 옥죽12g을 추가해 폐와 胃의 陰을 보하여 열을 내리고 윤택하게 한다.

6) 제언

- 산수유(山茱萸)는 하루 6~15g을 쓰는데, 급하게 고삽(固澁)할 때는 30g을 쓸 수 있지만 병세가 완화됨에 따라 줄여야 한다. 습열이 내재해 있거나 소변이 잘 안 나오는 사람에게는 쓰지 않고, 목이 말라 물을 많이 마시고 소변을 많이 보는 소갈증(消渴證)에이 있으면 산약30g 생지황15 천화분12g 맥문동12g 옥죽15g 황기50g을 같이 복용하면 효과가 좋다.
- 귀판교와 녹각교는 교질(膠質)로 단단하게 만들어져 있으므로, 불에 서서히 달군 용기의 뜨거운 물속에서 바닥에 눌러 비비면서 천천히 녹인 후 다른 약재와 섞는다.

  녹은 후에도 끈적끈적하기 때문에 소화에 장애가 될 수 있으므로 胃가 약하거나 설사하는 사람에게는 주의해서 사용해야 한다.

  목향12g 진피12g을 추가하면 소화 장애를 피하고 무난하게 복용할 수 있다.

6. 뭉친 혈이 뇌로 통하는 경맥을 가로막다(어혈조규 – 瘀血阻竅)

1) 증상

눈이 캄캄하고 어지러우며 머리가 아프고(眩暈頭痛), 잠을 잘 자지 못하며 자꾸 잊어버리고(失眠健忘), 가슴이 두근거리며 활기가 없고(心悸不振), 귀에서 소리가 나거나 아무것도 안 들리며(耳鳴耳聾), 얼굴과 입술이 어두운 자색이다(面脣

紫暗).

혀는 군데군데 피가 뭉친 것 같은 점과 무늬가 있고(舌有瘀点瘀斑), 맥은 가늘고 대나무를 긁듯이 까칠하거나 혹은 거문고 줄처럼 팽팽하면서 까칠까칠하다(脈細澁或弦澁).

2) 치법

혈을 돌리고 기를 움직여서 막힌 경락을 뚫고 뇌로 통하게 한다.

(활혈행기, 통규조락－活血行氣 通竅阻絡)

3) 방약

通竅活血湯〈醫林改錯〉 加減

사향분0.15g 도인12g 홍화12g 적작9g 천궁9g 생강3片 총백12g 석창포9g 대추5枚 지각9g 목향9g

4) 방해

탁한 血이 뇌혈관에 뭉쳐서 어혈(瘀血)을 만들어 혈액의 순환을 방해하면 영양분과 산소가 잘 공급되지 않아 뇌세포가 차츰 죽어가게 되고, 아울러 기억력이 떨어지며 어지럽게 된다. 본 방은 혈액을 잘 통하게 하여 막힌 뇌혈관을 뚫어서 영양과 산소를 공급하여 뇌세포를 재건해서 기억력을 살리고 어지러움을 없애는데 주력하고 있다.

- 사향(麝香)은 강한 향기로 뇌로 통하는 경맥을 열어주고(芳香開竅), 혈액을 돌려서 뭉친 것을 풀어(活血散結) 경락을 소통시키고 통증을 없앤다(通絡止痛).
- 도인, 홍화, 천궁, 적작은 혈을 돌려 뭉친 것을 풀고, 경락을 순환시켜 뇌를 깨운다.
- 총백(葱白), 석창포(石菖蒲)는 陽을 소통시켜 뇌로 가는 경맥을 열어준다(通陽開竅).
- 생강은 폐와 胃를 따뜻하게 하고 氣를 사방으로 펼쳐 혈을 돌리는데 도움을 준다.
- 지각(枳殼), 목향(木香)은 氣를 돌려 막힌 곳을 풀어주고 담(痰)을 삭여서 뇌로 통하는 경맥을 열어 기혈(氣血)이 뇌로 통하게 한다.

5) 변증가감

- 머리가 어지럽고 얼굴이 파리하며 기운이 없고 축 늘어지면 氣血이 부족한 것이니 황기30g 만삼20g 숙지황20g 당귀15g 백작20g을 추가해서 氣와 血을 보한다.
- 양 옆구리 중 어느 한 쪽 아래에 덩어리가 만져지면서 통증이 있으면, 간이 울결이 되면서 혈액이 통하지 못하고 뭉쳐있는 것이니, 울금12g 현호색12g 천련자 12g을 추가해서 肝氣를 소통시키고 혈을 돌려서 뭉쳐있는 어혈을 풀고 통증을 없앤다.

(6) 제언

- 사향은 그 향기로써 12경맥과 삼초(三焦)를 두루 돌아다니며 막힌 곳을 뚫어 통하게 하는데, 많은 양을 오래 복용하면 정기(正氣)가 상하니 3개월 정도 장기 복용할 때는 하루 0.1~0.15g이 적당하고, 2주일 정도 단기 복용할 때는 0.15~0.25g도 가능한데 환자의 정기에 따라서 양을 적절하게 조절할 필요가 있다. 보관을 허술하게 해서 향이 날아가면 효력이 떨어지니 밀봉해서 냉장고에 보관하는 것이 좋다.
- 도인(桃仁)은 딱딱해서 물이 침투하기 어려우니 부숴서 끓여야 좋은 약효를 얻을 수 있고, 독성이 있기 때문에 많은 양을 먹거나 장기 복용을 하면 두통, 심계항진이나 눈이 침침해지는 등의 부작용이 나타날 수 있고, 복숭아 알레르기가 있는 사람은 심하면 호흡곤란이나 위중한 쇼크가 올 수 있으니 신중해야 한다.

  또 통변(通便) 기능이 있으므로 설사를 하는 사람은 설사가 멎은 후에 복용하는 것이 좋고 활혈(活血)작용이 강하기 때문에 임산부는 禁하는 것이 좋다.
- 홍화(紅花)는 동맥경화와 협심증을 치료하는데 있어 단삼과 같이 배합하여 쓰면 좋은 효과가 있다. 홍화는 혈을 돌리는 효능이 강하므로 평소 출혈이 있는 사람과 임신부는 주의하거나 禁하는 것이 좋다.
- 총백(葱白)은 파의 뿌리와 파란 부분을 제외한 하얀색 줄기 부분인데, 사향을 사용할 때 총백을 함께 사용하면 뚫고 나가는 효과가 더 좋아진다.

임상사례

1. 간열내울(肝熱內鬱)型

1) 증상

33세 여자, 1년 전부터 원인이 명확하지 않은 어지러움과 정신이 집중되지 않는 것 때문에 직장생활에 적잖은 곤란을 당하고 있어서 본 의원을 찾아왔다.

진단을 해보니 어지럽고 주위 사물이 빙글빙글 돌며, 월경이 뒤로 늦춰지고 있으며(月經週期推後), 온 몸에 힘이 없고(全身乏力), 양쪽 또는 한쪽 눈이 붉게 충혈이 되고 입이 쓰며(目赤口苦), 초조해하고 화를 잘 내며(煩燥易怒), 잠을 잘 못 자는데 꿈은 많이 꾸고(少寐多夢). 얼굴과 입술이 어두운 자색이다(面脣紫暗).

혀는 어두운 홍색이고 태는 누렇고 맥은 거문고 줄처럼 팽팽하면서 빠르다(舌暗紅苔黃脈弦數).

2) 치법

간의 열을 내리며 뭉친 것을 풀고 혈을 활기차게 돌려서 뇌를 깨운다.
(청간해울, 활혈성뇌 – 淸肝解鬱, 活血醒腦)

3) 방약

치자12g 하고초9g 울금12g 백작15g 구기자15g 목단피9g 적작약9g 석창포12g 목향12g 감초6g

4) 방해

肝의 熱이 위로 올라와서 상부를 휘저어 놓은 까닭에 머리가 어지럽고 눈이 충혈되는 등의 증상이 생기고, 탁한 血이 뇌혈관에 뭉쳐서 어혈(瘀血)을 만들어 혈액의 순환을 방해하면 영양분과 산소가 잘 공급되지 않아 뇌세포가 줄어들고 기억력이 떨어지며 어지럽게 된다. 본 방은 肝의 熱을 내리고 뭉친 것을 풀어주며 血을 활기차게 돌려서 뇌(腦)에 신선한 산소와 혈액을 공급하여 뇌를 맑게 하는데 중점을 두고 있다.

• 치자(梔子), 백작(白芍), 목향(木香), 구기자(拘杞子)는 上記되어 있으므로 생

략한다.

- 하고초(夏枯草)는 쓰고 매우면서 찬 약성으로 간화(肝火)를 내려서 두통과 어지러움, 눈이 붉게 충혈이 되는 것을 가라앉히고 종기처럼 뭉친 것을 흩어놓는다.
- 울금(鬱金)은 맵고 쓰면서 찬 약성으로 간담(肝膽)으로 들어가 간담의 습열과 심장의 열을 씻어 내리고, 氣를 돌려 뭉쳐있는 것을 풀며 血을 활기차게 움직여서 가슴, 옆구리, 복부의 통증을 가라앉히고 뇌에 혈액을 보내서 정신을 맑게 한다.
- 목단피(牡丹皮), 적작약(赤芍藥)은 간으로 들어가 영혈분(營血分)의 실열(實熱)을 내리고, 간을 소통시켜서 뭉친 것을 풀고 血을 서늘하게 하며, 血을 활기차게 돌려 막힌 곳을 뚫어 머리에 혈액이 잘 올라갈 수 있도록 돕는다.

5) 변증가감

- 잠을 잘 못자고 꿈을 많이 꾸며 잘 잊어버리면(失眠多夢健忘), 심장과 신장이 서로 교통하지 못하는(心腎不交) 것이니, 아교12g 산조인15g 야교등30g을 추가해서 심장과 신장이 서로 교통하여 잠을 잘 자게하고 마음을 편안하게 한다.
- 귀에서 매미 우는 소리가 들리거나 소리가 겹쳐서 들리면 총백(葱白)15g 울금 12g 석창포12g을 추가해서 막힌 경락을 뚫고 담습(痰濕)을 없애서 귀를 안정시킨다.

6) 제언

- 울금은 생산지와 색깔에 따라서 크게 둘로 나누는데, 색이 노랗고 주로 중국 사천성(四川省)에서 생산되는 黃울금은 氣를 돌리고 뭉친 것을 풀어주는데(行氣解鬱) 효과가 좋고, 암흑색이면서 주로 절강성(浙江省)의 온주(溫州)에서 많이 생산되는 黑울금은 血을 활기차게 돌리고 막힌 것을 뚫어주는데(活血化瘀) 효과가 좋다.

  현대 임상에서는 담즙분비를 촉진시키고 담낭내의 미생물을 억제하여 담결석을 예방하며 肝세포가 손상되는 것을 억제하고 보호하며, 항염(抗炎)과 진통작용을 하는 것으로 증명되었고, 습열성(濕熱性), 기체혈어형(氣滯血瘀型)의 결석증(結石症)에 효과가 좋아서 중국에서는 임상에 많이 사용하고 있다.

- 목단피(牡丹皮)는 生으로 사용하면 열을 흩어놓고 혈을 서늘하게 하며(散熱凉血), 술에 볶아서(酒炒) 사용하면 血을 활기차게 돌려 막힌 곳을 뚫어주고(活血祛瘀), 볶고 태운 초탄(炒炭) 상태로 사용하면 지혈(止血)을 한다.

2. 기혈양허(氣血兩虛)型

1) 증상

32세 여자, 6개월 전부터 어지러움이 반복적으로 지속되어 오다가 최근 1개월 전부터는 증상이 심해져 병원에 갔는데 별다른 원인을 찾지 못했고 혈압이 약간 낮았다.

1주일 전부터 아침에 일어날 때 많이 어지러워 휘청거리고 아이들 돌보기도 힘들어서 친정어머님이 가사를 돌봐주시는 가운데 본 의원을 찾아왔다.

진단을 해보니 어지럽고 눈앞이 캄캄하며(頭暈目眩), 울렁거리고 구토가 나며(惡心嘔吐), 밥을 먹은 후에 속이 그득하고 팽팽하며(食後胃脘脹滿), 월경 때는 감정이 좋지 않으며(月經感情欠佳), 안색이 피로하고 힘이 없으며(神疲乏力), 가슴이 두근거리고 잠을 잘 못 잔다(心悸失眠).

혀는 연한색이고 태는 엷고 희며 맥은 가늘고 약하다(舌淡苔薄白脈細弱).

2) 치법

비장을 튼튼하게 하여 기를 더하고 심장을 자양하여 혈을 보충한다.

(건비익기, 양심보혈 - 健脾益氣, 養心補血)

3) 방약

인삼12g 백출15g 복령15g 황기30g 숙지황20g 백작15g 당귀15g 천궁9g 목향6g 대추5枚 생강3片

4) 방해

비위(脾胃)는 기혈을 만들어내는 원천이고(氣血生化之源), 심장은 血을 주관하고 정신을 간직한다(心主血而藏神). 그런데 비장이 약해지면 氣血을 생성하지 못하여 기력이 쇠해지고 어지러우며 눈이 침침해지고, 또 심장이 약해지면 불안해하면서 정신을 간직하지 못하여 잠을 잘 자지 못하게 된다. 본 방은 비장을 보하여 기혈을 채우고, 심장을 보하여 혈을 주관하고 정신을 안정시키며 어지러움을 줄이는데 주력하고 있다.

- 인삼(人蔘)은 원기(元氣)를 보하는데 특히 심장을 강하게 하여 정신을 안정시키고, 비장을 튼튼하게 하여 생화(生化)의 근원을 자생하고, 陽을 만들고 陰을 성장시키며 氣를 더하고 血을 만드는 것을 돕는다.
- 백출, 복령, 황기는 비장을 도와 중초의 氣를 북돋아 생화(生化)의 근원을 만든다.
- 숙지황(熟地黃), 당귀, 백작은 간과 신장의 陰을 보하고 血을 만들며 정수(精髓)를 채워서 혈허(血虛)로 인한 심계(心悸), 두통, 어지러움, 불면증 등을 완화시킨다.
- 천궁, 당귀는 간담(肝膽)과 심장으로 들어가서 氣를 움직이고 血을 활기차게 돌려 뭉친 것을 뚫고 통증을 없애며, 血을 위로 끌어올려 뇌에 뿌려서 머리를 맑게 한다.
- 목향(木香), 생강(生薑), 대추는 중초의 氣를 따뜻하게 하고 濕을 제거하며 氣를 돌려 뭉쳐있는 것을 흩어놓고 울렁거림, 구토를 가라앉히고 胃를 편안하게 한다.

5) 변증가감

- 氣가 허해서 피부의 땀구멍을 닫는 힘이 약해 저절로 땀을 흘리면 황기50g 백출20g으로 증가하고 방풍12g 부소맥30g을 추가해서 氣를 더하여 表를 견고하게 하고 수렴하여(益氣固表斂汗) 땀이 줄어들게 한다.
- 변비가 있으면 대황12g 망초20g을 추가해 腸의 연동운동을 촉진하여 통변시킨다.

6) 제언

- 백작(白芍)은 보통 하루 15~30g을 사용하는데, 병세가 급하고 통증이 심하면 50g까지 용량을 늘려서 사용할 수 있지만 증세가 완화됨에 따라 적절히 줄여야 한다.
- 천궁(川芎)은 맵고 따뜻한 약성으로 血을 활기차게 돌리므로 음(陰)이 虛하여 火가 왕성해진(陰虛火旺) 사람이나, 땀을 많이 흘리는 사람이나 월경할 때 출혈량이 많은 사람에게는 신중하게 써야 한다.

2 불면증 不眠症, Insomnia－신경쇠약, 실면

불면증(不眠症)은 잠을 자려고 하는데 잠이 오지 않아 잠자는 시간이 부족하거나 깊이 잠들지 못해서 피로가 쌓이고, 체력과 정력을 회복하지 못하여 늘 피곤하고 몽롱한 증상을 말한다.

증세가 가벼운 단계에서는 잠들기 어렵거나, 깊이 잠들지 못하거나 잠시 잠들었다가 다시 깨어나기를 반복하거나, 한 번 깨어난 후에는 다시 잠을 이루지 못하며, 심한 단계에서는 밤새도록 잠을 이루지 못하는 증세가 매일 지속된다.

불면증 환자는 증세가 지속될수록 두통, 어지러움, 기억력감퇴, 집중력감소, 심계항진, 체력저하, 정력감퇴 등의 증상이 동반된다.

중의학에서는 실면(失眠), 불매(不寐)의 범주에 속하고, 중의학 고전(古典)에서는 부득면(不得眠), 부득와(不得臥)라고 칭하고 있다.

증상의 특징

1. 심장의 火가 타올라 가득 차다(심화치성－心火熾盛)

귀찮고 짜증나서 잠을 잘 수 없고 입이 마르고 혀가 타는 듯하며, 혀끝이 빨갛고 태가 엷고 누러며 맥이 빠르고 힘이 있다.

2. 간이 울결이 되어 火가 생기다(간울화화－肝鬱化火)

조급하고 쉽게 화를 내며, 머리가 터질 듯하고 어지러우며 혀가 붉고 태가 엷고 누렇고 맥이 줄처럼 팽팽하며 빠르다.

3. 담과 열이 몸 안을 어지럽히다(담열내요－痰熱內擾)

가슴이 답답하고 짜증나며 헛구역질과 트림이 나고, 혀는 붉고 태가 누러며 기름때가 덮여있는 것 같다.

4. 음이 허하여 화가 왕성하다(음허화왕 – 陰虛火旺)

가슴이 두근거리고 답답하며, 허리가 시큰거리고 이명(耳鳴)이 있으며, 혀가 붉고 태가 적으며 맥은 가늘고 빠르다.

5. 심장과 비장이 둘 다 허하다(심비양허 – 心脾兩虛)

꿈을 많이 꾸고 잠들었다가 금방 깨어나며, 가슴이 두근거리고 정신이 피로하고 식욕이 없어 먹는 량이 적고, 혀는 연한색이고 태는 엷으며 맥은 가늘고 힘이 없다.

6. 심장이 허하고 겁이 많다(심허담겁 – 心虛膽怯)

꿈을 많이 꾸고 쉽게 놀라며 겁이 많고 가슴이 두근거리며, 혀는 연하고 태는 엷으며 맥은 가늘면서 줄처럼 팽팽하다.

원인

근심 걱정이 많거나 스트레스를 많이 받거나, 감정 컨트롤이 잘 안되어 쉽게 흥분하거나 화를 내거나, 두통, 치통, 생리통 등 아픈 통증에 시달리거나, 중년의 갱년기 우울증 상태에 있거나, 코를 심하게 골면서 불안정한 호흡을 하거나, 월경전증후군으로 인하여 감정이 민감해지는 등의 원인이 있고, 또 흡연, 과음, 카페인 음료섭취 등의 영향을 받을 수 있고, 항암제, 갑상선치료제, 항경련제, 항우울제, 경구용피임제, 장기적인 수면제 등의 약물복용도 불면을 초래하는 원인이 될 수 있다.

중의학적 원인

1. 감정이 상하게 되다(정지소상 – 情志所傷)

감정이 뜻대로 풀리지 않으면 肝氣가 원활하게 소통하지 못해 한곳에 뭉치게 되고, 그로인해 간화(肝火)가 생기며, 그 간화가 心神을 흔들어 놓고 마음을 불안하게 만들기 때문에 잠을 이룰 수 없다.

2. 생각이 지나치게 많다(사려과도 – 思慮過度)

생각을 지나치게 많이 하면, 심장과 비장을 손상시켜(損傷心脾) 은연중에 심혈이 소모되어(心血暗耗), 정신이 머무르지 못하고 나가버리며(神不守舍), 脾가 허해지면 영혈(營血)이 부족하게 되어 心神을 받들고 기를 수 없다.

3. 음식이 정체되어 있다(음식정체 – 飮食停滯)

소화하기 어려운 음식들이 위장에 정체되어 있으면 비위가 상하고, 점차 담열(痰熱)을 형성하여 중초를 막기 때문에 위기(胃氣)가 아래로 내려가지 못하고, 양기가 밖으로 넘치니 누워서 잠을 청한들 편하게 잠들지 못한다.

〈張氏醫通 – 不得臥〉'脈滑數有力.... 中有宿滯痰火... 胃不和則臥寐不安'

4. 투병, 출산, 노년에 마음과 정신이 불안하다(鬪病, 出産, 老年 – 心神不安)

오랜 병을 앓아 혈이 부족하거나(久病血虛), 출산으로 인해 혈을 많이 잃거나(産後失多血), 나이가 많아서 심장에 혈액이 잘 공급되지 않아 정신이 머무를 곳이 없어지므로 불안하여 잠을 이루지 못한다.

〈景岳全書 – 不寐〉'.... 心主血,血虛則無以養心,心虛則神不守舍'

5. 음이 허하여 심장과 신장을 기르지 못하다(음허실양심신 – 陰虛失養心腎)

원래 신음(腎陰)이 부족한 체질인데 노동이나 색탐(色貪)이 과해서 신음(腎陰)이 소모되면, 상극관계에 있는 심장이 과해지면서 신장과 심장이 서로 도울 수 없게 되어(水火不濟), 신수(腎水)는 더 약해지고 심화(心火)가 지나치게 왕성해져서 정신이 안정되기 어렵고, 또 심음(心陰)이 허하면 겁이 많아져(心虛膽怯) 꿈을 많이 꾸고 쉽게 놀라며(多夢易驚), 초조하고 가슴이 두근거린다(焦燥心悸).

또, 간과 신의 음이 허하면(肝腎陰虛), 간양이 지나치게 솟아오르고(肝陽上亢) 그로인해 화(火)가 성(盛)해지면 상부로 치고 올라오니 정신이 어지럽게 되고, 심장과 신장이 서로 왕래하지 못하게 되어(心腎不交) 정신이 평안하지 못하다(神志不寧).

6. 장과 부가 손상되다(장부손상－臟腑損傷)

장부(臟腑)가 손상되어 음양이 조화롭지 못하면 정신이 안정되지 않아 편히 잠을 잘 수 없다.〈素問－病能〉

7. 기허(氣虛), 담체(痰滯), 수정(水停), 위불화(胃不和)로 인해 마음의 안정을 잃어 편하게 누울 수 없다.〈醫宗必讀－不得臥〉

8. 대한(大汗) 後, 대하(大下) 後

땀을 많이 흘린 후에 양기가 허해지고, 설사를 많이 한 후에 음기가 약해져서 잠을 편히 잘 수 없다.〈醫效秘傳－不得眠〉

•• 불면의 원인을 종합하면 심신비간담(心腎脾肝膽) 5가지 장부의 陰과 陽의 조화가 깨지고(陰陽失調) 기혈이 어우르지 못하여(氣血失和) 심신이 불안해져서(心神不安) 편안하게 잠을 이루지 못하는 것이다.

진단요점

1. 잠들기가 어렵고, 어쩌다 잠이 들었다가도 쉽게 깨며, 깨어난 후에는 쉽게 잠들지 못하기를 3주 이상 지속했는지, 혹은 아예 밤새도록 뒤척이며 한 잠도 못 잔지가 2주 이상 지속됐는지에 대해 문진한다.
2. 머리가 아프고 어지러우며 가슴이 두근거리고 깜빡깜빡 잘 잊어버리고, 안색이 피로하고 힘이 없으며 마음이 평안하지 못하고 꿈을 많이 꾸는지에 대해 문진한다.
3. 혈액검사, 소변검사, 혈압, 혈당검사, CT검사 등 실험실검사 결과를 통해서 수면방해에 대한 원인이 무엇인지 분별한다.

변증요점

1. 장과 부를 분별한다(변장부 – 辨臟腑)

불면증은 주로 심신(心神)에 근거하고 있어, 심신이 불안정하면 정신이 머무를 곳을 잃어버린다(心神不安,神不守舍). 심(心) 이외에 간비신위담(肝脾腎胃膽) 5가지 장부의 음양기혈(陰陽氣血)의 성쇠가 불면증과 밀접한 관계가 있다.

간이 울결이 되어 火가 발생하면(肝鬱化火) 마음이 조급해지고 쉽게 화를 내느라 잠을 못자고, 음이 허해져 火가 왕성해지면(陰虛火旺) 심장과 신장이 서로 왕래하지 못하게 되어(心腎不交) 가슴이 두근거리고 어지럽고 잘 잊어버린다.

또 비장이 허해서 영양분과 수분을 운송하지 못하면(脾虛不運) 얼굴에 윤기가 없어지고(面色不潤) 사지가 권태로우며(四肢倦怠) 정신이 피로해진다(神志疲勞).

胃에 음식물이 가득하고 소화가 잘 안되면 中焦가 막혀서 上下焦의 氣가 원활하게 순환되지 않으므로 정신이 안정될 수 없고, 담(膽)이 허해지면 겁이 많아져 쉽게 놀라기 때문에 깊이 잠을 자거나 마음을 안정시키기 어려워진다.

2. 허와 실을 분별한다(변허실 – 辨虛實)

실증(實證)은 주로 심화(心火)가 치밀어 가득하거나(亢盛) 간이 울결이 되어 화(火)로 변하기 때문에 화(火)가 심장을 어지럽혀 자주 짜증이 나고 쉽게 화가 나며, 입이 쓰고 마르며 소변이 커피색으로 나오는 증세가 있다.

허증(虛證)은 주로 음혈(陰血)이 부족하여 심장을 기르지 못하기 때문에 얼굴색이 윤기가 없고(面色不華), 정신이 피로하고 힘없이 말하며(神疲懶言), 괜히 가슴이 두근거리고 잘 잊어버리는데, 이것은 비장이 운화기능을 잃어버리고(脾失運化) 간이 혈을 가두지 못하고(肝失藏血), 신장이 精을 가둬두지 못해서(腎失藏精) 나타나는 증세이다.

치료원칙

1. 실증(實證)과 허증(虛證)을 구별한다

실증은 심화(心火)와 간화(肝火)의 불을 끄고, 울결이 된 肝氣를 풀어주며, 중초를 뚫어 胃氣를 아래로 내려가게 하며 담열(痰熱)을 삭이고 씻어 내린다.
허증은 비장을 튼튼하게 하고 간을 보하며 신장을 이롭게 하여(健脾補肝益腎) 기와 혈을 보충하며(益氣養血), 심장을 맑게 하여 정신을 안정시킨다(淸心安神).

2. 불면증에 영향을 줄만한 다른 통증이 있는지, 얼마나 적극적으로 치료하고 있는지 판단하고 적합하게 병행치료 할 것을 권유한다.
3. 심리가 불안정한 증세가 보이면 먼저 심리치료를 하고 회복되어 갈 때 병행하여 불면증을 치료한다.
4. 환자와 상담하여 생활, 근무환경에 문제가 있으면 개선하도록 하며 적당한 시간 운동하고, 적합한 시간만큼 수면을 취하도록 권유한다.
5. 음식습관(폭식, 불규칙)과 과음, 흡연, 카페인 과다섭취 등을 개선하도록 권유하고, 약물의 종류, 복용기간 등을 참고하여 병행치료가 가능한지 판단한다.

중의학적 원인

1. 심장의 火가 타올라 가득하다(심화치성－心火熾盛)

1) 증상(症狀)

귀찮고 짜증나서 잠을 잘 수 없고(心煩不寐), 매사에 조급하고 시끄럽고 불안정하고(躁擾不寧), 입과 혀에 혓바늘이 돋고 염증이 생기며 건조하고(口舌生瘡乾燥), 소변이 커피색으로 찔끔찔끔 나온다(小便短赤). 혀끝이 빨갛고 태가 엷고 누러며 맥이 빠르면서 힘이 있거나 혹은 가늘면서 빠르다(舌尖紅苔薄黃脈數有力或細數).

2) 치법(治法)

심장의 열을 내리고 火를 씻어 내리며, 마음을 편하게 하여 정신을 안정시킨다. (청심사화, 안심녕신－淸心瀉火,安心寧神)

3) 방약(方藥)

朱砂安神丸〈醫學發明〉 加減

주사(粉)2g 황연12g 생지황15g 당귀15g 자감초6g 맥문동15g 생용골30g 생모려30g

4) 방해(方解)

상기(上記)의 증상은 심화(心火)가 활활 타올라서 심장의 陰과 血이 부족해져 정신이 안정되지 못하여 잠을 이루지 못하는 것이니, 본 방에서는 심장의 火를 씻어 내리고 陰과 血을 채워서 정신을 안정시키는데 주력하고 있다.

- 주사(朱砂는 심장으로 스며들어 심화(心火)를 끌어내리고 놀란 가슴을 풀어주며 심신(心神)을 안정시킨다.
- 황연(黃連)은 심장의 실화(實火)를 끄고 위장의 습열을 제거하여 정신을 안정시킨다.
- 생지황(生地黃)은 영혈분(營血分)에 들어가 熱을 내리고 血을 식히며, 陰을 기르고 진액을 만들며, 혈당을 낮추고 소변을 잘 통하게 한다.
- 당귀(當歸)는 심간(心肝)의 혈이 부족해서 어지럽고 얼굴이 창백하며 가슴이 두근거릴 때 血을 만들어 심장과 肝을 보하여 마음을 편하게 안정시킨다.
- 자감초(炙甘草)는 약의 독성을 약화시키고, 여러 약이 조화롭게 약효를 발휘할 수 있게 도우며 심장과 비장의 氣를 補하고 여러 통증들을 진정시킨다.
- 생용골, 생모려는 심화(心火)를 누르고 肝을 평정하여 정신을 안정시킨다.
- 맥문동(麥門冬)은 황연과 서로 어울려 심화(心火)를 끄고 上中焦의 안정을 찾게 한다.

5) 변증가감(辨證加減)

- 血이 부족하여 정신이 편하지 않으면 숙지황20g 백작20g 산조인20g 야교등 20g을 추가해서 血을 보충하고 정신을 안정시킨다.
- 脾胃의 氣가 허하여 힘이 없고 몸이 나른하면 황기30g 산약24g 백출15g 대추5개를 추가해서 비위의 氣를 채우고 보하여 힘이 솟아나게 한다.
- 별 일 아닌데 쉽게 화가 나고, 분하고 억울하다고 생각되어 마음이 편치 않으면 시호12g 지각12g 향부12g을 추가해, 肝을 소통시켜서 뭉친 것을 풀어주고 정신을 안정시킨다(疏肝解鬱安神).

6) 제언(提言)

- 상기 약을 끓여서 점심에 잠시 낮잠(午睡)을 자기 10분 전에 1회 복용하고, 밤

에 잠들기 30분 전에 1회 복용하면 효과가 더 좋다(하루 2회).

- 생용골(生龍骨)과 생모려(生牡蠣)는 1시간 이상 먼저 끓이다가(先煎) 다른 약재들과 합해서 끓여야 기대하는 약효를 얻을 수 있다.
- 주사분(朱砂粉)은 나머지 다른 약재를 끓인 후에 주사분(朱砂粉)을 섞어서 복용한다.

2. 간이 울결이 되어 火가 생기다(간울화화－肝鬱化火)

1) 증상

조급하고 쉽게 화를 내며(急躁易怒), 잠들지 못하고 꿈을 많이 꾸며(不寐多夢), 어떤 때는 밤을 꼬박 새우면서 못자고(有時徹夜不眠), 머리가 터질 듯하고 어지러우며(頭脹頭暈), 눈이 충혈이 되고 귀에서 소리가 나며(目赤耳鳴), 입이 마르고 쓰며(口乾而苦), 음식 생각이 없고(不思飮食), 변비가 생기고 소변이 커피색으로 나온다(便秘溲赤).

혀가 붉고 태는 엷고 누러며 맥이 거문고 줄처럼 팽팽하고 빠르다(舌紅苔薄黃脈弦數).

2) 치법

간의 열을 내리고 화를 씻어내려 마음을 진정시키고 정신을 안정시킨다.
(청간사화, 진심안신－淸肝瀉火 鎭心安神)

3) 방약

龍膽瀉肝湯〈醫方集解〉 加減

용담초9g 황금12g 치자12g 당귀12g 생지황12g 택사12g 차전자9g 시호9g
생감초6g 죽엽6g 생용골30g 생모려30g

4) 방해

본 증상은 肝火가 위로 뻗쳐 올라오고 습열이 하초로 몰려 상하부가 熱과 濕으로 곤란을 당하고 있는 것이다. 그래서 본 방에서는 쓰고 찬(苦寒) 약성의 약들을 투입하여 肝의 熱과 火를 씻어 내리고 신장, 방광에 쌓인 습열을 내보내는데 중점을 두고 있다.

• 용담초(龍膽草), 황금, 치자는 肝과 심장의 熱을 내리고 간화(肝火)를 끌어 내린다.
• 택사(澤瀉), 차전자는 신장과 방광의 熱을 소변을 통해서 쏟아내고 눈을 밝게 한다.
• 시호는 뭉쳐있는 氣를 풀고 울적한 간담(肝膽)을 달래고 氣를 사방으로 소통시킨다.
• 당귀(當歸), 생지황(生地黃)은 陰을 만들고 血을 채워서 肝을 부드럽게 한다.
• 감초(甘草)는 쓰고 찬 약재들이 위장을 상하게 하지 않도록 보호하며, 또 여러 약이 섞여도 약효를 잘 발휘할 수 있도록 조화롭게 돕는다.
• 생용골(生龍骨), 생모려(生牡蠣)는 심장과 신장의 火를 누르고 肝을 평안하게 하여 정신을 맑게 하고 머리, 눈을 안정시킨다.

5) 변증가감

• 별 일 아닌데 쉽게 화가 나고, 분하고 억울해서 마음이 편치 않으면 시호12g 지각9g 향부9g 합환피15g 추가해서, 肝을 소통시켜서 뭉친 것을 풀어 마음을 편하게 한다(疏肝解鬱安心).
• 肝에 피가 부족하여 눈이 아프고 모래가 들어있는 듯이 까칠까칠하면 숙지황20g 백작20g 결명자20g을 추가하고 당귀20g으로 증가해서, 간혈을 보하여 마른 눈을 윤택하게 해준다(補肝血潤燥)
• 심장과 간에 혈이 부족하여 잠 잘 때 꿈을 많이 꾸어 늘 피곤하면 숙지황20g 야교등30g 백작20g을 추가해서, 心肝의 혈을 보하여 편히 잠자게 한다(補心肝血安眠).

6) 제언

• 상기 약을 끓여서 점심에 낮잠을 자기(午睡) 10분 전에 1회 복용하고, 밤에 잠들기 30분 전에 1회 복용하면 효과가 더 좋다(하루 2회).
• 시호는 간의 소통하고 발산하는 소설(疏泄)기능을 잘 이행하는 약재이기 때문에 그 성질도 가벼워서 여기저기를 잘 다닌다. 그래서 오래 끓이면 효과가 떨어지므로 1시간 이내로 끓이는 것이 좋다.

3. 담열이 몸 안을 어지럽히다(담열내요－痰熱內擾)

1) 증상

가래가 꽉 껴있어 가슴이 답답하고 짜증나며(痰多胸悶心煩), 헛구역질과 트림이 나고(泛惡噯氣), 머리가 무겁고 눈이 가물거린다(頭重目眩).

혀가 붉고 태가 누러며 기름때가 덮여있는 것 같고, 맥은 쟁반 위에 구슬이 미끄러지듯 하며 빠르다(舌紅苔黃膩脈滑數).

2) 치법

담(痰)과 열을 씻어내려 깨끗이 하며, 중초를 편안하게 하여 정신을 안정시킨다.(청화담열, 화중안신－清化痰熱, 和中安神)

3) 방약

溫膽湯〈三因極－病證方論〉加減

반하12g 진피12g 죽여12g 복령20g 지실12g 생강3片 대추3枚 자감초6g 황금9g

4) 방해

본 증상은 담(膽)과 위장이 조화롭지 못하여 담열(痰熱)이 몸 안을 어지럽혀서 나타난 것이다. 담(膽)이 건실해야 肝이 사방을 돌아다닐 수 있고, 비위가 튼튼해야 수곡정미를 만들고 운반할 수 있는데, 그렇지 못하여 肝의 氣가 울결이 되고 비장이 수곡정미를 운반하지 못하여 한 곳에 쌓이게 되니, 담(痰)이 생기고 熱이 발생하는 것이다.

그래서 본 방에서는 담(痰)과 熱을 씻어 내리고 중초를 조화롭게 하여 정신을 안정시키는데 중점을 두고 있다.

- 반하, 진피, 죽여, 지실은 가래를 삭이고 헛구역질과 트림이 올라오는 것을 누른다(化痰降逆泛惡噯氣).
- 반하(半夏)는 맵고 따뜻한 약성으로 비위(脾胃), 폐경(肺經)으로 들어가 담습(痰濕)을 없애며, 위기(胃氣)가 치밀어 오르는 것을 가라앉히고, 가슴에 뭉쳐있는 담(痰)을 흩어놓아 심하비만(心下痞滿), 동맥경화, 협심증을 개선하고 치료한다.
- 지실(枳實), 진피(陳皮)는 비장의 氣를 다스려 담(痰)을 흩어놓고 위장을 편하

게 하며, 트림이나 구토처럼 역류(逆流)하는 것을 아래로 내리고, 여러 약재들이 섞여 위장 속에서 정체되지 않도록 풀어준다.

- 죽여(竹茹)는 달고 약간 찬 약성으로 폐경(肺經)과 위장경(胃腸經)으로 들어가 담열(痰熱)에 의해서 가슴에 번열(煩熱)이 있거나 불면증에 시달릴 때 담(痰)을 삭이고 熱을 가라앉히며, 위장에 熱이 있어 울렁거리거나 토할 때, 위장의 熱을 식혀서 치밀어 오르는 구토증상을 가라앉힌다.
- 복령(茯苓)은 달고 평온한 약성으로 비장을 튼튼하게 해서 담(痰)을 흩어놓고 수습(水濕)을 삼투하여 몸 밖으로 내보내고, 심장과 비장이 약하여 두근거리고 잠 못 이룰 때 비장에 氣를 더하여 정신을 안정시키고 마음을 편안하게 한다.
- 대추와 생강은 비위를 도와 가래를 삭이며 반하(半夏)의 독성을 완화시킨다.
- 황금(黃芩)은 쓰고 찬 약성으로 중초(中焦)에 습열(濕熱)이 쌓여 가슴과 중초가 답답하고 꽉 막히며 울렁거리면서 토하는 증상을 없앤다.

5) 변증가감

- 가슴이 심하게 두근거리고 깜짝깜짝 잘 놀라면 진주모(眞珠母)30g을 추가하고 주사분(粉)2g을 함께 복용하여, 놀란 것을 진정시키고 마음을 안정시킨다(鎭驚定志).
- 熱이 있고 밤을 꼬박 새울 정도로 잠을 못자면서 변비까지 있으면 몽석(礞石)12g 대황9g 목향9g을 추가해서, 火와 熱을 쏟아내고(降火瀉熱), 가래를 없애서 마음을 편하게 한다(逐痰安神).
- 음식을 잘 소화하지 못하고 복부가 팽팽하게 뭉쳐있고 입에서 고약한 냄새가 나면 산사30g, 신곡20g, 목향12g을 추가해서 胃를 튼튼하게 하여 음식물을 소화시키고 단단하게 뭉친 것을 풀어 없앤다(健胃消食化積).

6) 제언

- 상기 약을 끓여서 낮잠 자기(午睡) 10분 전에 1회 복용하고, 밤에 잠들기 30분 전에 1회 복용하면 효과가 더 좋다(하루 2회).
- 반하(半夏)는 독성이 있기 때문에 법제(法制)를 해서 써야 하는데, 구토나 울렁거림처럼 아래에서 밀고 올라오는 것을 내리는(降逆止嘔) 용도로 쓸 때에는

생강에 볶아서 쓴다. 그리고 반하를 1시간 이상 먼저 끓이다가(先煎) 다른 약재들과 합해서 끓이면 반하의 독성(毒性)을 줄일 수 있으니, 임신부에게 사용할 경우에는 주의해야 하고 필요시에는 반드시 1시간 이상 먼저 끓여야(先煎) 한다.

반하의 약성이 따뜻하면서 건조하기 때문에 陰이 허해서 발생한 건기침에 사용하지 않고, 열담(熱痰), 조담(燥痰)에는 熱을 내리고 陰을 보하는 약재를 함께 쓰고, 혈증(血證)에는 신중하게 사용해야 한다. 반하는 부자(오두)와 함께 쓰지 않는다(十八反).

4. 음이 허하여 화가 왕성해지다(음허화왕 – 陰虛火旺)

1) 증상

가슴이 두근거리고 답답하며(心悸心煩), 허리가 시큰하고 다리가 연약하며(腰酸足軟), 머리가 어지럽고 귀에서 소리가 들리고(頭暈耳鳴), 잊어버리길 잘하며(健忘), 입이 마르고 진액이 적으며(口乾津少), 양 손발바닥과 가슴에 후덥지근한 열이 있다(五心煩熱). 혀가 붉으며 태가 적고 맥은 가늘면서 빠르다(舌紅少苔脈細數).

2) 치법

음을 자양하여 화를 내리고, 심장의 열을 내려 정신을 안정시킨다.
(자음강화, 청심안신 – 滋陰降火,淸心安神)

3) 방약

天王補心丹〈攝生秘剖〉 加減
생지황15g 맥문동9g 천문동9g 현삼9g 복령9g 인삼9g 산조인12g 백자인12g 원지9g 단삼9g 길경6g 오미자9g 주사분2g 대추5枚

4) 방해

상기 증상은 陰이 부족하여 허화(虛火)가 치솟아, 상부(머리)를 어지럽히고 심장을 상하게 하여 정신을 산란하게 한 까닭에 나타난 것이니, 본 방은 陰을 자양하여 허화(虛火)를 가라앉히고, 심장의 熱을 내려 정신을 안정되게 하는데 중점을 둔다.

- 생지황(生地黃), 현삼(玄蔘)은 陰을 기르고 血을 만들어 가슴의 허화(虛火)를 끄고 정신을 안정시키며 마음을 편안하게 한다.
- 맥문동(麥門冬), 천문동(天門冬)은 陰을 보하여 심장과 폐의 火를 내려 안정시킨다.
- 인삼(人蔘)은 원기(元氣)를 크게 보하는데, 특히 심장을 강하게 하여 정신을 안정시키고, 비장을 튼튼하게 하여 생화(生化)의 근원을 자생하고, 陽을 만들고 陰을 성장시키며 氣를 더하고 血을 만드는 것을 돕는다.
- 산조인(酸棗仁), 원지(遠志), 백자인(柏子仁)은 심장에 陰을 보하여 두근거리는 가슴을 진정시키고 마음을 편하게 하여 잘 자게 한다.
- 단삼(丹蔘)은 심장으로 들어가 熱을 내리고 혈액을 순환시켜 막힌 혈(瘀血)을 푼다.
- 오미자(五味子)는 시고 달면서 따뜻한 약성으로 폐와 신장의 氣를 수렴하고 정혈(精血)을 견고하게 지키며, 진액을 만들고 심장을 편안하게 하고 심기(心氣)를 신장과 통하게 하여 신기(腎氣)를 강하게 하고 정신을 안정시킨다.
- 길경(桔梗)은 여러 약들을 데리고 상부(上部)로 올라와서 약효가 심경(心經)으로 들어가게 인도하는 역할을 한다.

5) 변증가감

- 눈이 침침하거나 모래가 들어간 것처럼 까칠까칠하고 근육에 힘이 없고 머리가 텅 빈 것 같으면 肝에 血이 부족한 것이니 당귀15g 하수오15g 용안육20g을 추가해서 肝을 보하여 건조한 눈을 윤택하게 한다(補肝潤燥).
- 가슴이 저절로 쿵쿵 뛰고 땀을 많이 흘리며, 만사가 귀찮고 얼굴이 창백하며 식욕이 떨어지면 心脾에 氣와 血이 부족한 것이니, 당귀15g 황기30g 만삼20g 백작15g 목향12g을 추가해서 氣血을 보충하고 중초를 움직여 식욕을 촉진한다.

6) 제언

- 천왕보심단(天王補心丹)은 단(丹)으로 만들어야 하는데, 편의상 위 처방의 양(量)은 탕약으로 만들 때의 하루 분량이다.
- 상기 약을 복용 중에는 마늘, 비린생선, 술, 매운 고추 등을 먹지 않는 것이 좋다.

• 원지는 쓰고 매운 약성을 지녔기 때문에 위염이나 위궤양이 있는 환자에게는 신중하게 사용해야 한다.

5. 심장과 비장이 둘 다 허하다(심비양허 – 心脾兩虛)

1) 증상

꿈을 많이 꾸고 쉽게 깨어나며(多夢易醒), 가슴이 두근거리고 잘 잊어버리며(心悸健忘), 정신이 피로하고 적게 먹으며(神疲食少), 어지럽고 눈이 가물거리고(頭暈目眩), 사지가 늘어지고 권태롭다(四肢倦怠).

혀는 연한 색이고 태는 엷고 희며 맥은 가늘고 약하다(舌淡苔薄白脈細弱).

2) 치법

심장과 비장을 보하고 이롭게 하며, 심장을 자양하여 정신을 안정시킨다.
(보익심비, 양심안신 – 補益心脾, 養心安神)

3) 방약

歸脾湯〈濟生方〉 加減

백출12g 복신15g 황기30g 용안육20g 당귀15g 산조인20g 원지12g 인삼12g 목향9g 생강3片 대추3枚 감초6g

4) 방해

비장은 생각을 주관하고 血을 통솔하며(脾主思而統血) 기혈(氣血)을 만들고, 심장은 血을 주관하고 정신을 간직한다(心主血而藏神). 그런데 비장이 약하면 氣血을 생성하지 못해 기력이 쇠해지고 血을 통제하지 못하며, 심장이 약하면 불안하고 정신을 간직하지 못해 위와 같은 증상이 나타나는 것이니, 본 방은 심장의 血을 보하고 脾氣를 더하여 정신을 안정시키고 마음을 편하게 하여 잠을 잘 자게 하는데 주력하고 있다.

• 인삼(人蔘)은 달고 따뜻한 성질로 心氣를 보하면서, 백출(白朮), 황기와 배합하여 더욱 비장의 氣를 북돋아준다.
• 당귀(當歸)는 血을 만들어 肝과 심장에 공급하여 어지러움과 불면증을 해소시키는데, 원지(遠志)를 만나면 더욱 마음을 편안하게 한다.

- 원지(遠志), 산조인, 복신은 심장을 보하여 마음을 편안하게 하여 잠을 잘 자게 한다.
- 용안육(龍眼肉)은 달고 따뜻한 약성으로 심비(心脾)를 보하고 血을 만들어 기억을 살리고 마음을 편안하게 한다.
- 목향(木香)은 비위의 氣를 보하고 돌리며, 혈을 기르는(養血) 약재들이 胃에 정체되지 않고 잘 퍼지도록 돕는다.
- 감초와 대추는 비위를 보하고 중초의 氣를 더하며, 생강은 중초를 따스하게 한다

5) 변증가감

- 胃가 꽉 차고 습이 막혀 팽만감이 있고 답답하면 지각12g 진피12g 후박12g을 추가해서 비장을 건실하게 하고 胃를 편안하게 하며(健脾和胃), 濕을 흩어놓고 뭉친 것을 풀어준다(化濕解結).
- 소변이 시원치 않고 허리가 시큰거리면 속단12g 두충12g 우슬12g 택사15g을 추가해서 肝과 腎을 보하여 허리를 튼튼하게 하고, 방광의 氣化 기능을 도와 소변을 시원하게 배출하도록 한다.

6) 제언

- 정신을 편하게 안정시키려면 복신(伏神)이 좋고, 부종을 치료하려면 복령피를 쓰는 것이 좋고, 비위를 튼튼하게 하고 중초의 습을 제거하려면 복령(茯笭)을 쓴다.

6. 심장과 쓸개의 기가 허하다(심담기허 – 心膽氣虛)

1) 증상

꿈을 많이 꾸고 쉽게 깨어나며(多夢易醒), 겁이 많고 가슴이 두근거리며(膽怯心悸), 일을 접하면 깜짝깜짝 놀라고(觸事易驚), 숨이 가쁘고 땀이 저절로 나오며(氣短自汗), 권태롭고 기력이 없다(倦怠乏力). 혀는 연한 색이고 태는 엷으며 맥은 가늘면서 거문고 줄처럼 팽팽하다(舌淡苔薄脈細而弦).

2) 치법

기를 더하여 놀란 것을 진정시키고 담을 없애서 정신을 안정시킨다.

(익기진경, 거담안신 – 益氣鎭驚, 祛痰安神)

3) 방약

安神定志丸〈醫便〉 加減

인삼15g 복령15g 복신15g 원지9g 석창포12g 주사(粉)2g 용치30g 감초12g 산조인20g 백자인15g 천궁9g 감초15g

4) 방해

상기 증상은 심장과 담(膽)의 氣가 허한데다가 담(痰)이 막혀서 정신이 요란해진 것이니, 본 방은 氣를 보해서 놀란 마음을 진정시키고, 담(痰)을 없애서 정신을 안정시키는데 주력하고 있다.

- 인삼(人蔘)은 원기를 크게 보하고(大補元氣), 心氣를 북돋아 정신을 안정시킨다.
- 복령, 복신은 心脾를 북돋아 氣를 더하며 담습(痰濕)을 없애고 정신을 안정시킨다.
- 원지(遠志), 석창포(石菖浦)는 가래를 삭이고 막힌 곳을 뚫고 소통시켜 마음을 편하게 하며, 산조인은 심장과 肝의 血을 보충하고 정신이 안정되도록 한다
- 주사(朱砂는 심장으로 스며들어 심화(心火)를 끌어내리고 놀란 가슴을 눌러서 심신(心神)을 안정시키고, 용치(龍齒)는 진정시키는 작용이 강하여 마음을 편안하게 한다.
- 산조인, 백자인을 함께 쓰면 심장을 길러 정신을 안정시키는 작용이 더 강해진다.
- 천궁(川芎)은 막힌 血을 순환시키고 血속에 氣를 끌고 다니며 부족한 곳에 채워준다.
- 감초는 다량을 투입해서 심장의 氣를 살리고 가래(痰)를 없애서 정신을 안정시킨다.

5) 변증가감

- 胃가 차고 아프며 울렁거리면서 소화가 잘 안되면 고량강(高良薑)9g 포강(炮薑)9g을 추가해서, 胃를 따뜻하게 하여 寒을 흩어내어 통증과 구역질을 가라앉힌다.
- 겁이 많아 잘 놀라고 어지러움이 있으면 숙지황20g 당귀15g 백작20g을 추가해서 肝腎에 血을 보하여 어지러움을 줄이고 담력(膽力)을 키워 놀라지 않게 한다.

6) 제언

- 원지(遠志)는 쓰고 매운 맛이 강하므로 위염이나 위궤양이 있는 사람은 증상이 가벼운 경우에는 위산을 억제하는 감초, 오적골, 와릉자 등과 위산을 중화시키는 석결명(石決明)을 다른 약재들과 함께 복용하게 하고, 증상이 심한 경우에는 앞의 약들을 먼저 복용하게 한 후에 胃가 좋아지면 원지를 소량부터 조금씩 늘리면서 사용한다.
- 주사(朱砂)는 환(丸)이나 가루(粉)으로 만들어 하루 0.5~2g을 먹을 수 있는데, 수은이 포함되어 있으므로 과다한 양을 먹거나 장기적으로 복용하지 않아야 수은중독을 피할 수 있다.
- 용치(龍齒)는 잘 닦고 잘게 부수어 1시간 이상 먼저 끓이다가(先煎) 다른 약재들과 합해서 끓인다.

임상연구

1. 신경쇠약성(神經衰弱性) 불면증 환자

신경쇠약성 불면증 환자 107명에게 아래와 같이 3부류로 나누어 2주 동안 복용하게 한 결과 완치된 환자는 82명(76.6%), 밤에 잠을 6시간 정도 자는 좋은 효과가 나타난 환자는 17명(15.9%), 무효한 환자는 8명으로 집계되었다(湖南中醫雜誌).

1) 심비양허(心脾兩虛)型 :

만삼30g 복신20g 황기30g 산약20g 원지12g 백출12g 산조인15g 용안육20g 야교등30g 자감초6g

2) 음허화왕(陰虛火旺)型 :

생지20g 산수유20g 복령15g 택사15g 지모12g 산약15g 목단피12g 산조인15g 삼수(蔘須－인삼수염)12g 황백9g 맥문동12g 원지6g

3) 비위불화(脾胃不和)型 :

반하12g 지실12g 후박12g 산조인12g 태자삼12g 진피12g 복령12g 죽여6g 신곡15g 산사15g (필요시 첨가:천궁12g 백작15g 감초6g 육계6g)

2. 혈어성(血瘀性) 불면증 환자

혈어성 불면증 환자 40명에게 아래와 같이 기본방을 토대로 하고 증상에 따라서 3부류로 나누어 4주 동안 복용하게 한 결과 완치된 환자는 20명(50%), 밤에 6시간 정도 잠을 잘 수 있는 좋은 효과가 나타난 환자는 16명(40%)이고, 효과가 없는 환자가 4명(10%)으로 집계되었다(湖南中醫雜誌).

• 기본방 : 당귀15g 적작약12g 천궁12g 도인9g 지각6g 우슬9g 홍화9g 감초6g 자석30g(先煎) 길경6g 생용골30g(先煎)

1) 기허(氣虛)型 : 태자삼12g 만삼20g을 추가한다.

2) 음허(陰虛)型 : 아교12g 지모12g 녹각교12g을 추가한다.

3) 비허(脾虛)型 : 백출12g 복령52g 산약15g을 추가한다.

3. 완고성(頑固性) 불면증 환자(A型)

완고성 불면증 환자(A그룹) 30명에게 2주 동안 아래와 같이 기본방을 토대로 4부류로 나눠 복용하게 한 결과 완치된 환자가 26명(86.7%)이고, 밤에 6시간 정도 잠을 자는 좋아진 환자가 3명(10%)이고, 무효한 환자가 1명(3.3%)으로 집계되었다(中國醫論壇).

• 기본방 : 시호15g 향부15g 백작20g 천궁12g 지각12g 진피9g 자감초6g

1) 혈어(血瘀)型 : 적작약12g 단삼12g을 추가한다.

2) 간화성(肝火)型 : 용담초9g 치자12g을 추가한다.

3) 담습성(痰濕)型 : 담남성12g 석창포12g을 추가한다.

4) 심신불안(心神不安)型 : 炒산조인15g 야교등20g 복신15g

4. 완고성 불면증 환자(B型)

완고성 불면증 환자(B型) 38명에게 아래와 같이 기본방을 토대로 두 부류로 나누어 1개월 동안 복용하게 한 결과 완치된 환자가 24명(63%)이고, 밤에 6시간 정도 잠을 자는 효과가 있는 환자가 12명(31.5%)이고, 무효한 환자가 2명(5.26%)으로 집계되었다(廣西中醫藥大學).

• 기본방 : 반하12g 하고초9g 생지황12g 백작15g 여정자15g 한련초15g 합환피15g

단삼12g 생모려30g(先煎) 야교등30g

1) 간기울결(肝氣鬱結)型 : 국화12g 백질려12g을 추가한다.
2) 심신불교(心腎不交)型 : 황연12g 육계9g을 추가해 끓여서 잠들기 한 시간 전에 1회 복용하고 잠자는 도중에 깨면 또 1회 복용하는데, 만약 중간에 깨지 않으면 아침에 일어나서 1회를 복용한다(하루 2회).

4. 신경쇠약증후군(神經衰弱症候群) 불면증 환자

신경쇠약증후군 불면성 환자 153명에게 1개월 동안 아래 방약을 복용하게 한 결과 증세가 소멸된 환자가 23명(15%)이고, 밤에 6시간 정도 잠을 자는 좋은 효과가 나타난 환자는 78명(51%)이고, 보통의 효과가 있는 환자는 44명(28.7%)이고, 무효한 환자는 8명(5.2%)으로 집계됨(新中醫).

홍삼수(紅蔘須)12g 蜜황기15g 귀갑(龜甲)12g 맥문동12g 익지인12g 석창포12g 오미자9g 감송9g 원지9g 당귀9g

5. 풍한습비성(風寒濕痹性) 불면증 환자

아래의 약(독활, 주사, 호박)을 곱게 갈아서 캡슐에 넣어, 210명의 환자에게 매일 잠자기 2시간 전에 하루 6알씩 2주 동안 복용하게 했더니, 완전히 나은 사람이 175명(83.3%) 이고, 5시간 정도 잠을 자는 효과가 있는 환자가 30명(14.2%)이고, 무효한 사람이 10명(5.7%)으로 집계되었다(湖北中醫雜誌).

독활60g 주사12g 호박(琥珀)12g

6. 심간폐신(心肝肺腎)에 열이 있는 불면증 환자

아래의 약을 끓여서 낮잠 자기(午睡) 10분 전에 1회 복용하고, 밤에 잠들기 30분 전에 1회(하루 2회) 복용하게 했더니, 52명의 환자 중에서 밤에 6시간 이상 잠을 자는 환자가 42명(80%)이고, 4시간 정도 자는 환자가 6명(11.5%)이고, 나머지 4명은 무효한 것으로 집계되었다(安徽中醫學院學報).

목단피12g 치자12g 炒산조인12g 야교등15g 시호6g 생용골30g 생모려30g

3 치매 癡呆, Dementia – 알츠하이머증, 혈관성치매

치매(癡呆)는 약 100억 개나 되는 뇌의 신경세포 사이에 아밀로이드가 쌓이고 뭉쳐 신경세포들이 죽어가거나, 뇌수(腦髓)가 감소되거나 뇌혈관이 막혀서 주위의 세포가 훼손되면서 기억력, 언어능력, 판단력, 감정억제력, 균형감각력 등 두뇌 여러 영역의 인지기능이 떨어져 과거의 일은 이미 입력이 되어 있기 때문에 기억을 하지만, 최근 정보는 잘 입력하지 못하거나 입력을 하더라도 금방 잊어버려서 일상생활을 적합하게 누리지 못하는 임상증후군(臨床症候群)을 말한다.

치매에는 알츠하이머병이라 불리는 노인성 치매가 70% 정도 차지하며 뇌혈관이 막혀서 혈액공급이 되지 않아 서서히 뇌세포가 파괴되는 혈관성 치매가 18% 정도로 나타나며 이 밖에도 다양한 원인에 의해 치매가 발생할 수 있다.

치매는 조기(早期) 발견이 중요하며 조기에 치료하면 효과가 좋아서 많은 증상들이 호전될 수 있다. 치료보다 더 중요한 것은 예방이라고 할 수 있으니 증상의 특징을 면밀히 숙지하여 비슷한 증상이 나타나면 조기에 전문가의 도움을 받는 것이 좋다.

증상의 특징

치매는 기억력, 언어능력, 인지능력, 회귀능력, 공간 파악능력 등의 다양한 정신능력의 장애가 생겨 지적기능이 지속적으로 감퇴하면서, 초기에는 표정이 냉담하고 말수가 적고 조용하게 말하며 반응이 더디고 잘 잊어버리는 등의 증상이 있지만, 병세가 심해지면 적극적이었던 성격이 느슨해지고 활동적이었던 성격이 집 안에만 있는 성격으로 바뀌거나, 식구 중에서 한 사람을 유독 미워하면서 과거의 일을 집요하게 욕하거나, 며칠 전에 일어난 일을 기억하지 못하거나, 자기의 이름, 나이, 주소를 잊어버리거나, 하루 종일 말을 하지 않거나, 문을 걸어 잠그고 혼자 있거나, 계속 입으로 중얼거리거나, 말이 조리가 없이 뒤섞여 어수선하거나, 갑자기 웃고 울거나 밥을 먹으려 하지 않고 며칠씩 굶어도 배고픈 줄 모르거나, 화장실을 못 찾아 옆방으로 들어가거나, 지폐를 종이인줄 알고 구겨서 쓰레기통에 넣거나, 방금 답변을 해놓고 잠시 후 물어보면 모른다고 하거나, 산수개념이 떨어져 돈 계산을 잘 못하거나, 밥을 먹었는데도 안 먹었다고 우기며 밥 차려 달라고 떼를 쓰는 등의 이상증세가 나타난다.

원인

나이가 많이 들수록 뇌수(腦髓)가 줄어들고 단백질 덩어리인 아밀로이드(amyloid)와 타우가 뇌에 서서히 쌓이면서 노인반이나 신경섬유다발을 형성하여 정상적인 뇌신경세포가 서서히 쇠퇴해가는 노인성치매(알츠하이머병)와 뇌 일부분에 혈액공급이 적어지거나, 뇌혈관이 막혀서 혈액공급이 되지 않는 부위의 뇌세포가 서서히 죽어가는 혈관성 치매, 이 두 가지 원인이 88% 정도를 차지하고, 이 외에도 영양결핍, 과도한 흡연, 뇌종양 등의 원인이 있다.

중의학적 원인

1. 뇌수가 수축하여 정신이 기댈 곳이 없다(뇌수수축, 신무소의－腦髓收縮, 神無所依)

뇌(腦)는 정신의 근원이 되는 부(腑)이고 정신이 움직이는 원천으로 한 몸을 주관하고 있는데, 만약 뇌수(腦髓)가 부족하면 정신이 머무를 곳이 없어 생각을 올바르게 하지 못하여 이성적인 언행을 하지 못하며 기억력도 감퇴하게 된다.

2. 기와 혈이 부족하여 정신을 기르지 못한다(기혈부족, 신명실양－氣血不足, 神明失養)

심장은 군주(君主) 같은 역할을 하는 장기(臟器)이며 맑은 정신을 갖도록 주관한다. 그런데 신장이 허약해지면 정신을 주관해야할 심기(心氣)가 무력해져 정신을 모으지 못하고 흩어놓기 때문에 잘 잊어버리게 되고, 오랫동안 병을 앓거나 소염제, 항생제 같은 약을 오래 복용하면서 비위가 상하여 기혈(氣血)을 만드는 생화의 근원(生化之源)으로서 역할을 잘 하지 못하여 기혈이 부족하게 되면 또한 정신이 흩어져 모이지 않고 기억력이 떨어지는 것이다.

3. 腎의 精이 쇠약해져 뇌수를 채우지 못한다(신정쇠약, 뇌수실충－腎精衰弱, 腦髓失充)

신장은 뼈를 주관하고 수(髓)를 만들며 뇌(腦)로 통한다. 신장의 精이 훼손되어 부족하면 뇌수(腦髓)가 채워지지 못하여 정신활동이 안정을 잃어 제멋대로 생각, 판단, 행동을 하는 까닭에 현명하지 못한 언행을 하고 기억을 상실하는 것이다.

4. 기, 혈, 담이 막혀 뇌로 가는 맥이 통하지 않는다(기혈담조, 뇌맥불통－氣血痰阻, 腦脈不通)

간기(肝氣)가 사방으로 펼쳐지지 못하고 막히거나 血이 순조롭게 운행을 하지 못해서 어혈(瘀血)이 생기거나 담(痰)이 뭉쳐서 뇌로 통하는 경맥을 막아 통하지 않는 까닭에 정신이 흐리고 어지러워져 이상한 언행을 하고 기억을 못하게 되는 것이다.

진단요점

1. 최근 며칠 전에 일어난 일과 몇 주 전에 일어난 일을 기억하는 능력을 확인한다.
   1) 인물, 물품, 시간, 공간, 장소, 계산 등을 식별하거나 인지하는지 판단한다.
   2) 남이 묻는 말을 이해하고 나서 조리 있게 답을 하는지, 궁금한 것을 정연하게 질문할 수 있는지를 판단한다.
2. 성격이 괴팍하고 냉담한지, 같은 말을 계속 지껄이는지, 고집이 완고한지 혹은 이유 없이 혼자서 즐거워하거나 쉽게 격분하고 화를 내는지, 일상에서 흔히 사용되는 속담이나 격언을 이해하는지, 단어의 비슷한 말과 반대말을 구별하는지, 도덕윤리가 결핍된 행동이나 수치스런 행동을 하면서도 부끄러워하지 않는지를 확인한다.
3. 손을 펴고 의사가 지정한대로 여러 곳을 순서에 맞춰서 잘 지적하는지 관찰한다.
4. 신경심리학 검사, 두뇌CT, MRI검사 등의 검사결과를 참조하여 종합 판단을 한다.

변증요점

치매는 주로 本이 허하고 表가 실하지만 임상에서는 대개 허실(虛實)이 뒤섞여 있다.

본허(本虛)는 정신, 기혈, 음양 등 정기(正氣)가 쇠약해진 것이고, 표실(標實)은 담(痰), 어혈(瘀血) 등 병리적 산물이 쌓이고 막혀서 순환이 되지 않기 때문에 발생한다.

치매는 虛이던 實이던 뇌수가 줄어들고, 장부기능이 제대로 발휘되지 못한 이유로 발생하는 것이니 허실과 장부기능의 우선순위를 잘 분별해야 한다.

치료원칙

'허한 것은 보하고 실한 것은 사한다(虛者補之, 實者瀉之).'

1. 비장과 신장이 허해서 뇌수가 부족해졌으면 마땅히 선천적인 신장과 후천적인 비장을 보하고 뇌로 통하게 하여 뇌수를 채우면 뇌기능은 점점 좋아진다.
2. 담(痰)이 막힌 것은 마땅히 삭이고 흩어놓아야 하며, 血이 막힌 것은 氣를 보충하고 血을 돌려서 막힌 곳을 뚫어 뇌세포에 혈액을 공급하면 뇌기능은 좋아진다.

증상별 치료

1. 뇌 안의 뇌수가 부족하다(뇌수부족－腦髓不足)

1) 증상

기억력과 계산력이 명확하게 감퇴하고(記憶力和計算力明確減退), 머리가 어지럽고 귀에서 소리가 들리며(頭暈耳鳴), 게으름 피우며 누울 생각만 하고(懈惰思臥), 치아가 윤기가 없고 머리카락은 말라서 잘 부러지고(齒枯髮焦易斷), 허리가 시큰거리고 뼈가 연약하며(腰酸骨軟), 걷는 것이 마음대로 되지 않고 힘들다(步行艱難). 혀는 여위고 색은 연하며 태는 얇고 희며 맥은 가라앉고 가늘며 약하다(舌瘦色淡苔薄白脈沈細弱).

〈靈樞－海論〉'腦爲髓之海.....髓海有餘則輕勁多力,自過其度, 髓海不足則腦轉耳鳴, 脛痠眩冒, 目無所見, 懈怠安臥'

2) 치법

신장을 보하여 뇌수를 더하고, 정을 채워서 정신을 기른다.
(보신익수, 전정양신－補腎益髓, 塡精養神)

3) 방약

七福飮〈景岳全書－新方八陣〉 加減

인삼12g 숙지황24g 당귀15g 백출12g 원지12g 자감초6g 산조인15g 녹각교12g 아교12g 목향12g

4) 방해

신장은 뇌수(腦髓)와 골수(骨髓)를 생성하고 관리하는 중요 장기인데, 만약 신장의 陰이 허하면 뇌수와 골수가 부족하게 되어 뇌세포를 건강하게 기르지 못하게 되니, 기억력이 떨어지고 망각상태에 놓여 치매가 발생한다. 본 방은 신음(腎陰)을 보하여 뇌수를 채우고, 精과 血을 만들어 뇌에 공급하여 뇌세포의 활동을 돕고 정신을 길러 치매를 완화하는데 중점을 두고 있다.

- 숙지황(熟地黃)은 陰을 자양하여 신장을 보하고, 당귀는 血을 기르고 肝을 보한다.
- 인삼, 백출, 자감초는 氣를 더하고 脾를 튼튼하게 하여 후천적 근본을 강하게 한다.
- 산조인(酸棗仁), 원지는 간과 신장을 도와 막힌 곳을 뚫고 정신을 편안하게 한다.
- 녹각교(鹿角膠), 아교(阿膠)는 肝, 腎을 보해서 血과 精을 만들어 뇌수를 채운다.
- 목향(木香)은 녹각교와 아교의 교질이 소화에 방해가 되지 않도록 소화를 돕는다.

5) 변증가감

- 말과 행동이 정상적이지 않고 가슴이 답답하며 짜증이 나고, 소변이 커피색으로 나오며, 혀가 붉고 태가 적으며 맥이 가늘고 빠르면 산약20g 산수유20g 목단피12g 죽엽6g 단삼12g 석창포12g을 첨가하여 부족한 신장의 精을 채우고, 심장의 열을 내리며 뇌로 가는 통로를 뚫는다(淸心開竅).
- 소화력이 약해지고 먹는 양이 적으며 자주 끅끅거리면 반하12g 목향12g 진피9g을 추가해서 胃氣를 옆으로 펼치고 아래로 내려서 소화를 돕는다.

6) 제언

- 백출(白朮)은 하루에 10~15g을 쓰는데 병세가 급하거나 위중할 때에는 30g까지 쓸 수 있으나, 병세가 호전되어감에 따라서 줄여야 한다. 氣를 보하고 비장을 튼튼하게 할 때는 볶은 초(炒)백출이 좋고, 비장을 건실하게 하여 설사를 멈추게 할 때는 볶고 태운 초초(炒焦)백출이 좋고, 습을 없애고 수분을 내보낼

때는 生백출이 좋다.

- 아교(阿膠)와 녹각교(鹿角膠)는 교질(膠質)로 단단하게 만들어져 있으므로, 뜨거운 물속에서 천천히 녹인 후 다른 약재와 섞는데, 녹은 후에도 찐득찐득하기 때문에 소화에 장애가 되므로 胃가 약하거나 설사하는 사람에게는 주의해서 처방해야 하고. 소화를 돕기 위해서 목향이나 진피를 추가하면 좋다.

2. 후천의 비장과 선천의 신장이 둘 다 허하다(비신양허 – 脾腎兩虛)

1) 증상

표정이 멍하고(表情呆滯), 조용하면서 말 수가 적고(沈默寡言), 기억이 감퇴하여(記憶減退), 식별하고 계산하지 못하며(失認失算), 말주변이 명확하지 않고(口齒含糊), 의사소통이 되지 않고(詞不達意), 허리와 무릎이 시큰거리고 약하며(腰膝酸軟), 근육이 줄어들고(筋肉萎縮), 먹는 것이 적고, 숨이 가쁘고 느릿느릿 말하며(氣短懶言), 침이 입 밖으로 넘치거나(口涎外溢), 배 아픈 곳을 손으로 만져주면 좋아하고(腹痛喜按), 새벽에 설사를 한다(鷄鳴泄瀉).

혀는 연한 흰색이고 팽팽하게 커져있으며 태는 적거나 희고 맥은 가라앉고 가늘다(舌淡白舌體胖大苔少或白脈沈細). 특히 양 쪽의 척(尺)맥이 뚜렷하게 약하게 나타난다.

2) 치법

신장을 따뜻하게 하고 비장을 보하며 심장을 길러서 정신을 안정되게 한다.
(온신보비, 양심안신 – 溫腎補脾, 養心安神)

3) 방약

還少丹(四川羅赤脚仙還少丹) 加減

숙지황15g 산약15g 구기자12g 산수유12g 육종용12g 파극천9g 백출15g 복령15g 자황기30g 석창포12g 원지12g 오미자9g 생강3片

4) 방해

비장은 후천의 기혈을 만드는 원천이고(氣血生化之源)이고, 신장은 선천의 뇌수를 만드는 원천(腦髓生化之源)이라서 비장과 신장이 건실해야 뇌에 영양공급이 잘되고 뇌세포의 활동이 원활하며 기억력이 살아나서 치매를 완화할 수 있는 것이니, 본 방은 비장의 氣를 보충하고 신장의 陰과 명문의 화(命門之火)를 동시에 보하며, 정신을 안정시켜서 치매를 완화하는데 주력하고 있다.

- 숙지황, 산수유는 肝과 신장의 陰을 자양하고 血을 만들어 뇌에 공급한다.
- 육종용(肉蓯蓉), 파극천은 명문의 火를 도와서 腎氣와 腎陽을 북돋우고 精을 돕는다.
- 복령, 백출, 산약, 대추는 비위의 氣를 북돋아 중초를 튼튼하게 하고, 신장의 氣를 충만하게 하여 기혈을 생화(生化)하는 것을 돕는다.
- 석창포(石菖蒲), 원지는 심기(心氣)를 북돋아 心腎을 오가면서 정신을 안정시켜주고 濕과 痰을 없애고 뇌로 통하는 경맥을 열어 머리를 맑게 한다.
- 오미자(五味子)는 신장의 氣를 수렴하여 음혈정(陰血精)을 견고하게 지키고, 心腎을 오가면서 심기(心氣)가 아래 신장과 통하게 하여 심신(心腎)를 강하게 한다.
- 생강(生薑)은 중초를 따뜻하게 하여 소화를 돕고 입안에 넘치는 침을 수렴하며, 아랫배와 팔다리를 따스하게 한다.

5) 변증가감

- 가만히 있어도 숨차고 온 몸에 힘이 없고, 남성의 생식기가 약하고 소변이 자주 나오면(陽痿頻尿), 자하차粉9g 아교12g 속단12g 두충12g을 추가해서 신장의 陰과 양기(陽氣)를 보하여 남성의 힘을 키우고 숨을 고르게 한다.
- 허리와 무릎이 심하게 아프고(腰膝甚痛), 광대뼈가 붉고 잠자는 중에 땀이 나며(顴紅盜汗), 귀에서 매미 우는 소리가 계속 들리면(耳鳴如蟬), 숙지황20g, 산수유20g 산약20g으로 증가해서 간과 신장의 陰을 보하고 血을 만든다.

6) 제언

- 산약(山藥)은 陰을 보하고 진액을 생성할 때는 生으로 쓰고, 氣를 보하여 精을 가두고 비장을 튼튼하게 하며 설사를 멈추게 할 때는 볶아서(炒) 사용한다. 산약은 일반적으로 하루 10~30g을 쓰지만 급하게 보해야 할 때는 60g~250g까지도 사용하는데, 증세가 완화되어감에 따라 적절하게 양을 줄여야 한다.

- 산수유(山茱萸)는 하루 6~15g을 쓰지만, 급하게 고삽(固澁)할 때는 30g을 사용할 수 있는데, 습열이 내재해 있거나 소변이 잘 안 나오는 사람에게는 사용하지 않는다.
- 대추는 달고 따뜻한 약성으로 생강과 함께 해표제(解表劑)로 사용하면 영분(營分)과 기분(氣分)을 잘 조절하여 사기(邪氣)를 쫓아내고, 보익제(補益劑)로 사용하면 비위를 보하고 잘 조절하여 치료효과를 증강시킨다.
- 오미자는 表에 사기(邪氣)가 아직 풀어지지 않았거나, 몸속에 실열(實熱)이 내재하거나, 기침을 막 시작했거나, 마진(痲疹) 초기에는 사용하지 않는다.
- 자하차분(粉)은 태반을 말리고 구워서 가루로 빻아 캡슐에 넣어서 하루 3g씩 2~3회를 복용하면, 면역력과 저항력이 증강되고 자궁, 난소, 고환 등의 생식기 발육이 촉진되며 과민반응도 억제한다.
- 생강은 중초를 따뜻하게 하여 비장과 胃를 보하고 편안하게 하여 구역질을 가라앉히고, 폐를 따뜻하게 하여 체표의 寒을 땀을 통해서 배출시킨다.
  매운 맛이 강하므로 陰이 허한 사람과 위염, 위궤양이 있는 사람은 생강의 양을 줄이거나 위벽을 보호하는 약을 첨가하는 등 신중히 사용해야 한다.

3. 담과 탁한 물질이 뇌로 통하는 경락을 가리어 막다(담탁몽규－痰濁蒙竅)

1) 증상

표정이 멍하고 둔하며(表情呆鈍), 생각하는 능력이 쇠퇴하고(智力衰退), 반복해서 울었다 웃었다 하면서(哭笑無常), 혼자서 중얼중얼 말하거나(喃喃自語), 하루 종일 아무런 말도 하지 않고(終日無語), 나무로 만든 닭처럼 멍하게 얼이 빠져 있으며(呆若木鷄), 음식을 먹을 생각이 없고(不思飮食), 胃와 배가 팽팽하면서 아프고(脘腹脹痛), 배에 덩어리가 가득차서 편하지 않으며(痞滿不適), 입 안에 침 거품이 가득 고이며(口多涎沫), 머리가 무겁고 싸매는 것 같이 조인다(頭重裹緊). 혀는 연한 색이고 태는 하얀 알갱이들이 덮여 있는 것 같고 맥은 가늘면서 미끄러지듯 구른다(舌淡苔白膩脈細滑).

2) 치법

비장을 튼튼하게 하여 탁한 것을 없애고, 가래를 삭여서 뇌로 통하는 경맥을 연다.

(건비화탁, 활담개규 - 健脾化濁, 豁痰開竅)

3) 방약

洗心湯〈辨證錄〉卷四 加減

인삼20g 반하15g 진피12g 석창포12g 복신30g 산조인30g 신곡15g 건강6g 자감초6g 후박12g 목향9g 황기30g

4) 방해

비장이 약해져서 맑은 수곡정미(水穀精微)를 끌어올리는 승청(昇淸) 작용을 잘 하지 못하면 한 곳에 뭉쳐서 담탁(痰濁)을 형성하게 되고, 그 담탁 물질이 심궁(心宮)을 어지럽게 하기 때문에 정신이 혼란스럽게 되는 것이니, 본 방은 비장을 보하는 동시에 담탁을 깨끗이 씻어버리고 정신을 안정시켜 치매를 완화하는데 중점을 두고 있다.

- 인삼(人蔘)을 중용하고 황기, 자감초를 배합하여 비장을 보하고 중초를 다스려 수습을 운반하는(運化水濕) 기능을 살려 담(痰)과 탁한 물질을 제거하고 정신을 맑게 한다.
- 반하(半夏), 진피(陳皮), 후박(厚朴), 목향(木香)은 비장을 도와 가래를 삭이고 濕을 없애며 중초의 氣를 돌려서 막힌 것을 뚫고 위장과 대장을 편하게 한다.
- 건강(乾薑)은 인삼과 감초의 氣를 도와 가래를 없애고 신장을 따뜻하게 덥힌다.
- 복신(茯神), 산조인(酸棗仁)은 심장을 길러 마음을 편안하게 하고 정신을 안정시킨다.
- 신곡(神曲), 목향은 비위를 도와 胃에 쌓인 음식물을 소화시켜 식욕을 도모한다.

5) 변증가감

- 먹는 것이 적고 소화되지 않은 설사를 자주 하고, 몸이 권태롭고 힘없이 처지면 황기30g 백출12g 복령15g을 추가해서 비장의 氣를 돕고, 보골지12g 익지인12g을 추가해서 비장과 신장의 陽을 보하여 설사를 멈추게 하고 소화된 변이 나오게 하며 음식을 먹는 양도 늘어나게 한다.
- 복부가 팽만하고 밥 생각이 없고 입 안에 침이 많이 고이면 백두구(白頭蔻)12g

전과루(全瓜蔞)12g 패란(佩蘭)9g을 추가해 痰을 삭이고 복부를 풀어주며 침이 적당히 나오도록 조절한다.

6) 제언

- 본 방에서 부자는 반하와 함께 사용하지 않아야 하므로(十八反), 원방(原方)에 있는 부자3g을 빼고 건강6g으로 대체한다.
- 반하(半夏)는 독성이 있기 때문에 법제(法制)를 해서 써야 하는데, 강반하(薑半夏)는 구토와 거꾸로 밀고 올라오는 것을 내리는데(降逆止嘔) 장점이 있고, 법반하(法半夏)는 습을 말리는데(燥濕) 장점이 있다.
- 목향(木香)은 비위의 氣를 돌리고 가볍게 펼치는 성질이 있으므로 오래 끓이지 않고 1시간 이내로 끓여야 효과가 좋다. 生목향은 氣를 돌리는 행기(行氣)의 효과가 좋고, 구운 외(煨)목향은 설사, 이질을 멈추게 하는데 효과가 좋다.

4. 뭉친 혈이 뇌 안의 혈액순환을 가로막는다(어혈내조－瘀血內阻)

1) 증상

표정이 무디고 둔하며(表情遲鈍), 말이 순조롭지 않고(言語不順), 자꾸 잊어버리며(善忘), 쉽게 놀라고 두려워하거나(易驚而恐), 혹은 생각하는 것이 이상하고(思考異常), 행동이 괴상하며(行爲奇怪), 입이 마르지만 물을 마시고 싶지 않고(口乾不欲飮), 양 눈이 침침하면서 어둡다(雙目暗晦). 혀의 색이 어둡거나 점, 무늬 모양의 어혈이 있으며 맥은 가늘면서 대나무를 긁듯이 거칠다(舌暗或瘀点瘀斑脈細澁).

2) 치법

혈액을 잘 통하게 하여 막힌 곳을 뚫고, 뇌로 가는 경맥을 소통시켜 뇌를 일깨운다.(활혈화어, 개규성뇌－活血化瘀, 開竅醒腦)

3) 방약

通竅活血湯〈醫林改錯〉 加減

사향분0.15g 도인9g 홍화12g 적작6g 천궁9g 총백(葱白)15g 생강3片 대추5枚 석창포12g 당귀12g

4) 방해

탁한 血이 뇌(腦)에 뭉쳐서 어혈(瘀血)을 만들어 혈액의 순환을 방해하면 영양분과 산소가 잘 공급되지 않아 뇌세포가 차츰 죽어가게 되고, 기억력이 떨어지며 정신이 혼미해져 치매가 발생하게 된다. 본 방은 혈액을 잘 통하게 해서 막힌 뇌혈관을 뚫어 영양과 산소를 공급하여 뇌세포를 재생하고 활성화해서 기억력을 살려 치매를 완화하는데 중점을 두고 있다.

- 사향(麝香)은 강한 향기로 뇌로 가는 경맥을 뚫어주고(芳香開竅), 혈액을 돌려서 뭉친 것을 풀고(活血散結), 전신의 경락을 소통시키며 통증을 없앤다(通絡止痛).
- 도인(桃仁), 홍화(紅花)는 血을 돌려서 경락을 통하게 하여 뭉치고 맺힌 곳을 뚫으며 심장과 肝으로 들어가 心腹의 통증을 없앤다. 도인과 홍화는 함께 사용하면 血을 돌려 막힌 곳을 뚫는(活血散瘀) 효과가 훨씬 더 상승한다.
- 천궁, 당귀, 적작(赤芍)은 혈을 돌려서 뭉친 것을 풀고 뇌로 통하는 경락을 열고 활기차게 순환시킨다.
- 총백, 석창포는 陽을 따뜻하게 하고 담(痰)을 없애서 뇌로 가는 경맥을 통하게 한다.
- 생강은 중초를 따뜻하게 하고 비양(脾陽)을 북돋아 혈액이 잘 통할 수 있게 돕는다.

5) 변증가감

- 머리가 어지럽고 얼굴이 창백하며 몸이 축 늘어지면 氣血이 부족한 것이니 황기30g 만삼20g 숙지황20g 백작20g을 추가해서 氣와 血을 보하는데, 만약 血이 더 虛하면서 어혈(瘀血)이 명백하면 당귀15g 계혈등(鷄血藤)30g을 추가해서 血을 보하고 돌려서 막혀있는 어혈을 풀어준다.
- 옆구리 아래에 은은한 덩어리가 만져지면서 통증이 있으면 肝이 울결이 되어 혈액이 통하지 못하고 뭉쳐있는 것이니, 울금15g 현호색12g 천련자12g을 추가해서 肝氣를 소통시키고 血을 돌려서 어혈(瘀血)을 풀어준다.

6) 제언

- 사향(麝香)은 그 향기로써 12경맥과 삼초(三焦)를 두루 돌아다니며 막힌 곳을

뚫어 통하게 한다. 그렇다고 해서 많은 양을 오래 복용하면 正氣가 상하게 되니 3개월 정도 장기 복용할 때는 하루 0.1~0.15g이 적당하고, 2주일 정도 단기 복용할 때는 0.15~0.25g도 가능한데, 환자의 정기가 어느 정도인지 파악하여 적절한 양을 처방해야 한다. 보관을 허술하게 해서 향이 날아가면 약효가 감소되기 때문에 밀봉해서 그늘진 곳에 잘 보관해야 한다. 밀봉하면 3년까지 보관이 가능하지만 한 번 뚜껑을 열면 3~4개월 내에 사용하는 것이 좋다.

- 총백(葱白)은 파의 하얀색 줄기 부분인데 사향과 같이 배합해서 사향이 뇌로 가는 경맥을 뚫고 기혈(氣血)과 수(髓)를 이끌고 뇌로 들어가는 것을 돕는다.

임상사례

1. 음혈부족(陰血不足)型

1) 증상

65세 여자, 1년 전부터 정신이 이상하고 기억력이 현격히 저하되고 언어능력도 많이 떨어져서, 치매에 걸린 거 아니냐면서 본 의원을 찾아왔다.

진단을 해보니 1년 전 쯤에 정신적으로 몹시 긴장이 되는 일이 있은 후부터 늘 초조해하고 조급해하며(焦燥躁急), 말이 앞뒤가 혼란스러우며(言語混亂), 정신이 혼미하여 남을 잘 알아보지 못하고(昏不識人), 기억력과 이해력이 떨어지고(記憶力理解力下降), 평소 고혈압과 고지혈이 있으며(平素有高血壓高脂血), 밤에 소변을 자주 본다(夜間頻尿). 혀는 연한 홍색이고 태는 엷고 누러며 기름때가 덮여있는 듯하고 맥은 가늘고 거문고 줄처럼 팽팽하다(舌淡紅苔薄黃膩脈細弦).

2) 치법

혈을 길러서 심장을 보하고, 뇌를 건실하게 하여 정신을 안정시킨다.
(양혈보심, 건뇌안신 - 養血補心, 健腦安神)

3) 방약

천마12g 구등12g 갈근12g 국화12g 백작15g 당귀15g 복신20g 석창포12g

원지12g 制하수오15g 대추3枚 감초6g

4) 방해

나이가 많거나 큰 병을 앓고 난 후 또는 젊어서 출산을 많이 하는 등의 원인에 의해서 음혈(陰血)이 부족해지면 뇌(腦)로 가는 血이 모자라서 영양과 산소를 뇌로 잘 공급하지 못하기 때문에 뇌세포의 기능이 떨어져 기억력, 판단력, 인내력 등을 서서히 잃어버리게 되고, 또 심장을 자양하지 못하기 때문에 초조하거나 조급해하는 것이니, 본 방은 血을 길러서 심장을 보하고, 血을 뇌로 보내어 뇌세포를 재생하고 건실하게 하여 정신을 안정시키는데 중점을 두고 있다.

- 천마(天麻), 구등(鉤藤)은 肝으로 들어가 간풍(肝風)과 간양(肝陽)이 머리와 눈, 귀를 휘저어 눈을 캄캄하게 하고 머리를 어지럽게 하는 것을 가라앉히며, 혈압을 낮추고 뇌로 가는 경락을 뚫어 경맥을 통하게 하며 팔다리가 떨리는 것을 진정시킨다.
- 갈근, 국화는 간화(肝火)나 간양을 누르고 억제하여 혈압을 낮춰 어지러움을 없앤다.
- 백작, 당귀, 制하수오는 陰을 수렴하여 肝을 부드럽게 하고 간열(肝熱)을 가라앉히며 肝氣를 펼쳐서 간이 소통하도록 돕고, 血을 만들어 심장을 자양하며 뇌(腦)로 혈을 보내 영양과 산소를 공급하고 뇌세포를 활성화한다.
- 복신, 석창포, 원지는 심장을 길러서 정신을 안정시키고, 담(痰)을 제거하여 뇌로 통하는 경맥을 뚫어 맑은 정신을 갖게 하며 마음을 편안하게 한다.
- 대추, 감초는 비위를 따뜻하게 하여 약재들의 효력이 충돌하지 않도록 중재한다.

5) 변증가감

- 비장이 허하여 濕이 가득차서 소화가 잘 안 되면 백출15g 황기30g 목향12g 후박9g 사인9g을 추가하여 중초의 氣를 돌려서 濕을 제거하고 소화를 돕는다.
- 머리가 무겁고 끈으로 동여매는 것 같이 조이며 혼자서 중얼거리고 웃었다 울었다가를 반복하고, 입에 침과 거품이 많이 고이면 담습(痰濕)이 가득 찬 것이니 반하12g 진피12g 천남성12g 내복자12g 패란12g을 추가하여 담(痰)을 흩어놓고 濕을 몸 밖으로 내 보내어 경락을 통하게 한다.

- 肝이 오랫동안 울결이 되어 간화(肝火)를 만들고, 이 간화가 간혈(肝血)과 심액(心液)을 태워 없애서 간혈(肝血)과 심음(心陰)이 부족해지면, 가슴이 답답하고 조급해 하며 말의 앞뒤가 뒤바뀌고, 쉬지 않고 노래하고 웃으며, 더럽고 탄 음식을 좋아하는 이상한 행동을 하는데 단삼12g 맥문동12g 천화분12g 산조인20g을 추가하고 당귀20g 백작20g으로 증가하여 心陰을 자양하고 간혈을 채워서 정신을 안정시킨다.

6) 제언

- 하수오(何首烏)는 뜨거운 솥에 넣고 누렇게 타도록 볶아 포제(炮制)를 하면 간과 신장을 보하여, 精을 만들고 血을 더하여 충맥과 임맥을 충만하게 채워 어지러움과 이명(耳鳴)을 없애고, 가슴이 두근거리면서 잠을 잘 못자는 것을 평안하게 하여 잘 자게 한다. 단삼, 상기생과 배합하여 사용하면 고지혈, 고혈압, 동맥경화를 치료하는데 좋은 효과가 있다.
- 백작(白芍)은 혈을 보하거나 월경을 조절할 때는 볶아서 쓰고, 肝陰을 채우거나 肝氣를 펼쳐 통증을 없앨 때는 생으로 쓴다.

2. 간신휴허, 혈어내조(肝腎虧虛, 血瘀內阻)型

1) 증상

64세 남자, 1년여 전에 뇌혈전(腦血栓)이 발병하여 병원에 입원해서 치료를 했으나 후유증으로 기억력이 감퇴되고 정신이 맑지 못하여 혈관성치매로 판정을 받았다. 진단을 해보니 의식이 혼미하고(意識昏迷), 집 식구들도 알아보지 못하고(不識家人), 감정이 격하면 미친 듯 날뛰고(情緒激越狂躁), 머리와 목을 흔들며(頭頸晃動), 혼자서 말을 하고(自言自語), 금방 배가고프고 잘 울며(善飢易哭), 낮이고 밤이고 시끄럽게 떠드는데(晝夜吵鬧), 대변은 문제가 없다(大便常可).
혀는 연한 어두운색이고 태는 기름때가 두텁게 덮여있는 듯하며 맥은 가라앉고 거문고 줄처럼 팽팽하다(舌暗淡苔厚膩脈沈弦).

2) 치법

간을 자양하고 신장을 보하여 막힌 것을 흩어놓고 담을 없앤다.

(자보간신, 화어거담－滋補肝腎, 化瘀祛痰)

3) 방약

制하수오20g 구기자15g 상심자30g 흑지마30g 황기30g 당귀15g 단삼12g 석창포12g 창출12g 야교등30g 치자9g 죽엽6g

4) 방해

혈관성치매는 심장, 간, 비장, 신장이 약해져 氣血이 부족해서 뇌(腦)를 충분히 자양하지 못하고, 담(痰)과 어혈(瘀血)이 뇌로 통하는 경맥을 막아서 뇌세포가 신선한 영양과 산소를 받지 못해 죽어가기 때문에 기억력, 감정통제력, 판단력 등이 쇠퇴해져 가는 것이니, 본 방은 肝을 자양하고 신장을 보하여 뇌를 건실하게 하며 氣를 북돋아 막힌 것을 뚫고 담(痰)을 없애서 뇌(腦)를 깨우는데 중점을 두고 있다.

- 하수오, 구기자, 상심자(桑椹子), 흑지마(黑芝麻)는 肝과 신장을 보하여 血과 陰을 만들어 뇌(腦)로 공급을 하여 뇌세포를 활성화한다.
- 황기(黃芪)는 중초의 氣를 더하고 비위를 도와 수분을 내보내고 담(痰)을 없앤다.
- 당귀, 단삼은 심장과 肝經으로 들어가 血을 돌려서 막혀있는 곳을 뚫고, 영양분과 산소를 싣고 뇌로 올라가 골고루 퍼트려 뇌세포를 자양하고 일깨운다.
- 석창포, 창출은 담습(痰濕)을 제거하여 뇌로 통하는 경락을 열고 뇌를 일깨운다.
- 야교등(夜交藤)을 중용해서 심장을 자양하여 정신을 안정시키고 마음을 편하게 한다.
- 치자, 죽엽은 심장과 胃, 소장의 熱을 내려 정신을 안정시키고 마음을 편하게 한다.
- 치자(梔子)는 쓰고 찬 약성으로 심장의 熱과 간담의 습열(濕熱)과 폐, 위장의 熱을 없애며 삼초의 火를 씻어낸다.

5) 변증가감

- 간화(肝火)가 올라와서 눈이 충혈이 되고 머리가 아프며 어지럽기도 하면 국화12g 결명자30g을 추가해서 간화를 씻어 내리고 상부를 안정시킨다.

- 심화(心火)가 올라와서 입 안이 헐고 혀에 염증이 생기며 소변이 짧고 붉거나 커피색으로 나오면 생지황15g 감초12g을 추가하고 죽엽(竹葉)을 9g으로 증가하여 심화를 씻어내려 입 안의 염증을 가라앉히고 소변이 잘 나오게 한다.

6) 제언

- 단삼(丹蔘)은 관상동맥을 확장하고 혈류량을 증가시키며 혈전을 억제하고 혈당, 중성지방, 콜레스테롤수치를 떨어뜨린다. 술에 담가서 구운 자(炙)단삼은 血을 돌려서 막힌 곳을 뚫는데(活血化瘀) 효과가 좋고, 生단삼은 熱을 내리고 부은 것을 가라앉히며(消腫), 해독을 하고 정신을 편하게 하는데(解毒安神) 효과가 좋다.
- 치자(梔子)의 껍질은 表의 熱을 쫓아내고, 씨(종자)는 장부(臟腑)의 熱을 씻어낸다.

  生치자는 기분(氣分)으로 들어가서 火를 없애고, 볶은 炒치자는 혈분(血分)으로 들어가서 코피나 혈뇨 토혈(吐血) 등의 출혈을 지혈시킨다.

  치자는 쓰고 찬 약성이라서 위장을 상하게 할 수 있으니, 비위가 차거나 약해서 소화가 잘 안되고 자주 설사를 하는 사람에게는 위장을 따뜻하게 하는 약을 배합하거나 신중히 사용해야 한다.

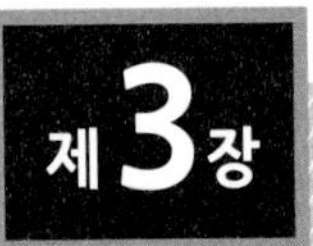

신腎 - 방광병증膀胱病證

1 부종 浮腫, Edema - 수종, 만성신소구체신염

부종(浮腫)은 우리 몸의 70%를 차지하고 있는 수분이 병리적인 원인에 의해서 몸 밖으로 배출되지 못하고 결합조직의 세포사이 공간에 비정상적으로 과다하게 쌓여서 국부 또는 전신이 부어오른 상태를 말한다. 주로 신장(콩팥), 심장, 간, 혈액 등에 문제가 생겨서 발병하는데, 간혹 특별한 원인을 알 수 없는 경우도 있다.

중의학에서는 수종(水腫)이라고 한다.

증상의 특징

부종(浮腫)의 초기에는 눈, 눈꺼풀에서 시작해서 얼굴, 머리를 돌아 사지와 전신으로 퍼지거나, 또는 손, 발에서부터 시작해서 팔다리를 거쳐 전신으로 퍼지는데, 병세가 심해지면 가슴과 배에 수습(水濕)이 쌓여 복부가 팽창하고, 가슴이 답답하고 두근거리며 숨이 차서 똑바로 눕지를 못한다.

양수(陽水)는 며칠 만에 급하게 발병하고 주로 얼굴, 머리의 상부에서 시작해서 아래로 내려오는데 비교적 허리 이상의 부위가 붓는다. 환부는 잡아당긴 것 같이 팽팽하며 윤기가 나고 손가락으로 꾸욱 누르면 푹 들어가는 요면(凹面)이 생겼다가 금방 올라와 회복되는 특징이 있다.

음수(陰水)는 병세는 급하지 않고 점진적으로 진전되는데 주로 손발이나 정강이의 아래로부터 시작해서 상부로 올라 가는데 비교적 허리 이하의 부위가 붓는다.

환부는 팽팽하지 않고 늘어지며 꾸욱 누르면 푹 들어가는 요면이 생겼다가 천천히 올라와 회복되는 특징이 있는데, 심한 경우는 진흙을 눌러 놓은 것 같다.

원인

1. 신장에 염증이 생기는 등 문제가 생겨서 소변이 잘 배출되지 않아 사지가 붓고, 단백질을 잘 걸러내지 못해 쌀뜨물 같은 소변이 나온다.
2. 알부민을 합성하는 肝의 기능이 약해져서 혈액 내 알부민 수치가 낮아진다.
3. 심부전증으로 인해 혈액이 심장으로 원활하게 회귀하지 못하고, 정체되어 느리게 움직이기 때문에 모세혈관 내의 압력이 증가하여 혈액 내 수분이 밖으로 삼투하여 피하에 쌓인다.
4. 갑상선기능이 저하되어 눈언저리, 손등과 발등의 피부 아래에 점액 성분이 많은 액체가 고이기 때문에 꾸욱 눌러도 잘 들어가지 않는다.
5. 부신피질의 기능이 항진되거나 스테로이드제 약물을 장기간 복용하면 얼굴이 보름달처럼 붓고, 당뇨병성 腎병변에 의해서도 얼굴이 붓는다.
6. 성인 여성이 월경 또는 임신했을 때 호르몬 작용에 의해 간헐적으로 전신이 붓는데 불안, 초조 등 정신적 스트레스가 있으면 더 심해지며, 월경 전에 심했다가 월경이 시작되면서 정상으로 돌아오는 특징이 있다.
7. 오래 서서 일하는 사람은 신장으로 가는 혈류가 줄어들어 다리가 붓는다.
8. 필요 이상으로 수분이나 소금을 많이 섭취하는 사람이 피로하거나 숙면을 취하지 못했을 때 일시적으로 붓는데, 수분섭취를 줄이거나 숙면을 하고 피로가 풀리면 저절로 가라앉는다.
9. 화상(火傷), 외상(外傷), 국소적염증, 알레르기반응 등 모세혈관의 투과성이 증가하는 경우 부분적으로 붓는다.

중의학적 원인

1. 풍사가 외부로부터 침입하여 폐가 펼치고 내리는 기능을 잃어버리다

(풍사외습, 폐실선강－風邪外襲, 肺失宣降)

외부로부터 풍사(風邪)가 폐에 침입하여, 폐가 펼치고 내리는 선강(宣降)기능을 잃어서 수습(水濕)이 갈 길이 막혀 피부 아래에 쌓인다(肺失宣降, 水道不通, 蓄積皮下).

2. 수습이 서서히 젖어들어 비장의 기가 지치다

(수습지침, 비기수곤－水濕漬浸, 脾氣受困)

습한 곳에 오래 살거나 직업상 오랫동안 물속에서 일을 하는 사람들에게 수습(水濕)이 젖어들거나, 찬 음식을 지나치게 많이 섭취하면 비장이 지쳐서 수액을 운반하는 직무를 행하지 못하기 때문에 수습이 몸 안에 정체되어, 퍼지지 못하고 피부 아래에 쌓이게 되니 자연히 붓게 되는 것이다.

3. 습과 열이 안에 꽉 차니 삼초가 다 막혀 움직이지 못한다

(습열내성, 삼초옹체－濕熱內盛, 三焦壅滯)

습열이 꽉 차거나 습이 뭉치면 열이 발생되어, 중초(中焦)의 비위가 맑은 것은 올리고 탁한 것은 내리는 승청강탁(昇淸降濁)의 기능을 잃어버리니 나머지 상초(上焦)와 하초(下焦)도 따라서 기능을 잃고 정체되니, 물이 빠질 길이 없어 피하(皮下)로 몰려 붓게 되는 것이다.

4. 음식과 피로(과로)가 비위를 상하게 하다(음식노권, 상급비위－飮食勞倦, 傷及脾胃)

음식을 절제하지 못하거나 과로로 인해 비기(脾氣)가 손상을 입어 수분을 운반하지 못하고 정체되면서 피하(皮下)로 몰려 붓게 된다.

5. 방사를 지나치게 많이 하여 신장의 기를 상하게 하다

(방노과도, 내상신기－房勞過度, 內傷腎氣)

색(色)을 탐하여 과하게 방사(房事)를 즐기면 신(腎)의 정기(精氣)가 소모되기 때문에 점점 쇠약해질 뿐 아니라, 방광을 도와서 수분을 기화(氣化)해야 하는 신장의 氣가 약해져 수액(水液)이 배출되지 않고 피하에 쌓여 붓게 된다.

진단요점

1. 신장의 단백질 여과기능에 문제가 생기면 갑자기 소변으로 쌀뜨물 같은 뿌연 색의 단백질이 많이 빠져나오게 되면서 혈중 단백질 농도가 떨어지고, 그로 인해 삼투압 농도도 떨어지면서 얼굴, 팔다리가 많이 붓는다.
   또 신장의 배뇨 기능에 문제가 생겨서 수분이 잘 여과되지 않고 체내에 쌓이게 되면 짧은 시간에 얼굴과 눈꺼풀이 심하게 붓는다.
2. 머리에서 손발의 말초혈관에 이르기까지 인체의 각 조직에 혈액을 공급하는 펌프 구실을 하는 심장에 문제가 생겨 혈액순환이 원활하지 못하게 되면 혈액과 수분이 정체되어 국부적으로 부어오르는데, 심장과 거리가 먼 종아리, 다리부터 붓기 시작하다가 심해지면 폐나 복부에 수분이 쌓여서, 숨이 차거나 가슴에 압박을 느끼거나 호흡곤란이 발생한다.
3. 단백질 합성을 주로 담당하고 있는 肝에 문제가 생기면 세포와 혈액 사이의 삼투압을 유지하고 있는 알부민과 글로불린의 수치가 떨어지고 얼굴과 복부, 다리가 붓는다. 간경화나 간암의 증세 중에서 복수가 차서 복부가 부어오르는 경우를 볼 수 있다.
4. 갑상선(갑상샘)에 문제가 생겨서 기능이 떨어지면 에너지 생성속도를 조절하지 못하기 때문에 에너지가 남아 삼투압이 높은 곳으로 이동하게 되면서 부분적으로 붓게 되는데, 이 경우는 꾸욱 눌러도 잘 안 들어가는 특징이 있다.
   전보다 목소리가 갈라지고 탈모 진행이 빨라졌다면 주의를 기울여야 한다.
5. 특별한 원인을 알 수 없는데 붓는 경우는 모세혈관에서 빠져나가는 수분의 양이 정상인보다 많거나, 생리를 하고 있거나 임신하고 있는 여성의 호르몬이 수분을 필요로 해서 체내에 쌓아두거나, 스트레스 등 정신적인 원인에 의해서 생긴다고 볼 수 있다.
6. 하루 24시간 내 소변의 단백질량 측정, 크리아티닌(creatinine－肌酐) 검사, 혈액

침전도, 체액면역 검사, 심전도, 신장초음파 검사 등의 결과를 참조한다.

7. 관상동맥경화, 간질환, 알코올중독 등 과거 병력이 있는지, 심장, 신장, 간에 영향을 끼칠 수 있는 약물을 복용하고 있는지 파악한다.

변증요점

1. 양수(陽水)

양수는 주로 풍사가 외부로부터 침입하거나(風邪外襲), 수습이 체내에 침투하거나(水濕漬浸), 습과 열이 내부에 꽉 차서(濕熱內盛), 폐의 선강(宣降)기능과 비장의 수액을 운반하는 기능(運化水液)이 저하됐을 때 나타난다.

며칠 만에 급하게 발병하며 주로 얼굴, 머리의 상부에서 시작해서 아래로 내려오고, 심하면 전신으로 퍼지는데 환부는 잡아당긴 것 같이 팽팽하며 윤기가 나고 손가락으로 꾸욱 누르면 푹 들어가는 요면(凹面)이 생겼다가 바로 회복된다.

찌는 듯한 열(煩熱)이 있으면서 갈증도 나고(口渴), 소변이 커피색인데 잘 나오지 않고(小便赤澁), 대변이 단단하게 굳어서 나오는(大便秘結) 등 음수에 비해서 표(表), 열(熱), 실증(實證)의 증세들이 나타나고 질병기간이 비교적 짧다.

2. 음수(陰水)

음수는 주로 비양(脾陽)과 신양(腎陽)이 약해져 기화를 통해 소변과 습을 체외로 배출하는 기능이 저하되고, 또 양수가 오랫동안 치료되지 않아 음수로 전화(轉化)되는 경우에 나타난다.

병세는 급하지 않고 점진적으로 진전되는데 주로 손발, 종아리의 하부로부터 시작해서 상부로 올라가고 심하면 전신으로 퍼진다. 환부는 좀 늘어지고 꾸욱 누르면 푹 들어갔다가 천천히 회복되는데 심한 경우는 진흙을 눌러 놓은 것 같다(按之如泥). 환자는 번열과 갈증이 없고 소변은 적게 나오지만 커피색은 아니고 그런대로 배출이 된다. 안색이 피로하고 겁이 많으며(神疲氣怯), 대변은 묽고 확 퍼지는(大便溏薄) 등 양수에 비해서 이(里), 허(虛), 한(寒)의 증상들이 나타나고 질병기간이 비교적 길다.

3. 양수와 음수의 전화(轉化)

양수와 음수의 구분은 상기(上記)와 같으나 양수가 빨리 치료되지 않고 시간이 지체되면 정기(正氣)가 점점 소모되는 까닭에 수습(水濕)이 더욱 성(盛)해지면서 음수로 전화한다. 그런가 하면 음수의 상태에서 다시 풍사외습(風邪外襲)이나 수습지침(水濕漬浸)의 원인에 의해서 급하게 병세가 진전되는 경우가 있는데, 이때는 먼저 현재 발병한 양수를 치료한 후에 근본 음수를 치료한다(急則治表,緩則治本).

치료원칙

1. 상체와 하체를 다르게 치료한다(상하이치 - 上下異治)

1) 상반신 수종이 심하면 발한(發汗)을 해서 땀을 뺀다.
2) 하반신 수종이 심하면 반드시 소변으로 빼낸다(利小便).

2. 음과 양을 나누어 치료한다(음양분치 - 陰陽分治)

1) 양수는 표(表), 실(實), 열(熱)로 나타나는데 치료법은 발한(發汗) 이소변(利小便), 또는 사기를 쫓아가서 공격하는 축수법(逐水法)을 사용하여 치료한다.
2) 음수는 이(里), 허(虛), 한(寒)으로 나타나는데 비장을 튼튼하게 하고(健脾), 신장을 따뜻하게 하는(溫腎) 방법 위주로 치료한다.
3) 치료 중에 효과가 잘 나타나지 않으면 혹시 혈액순환에 문제가 있는지 파악을 하고, 필요하다면 활혈화어제(活血化瘀制)를 추가한다.
4) 임상에서는 비신양허(脾腎陽虛)의 환자들이 많으므로 구별을 잘해서 신양을 보할 것인지, 비양을 보할 것인지, 脾腎의 陽을 다 보할 것인지를 잘 판단해서 치료한다.

증상별 치료

1. 풍과 수가 넘치다(풍수범람 - 風水汎濫)

1) 증세

갑자기 눈꺼풀이 부은 후에 사지가 붓고(突然眼瞼浮腫後四肢浮腫), 심해지면 전신이 부으며(甚則全身浮腫), 오한이 있으면서 열이 나고(惡寒發熱), 팔다리와 관절이 시큰거리며(肢節酸楚), 소변이 잘 안 나온다(小便不利). 풍열이 있는 사람은 인후(咽喉)가 빨갛게 붓고, 맥은 떠서 미끄러지듯 빠르고(浮滑數), 풍한이 있는 사람은 유난히 추위를 타고 맥은 떠 있으면서 밧줄처럼 팽팽하다(脈浮緊).

2) 치법

풍을 소통시키고 열을 쏟아버리며 땀을 내서 수분을 내 보낸다.
(소풍설열, 발한이수－疏風泄熱, 發汗利水)

3) 방약

越婢加朮湯〈金匱要略〉 加減

마황12g 생석고15g 백출15g 생강5片 대추6枚 감초9g 복령20g 택사12g 황기30g

4) 방해

풍사(風邪)가 외부로부터 침입을 해서 肺에 머무르면, 폐가 펼치고 내리는(宣降) 작용을 하지 못하여, 수분이 통하는 길이 막혀 풍수(風水)가 서로 치받아 결국에는 수분이 피부에 범람하여 부종이 되는 것이니, 본 방은 風을 소통시키고 熱을 쏟아버리며, 피부를 열어 땀을 내고 방광을 통해서 수분을 내보내는데 주력하고 있다.

- 마황(麻黃)은 肺의 선발(宣發) 기능을 북돋아서 땀을 통해서 수분(水分)을 내보낸다.
- 석고(石膏)는 달면서 맵고 아주 찬 약성으로 肺와 胃로 들어가 기분(氣分)에 잠복해 있는 實熱을 내리고 火를 쏟아낸다.
- 백출, 감초, 생강, 대추는 비위를 튼튼하게 하고 수습(水濕)을 없애니, 이는 土를 도와 水를 억제하는 것이다(扶土制水).
- 백출(白朮), 황기는 비장을 튼튼하게 하고 중초의 氣를 보하여 담음(痰飮)을 흩어버리고 부종(浮腫)을 가라앉히며 복부팽만을 완화시킨다.
- 생강(生薑)은 폐를 따뜻하게 하여 체표의 寒을 땀을 통해 배출시키면서 마황(麻黃)의 발한(發汗)을 돕고, 중초를 따뜻하게 하여 胃를 편하게 하고 구역질을 가라앉힌다.

- 대추(大棗－대조)는 달고 따뜻한 약성으로 脾胃經으로 들어가 중초를 보하고 氣를 더하여 비허(脾虛)로 인한 부종(浮腫), 담음(痰飮)을 없애는 것을 돕는다.
- 복령(茯苓)은 달고 평온한 약성으로 비장을 튼튼하게 하여 수습(水濕)을 삼투하여 몸 밖으로 내보내는 작용을 하는데, 한열허실(寒熱虛實)을 불문하고 부종으로 부어있는 몸을 빠지게 한다.
- 택사(澤瀉)는 신장, 방광으로 들어가 수분(水分)을 밖으로 내보내면서 방광의 熱을 쏟아내고, 부종(浮腫), 담음(痰飮)을 없애며, 혼탁한 帶下를 내보내 하부(下部)를 깨끗하게 한다.

5) 변증가감

- 풍열(風熱)이 심하고 목구멍이 붓고 아프면 금은화12g 연교12g 선노근(鮮蘆根)30g을 추가하여 폐의 열을 내리고 뭉친 것을 흩어놓는다(淸熱散結).
- 풍한(風寒)이 심하면 생석고를 빼고 계지12g 자소엽9g 방풍12g을 추가하여 몸을 따뜻하게 하여 체표(體表)의 寒을 물리친다.
- 기침(咳嗽－해소)이 심하면 백전12g 행인12g 지룡20g 오미자9g을 추가하여 肺氣를 내리고, 폐를 수렴하여 숨을 편히 쉬게 한다(斂肺平喘).

6) 제언

- 마황은 맵고 따뜻하여 강하게 발산하는 약성이라 表가 虛하여 땀을 흘리는 자한(自汗)과 陰이 허하여 잠 잘 때에 땀을 흘리는 도한(盜汗)이 있는 사람이나 肺가 허하여 기침과 천식이 있는 사람에게는 신중하게 사용하거나 禁한다.
- 석고(石膏)는 보통 하루 15~30g을 사용하는데 병세가 급하고 중한 경우에 60g까지 사용할 수 있지만 병세가 호전되기 시작하면 적절하게 줄여야 한다.
  석고는 잘게 부숴서 1시간 이상 먼저 끓이다가(先煎) 다른 약재들과 합하여 끓이는데, 약성이 매우 차기 때문에 비위가 허하고 찬 사람들이나 陰이 허하여 熱이 내재하고 있는 사람에게는 처방하지 않는다.
  석고는 본래의 熱을 내리는 작용 이외에 마황을 쓸 때 함께 써서 마황이 폐의 열을 너무 올리지 않도록 견제하는 역할을 한다.

2. 수습이 서서히 젖어들어 비장의 기가 피곤해지다(수습지침, 비기수곤－水濕漬浸, 脾氣受困)

1) 증세

전신이 부어 있고(全身浮腫), 손가락으로 피부를 꾹 누르면 푹 들어가고(按之沒指), 소변은 찔끔찔끔 나오며(小便短少), 몸은 피곤하고 무겁고(身體困重), 가슴이 답답하며(胸悶), 밥이 넘어가지 않고 헛구역질이 난다(納呆泛惡).

설태는 희고 기름때가 덮여있는 것 같고 맥은 가라앉고 느리다(舌苔白膩脈沈緩).

2) 치법

비장을 튼튼하게 하여 습을 퍼트리고, 양을 통하게 하여 수분을 배출한다.
(건비화습, 통양이습－健脾化濕, 通陽利水)

3) 방약

五皮散〈華氏中藏經〉合五苓散〈傷寒論〉 加減

생강피12g 상백피12g 진피12g 대복피12g 복령피15g 택사15g 저령12g 백출15g 복령20g 계지12g

4) 방해

상기 증상은 습한 곳에 오래 살거나 직업상 오랫동안 물속에서 일을 하는 사람들에게 수습(水濕)이 침범했거나, 찬 음식을 지나치게 많이 먹어서 비(脾)가 피곤해져 수액을 운반하지 못하기 때문에 수습이 몸 안에 정체되어 퍼지지 못하고 피부 아래에 쌓여 부종이 되는 것이니, 본 방은 비장을 튼튼하게 하여 濕을 흩어놓고 陽을 통하게 하여 수분을 배출해서 붓기를 빼는데 주력하고 있다.

- 복령피는 비장을 도와 수분을 배출하고 습(濕)을 삼투하여 부은 것을 가라앉힌다
- 대복피는 비장의 氣를 아래로 내려서 가득 차 있는 습(濕)을 제거한다(下氣除滿).
- 진피는 氣를 다스려 胃를 편하게 하고(理氣和胃), 비장을 일깨워서 습을 없앤다.
- 상백피는 폐기(肺氣)를 깨끗이 씻어 내리고, 물길을 뚫어서 수분을 배출하고 수분을 내보내어 붓기를 없앤다(通調水道, 利水消腫).
- 생강피는 비위를 따스하게 하고(溫和脾胃), 폐기를 아래로 내려 가득 차 있는 수분을 제거한다(降肺除脹滿).
- 백출, 복령은 비장을 건실하게 하여 습을 없애고(健脾化濕), 택사는 소변을 잘

나오게 하여 붓기를 없앤다(利尿消腫).

- 저령(猪苓)은 신장, 방광으로 들어가 수분(水分)을 몸 밖으로 내보내어 소변을 통하게 하고 부종(浮腫)을 가라앉히며 설사를 멈추게 한다.
- 계지(桂枝)는 중초와 하초를 따뜻하게 하며 수분을 腸보다 방광 쪽으로 돌리는 데 중요한 약이다.

5) 변증가감

- 몸이 붓고 목에서 쌕쌕거리는 소리가 나고 숨이 차면 마황9g 행인12g 정력자(葶藶子)12g을 추가해서 肺氣를 펼쳐 수분을 제거하고 숨을 고르게 한다.
- 오한이 있으면서 설사를 하면 곽향15g을 추가하여 解表하고, 자소엽12g 백지 12g을 추가해서 습탁(濕濁)을 제거한다.
- 하체가 많이 붓고 미열이 있으면 차전자15g을 추가하여 방광의 熱을 내리고 소변을 잘 배출하게 한다.

6) 제언

- 진피(陳皮)는 귤의 껍질(귤피)을 2년 이상 묵힌 것인데, 처음 귤피를 말릴 때는 그 향기가 아주 강해서 정기(正氣)가 손상될 수 있기 때문에 2년 이상 묵혀서 향(香)이 어느 정도 날아가고 귤피의 성분들이 분해가 되면 순하고 부드러운 약효를 발휘하기 때문에 오래 묵을수록 효과가 좋다.
- 生상백피는 폐의 熱을 쏟아내고 火를 꺼서 기침과 천식을 멈추게 하고 肝을 편안하게 하는데 좋고, 꿀에 구운 밀자(蜜炙)상백피는 폐허(肺虛)로 인한 기침에 좋은 효과가 있다.

3. 비장의 양이 허하고 쇠약하다(비양허쇠 – 脾陽虛衰)

1) 증상

허리 아래가 주로 붓고(腰以下腫), 꾸욱 누르면 쑥 들어가서 쉽게 회복되지 않고(按之凹陷不易恢復), 위장 부위와 복부가 팽팽하고 답답하며(脘腹脹悶), 먹는 것이 줄어들고 대변이 묽어지고(納減便溏), 얼굴에 화색이 없으며(面色不華), 안색이 피로하고 팔다리가 차며(神倦肢冷), 오줌이 찔끔찔끔 나온다(小便短少).

혀는 연한 색이고 태는 희면서 작은 알갱이가 덮여있는 것 같고 맥은 가늘고 약하다(舌淡苔白膩脈細弱).

2) 치법

양을 따스하게 하고 비장을 튼튼하게 하여, 물길을 터서 수습을 운반한다.
(온양건비, 운화수습 – 溫陽健脾, 運化水濕)

3) 방약

實脾散〈重訂嚴氏濟生方〉 加減

후박12g 백출12g 복령20g 모과12g 목향12g 초과인12g 대복피15g 부자9g 건강9g 생강3片 대추3枚 자감초6

4) 방해

본 증상은 음수(陰水)에 속하는데, 비장과 신장의 陽이 약해서 수분의 통로를 열지 못하여 안에서 막히게 되면, 기(氣)의 움직임이 아래로 몰리게 되어 하반신에 부종이 나타나는 것이니, 본 방은 양을 따뜻하게 덥히고 비장을 튼튼하게 만들어 물길을 트고 수분을 운반하는데 주력하고 있다.

• 건강, 부자, 초과인은 陽氣를 따뜻하게 덥히고 한기(寒氣)를 흩어놓는다(溫陽散寒).
• 부자(附子)는 심장, 비장, 신장의 陽을 보하고 따뜻하게 하여 상중하초의 양기(陽氣)를 북돋아 음한(陰寒)을 물리치고, 신장의 기화(氣化) 작용을 도와 수분을 방광을 통해서 몸 밖으로 나가게 한다.
• 백출, 복령, 자감초, 생강은 비장을 건실하게 하고 氣를 보하여 수분을 배출한다.
• 대복피, 복령, 모과는 중초의 氣를 북돋아서 水를 내보내고 습을 제거한다(利水祛濕).
• 목향, 후박, 대복피는 氣를 다스려서 水를 적당히 움직여 배출되게 한다(理氣行水).
• 후박(厚朴)은 쓰고 매우면서 따뜻한 약성으로 중초에 濕이 꽉 차서 답답하면서 팽만할 때 氣를 움직여서 濕을 건조시키고 막힌 것을 뚫어 통하게 한다.

5) 변증가감

- 숨이 차고 목소리가 약하며(氣短聲弱), 기허(氣虛) 증세가 심하면 인삼12g 황기30g을 추가하여 脾를 건실하게 하고 氣를 북돋아 水濕을 제거한다.
- 소변이 찔끔찔끔 나오면 계지12g을 추가해서 방광의 氣化 기능을 돕고 저령12g 택사12g을 추가해 방광에서 소변이 시원하게 배출되도록 한다.

6) 제언

- 부자(附子)는 건강(乾薑)이나 생강과 함께 1시간 이상 먼저 끓이다가(先煎) 맵고 떫은맛이 줄어든 후에 다른 약재들과 섞어서 끓이면 독성이 약해져 안전하게 복용할 수 있다. 부자는 음이 허하고 양이 치솟는(陰虛陽亢) 환자에게는 음을 보하면서 사용하거나 禁해야 하며, 임산부에게는 절대 禁한다.

4. 신장의 양이 쇠미하다(신양쇠미 – 腎陽衰微)

1) 증상

얼굴, 머리보다 허리 아래가 더 심하게 붓고, 꾸욱 누르면 쑥 들어가서 올라오지 않고(按之凹陷不起), 가슴이 두근거리고 숨이 가쁘며(心悸氣促), 허리 근육이 시큰거리고 묵직하며(腰肌酸重), 소변 량이 줄어들고(尿量減少), 사지가 아주 차며(四肢厥冷), 추운 것을 두려워하고 안색이 피로하며 회색빛이 머문다(怯寒神疲灰滯).

혀는 연한 색이며 태는 희고 맥은 가라앉고 가늘거나 혹은 가라앉고 더디고 힘이 없다(舌淡苔白脈沈細或沈遲無力).

2) 치법

신장을 따스하게 하여 양을 돕고, 기화작용을 하여 수분을 움직이게 한다.
(온신조양, 화기행수 – 溫腎助陽, 化氣行水)

3) 방약

腎氣丸〈金匱要略〉 加減

건지황24g 산약15g 산수유15g 택사12g 복령15g 목단피9g 부자9g 계지9g 감초3g 차전자12g 우슬12g 백출15g 생강5片

4) 방해

신장의 陽이 쇠약하면 하초를 따뜻하게 보살피지 못하여, 방광이 수분을 기화(氣化)하지 못하고 체내에 쌓아놓는 까닭에 하반신이 많이 붓고, 또 몸이 차거나 가슴이 두근거리는 등의 신양허(腎陽虛)의 증상이 나타나는 것이니, 본 방은 신장을 따뜻하게 덥혀서 신양(腎陽)을 키우고, 氣를 퍼뜨려 수분이 한 곳에 뭉치지 않고 잘 통하게 하여 붓기를 줄이는데 주력하고 있다.

- 건지황, 산약, 산수유는 腎肝脾의 陰과 血을 보하여 氣와 陽을 기르는 터전이 된다.
- 부자, 계지는 맵고 따뜻한 성질로써 신장의 命門의 火를 도와 陽을 따스하게 하고 氣를 움직이니, 이는 陰을 보하면서 陽의 효능을 얻어내는 '陰中求陽'의 치료법이다.

  부자는 腎陽을 보하는 중요한 약으로서 방광의 氣化 기능을 적극적으로 도와서 체내 수분이 방광을 통해서 잘 배출되게 한다.
- 백출, 복령은 비장을 도와 水濕을 퍼트리고, 택사, 차전자는 방광을 통해서 水分을 배출하게 한다.
- 목단피(牡丹皮), 차전자(車前子), 우슬(牛膝), 생강은 上記되어 있으므로 생략한다.

5) 변증가감

- 발기부전(勃起不全)이나 조루(早漏)증세가 있고, 소변이 자주 마려우면 음양곽15g 보골지(補骨脂)12g 파극천12g를 추가해 陽氣를 북돋아서 근육을 튼튼하게 하고(壯陽强筋), 精液을 가두고 오줌을 모아둔다(固精縮尿).
- 몸이 축 늘어지고 배가 빵빵하면서 밥 생각이 없으면 창출12g 후박12g을 추가하여 水濕을 말리고 氣를 돌려서 복부의 팽만을 가라앉힌다.

6) 제언

- 목단피는 生으로 사용하면 熱을 흩어놓고 血을 서늘하게 하며, 술에 볶은 주초(酒炒) 상태로 사용하면 血을 활기차게 돌려 막힌 곳을 뚫으며, 볶고 태운 초탄(炒炭) 상태로 사용하면 지혈을 한다.
- 차전자는 알갱이가 작아서 끓일 때 넘치니 망사포에 넣어 끓여야 한다(包煎).

5. 습과 열이 쌓여 가득 차다(습열옹성－濕熱壅盛)

1) 증상

온몸이 두루 붓고(遍體浮腫), 피부가 팽팽하고 반들반들하며(皮膚繃急光亮), 숨이 차고(氣短), 가슴과 胃부위가 단단하고 답답하며(胸脘痞悶), 짜증나게 열나고 목마르며(煩熱口渴), 소변이 커피색으로 찔끔찔끔 나오고(小便短赤), 대변이 마르고 단단하다(大便乾結). 혀는 붉은 색이고 태는 누러면서 기름때가 덮여있는 듯하고 맥은 가라앉아 빠르거나 솜처럼 부드러우면서 빠르다(舌紅苔黃膩脈沈數或濡數).

2) 치법

열을 아래로 쏟아내고 수분을 쫓아내며 풍을 소통시켜 피부 밖으로 내보낸다. (사열축수 소풍발표－瀉熱逐水 疏風發表)

3) 방약

疏鑿飮子(소조음자)〈重訂嚴氏濟生方〉 加減

대복피15g 복령피30g 택사12g 초목(椒目)9g 강활9g 진교(秦艽)9g 炒적소두15g 상육6g 빈랑9g 생강5片

4) 방해

습과 열이 심장과 비장, 그리고 하초를 핍박하면 전신이 붓고 피부가 터질 듯 팽팽하고 가슴과 胃가 답답하며 소, 대변이 熱로 가득 찬 증상들이 나타나니, 본방은 방광을 통해 열과 수분을 쏟아내고, 풍을 소통시켜 피부를 통해 땀을 내보내서 체내에 수분이 정체되고 쌓이지 않도록 하는데 중점을 두고 있다.

- 대복피(大腹皮)와 빈랑(檳榔)은 氣를 돌려서 수분이 나갈 길을 뚫고 수분을 배출한다.
  빈랑은 음식이 胃에 정체되어 배가 아프거나, 腸에 적체가 있어 변비가 생겼을 때 氣를 돌려서 막힌 곳을 뚫어주고 아래로 쏟아내는 효능을 가지고 있다.
- 강활(羌活), 진교(秦艽)는 風을 소통시켜 표피에 있는 수분을 땀을 통해서 배출한다.
- 복령피, 생강은 강활, 진교와 배합하여 표피의 피부, 근육의 수분을 발산하여

없앤다.

- 炒적소두(赤小頭)는 몸의 열을 내리고 수분(水分)을 소변으로 쏟아내어 붓기를 뺀다.
- 택사(澤瀉)는 수습(水濕)을 삼투해서 방광으로 보내어 熱과 함께 소변으로 배출한다.
- 상육(商陸)은 쓰고 찬 성질이라 소변과 대변을 통해서 수분을 아래로 쏟아내며, 초목(椒目)과 더불어 수분이 뭉쳐있는 것을 흩어서 배출하여 붓기를 뺀다.

5) 변증가감

- 소변을 보는데 통증이 있거나 피가 섞여 나오면 습열이 방광에 몰려 있는 것이니, 백모근30g 대계(大薊)15g 소계(小薊)15g을 추가해서 혈과 방광의 熱을 식히면서 지혈을 하고(凉血止血), 또 소변을 방광으로 배출한다.
- 숨소리가 거칠면서 쌕쌕거리는 소리가 들리고(氣粗喘滿), 숨 쉬기 거북해서 눕지 못하면(倚息不得臥), 폐에 熱과 濕痰이 꽉 차있는 것이니, 정력자(葶藶子)12g 상백피15g 비파엽12g을 추가해서 폐의 熱을 내리고 가슴에 쌓여있는 담(痰)을 흩어내고 수분을 끌어내려 소변으로 배출해서 숨을 편히 쉬게 하고 붓기도 뺀다.

6) 제언

- 본 방 소조음자(疏鑿飮子)에는 목통(木通)이 있지만, 목통은 신장을 상하게 하고 여러 암을 일으키는 원인이 되는 아스토로크산(aristorochic acid－마두령산 馬兜鈴酸)을 함유하고 있기 때문에 사용을 하지 않는 것이 좋다.
- 빈랑은 비장이 허해서 설사하는 사람이나, 氣가 약해서 장(腸)과 위장, 자궁, 생식기 등이 아래로 내려앉은 사람에게는 쓰지 않는다(胃下垂, 子宮下垂, 疝氣 등).
- 강활은 맵고 따뜻한 약성을 갖고 있는데, 맛이 매우 진하기 때문에 많이 복용하면 구토를 할 수 있으니 주의하고, 血과 陰이 부족한 사람은 신중하게 처방해야 하고, 비위가 허약한 사람은 복용을 禁한다.
- 진교(秦艽)는 보통 하루 5~15g을 쓰는데 필요한 경우 30g까지도 쓸 수 있지만 증상이 호전되어짐에 따라서 줄여야 한다.

• 상육(商陸)은 독이 있는 약이라 신중히 사용해야 하고, 임산부에게 처방을 禁한다.

임상사례

1. 비신양허(脾腎兩虛)型

1) 증상

59세 남자, 한 달 전부터 다리가 붓기 시작하더니, 2주 전부터는 양쪽 다리가 더 붓고 (兩肢浮腫), 식욕이 없어지고(不思飮食), 안색이 피로하고 힘이 없으며(神疲乏力), 팔다리가 차고 시리며(四肢寒冷), 얼굴에 화색이 없고(面色不華), 위장 부위와 아랫배가 차고 아프며(胃脘小腹冷痛), 오줌에 거품이 많다(尿中多泡沫). 혀는 연한색이고 태는 희고 맥은 가라앉고 가늘다(舌淡苔白脈沈細).

2) 치법

비장을 튼튼하게 하고 신장을 보하여, 수분을 몸 밖으로 내보내어 붓기를 뺀다(건비보신, 이수소종－健脾補腎, 利水消腫).

3) 방약

자황기30g 백출15g 복령20g 의이인30g 사인6g 우슬12g 택란12g 차전자15g 감초6g 산약15g 속단15g 육계9g

4) 방해

타고나기를 신장이 약하거나, 큰 병 또는 대수술, 방사과다(房事過多) 등의 원인에 의해서 신장이 손상을 입어 수습(水濕)을 몸 밖으로 배출하지 못하거나, 또 음식을 절제하지 못하거나 찬 것을 많이 먹거나 과로로 인해서 비장이 상해서, 수습(水濕)을 운반하지 못하여 체내에 쌓이고 막혀서 몸이 붓게 되는 것이니, 본방은 비장을 튼튼하게 하고 신장을 보하여, 수분을 몸 밖으로 내보내어 붓기를 빼는데 중점을 두고 있다.

• 자황기(炙黃芪)는 비장을 보하여 중초의 氣를 왕성하게 해서 수습(水濕)이 체내에 머물지 않게 몸 밖으로 운화(運化)하여 내보낸다.

- 백출(白朮)은 비장을 튼튼하게 하고 중초의 氣를 보하여 담음(痰飮)을 흩어버리고 수습(水濕)을 내보내어 부종(浮腫)을 가라앉히며, 복부팽만(腹部膨滿)을 해소한다.
- 복령(茯苓)은 달고 평온한 약성으로 비장을 튼튼하게 하고 수습(水濕)을 삼투하여 몸 밖으로 내보내는 작용을 하는데, 한열허실(寒熱虛實)을 불문하고 부종으로 부어있는 몸을 빠지게 하고 비위(脾胃)가 허약하여 식욕이 없고 소화력이 떨어지며 늘 피로하고 손발에 힘이 없는 것을 개선하고 피로를 잘 견디게 한다.
- 의이인(薏苡仁)은 달고 약간 찬 약성으로 脾經으로 들어가 수습(水濕)을 삼투하여 소변으로 빠져나가게 하여 부종을 가라앉힌다.
- 사인(砂仁)은 맵고 따뜻한 약성으로 비위경(脾胃經)으로 들어가 氣를 움직여 중초에 막혀있는 濕을 제거하고 위장을 편안하게 한다.
- 우슬(牛膝), 차전자(車前子)는 上記되어 있으므로 생략한다.
- 택란(澤蘭)은 쓰고 매우면서 약간 따뜻한 약성으로 肝과 脾經으로 들어가 血을 활기차게 돌리고, 수분(水分)을 잘 나가게 하여 부종(浮腫), 복수(腹水), 소변불리(小便不利)를 완화시킨다.
- 산약, 속단, 육계는 신장의 陰, 氣, 陽을 보하여 수분을 기화(氣化)해서 내 보낸다.

5) 변증가감

- 속이 미식거리며 구토가 생기면 반하12g 후박12g을 추가하여 濕을 말리고 胃를 편하게 하며(燥濕和胃), 올라오는 것을 내리눌러 구토를 억제한다(降逆止嘔).
- 설사가 잦으면 계지12g을 추가해 대장으로 가는 수분을 방광으로 유도하고, 복령30g 백출30g으로 증가해서 중초의 습을 말리고 腸에서 수분을 흡수한다.

6) 제언

- 의이인은 달고 담백하며 약간 찬 성질이면서 효력이 완만해서 하루 용량이 보통 30g인데 병세가 중하면 50g까지도 쓸 수 있으나 병세가 완화되면 줄여야 한다.

  生의이인은 수습(水濕)을 쏟아내고 熱을 내리는데 쓰고, 볶은 초(炒)의 이인은 비장을 건실하게 하여 설사를 멈추게 하는데 쓴다.

• 사인(砂仁)은 물이 잘 침투할 수 있도록 덩어리를 잘게 부숴 껍질과 함께 끓이는데 오래 끓이면 약효가 줄어들기 때문에 끓는 물에서 20분 정도만 끓인다(後下)

2. 비신양쇠(脾腎陽衰)型

1) 증상

20세 여자, 9개월 전부터 양족 눈꺼풀과 양쪽 다리가 붓기 시작하더니, 최근 2개월 전부터는 붓기가 잘 가라앉지 않고 허리의 통증을 동반하고 있어서 염려가 되어 종합병원에 가서 검사했는데 신장에 특별한 질병이 없고, 양약을 받아서 먹었지만 먹을 때뿐이고 먹지 않으면 금방 부어올라서 걱정이 되어 본 의원을 찾아왔다. 진단을 해보니, 눈꺼풀과 양쪽 하지(下肢)가 붓고(眼瞼及兩側下肢浮腫), 부은 곳을 꾸욱 누르면 쑥 들어가서 올라오지 않고(按之凹陷不起), 허리가 아파서 오래 앉아있지 못하고(腰痛不能久坐), 소화가 안 되어 음식을 잘 먹지 못하고(消化不良納呆), 추위를 타고 팔다리가 차며(畏寒肢冷), 오줌이 찔끔찔끔 나온다(小便短少).

혀는 연한색이며 퍼지듯 크고 태는 희고 맥은 가라앉고 가늘다(舌淡胖苔白脈沈細).

2) 치법

비장과 신장의 양을 보하고 기를 더하여 부은 것을 가라앉게 한다.
(보비신양, 익기소종－補脾腎陽, 益氣消腫)

3) 방약

황기30g 복령20g 백출15g 부자9g 계지9g 건강9g 우슬15g 두충15g 속단15g 택사15g 감초6g

4) 방해

비장의 陽이 약하면 수분의 통로를 열지 못하여 몸 안에 쌓여 붓게 되고, 신장의 陽이 쇠약하면 하초를 따뜻하게 보살피지 못하여, 방광이 수분을 기화(氣化)하여 내보내지 못하고 체내에 쌓아놓는 까닭에 하반신이 많이 붓는 것이니, 본 방은 비장을 튼튼하게 하여 비양(脾陽)을 길러서 물길을 트고 수분을 운반하며, 신장을 따뜻하게 덥혀서 신양(腎陽)을 키우고 氣를 퍼뜨려서 수분(水分)이 한 곳에 뭉치지 않고 기화(氣化)하여 방광을 통해서 잘 나가게 하는데 중점을 두고 있다.

- 황기, 복령, 백출은 비장의 氣를 북돋아서 수습을 운화(運化)하여 부종을 가라앉힌다.
- 부자(附子)는 상중하초의 양기(陽氣)를 북돋아 음한(陰寒)을 물리치고, 신장의 기화(氣化) 작용을 도와 수분을 방광을 통해서 몸 밖으로 나가게 한다.
- 건강(乾薑)은 맵고 더운 약성으로 중초를 따뜻하게 하여 복부가 차면서 구역질이 나고, 하복부가 차면서 통증과 설사를 동반할 때 찬 기운을 물리쳐 설사를 완화한다.
- 계지(桂枝)는 중초와 하초를 따뜻하게 하여 수분을 방광으로 돌려 잘 나오게 한다.
- 두충(杜仲)은 肝과 신장을 補하여 근육과 뼈를 튼튼하게 하고, 신양(腎陽)을 채워서 하초를 따뜻하게 덥히며 허리를 강하게 한다.
- 속단(續斷)은 肝과 신장을 補하여 연약한 다리와 허리의 근육과 뼈를 튼튼하게 한다.

5) 변증가감

- 양쪽 다리가 붓고 꾹 눌러서 피부가 잘 올라오지 않으면 복령피15g 대복피15g 오가피15g을 추가해서 脾腎의 陽을 따뜻하게 하여 운화수습(運化水濕)과 기화(氣化)를 도와 부종을 가라앉힌다.
- 폐와 비장의 氣가 부족하여 表를 굳게 닫지 못하여 땀을 많이 흘리면 방풍12g 부소맥30g을 추가하여 위기(衛氣)를 견고히 하여 땀을 그치게 한다.

6) 제언

- 건강(乾薑)은 부자의 독성(毒性)을 완화시키고 부자의 약성을 높이기 위해서 함께 사용하며, 부자와 같이 사용하여 다른 약재들보다 1시간 정도 먼저 끓인다(先煎).

  건강이 덩어리 상태이면 딱딱하고 단단해서 물이 침투하기 어려우므로 적당히 깨뜨려서 끓여야 약효를 얻을 수 있다.
- 계지(桂枝)는 따뜻하면서 가볍게 온 몸으로 치달리는 성질이라서 오래 끓이면 약효가 줄어들 수 있으니 1시간 이내로 끓이는 것이 좋다.

2 융폐 癃閉, Dysuria – 배뇨곤란, 전립선비대

융폐(癃閉 – 배뇨곤란)는 신장과 방광이 기화(氣化) 작용을 적절하게 하지 못해서 오줌 량이 줄어들어 배뇨가 곤란해지고, 소변이 막혀서 나오지 않는 소변폐색(小便閉塞) 증상을 말한다. 소변이 잘 배출되지 않고 똑똑 떨어지다가 조금씩 줄어들어 병세가 비교적 느린 것을 융(癃)이라 하고, 소변이 잘 배출되지 않고 똑똑 떨어지다가 막혀서 그거마저 나오지 않아 병세가 급한 것을 폐(閉)라고 한다.

정도에 따라 융과 폐를 구별하지만, 둘 다 오줌 누는 것이 곤란하다는 면에서는 서로 비슷하므로 융폐라고 붙여서 명명(命名)하고 있다.

〈傷寒論〉,〈金匱要略〉,〈丹溪心法〉에는 융폐라고 기록되지 않고 '淋病'이나 '小便不利' 라고 되어 있고, 明代에 와서 비로소 淋과 癃을 구별하면서 癃에 대한 개념이 성립되기 시작했다.

전립선비대증(前立腺肥大症 – Benign prostatic hyperplasia)은 중의학 '융폐'의 범위에 속하고, 중국에서는 근래 십여 년 전부터 융폐의 처방으로 전립선비대증을 치료한 사례가 많이 보도되고 있으니, 아래 처방을 잘 활용하면 좋은 효과를 얻을 수 있다.

증상의 특징

융폐는 배뇨곤란으로 인해 소변보는 횟수가 적은 사람도 있고 횟수가 빈번한 사람도 있지만, 어쨌든 두 경우 다 소변의 양은 정상인보다 적고, 배뇨시에 통증이 없는 특징이 있다.

1. 소변 길이 막혀 배뇨량이 줄어드는 융의 단계 (뇨융단계 – 尿癃段階)

융(癃)은 융폐(癃閉)의 초 – 중기 단계이며 오줌을 시원하게 다 누고 싶지만 좀 남아 있는 느낌이 들고, 어떤 때는 중간에 끊어져 내보내려고 해도 안 나오는 것 같은 느낌이 들고, 오줌이 힘이 없고 가늘면서 끊어지며 하루 전체 소변의 양이 점점 줄어든다.

이런 증상은 근래 중년 이후의 남성에게 흔히 있는 전립선비대증의 초-중기단계에서 많이 나타나기도 한다.

2. 소변 길이 완전히 막혀 소변이 나오지 못하는 폐(閉)의 단계 (뇨폐단계-尿閉段階)

폐(閉)는 융폐(癃閉)의 말기단계이며 막혀서 오줌이 나오지 못하는 것을 말하는데, 융의 단계가 점점 악화되다가 갑자기 막혀버리게 된다. 이런 증상은 근래 중년 이후의 남성에게 흔히 있는 전립선비대증의 말기단계에서 많이 나타나기도 하고, 熱病을 앓다가 갑자기 나타날 수도 있고, 신장, 방광, 수뇨관결석에 의해 나타날 수도 있다.

閉는 癃의 단계보다 엄중한 상태라서 빨리 병원을 찾아 조치를 취하는 것이 좋다.

중의학적 원인

1. 습열이 쌓여서 기화를 하지 못한다(습열온결, 불능기화-濕熱蘊結,不能氣化)

술이나 맵고 진한 맛을 지나치게 많이 먹어서 濕熱이 축적되어 방광으로 몰리거나, 본래 신장에 있던 습열이 방광에 쌓여서 氣化를 방해한다.〈諸病源候論-小便病諸候〉

2. 폐에 열이 있고 기가 쌓여서 수액이 운반되지 않는다
(폐열기옹, 수액불수-肺熱氣壅, 水液不輸)

肺는 水의 상수원인데 熱이 폐에서 막혀버리면 폐기가 수액을 끌고 내려가서(肺氣肅降), 온 몸으로 뿌려야 하는 수액수포(輸布水液)의 기능을 하지 못하고, 또 폐의 熱이 신장과 방광으로 몰리게 되면 상하초(上下焦)에 열이 꽉 차서 방광이 氣化를 원활하게 하지 못한다.

3. 비장의 기가 올라오지 못하여 수액을 운반하지 못한다
(비기불승, 불운수액-脾氣不昇, 不運水液)

음식을 절제하지 못하고 많이 먹거나 늘 피로하거나, 오랜 병에 시달리는 등의 원인

에 의해 脾가 상하고 허하게 되면 비장이 영양물질을 흡수해서 心, 肺, 頭, 目으로 운반하는(脾主昇淸) 기능과 水液을 온 몸으로 운반하는(運化水液) 기능이 약해져 수분을 원활하게 방광으로 보내지 못한다.

4. 신장의 원기가 모자라고 약해서 기가 수분을 내보내지 못한다 (신원휴허, 기불화수 – 腎元虧虛, 氣不化水)

나이가 많거나 오랜 병을 앓아 체력이 약해져, 신양(腎陽)이 부족해서 명문(命門)의 火가 쇠약해진 까닭에 수분을 氣化해서 몸 밖으로 내보내는 기능을 발휘하지 못한다.

5. 간이 울결이 되고 기가 정체되어 수분을 밖으로 보내는 통로가 막히게 되다 (간울기체, 통조수조 – 肝鬱氣滯, 通調受阻)

七情으로 인해 마음이 상하여 肝氣가 울결이 되면, 간이 본래의 퍼트리고 발산하는(肝主疏泄) 기능을 하지 못해서 三焦의 수액운반과 氣化작용에 영향을 끼치고, 그로 인해 물길을 열고 조절해서 수분을 몸 밖으로 내보내는 기능이 방해를 받아 수분을 원활하게 배출하지 못한다.

6. 오줌길이 막히다(요로조색 – 尿路阻塞)

신장, 수뇨관, 방광에 결석이나 부종이 생겨서 오줌길(尿路)이 막혀 배출하기 힘들거나 배출하지 못한다. 또 精이 쇠하거나 血이 마르게 되면 물길이 막혀 수분이 통하지 못한다. 〈景岳全書 – 癃閉〉'癃閉以敗精或以槁血阻塞水道而不通也'

진단요점

1. 소변이 시원치 않고 양도 줄어들며 배뇨 중간에 막혀서 잘 안 나오는 느낌이 있는지, 아랫배가 팽팽하고 꽉 찬 느낌이 있는지, 아랫배의 방광부위를 손끝으로 눌렀을 때 터질 듯 한 느낌이 드는지 관찰한다.
2. 출산이나 수술을 한 후 아직 몸이 회복되지 않았는지, 나이가 얼마나 되는지를 문진하고 혹시 신장, 방광, 수뇨관결석의 가능성은 있는지 허리에서 엉덩이까지 척

추 중앙에서 3cm 옆을 따라 가볍게 두드리며(打診) 통증반응을 관찰한다. 만약 근래 소변이 시원찮았고 소변을 보고 싶은데도 반나절 이상 소변을 보지 못했고 허리와 하복부에 극심한 통증이 있으며 얼굴에 식은땀을 흘리면서 주저앉으면 결석(結石)일 가능성이 높으므로 빨리 병원으로 옮겨야 한다.

변증요점

1. 주요한 원인을 자세히 살피다(세심주인－細審主因)

1) 오줌이 커피색이고 매끄럽지 않게 찔끔찔끔 나오고, 혀가 붉고 태가 누러며 맥이 빠르면 몸에 熱이 있는 것이다.
2) 입이 마르고 물이 당기며 목이 건조하고 숨이 가쁘면 熱이 肺에 뭉쳐있는 것이다
3) 입은 마르는데 물이 당기지 않고 하복부가 팽팽하면서 아프면 熱이 방광에 쌓여 있는 것이다.
4) 오줌을 누고 싶으나 잘 나오지 않고, 오줌이 방울처럼 똑똑 떨어지거나 중간에 끊어지고 잘 나오지 않으면 전립선비대증일 가능성이 높다.
5) 늙은 사람이 오줌발이 약하고 허리와 무릎이 시리면 命門火가 쇠약해진 것이다.
6) 소변이 시원스럽게 나오지 않고, 양쪽 아랫배가 팽팽하게 밑으로 당겨지는 것 같고 항문도 나와 있으면, 이것은 脾가 虛하여 中氣가 부족해져 위, 소장, 대장을 꽉 잡아주지 못하여 밑으로 처져서 방광을 누르기 때문에 오줌이 시원찮게 나오는 것이다.
7) 오줌이 나오지 않으면서 허리와 배가 통증이 심하고, 혀가 검은 자줏빛이면 극심한 어혈이 있거나 신장, 방광, 수뇨관결석(輸尿管結石)일 가능성이 높다.

2. 허증과 실증을 상세하게 분별하다(상변허실－詳辨虛實)

1) 허증 : 中氣가 부족하고 脾氣가 올라오지 못하니 내리는 기능도 약해져서 수분을 방광으로 보내기 어렵고, 또 腎陽이 부족하여 命門의 火가 약해져서 氣化작용을 원활히 하지 못한다. 병세가 완만하고 길며 체질은 비교적 약하고, 오줌발은 힘이 없고 정신이 피로하다(尿流無力精神疲乏).

혀는 연한 색이고 맥은 가라앉고 가늘며 약하다(舌淡脈沈細弱).

2) 실증 : 습열(濕熱)이 쌓여 肝氣가 막혀있고 폐에 熱이 쌓이고 중초에 습열이 뭉쳐서 방광을 압박하여 氣化작용을 방해한다. 병세가 급박하고 짧으며 체질은 비교적 약하지 않고, 오줌이 커피색으로 찔끔찔끔 시원찮게 나온다(赤而短澁). 혀는 붉고 태는 누러며 맥은 거문고 줄처럼 팽팽하거나 빠르다(舌紅苔黃脈弦或數).

치료원칙

1. 허실구별(虛實區別)

실증은 肺의 濕熱을 제거하고 울결이 되어있는 肝을 풀어주어 氣化하도록 돕는다. 허증은 脾氣와 腎陽을 채워서 방광의 기화(氣化)작용을 도와 오줌이 잘 통하게 한다.

2. 장부조절(臟腑調節)

肺는 깨끗하게 내리고(肅降), 脾는 음식물의 영양분을 올려서(昇淸) 사방으로 뿌리며(輸布), 肝은 소통하고 쏟아내며(疏泄), 腎과 방광은 氣化시키는 등 본래의 기능을 잘 이행할 수 있도록 장부를 조절한다.

증상별 치료

1. 폐에 열이 꽉 쌓여있다(폐열옹성 – 肺熱壅盛)

1) 증상

오줌이 시원하게 나오지 않거나(小便不暢), 방울처럼 똑똑 떨어지고(点滴不通), 타는 듯이 목말라 마시고 싶고(煩渴欲飮), 숨이 가쁘거나 기침을 한다(呼吸急促或咳嗽).

혀는 붉고 태는 얇고 누러며 맥은 빠르다(舌紅苔薄黃脈數).

2) 치법

폐의 열을 씻어 내리고 물길을 튼다(청폐열, 이수도 – 淸肺熱, 利水道)

3) 방약

清肺飮〈證治滙補〉 加減

황금12g 상백피20g 맥문동12g 치자12g 복령15g 차전자12g 택사12g

4) 방해

폐는 水의 상원(上源)이라서 열이 폐에 뭉쳐있으면 폐기(肺氣)가 깨끗하게 아래로 내려갈 수 없어 진액을 하초로 퍼뜨리지 못하여 수분이 방광에 모이지 않는다. 본 방은 폐의 열을 씻어 내려 폐기(肺氣)가 아래로 내려가는(肅降) 것을 도와서 수분의 통로를 열어 방광으로 모이게 하고 기화(氣化)를 통해 밖으로 내보내는데 중점을 두고 있다.

- 황금, 상백피는 폐열(肺熱)을 내리고 갈증을 가라앉히며, 상초와 중초의 담습(痰濕)과 습열(濕熱)을 없애고 수습(水濕)을 방광으로 보낸다.
- 맥문동(麥門冬)은 陰을 길러 心肺의 열을 내리고 갈증을 없애며 기침을 가라앉힌다.
- 치자(梔子)는 쓰고 찬 약성으로 심장의 熱과 간담의 습열(濕熱)과 폐, 위장의 熱을 씻어 내리고 삼초의 火를 끌어내려 방광을 통하여 소변으로 배출한다.
- 복령(茯笭)은 寒熱에 관계없이 脾虛를 보하여 水濕을 퍼트려서 몸 밖으로 내보낸다.
- 차전자(車前子), 택사(澤瀉)는 肺熱을 내리고 방광에 뭉쳐있는 습열을 풀고 하초(下焦)의 수습을 삼투시켜서 소변으로 잘 배출한다.

5) 변증가감

- 폐열이 심하고 입에 갈증이 있으면 석고30g 지모12g을 추가해 폐의 열을 쏟아낸다.
- 매사에 짜증이 나고 입 안이 헐고 혓바늘이 돋고 혀끝이 빨갛게 부어있으면 이는 심장에 熱이 있는 것이니 황연12g 죽엽9g을 추가해서 心火를 가라앉힌다.
- 폐열이 있고 변비가 있으면 대황12g, 망초(芒硝)20g을 추가해 대변을 통하게 해서 표리(表裏) 관계에 있는 肺의 熱을 분산시키고 내려서 소변으로 쏟아낸다.

6) 제언

- 황금은 열을 내릴 때는 生황금을 쓰고, 상초(上焦)의 열을 내리는 용도로는 술에 볶은 주초(酒炒)황금을 쓴다.
- 차전자(車前子)는 하루 보통 9~15g을 쓸 수 있는데 증세가 급하고 중할 때에는 30g까지 써도 되지만 증세가 호전됨에 따라서 줄여야 하고, 알갱이가 작고 가벼워서 망사에 넣고 끓여야 넘치거나 흩어지지 않는다.

2. 간이 울결이 되고 기가 막히다(간울기체－肝鬱氣滯)

1) 증상

오줌이 잘 나오지 않거나 시원하지 않고(小便不通或不爽), 옆구리와 복부가 팽팽하면서 꽉 차고(脇腹脹滿), 자주 짜증스럽고 화가 잘 나며(多煩善怒), 음식을 적게 먹고 소화도 잘 안되며(食少消差), 입이 쓰고 목이 마르며(口苦咽乾), 대변이 단단하거나 묽게 퍼진다(便硬或便溏).

혀는 붉고 태는 엷고 누러며 맥은 거문고 줄처럼 팽팽하다(舌紅苔薄黃脈弦).

2) 치법

간을 소통시키고 기를 움직여서 길을 트고 소변을 내 보낸다.

(소간행기, 통리소변－疏肝行氣, 通利小便)

3) 방약

沉香散 加減

침향6g 진피12g 향부9g 당귀12g 왕불유행12g 석위15g 동규자12g 활석20g 대추3枚 택사12g 저령15g

4) 방해

칠정(七情)에 의해 감정이 상하면 간기(肝氣)가 울결이 되어 소설(疏泄) 작용을 하지 못해 삼초(三焦)의 수액(水液) 운반기능과 방광의 기화(氣化) 기능에 영향을 끼쳐서 수분을 방광에 모았다가 몸 밖으로 내보내는 기능이 저하되어 소변이 잘 안 나오거나 시원치 않게 나오게 된다.

본 방은 肝을 소통시켜서 氣를 돌리고 수분이 가야할 길을 터서 방광을 통해 몸 밖으로 시원하게 내보내는데 주력하고 있다.

- 침향(沈香), 진피, 향부는 肝의 소통하고 발산하는 소설(疏泄) 기능을 도와 옆구리와 배가 팽만하고 가득한 것을 氣를 소통시켜 풀어준다.
- 당귀, 왕불유행(王不留行)은 氣와 血을 돌려서 막힌 곳을 뚫어 통증을 가라앉힌다.
- 석위(石韋), 동규자(冬葵子), 활석(滑石)은 물길을 열고 방광을 통해 습열(濕熱)을 내보내며 소변이 잘 나가게 한다.
- 대추(大棗－대조)는 달고 따뜻한 약성으로 脾胃經으로 들어가 중초를 보하고 氣를 더하여 비허(脾虛)로 인한 소화불량, 무력감을 개선하고 다른 약재들의 약성이 한 쪽으로 강하게 치우쳐 매우 차던가(冷), 덥던가(熱), 맵던가(辛), 시큼하던가(酸), 쓰던가(苦) 하는 강한 약성과 독성의 부작용을 완화시켜 준다.
- 택사(澤瀉), 저령(猪苓)은 방광의 기화작용을 도와 길을 트고 수분을 밖으로 보낸다.

5) 변증가감

- 肝氣가 울결이 되어 肝火가 발생하여 입이 마르고 쓰며, 설태의 누런색이 짙어지면 목단피12g 울금12g을 추가해서 간열을 내리고 울결된 것을 풀어준다
- 肝氣가 中焦에 정체되어 옆구리와 복부가 팽만하면서 심하게 아프면 울금12g 현호색12g 천련자12을 추가해서 간기(肝氣)를 돌려서 막힌 중초를 풀어 통증을 없앤다.

6) 제언

- 침향은 물이 잘 침투될 수 있게 얇게 깎아서 끓는 물에 20분 정도만 짧게 끓여 본래의 향을 살려야 효과가 좋다. 침향은 값이 비싸기 때문에 목향12g으로 대용할 수 있는데, 목향은 1시간 이내로 끓여야 좋은 약효를 얻을 수 있다.
- 활석은 망사포에 넣어(包煎) 1시간 정도 먼저 끓이는데(先煎), 임신부나 脾가 허하고 위장이 찬 사람은 사용하지 않는 것이 안전하다.
- 백작은 혈을 보하거나 월경을 개선할 때는 볶은 초(炒)백출을 쓰고, 肝陰을 채우거나 肝氣를 펼쳐 통증을 없애거나, 陰虛로 인한 自汗, 盜汗을 수렴할 때는

生으로 사용하는데, 급하고 중한 경우에는 하루 30g~50g을 사용할 수 있지만 증세가 완화되기 시작하면 양을 적절히 줄여야한다.

3. 습과 열이 아래로 방광에 모이다(습열하주방광 – 濕熱下注膀胱)

1) 증상

오줌이 방울처럼 똑똑 떨어지고(小便点滴), 오줌이 커피색으로 찔끔찔끔 나오고 뜨거운 느낌이 있으며(小便短赤灼熱), 하복부가 팽만하고(小腹脹滿), 입 안이 쓰고 끈적끈적하거나(口苦口粘), 또는 갈증은 있는데 물마시고 싶은 생각이 없거나(口渴不欲飮), 대변이 시원하지 않다(大便不爽). 혀는 붉고 태는 안쪽 뿌리가 누러면서 기름때가 덮여있는 듯하고 맥은 빠르다(舌紅苔根黃膩脈數).

2) 치법

열을 내리고 습을 내보내며, 길을 터서 소변을 내 보낸다.
(청열이습, 통리소변 – 淸熱利濕, 通利小便)

3) 방약

八正散〈太平惠民和劑局方〉 加減
차전자15g 구맥15g 편축15g 활석30g 치자12g 대황9g 죽엽6g 감초6g 복령20g 생강3片

4) 방해

술이나 매운 것을 지나치게 많이 먹어 습열(濕熱)이 서서히 몸에 쌓이다가 방광에 모이거나, 혹은 본래 간담에 습열이 많은 사람이 설상가상으로 신장과 방광에 열이 모이면 氣化 작용을 방해하여 오줌이 잘 안 나온다. 그래서 본 방은 간담, 심장, 신장의 열을 내려 방광을 통해서 소변이 잘 배출되게 하는데 주력하고 있다.
〈諸病源候論 – 小便病諸候〉'小便不通, 由膀胱與腎俱有熱故也'

- 차전자(車前子), 편축(萹蓄), 활석은 방광에 뭉쳐있는 습열을 씻어내고 기화(氣化)작용을 도와서 소변을 밖으로 내 보낸다.
- 구맥(瞿麥)은 심장과 소장의 열을 아래로 끌어내리고 방광의 열을 밖으로 쏟아 낸다.

- 치자(梔子)는 三焦의 濕熱을 쏟아버리고 습(濕)을 끌고 와서 방광을 통해 내보낸다.
- 감초는 상중초의 熱을 내리고, 활석은 중하초의 열을 내려 소변을 잘 통하게 한다.
- 죽엽(竹葉)은 心火를 내리면서 방광의 열을 분산시켜 소변을 잘 통하게 하는데, 본 방에서는 암(癌)을 유발시킨다는 연구결과가 있는 목통(木通)을 대체해서 쓰고 있다.
- 대황은 대변을 통해 肺와 下焦의 열을 제거하여 소변이 방광으로 잘 나가게 한다.
- 복령, 생강은 감초와 더불어 찬 약성의 약들이 腸과 胃를 상하지 않게 중화시킨다.

5) 변증가감

- 소화가 잘 안되고 더부룩하면서 끅끅거리고 설태가 두터우면 창출12g 후박12g 빈랑12g을 추가해서 중초의 습(濕)을 없애고 연동운동을 도와 소화가 잘 되게 한다.
- 괜히 짜증나면서 혓바늘이 돋고 입안이 헐고 짓무르면(口舌生瘡糜爛) 생지황15g 생감초12g을 추가해서 心火를 씻어내고 소장의 열을 풀어주면서 소변을 통하게 한다.
- 입이 마르고 목이 건조하며(口乾咽燥), 오후에 열이 확 오르면서 얼굴이 붉어지고 잠 잘 때 베개를 적실 정도로 땀이 나고(潮熱盜汗), 손발바닥에 열이 나면 숙지황20g 맥문동12g 석곡(石斛)15g 지모9g을 추가해서 腎肺의 陰을 보해서 熱을 내린다.

6) 제언

- 본 방에는 목통(木通)이 있지만, 목통은 신장을 상하게 하고 여러 암을 일으키는 원인이 되는 아스토로크산(aristorochic acid－마두령산 馬兜鈴酸)을 함유하고 있기 때문에 사용을 禁한다.
- 편축은 하루 10~30g까지 사용할 수 있고, 신선한 제품은 60g까지 사용할 수

있는데 오래 사용하면 精氣를 傷하게 하므로, 필요할 때 30~60g을 쓰고 증세가 완화되면 양을 적당히 줄여야 한다.

- 대황(大黃)은 通便용으로 쓸 때는 生대황을 사용하여 15분 정도만 끓여서 다른 약과 합해서 같이 끓인다(後下). 그러나 解毒이나 活血用용으로 쓸 때는 주제(酒制)한 대황을 다른 약재들과 같이 넣고 같은 시간동안 끓인다.
- 복령, 생강, 감초는 본 방의 차전자, 편축, 활석, 대황, 구맥, 죽엽이 모두 찬 약재들이기 때문에 腸과 胃가 상하지 않도록 보호하고, 또 감초는 여러 약이 약효를 잘 발휘할 수 있도록 중재적 역할을 한다.

4. 비장의 기가 수곡정미를 끌어올리지 못하다(비기불승, 수곡정미－脾氣不昇,水穀精微)

1) 증상

오줌을 누고 싶지만 잘 나오지 않고(欲便不易出), 나오더라도 양이 적으면서 시원하지 않고(或流量少不爽), 숨이 차고(氣短), 말소리가 낮고 작으며(語聲低微) 아랫배가 팽팽하게 밑으로 당겨지는 듯하고(小腹墜脹), 정신이 피핍하고(精神疲乏), 식욕이 부진하다(食慾不振). 혀는 연한 색이고 태는 얇고 희며 맥은 약하다(舌淡苔薄白脈弱).

2) 치법

맑은 淸氣(수곡정미)는 올리고 탁한 것은 내려, 기화를 통해서 소변으로 내 보낸다.
(승청강탁, 화기이뇨－昇淸降濁, 化氣利尿)

3) 방약

補中益氣湯〈脾胃論〉 加減

황기20g 인삼9g 백출12g 당귀9g 진피9g 시호9g 승마9g 자감초9g 택사15g
저령15g 복령20g 계지12g

4) 방해

과도한 피로나 음식 무절제로 비장이 상하거나, 혹은 오랜 질병으로 인하여 비장이 약해지면 맑은 청기(淸氣－수곡정미)가 상부로 올라가지 못하고, 탁(濁)한 물질이 아래로 내려가지 못해서 방광에 오줌이 고이지 않으니 소변이 나오지 않는 것이다.

본 방은 청기를 끌어 올리고 수분은 방광으로 모이게 하여 氣化를 통해 소변으로 시원하게 나가게 하는데 주력하고 있다. 〈靈樞 – 口問〉'中氣不足,不分淸濁,溲便爲之變'

- 황기(黃芪)는 氣를 더하고 中焦를 보하며 陽을 끌어올려서(益氣補中昇陽), 수분을 통하게 하여 방광에서 배출한다.
- 인삼, 감초, 백출은 氣를 보하고 脾를 튼튼하게 하여(補氣健脾), 중초의 수습을 운반하여(運化水濕), 하초의 방광으로 모이게 하고 수습을 氣를 통해 소변으로 내 보낸다.
- 진피(陳皮)는 비장의 氣를 다스려 위장을 편하게 하고, 트림이나 구토처럼 역류(逆流)하는 것을 아래로 내리며 여러 약재들이 胃속에서 정체되지 않도록 소통시킨다.
- 시호(柴胡), 승마(升麻)는 청기(淸氣 – 수곡정미)를 끌어올리고 탁음(濁陰)을 끌어내려서 방광을 통해 체외로 나가게 한다.
- 저령, 택사는 신장, 방광으로 들어가 수분(水分)을 밖으로 내보내면서 방광의 熱을 쏟아내고, 부종(浮腫), 설사를 가라앉히고 담음(痰飮)을 없앤다
- 복령은 上記되어 있다.
- 계지(桂枝)는 陽을 돕고 氣를 돌려 水濕을 분배하고 소변으로 수분을 배출하게 한다.

5) 변증가감

- 원인을 잘 모르는데 은은하게 배가 아프면 백작30g을 추가하고 생감초30g으로 증가하며, 증세가 호전됨에 따라서 양을 적절하게 줄여야 한다. 그런데 생감초 30g을 2주일 이상 복용하면 內濕이 생길 수 있으므로 습이 있거나 부종이 있는 환자는 주의를 기울여야 한다.
- 기침을 하면 오미자12g 맥문동12g을 추가해서 폐기를 수렴하고 폐를 윤택하게 하며(斂肺潤肺), 상백피20g 지룡20g을 추가해 기침을 멈추게 한다(止咳).

6) 제언

- 황기(黃芪)는 氣를 더하고 중초를 보할 때(益氣補中)는 자(炙)황기를 쓰고, 수

분을 유통시켜 부은 것을 뺄 때나 고름을 밀어내고 새 살이 돋게 할 때는 生황기를 쓴다.

- 시호는 간의 소통하고 발산하는 소설(疏泄)기능을 잘 이행하고, 성질도 가벼운 약재라서 1시간 이내로 끓이면 좋은 효과를 얻을 수 있다. 시호는 肝氣를 소통시키려면 식초에 구운(炙) 것을 사용하고, 화해퇴열(和解退熱) 하려면 生으로 사용한다.

  시호는 肝氣를 올리고 흩어놓는(昇散) 성질을 갖고 있어서 간양상항(肝陽上亢)하거나 간풍내동(肝風內動), 음허화왕(陰虛火旺)한 환자에게는 신중하거나 禁해야 한다.

- 승마(升麻)는 체표의 열을 발산시키고 氣가 허해서 밑으로 처지는 것을 끌어올리는 작용을 하는데, 그 성질이 가벼워서 여기저기를 잘 다니므로 1시간 이내로 끓여야 좋은 효과를 얻을 수 있다. 승마는 아래로 처진 것을 끌어올리려면 구운(炙) 것을 사용하고, 화해퇴열(和解退熱) 하려면 生으로 사용한다.

  승마는 음허화왕(陰虛火旺)하고 간양상항(肝陽上亢)하거나 상성하허(上盛下虛)한 사람에게는 신중히 사용하거나 禁하는 것이 좋다.

- 오미자(五味子)는 表에 사기(邪氣)가 아직 풀어지지 않았거나, 몸속에 실열(實熱)이 내재하거나, 기침을 막 시작했거나, 마진(痲疹 – 홍역) 초기에는 사용하지 않는다.

5. 신장의 양기가 쇠약하다(신양쇠약 – 腎陽衰弱)

1) 증상

오줌이 안 나오거나(小便不通), 방울처럼 조금씩 떨어지는데 시원치 않고(点滴不爽), 오줌발도 힘이 없고(排出無力), 안색이 피로하고(顔色疲勞), 표정이 겁먹은 듯하고 약하며(神氣怯弱), 추운 것이 싫고 찬 것을 두려워하며(畏寒怕冷), 허리와 무릎이 차고 시리며 힘이 없다(腰膝冷酸而無力).

혀는 연한색이고 태는 하얗고 맥은 가라앉고 약하다(舌淡苔白脈沈弱).

2) 치법

신장의 양기를 따스하게 보하고 기화를 하여 오줌을 내보낸다.

(온보신양, 화기이뇨 – 溫補腎陽, 化氣利尿)

3) 방약

濟生腎氣丸〈濟生方〉 加減

건지황12g 산수유12g 산약12g 복령20g 택사12g 목단피9g 부자9g 육계6g 우슬12g 차전자12g 생강3片

4) 방해

나이가 많은 노인이나 오랜 병으로 체력이 약해진 사람이 설상가상으로 신장의 陽이 부족하여 명문화(命門火)가 쇠약해지면 수분을 기화(氣化)하지 못하여 오줌을 만들어 내보내지 못하게 되니, 본 방은 신장의 양기(陽氣)를 북돋아서 명문의 화를 키우고, 양기를 펼쳐서 기화를 촉진하여 수분이 방광을 통해 시원하게 잘 나가게 하는데 중점을 두고 있다.

- 부자(附子), 육계는 腎陽을 도와 命門을 따뜻하게 하여 下焦의 기화작용을 돕는다.
- 건지황, 산약, 산수유는 肝脾腎의 陰을 채우고 血을 만들어 腎陽이 활발하게 움직일 수 있는 근간을 만드니, 이를 일컬어 '음중구양(陰中求陽)'이라 한다.
- 택사(澤瀉), 복령은 수분을 몸 밖으로 내 보내고 습을 흘러나오게 하며(利水滲濕), 목단피(牧丹皮)는 肝火를 씻어 내린다.
- 우슬(牛膝)은 血을 돌려 상부의 熱을 하부로 끌어내려 방광을 통해서 배출시키고, 차전자는 방광에 뭉친 습열을 씻어내고 氣化 작용을 도와 소변으로 배출시킨다.
- 생강(生薑)은 上, 中焦의 폐와 비위를 따뜻하게 하고, 부자(附子)와 더불어 찬 것을 흩어버리고 陽을 북돋아서 기화(氣化) 작용을 도와 방광으로 수분을 내보낸다.

•• 濟生腎氣丸중에 六味地黃丸의 조성을 보면, 숙지황(腎), 산약(脾), 산수유(肝)는 각각 腎脾肝을 補하기 때문에 '三補'라 하고 택사, 복령, 목단피는 腎脾肝을 瀉하기 때문에 '三瀉'라 한다. 六味地黃丸은 '삼보삼사(三補三瀉)의 구성을 갖추어, 補가 지나치지 않게 瀉로써 견제한다'는 원칙을 갖는 補瀉의

교훈이 되는 일례이다.

5) 변증가감

- 식욕이 떨어지고(食慾減少), 몸이 나른하며 사지가 약하고(體倦肢軟), 대변이 묽고 소화되지 않은 상태로 퍼져서 나오고(大便稀溏), 맥이 크게 뛰지만 눌러보면 약하다(脈大而軟弱). 이런 증세는 비위의 氣가 허한 것이니 황기30g 인삼12g 백출15g 감초9g 진피12g을 추가해 비위를 튼튼하게 하고 濕을 제거한다.
- 허리가 시리고 아픈 것이 심해지면 상기생20g 속단15g 두충12g을 추가해서 腎陽을 보하여 허리근육을 단단하게 만들면 통증이 줄어든다.

6) 제언

- 복령(茯笭)은 비장을 튼튼하게 하고 濕을 쏟아내고 마음을 편안하게 하는데, 만약 부종을 치료하려면 복령피를 쓰는 것이 좋고, 정신을 편하게 안정시키려면 복신(伏神)을 쓰는 것이 좋다.
- 육계는 오래 끓이면 약효가 줄어서 끓는 물에 푹 담겨진 상태에서 15분 정도만 끓여서 다른 약물과 합하고, 적석지(赤石脂)와는 같이 복용하지 않는다(十九畏)
- 우슬은 간과 신장을 보하고 근육과 뼈를 튼튼하게 하는 용도로 쓸 때는 술에 담아서 주제(酒制)한 것을 쓰고, 나머지 血을 돌리고 월경을 조절하고 수분을 내보내고, 상부의 열을 끌어내리는 등의 용도로 쓸 때는 生으로 쓴다.

6. 오줌 나오는 길이 막히다(요로조색－尿路阻塞)

1) 증상

오줌이 물방울처럼 똑똑 떨어지거나(小便点滴而下), 가느다란 줄처럼 나오거나(尿如細線), 심하면 꽉 막혀 나오지 않고(甚則阻塞不下), 아랫배가 팽창하는 듯 아프다(小腹脹滿疼痛). 혀는 어두운 자색이거나 어혈 반점이 있고 맥은 가늘고 칼로 대나무를 긁는 듯 까칠까칠하다(舌紫暗或瘀点脈細澁).

2) 치법

혈을 돌려 뭉친 것을 쫓아내고 수분이 나가야 할 길을 깨끗하게 트다.
(활혈축어, 청리수로－活血逐瘀, 淸利水路)

3) 방약

代抵當丸〈證治準繩－類方〉卷三 加減

당귀尾15g 천산갑9g 도인12g 육계9g 대황12g 망초20g, 사향0.15g 금전초50g 활석30g 건강12g

4) 방해

칼슘이나 잡물 덩어리 또는 염증이나 종기, 뭉친 혈(瘀血)이 신장, 수뇨관, 방광의 어느 부위를 막아서 오줌이 통하지 못하고 정체되어 있는 것이니, 본 방은 血을 돌려서 염증을 없애고 어혈을 풀고, 칼슘 등 잡물덩어리를 녹여서 오줌길을 뚫어 소변을 밖으로 내 보내는데 중점을 두고 있다.

- 당귀미(當歸尾)는 血을 돌려 막힌 어혈을 뚫어서 오줌길을 열고 소변이 통하게 한다.
- 천산갑(穿山甲)은 血을 돌려 막힌 곳을 뚫는 중요한 약으로 신장, 방광, 수뇨관 등의 막힌 부위를 파헤쳐 나가서 소변이 잘 통하게 한다.
- 도인, 대황은 血을 돌려 막힌 곳을 뚫어주고, 망초(芒硝)는 막힌 것을 뚫고 쏟아내며 단단한 것을 부드럽게 한다.
- 육계는 신장의 陽을 길러 방광의 기화(氣化) 작용을 원활하게 하여 소변을 배출한다.
- 사향(麝香)은 그 향기로써 12경맥과 삼초(三焦)를 두루 돌아다니며 막힌 곳을 뚫어 혼미한 정신을 바로 잡고, 뭉쳐있는 어혈을 풀어주고, 막힌 혈관과 수뇨관을 뚫어주며, 氣를 잘 통하게 하여 중풍후유증, 폐경, 발기부전, 결석 등의 비교적 중병(重病)을 치료하는데 중요한 역할을 한다.
- 금전초(金錢草)는 달면서 약간 찬 약성으로 간담(肝膽)으로 들어가 습열(濕熱)을 제거하여 황달을 없애고, 신장, 방광으로 들어가 하초의 熱을 방광을 통해서 쏟아내며, 활석30g 해금사12g 계내금12g과 함께 써서 비뇨계의 결석(結石)을 작게 녹여서 요도를 통해 내보내는데 중요한 역할을 한다.

5) 변증가감

- 혀가 어두운 색이고 어반(瘀斑)이 진하면 홍화12g 우슬12g을 추가하여 血을

돌려서 뭉쳐있는 어혈을 풀어준다.

• 병이 오래되어 얼굴이 창백하고 기운이 없는 기혈허(氣血虛) 증세이면 황기 30g 만삼20g 백작20g 숙지황20g을 추가하여 氣와 血을 보충하여 혈색과 기운을 찾게 한다.

• 급하게 소변이 막혀 아랫배가 빵빵하고 아파서 눈을 찡그리고, 허리도 몹시 아프며 기둥을 잡고 식은땀을 흘리면서 이를 꽉 물면서 신음소리를 내면 결석이 신장, 수뇨관, 방광, 요도를 막고 있을 가능성이 높으니, 사향이 있으면 0.3g을 먹고 빨리 병원에 가서 검사받고 치료를 받아야 한다.

6) 제언

• 상기 처방(代抵當丸)은 만약 어혈이 상부(上部)에 있으면 식사 후에 복용하고, 어혈이 하부(下部)에 있으면 식사 전에 복용한다(瘀血在上食后服, 瘀血在下食前服).

• 천산갑(穿山甲)은 血을 돌리는 기운이 강하므로 임신부에게는 신중하거나 禁한다.

• 도인은 딱딱해서 물이 침투하기 어려우니 부숴서 끓여야 약효를 얻을 수 있고 독성이 있으므로 많은 양을 먹거나 장기 복용을 하면 두통, 심계항진이나 눈이 침침해지는 등의 부작용이 나타날 수 있고, 복숭아 알레르기가 있는 사람은 심하면 호흡곤란이 생길 수 있으므로 신중해야 한다. 또 대장을 윤택하게 하여 통변을 시키는 기능이 있어서 설사하는 사람은 설사가 멈춘 다음에 복용하는 것이 좋고, 임신부는 禁한다.

• 망초는 다 끓여놓은 탕약에 넣어 녹여서 복용한다.

임상사례

1. 폐기실선(肺氣失宣)型

1) 증상

57세 남자, 전에도 가끔씩 소변이 잘 안 나온 적이 있지만, 3주 전부터는 어딘가 막혀있는 것처럼 안 나와서 병원에서 검사를 했는데 전립선비대로 판명을 받았고,

증세가 심해서 요도에 호스를 꼽고 지내면서 약을 먹었는데, 그 때는 괜찮다가 호스를 뽑으면 다시 막혀서 또 병원에 가기를 반복하다가 본 의원을 찾아왔다. 진단을 해보니 3일 전에 호스를 뽑은 후로는, 소변이 나오기 어렵고(小便難出), 방울처럼 똑똑 떨어지면서 잘 나오지 않으며(点滴不通), 초조하고 불안해하며(煩躁不安), 전신에 힘이 없고(全身乏力), 숨이 차고 기침을 하며(氣短咳嗽), 우측고환이 붓고 커졌으며(右側睾丸腫大), 아랫배가 팽창하고(小腹膨脹), 대변이 시원치 않다(大便不爽).

혀는 붉고 태는 얇으면서 누런색이고 맥은 가늘다(舌紅苔薄黃脈細).

2) 치법

폐의 기를 펼치고 내리며, 열을 씻어내려 수분이 잘 배출되도록 한다.

(선강폐기, 청열이수 – 宣降肺氣, 淸熱利水)

3) 방약

生황기30g 炙마황12g 행인12g 길경12g 택사15g 저령15g 오령지9g 독활9g 육계6g

4) 방해

폐는 水의 상원(上源)이라서 폐기(肺氣)가 뭉쳐있으면 펼치고 내리는 선강(宣降) 작용을 할 수 없어, 수분과 진액을 하초로 퍼뜨려 방광에 모으고 배출하는 기능을 잃어버리기 때문에 소변이 쌓이기만 하고 나가지 못하는 것이니, 본 방은 폐기(肺氣)가 사방으로 펼치고 아래로 내리는(宣降) 기능을 할 수 있도록 도와 수분의 통로를 열어 방광에 모이게 하고 방광의 기화(氣化)를 통해 밖으로 내보내는데 중점을 두고 있다.

- 생황기, 자마황, 행인, 길경은 폐기(肺氣)를 보하고 퍼트리게 하여 수분과 진액을 사방으로 펼치고 내려서 수분이 나갈 통로를 열고 밖으로 내 보낸다.
- 석고, 저령, 택사는 폐의 熱을 내리고 방광의 기화작용을 도와서 수분이 나갈 통로를 열고 소변을 밖으로 내 보낸다.
- 오령지(五靈脂)는 血을 돌려서 막힌 곳을 뚫고 경락을 열어 수분이 잘 통하게 한다.

• 독활(獨活)은 맵고 쓰며 약간 따뜻한 약성으로 습(濕)을 끌고 아래로 내려간다.
• 육계(肉桂)는 신장을 따뜻하게 하여 찬 약들이 방광을 상하게 하지 않도록 보호한다.

5) 변증가감

• 중초(中焦)의 氣가 막혀서 배가 불룩하고 소화가 잘 안되면 목향12g 지각12g 빈랑12g을 추가해서 中氣를 다스려 답답한 것을 풀고 소화를 돕는다.
• 소변이 쌀뜨물처럼 뿌옇고 혼탁하면 비해(萆薢)30g 오약12g 익지인12g 석창포12g 편축12g을 추가해서 습(濕)을 제거하면서 탁(濁)한 소변을 맑게 한다.

6) 제언

• 마황은 맵고 따뜻하여 강하게 발산하는 약성이라 表가 虛하여 땀을 흘리는 자한(自汗)과 陰이 허하여 잠 잘 때에 땀을 흘리는 도한(盜汗)이 있는 사람이나 肺가 허하여 기침과 천식이 있는 사람에게는 신중하게 사용하거나 禁한다.
  生마황은 발산(發散)하고 해표(解表)하는데 좋고, 구운 자(炙)마황은 기침을 멈추게 하고 천식을 가라앉히고 폐기를 아래로 내리는데 좋다.
• 행인(杏仁)은 쓰고 따뜻한데 독성이 있어서 단기간에 많은 양을 먹거나, 오랫동안 먹으면 중독될 수 있으므로 주의하고, 딱딱해서 물이 침투하기 어려우니 적당히 부숴서 끓이면 약효가 잘 나온다. 영아나 임신부에게는 신중히 처방해야 한다.
• 오령지(五靈脂)는 血이 부족한 사람이 막힌 곳이 없으면(血虛無瘀) 사용하지 않아야 하며, 임산부에게도 처방을 신중히 하거나 禁해야 한다.
  오령지는 어혈에 의해서 붕루가 있을 때는 지혈하는 효과를 발휘하기 때문에 활혈(活血)과 지혈을 동시에 하는 약이다, 오령지는 인삼과 함께 사용하지 않는다(十九畏).

2. 간기울체(肝氣鬱滯)型

1) 증상

46세 남자, 2년 전에 직장을 옮기고서 긴장, 스트레스가 많고 야간작업이 자주 있어서 늘 피로하고 짜증이 나며 의욕이 없이 지내왔는데, 최근 3개월 전부터 소변이 잘 안 나오더니 2주 전부터는 더욱 안 나와서 병원에 가서 검사하니 전립선비대증으로 판정되었고 병원 약을 먹고 개선되기는 했지만 시원치 않아서 본 의원을 찾아왔다. 진단을 해보니 오줌이 잘 나오지 않고(小便不通), 나온다 해도 방울처럼 똑똑 떨어지고(尿流点滴), 자주 짜증스럽고 화가 잘 나며(多煩善怒), 소화가 잘 안되고 먹는 것이 적어지고(消差納少), 입이 쓰고 목이 마르며(口苦咽乾), 변비가 생기거나 설사를 한다(便秘或泄瀉). 혀는 붉고 태는 엷으면서 희거나 누렇고 맥은 거문고 줄처럼 팽팽하면서 가늘다(舌紅苔薄白或黃脈弦細).

2) 치법

간을 소통시키고 뭉친 것을 흩어놓으며 기를 움직여 수분이 나갈 길을 열어놓는다. (소간산결, 행기통도－疏肝散結, 行氣通道)

3) 방약

시호12g 지각9g 향부9g 당귀12g 천궁12g 단삼12g 황기30g 복령20g 택사15g 저령15g

4) 방해

간기(肝氣)가 울결이 되어 사방으로 펼치는 소설(疏泄) 기능을 하지 못하면 삼초(三焦)의 수액(水液) 운반기능과 방광의 기화(氣化) 기능에 영향을 끼쳐서 수분을 방광에 모았다가 몸 밖으로 내보내는 기능이 저하되므로 소변이 잘 안 나오거나 시원치 않게 나오게 되는 것이니, 본 방은 肝을 소통시켜서 氣血을 돌리고 뭉친 것을 풀어주어 수분이 가야할 길을 터서 방광을 통해 몸 밖으로 내보내는데 중점을 두고 있다.

- 시호, 지각, 향부는 肝을 소통시켜 막힌 것을 풀고 氣를 돌려 수분 배출을 돕는다.
- 당귀, 천궁, 단삼은 血을 만들고 돌려 肝을 소통시키고 氣化를 도와서 물길을 튼다.
- 황기, 복령은 비장을 튼튼하게 하여 수습(濕)을 운반하고 수분을 밖으로 내 보낸다.

- 택사, 저령은 신장, 방광의 기화(氣化) 기능을 도와 수습(水濕)을 몸 밖으로 배출한다.

5) 변증가감

- 숨이 차고 기침이 나며 목이 마르면 폐기(肺氣)가 막혀있는 것이니 마황9g 길경12g을 추가해서 폐기를 펼치고 내리며 수분의 통로를 열어 소변이 잘 나가게 한다.
- 중초가 답답하고 아랫배가 팽팽하며 꽉 찬 것 같으면 목향12g 오약12g 계지12g을 추가해서 중초를 풀고 하초의 陽과 氣를 움직여 소변을 통하게 한다.

6) 제언

- 향부(香附)는 식초로 씻어서 구운(炙) 상태로 사용하면, 肝으로 들어가서 氣를 돌리고 통증을 없애는 진통효과가 더 강해진다.
- 단삼(丹蔘)은 관상동맥을 확장하고 혈류량을 증가시키며, 혈전을 억제하고 혈당, 중성지방, 콜레스테롤수치를 떨어뜨린다.

  술에 담가서 구운 자(炙)단삼은 활혈화어(活血化瘀)하는데 효과가 좋고, 生단삼은 열을 내리고 부은 것을 가라앉히고(消腫), 해독하고 정신을 편하게 하는데 효과가 좋다.

전립선비대증 임상치료연구

1. 신기쇠약(腎氣衰弱)型

50~60대 이상 중-노년기의 남성이 신장의 氣가 부족해서 방광의 기화(氣化)가 부진해져 소변배출이 곤란해진 전립선비대증 환자에게 아래와 같이 처방하여 33명에게 8주 동안 복용하게 한 결과 14명(42.4%) 현저한 효과를 보았고, 18명(54.5%)이 효과가 있어서 총유효율이 96.9%에 달했다(雲南中醫雜誌).

- 처방 : 건지황15g 산수유15g 산약15g 복령20g 택사12g 부자9g 구채자15g 차전자12g 음약곽15g 육계9g 생강3片

2. 폐비허약(肺脾虛弱)型

배뇨곤란은 방광의 기화(氣化)가 잘된다 하더라도 폐가 수분을 퍼트리고 통하며 조절하게 하는 선포(宣布)와 통조(通調)의 기능이 원활해야 하며, 또 비장이 수분을 사방으로 운반하는 운화수습(運化水濕)의 기능이 잘 펼쳐져야 소변이 잘 배출되는 것이다.

폐와 비장이 허약하면 이런 기능을 하지 못하여 방광으로 수분이 모이지 못해서 소변이 상쾌하게 잘 나가지 못한다.

이런 환자 51명에게 아래와 같이 처방하여 7주 동안 복용하게 한 결과 46명(90.2%)이 유효하거나 현저한 효과를 보았다(黑龍江中醫藥大學).

- 처방 : 황기40g 길경12g 승마12g 당귀미15g 도인12g 차전초20g 택사15g 의이인30g 복령20g

3 양위증 陽痿證, Impotence－발기부전, 성기능장애

양위증(陽痿證－발기부전)은 정상적인 성인 남자가 신경계질환, 내분비질환, 알코올 중독 등의 육체적 요인이나 성교 상대방에 대한 불신, 경멸, 적대감, 스트레스 등의 심리적 요인에 의해서, 성욕은 있으나 생식기 근육이 이완되고 그로 인해 음경(陰莖)이 단단하지 못하여 발기가 잘 안되거나, 삽입이 잘 안되거나, 삽입이 되더라도 금방 힘이 빠지고 물렁물렁해져서 남녀 간의 정사(情事)가 성사되지 못하는 증상을 말한다.

국내의 역학조사 결과에 따르면 30대의 14.3%, 40대의 26.2%, 50대의 37.2%, 60대의 69.2%, 70대의 83.3%에서 각각 발기부전이 있었다고 보고되어 있다.

최근 기름진 음식, 인스턴트식품, 술, 담배, 직업병, 대사증후군, 스트레스 등의 원인에 의해서 발병률이 지속적으로 증가하고 있는 추세이다.

증상의 특징

양위(발기부전)는 성행위 할 때 음경이 빳빳하게 세워지지 않는 증상을(房事不擧) 말하는데, 이상하게도 잠을 자는 동안에 꿈을 꾸면서는 음경이 쉽게 세워지는데(夢中易擧) 막상 교합(交合)을 하고 싶어서 상대를 가까이 하면(思交接近) 서있던 음경이 갑자기 시들시들해지고(擧之即萎), 또 세워지기는 했으나 단단하지 않고(擧而不堅), 단단해져서 삽입한다 해도 오래 버티지 못하고(入不持久) 바로 시들어버리는 특징이 있다.

동반되는 증상으로는 신장의 명문화(命門火)가 쇠약하여 머리가 어지럽고 귀에서 소리가 들리거나(頭暈耳鳴), 얼굴색이 피곤하고 지쳐 보이거나(顔色疲乏), 추운 것을 꺼리고 사지가 냉하거나(畏寒肢冷), 정신이 나른하고 피곤하며(精神萎靡), 허리와 무릎이 시큰거리고 약하거나(腰膝酸軟), 정액이 엷고 맑으면서 냉한(精薄淸冷) 증상이 있다.

중의학적 원인

1. 명문의 화가 쇠약해지다(명문화쇠 – 命門火衰)

지나치게 방사(房事)를 많이 하거나 수음(手淫)을 너무 많이 즐겨서 정액(精液)이 미처 채워지기도 전에 다시 방출되는 악순환이 계속되면서 精이 바닥나게 되면 결국 그것 때문에 精을 저장하고 있어야만 제 기능을 발휘하는 신장이 정액결핍으로 인해 훼손이 되어 5장6부와 온 몸을 따뜻하게 해야 할 명문화(命門火)가 쇠약해지면서 5장6부가 정상적으로 움직이지 못하고, 또 몸도 냉하게 되어 위와 같은 증상들이 나타나는 것이다. 〈景岳全書 – 陽痿〉'陽痿爲命門火衰者十居七八,火盛者僅有之耳'

2. 심장과 비장이 손상을 받다(심비수손 – 心脾受損)

마음이 초조하고 생각이 수고로우며(思慮焦勞), 우울해 하는 사람은 심장과 비장이 손상을 받아 기혈(氣血)을 생성하고 주관하는 기능을 하지 못하고, 신장에게 윤택한 血을 공급하지 못하기 때문에 신양(腎陽)이 빛을 발하지 못한다. 〈景岳全書 – 陽痿〉

3. 간이 울결이 되어 펼치지 못하다(간울불서 – 肝鬱不舒)

肝은 근육을 주관하고 음경(陰莖)은 근육과 血이 모인 것이기 때문에 肝과 음경 사이에는 밀접한 관계가 있다. 만약 감정이 마음대로 되지 않고(情志不遂) 근심, 걱정하며 우울해하고 자주 화를 내면(優思鬱怒) 이로 인해 肝이 상하여 발산하고 펼치는 기능이 약해지기 때문에 근육에 힘이 모이지 않으므로 음경의 근육도 단단해질 수 없다.

4. 습과 열이 하초로 모이다(습열하주 – 濕熱下注)

기름지고 맛있는 음식을 많이 먹고, 절제 없이 술을 즐겨 마셔서 비장이 상하면 습이 운화하지 못하여 한 곳에 쌓여 열을 만들어내니, 그 濕과 熱이 간담(肝膽)을 쳐서 근육을 약하게 하고, 또 습과 열이 하초(下焦)로 몰려 방광의 기화(氣化) 기능을 떨어지게 하므로 음경의 근육도 약해져 필요할 때 단단하게 서지 못하는 것이다.

5. 두려움이 신장을 상하게 한다(공구상신 – 恐惧傷腎)

두려움은 신장을 상하게 하기 때문에 두려움이 지속되면 기가 꺾이고(恐則氣下) 점점 陽이 시들어 왕성하지 못하여(漸陽痿不振), 음경이 세워지기 어렵고 세워진다 해도 단단하지 않다(擧而不剛).

진단요점

1. 성인 남성중에 음경(陰莖)이 발기되지 않거나, 발기된다 해도 삽입 후에 3분 이상을 단단한 상태로 버티지 못하는지, 3분 이상을 버틴다 해도 단단하지 못하고 시들시들한지를 문진(問診)한다.
2. 성관계를 너무 빈번히 즐겨서 단단하지 않은 것인지, 수음(手淫)을 너무 자주해서 단단하지 않은 것인지를 문진한다.
3. 안색이 피로하고 힘이 없는지(神疲乏力), 허리가 시큰거리고 무릎이 연약한지(腰酸膝軟), 추위를 타고 사지가 냉한지(畏寒肢冷), 오줌이 시원하게 나오지 않고(小便不暢), 방울처럼 떨어지며 끝맺음이 잘 안되는지(滴瀝不盡)를 망진(望診)하고 문진한다.

변증요점

1. 화(火)가 있는지 없는지를 구별한다(구별유무화 – 區別有無火)

1) 無火 – 얼굴에 핏기가 없고 추위를 타며 손발이 차고 혀는 연한 색이고 태는 희며 맥은 가라앉고 가늘다(舌淡苔白脈沈細).
2) 有火 – 안절부절 못하고 쉽게 화를 내며(煩躁易怒), 오줌이 누렇거나 커피색이며(小便黃赤), 혀는 붉고 태는 누러면서 기름때가 덮여있는 것 같으며 맥은 빠르다(舌紅苔黃膩脈數).

2. 장부의 허와 실을 구별한다(분별장부허실 – 分別臟腑虛實)

1) 허증(虛證) – 자기 마음껏 성욕을 탐하거나(恣情縱欲), 생각하는 것이 늘 우울하

거나(思慮憂鬱), 놀라움과 두려움으로 상처를 받은(驚恐所傷) 사람은 대부분 비장과 신장이 약해지면서 명문의 火도 쇠약해진다.

2) 실증(實證) - 肝이 울결이 되어 火가 생기거나(肝鬱化火), 습열이 하초로 모여 종근(宗筋)을 어지럽힌 까닭에 음경을 이루는 근육이 약해진다.

치료원칙

火가 지나치면 火를 끌어내리고(火過而淸火), 火가 없으면 마땅히 따뜻하게 한다(無火而宜溫). 즉 '實하면 瀉하고 虛하면 補한다(實則瀉之 虛則補之)'.

1. 명문의 火가 쇠약한 사람은 陽氣가 虛하기 때문에 보양(補陽)을 해야 하지만, 단순히 조열(燥熱)한 약재만을 사용하면, 잦은 방사로 인해 신음(腎陰)이 손상되어 있는 사람에게는 오히려 신장이 상할 수 있으니, 윤택한 약재를 같이 사용하여 조열의 폐단을 막으면서 陽을 보해야 한다.
2. 습열(濕熱)이 하초에 모인 사람은 맛이 쓰고 찬 고한(苦寒) 성질의 약을 써서 陰을 보하고 견고하게 하여 열과 습을 제거한다. 〈素問 - 臟氣法時論〉

증상별 치료

1. 명문의 화가 쇠약해지다(명문화쇠 - 命門火衰)

1) 증상

성교시에 음경이 세워지지 않거나(陽事不擧), 세워지더라도 단단하지 않고(擧而不硬), 정액이 엷고 맑으면서 차고(精薄淸冷), 머리가 어지럽고 귀에서 소리가 들리며(頭暈耳鳴), 얼굴에 붉은 기가 없고(面色不紅), 추위를 타고 사지가 냉하거나(畏寒肢冷), 정신이 나른하고 피곤하다(精神萎靡).

혀는 연한 색이고 태는 희고 맥은 가라앉고 가늘다(舌淡苔白脈沈細).

2) 치법

신장의 양을 따스하게 보하고, 정을 채우고 뇌수를 더한다.

(온보신양, 전정익수 - 溫補腎陽, 塡精益髓)

3) 방약

右歸丸〈景岳全書〉 加減

숙지황24g 산약15g 산수유15g 구기자15g 토사자15g 두충12g 당귀15g 부자9g 육계6g 녹각교(鹿角膠)15g 건강9g 백작20g 음양곽15g

4) 방해

신장은 원기(元氣)와 원양(元陽)의 근본이다. 만약 신양(腎陽)이 부족하면 명문화(命門火)가 쇠약해져서 몸을 덥히지 못하기 때문에 음경이 약해져 성교시에 힘이 없고, 또 신장이 약해서 精을 모아두지 못하면 뇌수를 채우지 못하기 때문에 성교시에 일찍 사정을 하게 되는 것이다.

본 방은 신장의 元氣를 보하고 신양(腎陽)을 채워 명문화를 살리고, 신장의 精을 견고하게 가두어 음경(陰莖)을 단단하게 하고 정액을 보충하는데 중점을 두고 있다.

또 본 방은 신장을 따스하게 하고 陽을 강하게 하여(溫腎壯陽) 음경을 단단하게 만드는 것이 주목적이지만, 血을 기르고 陰을 공급하는(養血滋陰) 약재들을 투입하여 '양이 음의 도움을 받으면 생명이 끝없이 이어진다(陽得陰助而生化無窮)'는 이론을 실행하여 양위증 해결에 크고 새로운 의미를 주고 있다.

- 부자, 육계, 녹각교는 신장이 陽의 으뜸(元陽)으로서 제 역할을 잘 할 수 있도록 補하여 몸을 따뜻하게 덥힌다.
- 녹각교(鹿角膠)는 간을 보하고 신장의 陽을 더하고 精을 만들며 血을 자양한다.
- 숙지황, 산수유, 산약, 구기자, 백작은 陰과 血을 자양하고 신장을 이롭게 하며, 肝을 기르고 脾를 보하여(養肝補脾) 정액과 뇌수를 가득 채운다(塡精益髓). 그렇게 하여 '음에서 양을 구한다'는 의미의 '음중구양(陰中求陽)'을 실현한다
- 구기자(枸杞子)는 간과 신장의 陰을 보하고, 정혈(精血)을 만들어 월경을 순탄하게 하며, 허리를 튼튼하게 하고 어지러움과 이명을 없애며, 눈이 가물거리고 침침한 것을 밝게 하고 정(精)을 견고하게 가두어 둔다.
- 토사자(菟絲子), 두충(杜仲), 음양곽(淫羊藿)은 肝과 신장의 陽氣를 보하여 허리, 무릎을 튼튼하게 하고 음경을 단단하게 하여 양위를 치료하는 중요한 역할을 한다.

- 두충(杜仲)은 肝과 신장을 補하여 근육과 뼈를 튼튼하게 하고, 신양(腎陽)을 채워서 하초를 따뜻하게 덥히며 허리를 강하게 하고, 불임과 양위(陽痿)를 치료하며 월경주기와 양(量)을 적절하게 조절한다.
- 당귀는 血을 만들고 순환시켜 막힌 곳을 풀어주고 음경(陰莖)에 血을 집중시켜 단단하게 한다.

5) 변증가감

- 자기도 모르게 정액이 새어 나오고(遺精), 소변이 잦으면(頻尿) 보골지(補骨脂)15g 익지인(益智仁)15g을 추가해서 신장과 비장의 陽을 따스하게 補하여 정액과 소변을 견고하게 가두어 둔다.
- 소화가 되지 않은 묽은 변을 자주 보거나 새벽마다 아랫배가 쌀쌀하면서 설사를 하면 사신환(四神丸)의 육두구(肉豆蔻)12g 보골지12g 오수유6g 오미자9g을 추가해서 비장과 신장을 따뜻하게 보하여 아랫배의 寒을 쫓아내고 腸을 편안하게 한다.

6) 제언

- 산약(山藥)은 陰을 보하고 진액을 생성할 때는 生으로 쓰고, 氣를 보하여 精을 가두고 비장을 튼튼하게 하여 설사를 멈추게 할 때는 볶아서(炒) 사용한다.
- 산수유(山茱萸)는 하루 6~15g을 쓰는데 급하게 고삽(固澁)할 때는 30g을 사용해도 되지만 증세가 완화됨에 따라 적절하게 줄여야 한다. 습열이 내재해 있거나 소변이 잘 안 나오는 사람에게는 사용하지 않는다.
  산수유는 소갈증(消渴證)에 생지황15g 천화분12g 황기30g 옥죽12g을 같이 복용하면 효과가 좋다.
- 녹각교는 교질(膠質)로 단단하게 만들어져 있으므로, 불에 서서히 달군 용기의 뜨거운 물속에서 바닥에 눌러 비비면서 천천히 녹인 후 다른 약재와 섞는다. 녹은 후에도 찐득찐득하기 때문에 소화에 장애가 될 수 있으므로 胃가 약하거나 설사하는 사람에게는 주의해서 사용해야 한다.
  소화가 잘 안 되는 사람은 목향9g 진피9g을 추가하여 소화를 도우면 좋다.

2. 심장과 비장이 둘 다 허하다(심비양허－心脾兩虛)

1) 증상

음경이 서지 않고(陰莖不擧), 가슴이 두근거리며 잠을 편하게 자지 못하고(心煩不眠), 음식을 잘 받아들이지 못하며 얼굴에 화색이 돌지 않고(納呆不華), 사지에 힘이 없으며(四肢乏力), 얼굴이 창백하고(面色蒼白), 손발이 차고 냉하며(手足寒冷), 가슴이 두근거리고 잘 놀라며 잠을 자지 못한다(心悸易驚不眠). 혀는 연한 색이고 태는 엷고 작은 알갱이들이 덮여 있는 듯하고 맥은 가늘고 약하다(舌淡苔薄膩脈細弱).

2) 치법

기를 더하고 혈을 보하여, 비장을 건실하게 하고 심장을 자양한다.
(익기보혈, 건비양심－益氣補血, 健脾養心)

3) 방약

歸脾湯〈濟生方〉 加減

황기30g 백출15g 인삼12g 복신12g 용안육20g 산조인15g 원지12g 목향12g 당귀12g생강3片 대추3枚 자감초6g 음양곽15g 파극천12g

4) 방해

脾胃는 기혈을 만드는 원천이고(脾胃爲氣血生化之源), 심장은 血을 주관하고 정신을 간직한다(心主血而藏神). 그런데 비장이 약해지면 氣血을 생성하지 못하여 기력이 쇠해지고 근육이 단단하지 못하며, 또 심장이 약해지면 불안하고 정신을 간직하지 못하여 잠을 이루지 못한다. 본 방은 비장을 보하여 기혈을 채우고, 심장을 보하여 혈을 주관하고 정신을 안정시켜 불안을 제거하고 음경을 단단하게 하는데 주력하고 있다.

- 황기, 인삼, 백출은 심장과 비장을 보하여, 氣를 북돋우고 상중초를 편하게 한다.
- 용안육(龍眼肉)은 脾氣를 살리고 心血을 보충하며 정신을 편하게 하고, 당귀는 심장과 비장의 조혈(造血)작용을 돕고 血을 활발하게 움직인다.
- 복신, 산조인(酸棗仁)은 심장을 이롭게 하여 마음을 편하게 하고 정신을 안정시킨다.

- 원지(遠志)는 심장과 신장의 氣를 강하게 하고 심기(心氣)가 아래 신장과 서로 통하게 하여 정신을 안정시키고 마음을 편안하게 하며 월경을 조절한다.
- 목향은 中焦의 氣를 다스리고 비위를 도와서 위장에 음식이 정체되지 않도록 한다.
- 생강, 대추는 비위를 부드럽게 하여 소화를 돕고, 부자(附子)의 독성을 완화시킨다.
- 자감초는 중초의 氣를 보하고 여러 약재들이 어울려 효과를 잘 낼 수 있도록 돕는다.
- 음양곽(淫羊藿), 파극천(巴戟天)은 신장의 陽을 보하여 근육과 뼈를 튼튼하게 하여 음경을 단단하게 만들어 준다.

5) 변증가감

- 몸이 차면서 하혈이 많으면 애엽탄(艾葉炭)12g 포강탄(炮薑炭)12g을 추가해서 脾陽을 보하고 하복부를 따뜻하게 하면서 지혈을 한다(溫經止血).
  반대로 몸에 열이 있으면서 하혈이 많으면 생지탄(生地炭)12g 아교주(阿膠珠)15g 종려탄(棕櫚炭)12g을 추가해서 열을 내리고 수렴하면서 지혈한다(清熱收斂止血).
- 소변이 시원치 않고 허리가 시큰거리면 속단12g 두충12g을 추가해서 肝과 腎을 보하여 허리를 튼튼하게 하고 방광의 氣化를 도와 소변을 잘 배출시킨다.

6) 제언

- 원지는 쓰고 매운 맛이 강하므로 위염이나 위궤양이 있는 사람에게는 신중하게 사용해야 한다. 위염이나 위궤양이 있으면 위산을 억제하는 감초, 오적골, 와릉자 등과 위산을 중화시키는 석결명(石決明)을 먼저 복용하게 한 후에 위가 좋아지면 원지를 소량부터 점점 늘리면서 사용하는 방법을 쓸 수 있다.

3. 간의 기가 막히고 맺히다(간기울결-肝氣鬱結)

1) 증상

음경이 힘이 없어 꼿꼿하게 서지 못하고(陽痿不擧), 정서가 우울하거나(情緖憂

鬱), 안절부절 못하고 쉽게 화를 내며(煩躁易怒), 가슴과 胃 부위가 편하지 않고(胸脘不和), 옆구리와 갈비가 팽팽하면서 답답하고(脇肋脹悶), 먹는 것이 적고 소화되지 않은 변이 퍼져서 나온다(食少便溏). 설태는 얇고 맥은 거문고 줄처럼 팽팽하다(舌苔薄脈弦).

2) 치법

간을 소통시켜서 막힌 것을 풀어주고, 기를 더하며 혈을 활기차게 돌린다.
(소간해울, 익기활혈－疏肝解鬱, 益氣活血)

3) 방약

逍遙散〈太平惠民和劑局方〉 加減

시호12g 백작20g 복령15g 당귀15g 백출12g 박하6g 생강3片 감초6g 황기30g 천궁12g 목향12g

4) 방해

肝은 血을 저장하고 있으니 형체는 陰이지만 사방으로 퍼지는 것을 좋아하는 성질이 있어서 그 기능은 陽에 속한다. 그런데 정서가 불안하고 우울하면 간이 울결이 되어 간기(肝氣)가 사방으로 퍼지지 못하고 한 곳에 뭉치면 그로 인해 肝에 血이 모이지 않아 간이 부드럽지 않아서 근육과 음경이 단단하지 못하고 약하게 되니, 본 방은 간을 소통시켜서 막힌 것을 풀고 간기(肝氣)가 사방으로 퍼질 수 있게 하여 간을 부드럽게 해서 근육을 강하게 만들어 음경을 단단하게 하는데 중점을 두고 있다.

- 시호(柴胡)는 肝을 소통시키고 울결된 것을 풀어주어 肝氣를 사방으로 펼치게 한다.
- 백작(白芍)은 肝을 부드럽게 하여 안절부절 못하고 쉽게 화내는 것을 가라앉힌다.
- 당귀(當歸)는 血을 만들고 간기(肝氣)를 다스려 근육을 단단하게 하고 음경을 튼튼하게 하면서 백작과 더불어 옆구리와 갈비를 편하게 해준다. 만약 옆구리와 갈비부위에 통증이 심하면 현호색12g 천련자12g을 추가해서 통증을 가라앉힌다.
- 백출, 복령, 목향, 생강, 감초, 황기는 비장과 胃의 氣를 북돋아 소화가 잘되게

하고 중하초를 따스하게 하며 氣를 북돋아서 근육이 단단해지도록 돕는 역할을 한다.

- 박하(薄荷)는 간경맥(肝經脈)에 있는 울화(鬱火)를 발산하여 肝氣를 소통하게 함으로써 옆구리와 갈비부위를 편안하게 한다.
- 천궁(川芎)은 맵고 따뜻한 약성으로 간담(肝膽)과 심장으로 들어가서 氣를 움직이고 血을 활기차게 돌려 뭉친 것을 뚫어 음경에 힘이 들어가게 한다. 천궁은 血속에 氣를 담고 움직이기 때문에 '혈중기약(血中氣藥)'이라고 한다.

5) 변증가감

- 肝이 울결이 되어 火가 생기면(肝鬱化火) 눈이 충혈이 되고 입이 쓰면서 마르고 초조하거나 가슴이 답답하고 맥이 빠르면서 거문고 줄처럼 팽팽한데 목단피 12g 치자9g을 추가해서 간과 심장의 熱을 내려서 완화시킨다(단치소요산－丹梔逍遙散).
- 평소 음경이 단단하지 않고 어쩌다가 빳빳하게 섰다가는 금방 시들어버리면 보골지12g 토사자15g 음양곽15g 파극천12g을 추가해서 간과 신장을 보하여 근육을 단단하게 해서 음경의 지구력을 강하게 키운다.

6) 제언

- 상기 처방(소요산－逍遙散)은 근래 중국에서 만성간염, 간경화, 담석증, 위－십이지장궤양, 만성위염, 위장신경관능증, 월경전긴장증, 갱년기종합증, 분강염(盆腔炎), 자궁근종 등의 질병 중에서 肝이 울결이 되고 血이 허한 것이 원인이 된 경우에 가감(加減)해서 많이 활용하고 있으며 좋은 효과를 보고 있다.
- 백작은 평상시 12~30g을 사용하는데, 병세가 급하고 통증이 심하면 50g까지 용량을 늘려서 사용할 수 있지만 증세가 완화되기 시작하면 적절히 줄여야 한다. 백작은 혈을 보하거나 월경을 조절할 때는 볶은 초(炒)백작을 쓰고, 肝陰을 채우거나 肝氣를 펼쳐 통증을 없애거나, 陰虛로 인한 自汗, 盜汗을 수렴할 때는 生으로 쓴다.
- 박하는 오래 끓이면 효과가 줄어들기 때문에 끓는 물에 촉촉하게 담가서 10~15분 정도만 끓여야 熱을 발산하고 소통하는 약효를 얻을 수 있다.

• 천궁(川芎)은 맵고 따뜻한 약성으로 血을 활기차게 돌리므로 陰이 허하여 火가 왕성해진(陰虛火旺) 사람이나, 땀을 많이 흘리는 사람이나 월경할 때에 출혈량이 많은 사람에게는 신중하게 써야한다.

4. 간과 담의 습열이 하초에 모이다(감담습열하주 – 肝膽濕熱下注)

1) 증상

음경이 시들시들하고 연약하며(陰莖萎軟), 음낭이 축축하면서 지린내가 나고(陰囊潮濕臊臭), 음낭이 붓고 가려우며(陰腫瘙痒), 눈이 충혈이 되고 입이 쓰며(目赤口苦), 다리가 시큰하면서 피곤하고(下肢酸疲), 소변이 누렇거나 커피색 같다(小便短赤).

혀는 붉고 태는 누러면서 기름때가 덮여있는 것 같고 맥은 거문고 줄처럼 팽팽하면서 빠르다(舌紅苔黃膩脈弦數).

2) 치법

간과 담의 화를 깨끗이 씻어내고, 습과 열을 아래로 쏟아낸다.

(청간담화, 사하습열 – 淸肝膽火, 瀉下濕熱)

3) 방약

龍膽瀉肝湯〈醫方集解〉 加減

용담초9g 황금12g 치자12g 당귀12g 생지황12g 택사12g 차전자12g 시호9g 감초6g 생용골30g 생모려30g

4) 방해

상기 증상은 肝火가 위(上)로 뻗쳐 올라오고 습열이 하초로 몰려 상부와 하부가 熱과 濕으로 곤란을 당하고 있는 것이다. 그래서 본 방에서는 쓰고 찬 고한(苦寒) 약성의 약들을 투입하여 간의 熱과 火를 씻어 내리고 신장, 방광에 쌓인 습열을 내보내서 음낭을 건조하게 하고 음경이 단단하게 지탱할 수 있도록 한다.

• 용담초, 황금, 치자는 간담의 화(火)를 끌어내려 습열이 하초로 몰리는 것을 막는다.

• 차전자, 택사는 하초와 방광의 열을 식히고 습과 열을 오줌을 통해 밖으로 배

출한다.

- 시호는 간을 소통시키고 울적한 기분을 풀어주며 肝氣를 사방으로 펼치게 한다.
- 당귀, 생지황은 血과 陰을 만들어 肝을 부드럽게 해서 근육을 강하게 만든다.
- 감초(甘草)는 중초의 氣를 보하고 따스하게 하여, 熱과 火를 제거하느라 사용되는 쓰고 찬 약성을 완화시켜 胃를 보호하고 여러 약재들의 약성을 조화롭게 한다.
- 생용골, 생모려는 肝陽이 상부로 올라오는 것을 가라 앉혀서 정신을 안정시키고, 땀과 정액이 몸 밖으로 새지 않도록 수렴하고 고삽하여(收斂固澁) 몸 안에 가두어 둔다.

5) 변증가감

- 肝에 피가 부족하여 눈이 시리고 모래가 들어있는 듯 까칠까칠하면 숙지황20g, 백작20g 결명자20g을 추가하고 당귀20g으로 증가해서 肝에 血을 보하여 간을 부드럽게 해서 아프고 마른 눈을 윤택하게 하여 통증을 없앤다.
- 심장과 간에 혈이 부족하여 잠 잘 때 꿈을 많이 꾸면서 늘 불안하면 야교등 30g 산조인15g을 추가해서 心肝의 혈을 보하여 정신을 안정시킨다(補心肝血安神).

6) 제언

- 용담초(龍膽草)는 약성이 매우 쓰고 차기 때문에 비위가 허약한 사람에게는 사용하지 않고, 陰이 허하여 진액이 상한 사람에게는 신중하게 사용해야 한다.
- 치자(梔子)는 쓰고 찬 약성으로 삼초의 火를 씻어내고 심장의 열과 간담의 습열과 폐, 위장의 열을 씻어 내리며 지혈과 해독작용을 한다.

  껍질(皮)은 표층 피부의 열을 쫓아내고, 씨(종자)는 장부의 열을 씻어낸다.

  치자는 쓰고 찬 약성이라서 위장을 상하게 할 수 있으니, 비위가 차거나 약해서 소화가 잘 안되고, 자주 설사를 하는 사람에게는 사용하지 않는다.
- 차전자(車前子)는 알갱이가 작아서 망사포에 넣고 끓여야 뜨거나 흩어지지 않는다.

  차전자를 단방으로 끓여서 茶먹듯이 마시면 가래를 삭이고, 소변이 잘 배출되도록 이뇨작용을 하기 때문에 혈압이 낮아진다.

• 용담사간탕(龍膽瀉肝湯)의 조성에는 목통(木通)이 있지만, 목통은 신장을 상하게 하고 암(癌)을 유발하는 마두령산(馬兜鈴酸 – 아스토로크산)이 포함된 약으로 연구발표 되어 있어서 중국에서도 사용을 禁하고 있다.

5. 두려움이 신장을 상하게 하다(공구상신 – 恐懼傷腎)

1) 증상

음경이 약해서 빳빳하게 서지 않고(陰莖不擧), 발기한다고 해도 빳빳하지 않으며(勃起不剛), 겁이 많고 의심이 많으며(膽怯多疑), 가슴이 두근거리며 쉽게 놀라고(心悸易驚), 잠을 잘 자지 못하고 꿈을 많이 꾸며(不寐多夢), 먹는 것이 적고 소화가 잘 안 된다(食少消差). 혀는 연한색이고 태는 희면서 작은 알갱이가 덮여있는 듯하고 맥은 거문고 줄처럼 팽팽하면서 가늘다(舌淡苔白膩脈弦細).

2) 치법

기를 더하고 혈을 채우며 신장을 보해서 정신을 편안하게 한다.
(익기전혈, 보신녕신 – 益氣塡血, 補腎寧神)

3) 방약

大補元煎〈景岳全書〉卷五十 加減
인삼15g 산약15g 숙지황15g 당귀15g 산수유15g 구기자12g 두충12g 자감초6g 산조인15g 원지12g

4) 방해

인체에서 두려움을 관장하는 장기는 신장인데, 만약 신장이 상하거나 약해지면 두려움이 많아지고, 두려움이 지속되면 기가 꺾이고(恐久則氣下), 점차적으로 陽도 시들어 왕성하지 못하게 된다(漸陽痿不振).
두려움을 이겨내려면 신장을 튼튼하게 보하고 아울러 간담(肝膽)을 강하게 해서 氣血을 채우고 담력(膽力)을 키워야 하기 때문에, 본 방은 氣를 더하고 血을 채워 담력을 키우고, 신장을 보해서 陽을 키우고, 근육을 튼튼하게 해서 음경이 제구실을 하도록 하는데 중점을 두고 있다.
• 인삼, 산약은 심장과 비장, 신장의 氣를 더하고 길러서 마음을 편안하게 하며

담력을 키우고 근육을 단단하게 만든다.

- 숙지황, 산수유, 당귀, 구기자는 肝과 신장의 陰血을 기르고 간담을 강하게 만든다.
- 두충(杜仲)은 간과 신장을 補하여 뼈를 튼튼하게 하고, 신양(腎陽)을 채워서 하초를 따뜻하게 덥히며 허리를 강하게 하고 근육을 튼튼하게 만들어 양위(陽痿)를 개선한다.
- 산조인(酸棗仁)은 심장을 기르고 肝을 도와서 정신을 안정시켜 잠을 잘 자게 한다.
- 원지(遠志)는 심장과 신장의 氣를 강하게 하고 심기(心氣)가 아래 신장과 서로 통하게 하여 정신을 안정시키고 마음을 편안하게 한다.

5) 변증가감

- 肝이 심하게 울결이 되어 불안, 초조, 울분 등이 감정을 지배하고 있으면 시호12g 진피12g 향부12g을 추가해서 肝氣를 풀어준다.
- 소변이 잘 안 나오거나 시원치 않게 나오면 복령15g 택사12g 저령12g을 추가해서 방광이 소변을 잘 배출하도록 돕는다.

6) 제언

- 자(炙)감초는 비위와 심장의 氣를 더하고 중초를 보하며 급한 병세와 통증을 완화하고(緩急止痛), 生감초는 열을 내리고 해독하는 용도로 쓴다.
  감초는 쓰고 찬 약재들이 腸과 胃를 상하게 하지 않도록 보호하며, 또 여러 약이 섞여도 약효를 잘 발휘할 수 있도록 조화롭게 돕는다.
- 양위(陽痿) 중에서 두려움이 신장을 상하게 하는(공구상신－恐懼傷腎) 증상에 대하여 임상에서 잘 쓰는 또 하나의 처방은 지실12g 반하12g 복령15g 진피9g 향부9g 시호12g 죽여12g 길경12g 인삼15g 숙지황20g 맥문동12g 감초9g이다(加味溫膽湯 加減).

임상사례

1. 간기울결(肝氣鬱結)型

1) 증상

29세 남자, 3년 전에 결혼했고 1년여 전부터 아내와 합방을 하려고 하면 갑자기 복잡하고 불안한 생각이 밀려들면서 성욕(性慾)이 싹 사라져버리는 현상이 거의 매일 나타나서 강박관념 속에서 고통스러워 병원을 찾아가서 여러 차례 약 처방을 받아 복용했으나 약 먹을 때만 효과가 있다가 안 먹으면 그대로여서 고민하다가 본 의원을 찾아왔다고 한다.

진단을 해보니 음경이 힘이 없어 꼿꼿하게 서지 못하고(陽痿不擧), 잠을 자다가 정액이 흘러나오고(夢中遺精), 우울해서 잠을 잘 못자고(憂鬱不寐), 옆구리와 갈비가 팽팽하면서 답답하고(脇肋脹悶), 머리가 어지럽고 귀에서 소리가 나며(頭暈耳鳴), 먹는 것이 적고 소화되지 않은 변이 퍼져서 나온다(食少便溏). 혀는 붉고 태는 얇으며 맥은 거문고 줄처럼 팽팽하면서 밧줄처럼 긴장되어 있다(舌紅苔薄脈弦緊).

2) 치법

간을 소통시켜서 막힌 것을 풀어주고, 기를 더하고 혈을 활기차게 돌린다.
(소간해울, 익기활혈－疏肝解鬱, 益氣活血)

3) 방약

시호12g 황금9g 인삼12g 반하6g 생강3片 대추3枚 감초6g 계지9g 복령15g 당귀15g백작15g 야교등30g 합환피15g

4) 방해

肝에 血이 부족하고 정서가 불안해서 간이 울결이 되면 간기(肝氣)가 사방으로 퍼지지 못하고 한 곳에 뭉치고, 그로 인해 肝에 血이 더 부족해져 간을 부드럽게 하지 못하기 때문에 근육과 음경이 단단하지 못하고 약해지는 것이다. 본 방은 간을 소통시켜서 막힌 것을 풀고 간기(肝氣)가 사방으로 퍼질 수 있게 하여 간을 부드럽게 해서 근육을 단단하게 만드는데 중점을 두고 있다.

- 시호(柴胡)는 肝의 소설(疏泄) 기능을 펼쳐서 사방에 뭉친 것을 풀고 화해(和解)를 시키며, 우울하고 답답하고 화나는 것을 달래서 정신과 마음을 안정시킨다.
- 인삼, 복령, 감초는 脾胃의 氣를 북돋아 소화가 잘되게 하고 중하초(中下焦)를 따스하게 하며 근육을 단단하게 만드는 것을 돕는다.
- 반하, 생강, 대추는 중초를 따뜻하게 하고 胃氣를 아래로 내리며 소화를 돕는다.
- 계지(桂枝)는 중초와 하초를 따뜻하게 하고 陽氣를 북돋아 寒氣를 몰아내고 심장을 편안하게 하며 근육의 긴장을 풀어준다.
- 당귀(當歸)는 血을 만들고 간기(肝氣)를 펼치며, 血을 활기차게 돌려 근육을 단단하게 하여 음경을 튼튼하게 하고 백작과 더불어 옆구리와 갈비부위를 편하게 풀어준다.
- 백작(白芍)은 시큼하고 쓰면서 찬 성질로서 간이 소통하도록 돕고 혈을 만들어 陰을 수렴하며 간을 부드럽게 하여 근육을 단단하게 하고, 肝陰을 채우고 肝氣를 펼쳐서 정신을 안정시키고 마음을 편하게 만든다.
- 인삼, 복령, 감초는 脾胃의 氣를 북돋아 소화가 잘되게 하고 중하초(中下焦)를 따스하게 하며 근육을 단단하게 만드는 것을 돕는다.
- 야교등(夜交藤), 합환피(合歡皮)는 달면서 평온한 약성으로 심장을 자양하여 잠을 못자거나 꿈을 많이 꾸는 증상을 없애고 강박관념, 불안, 분노, 초조함 같은 정서불안을 달래주고 마음을 편안하게 만든다.

5) 변증가감

- 별 일 아닌데 쉽게 화가 나고 분하고 억울해서 속이 편치 않으면 지각12g 향부12g을 추가해 肝을 풀어주고 막힌 것을 풀어서 마음을 편하게 한다.
- 눈이 침침하거나 뻑뻑하고 얼굴에 핏기가 없이 창백하고 어지러우면 血虛 증세가 있는 것이니 숙지황20g 구기자15g을 추가하고 백작20g 당귀20g으로 증가하여 血을 만들고 간을 촉촉하게 적시어 눈을 회복하고 근육을 단단하게 만든다.

6) 제언

- 황금은 熱을 내릴 때는 生황금을 쓰고, 복중 태아를 안전하게 하는 안태(安胎)

는 볶은 초(炒)황금을 쓰고, 지혈할 때는 볶고 태운 초탄(炒炭)황금을 쓰고, 상초(上焦)의 熱을 내리는 용도로는 술에 볶은 주초(酒炒)황금을 쓴다.

2. 심신불교(心腎不交)型

1) 증상

31세 남자, 결혼한 지 5년이 되었는데 주말부부로 생활해오다가 2년 전부터 같이 합쳐서 살고 있다. 1년 6개월 전부터 이상하게도 잠자리에 들면 성욕은 있으나 발기가 되지 않고 뜬 눈으로 지새우다시피 하고 있어서 병원을 다니면서 좀 개선이 되기는 했으나 예전 같지 않고 몸도 힘들어서 본 의원을 찾아왔다.

진단을 해보니 오랫동안 잠을 잘 못자서 피로해보이고, 음경이 빳빳하게 서지 않고(陰莖不擧), 잠시 섰다가 금방 고개를 숙이며(暫擧卽下), 머리가 어지럽고 귀에서 소리가 나며(頭暈耳鳴), 허리가 시큰거리고 잠자는 중에 정액이 흘러나오며(腰酸夢遺), 가슴이 두근거리고 울렁거리며 불안하고(心悸怔忡), 손발바닥과 가슴에서 뜨거운 열이 나며(五心煩熱), 대변이 건조하고(大便乾燥), 소변이 누러면서 커피색 같다(小便黃赤).

혀는 붉고 태는 엷고 적으며 맥은 가늘고 빠르다(舌紅苔薄少脈細數).

2) 치법

심장과 신장을 서로 통하게 하고, 음을 길러 양을 가라앉힌다.

(교통심신, 육음잠양－交通心腎, 育陰潛陽)

3) 방약

맥문동15g 용안육20g 황연6g 숙지황20g 당귀15g 백작20g 구기자15g 아교15g 생용골30g 생모려30g 자감초6g 택사12g

4) 방해

심장과 신장은 상극(相克) 관계로 신장이 튼튼해야 심장도 건실할 수 있으며, 심장이 건실해야 신장도 제 구실을 다할 수 있는데, 상기 증상은 심장과 신장이 서로 대등하게 교통하지 못해서 발생하는 것이니, 본 방은 陰을 기르고 陽을 가라앉혀 心腎이 서로 통하게 하여 발기했을 때 음경을 단단하게 하는데 중점을 두고 있다.

- 맥문동(麥門冬), 용안육(龍眼肉)은 심장에 陰을 길러서 가슴이 답답하고 잠을 못 이룰 때, 심음(心陰)을 공급하여 마음을 편하게 안정시키고 잠을 잘 자게 한다.
- 황연(黃連)은 쓰고 찬 약성으로 심장과 삼초(三焦)의 실화(實火)를 씻어 내려서 고열(高熱)이 나면서 가슴이 답답하고 초조해지는 증상을 완화한다.
- 당귀, 백작, 구기자는 간과 신장의 陰血을 만들고 보충하여 근육을 단단하게 한다.
- 아교(阿膠)는 간과 신장의 陰을 자양하고 血을 만들어 근육을 단단하게 하고 어지러움, 두근거림, 불면증을 개선한다.
- 생용골(生龍骨), 생모려(生牡蠣)는 심장을 편안하게 하여 놀란 것을 가라앉히고, 정(精)을 견고히 가두어 두며, 肝을 평온하게 하여 陽을 가라앉혀서(平肝潛陽), 발기부전, 불면증, 어지러움 등을 개선한다.
- 자감초(炙甘草)는 심장의 氣를 더하고 중초를 보하며(益氣補中), 쓰고 찬 약재들이 腸과 胃를 상하게 하지 않도록 보호하고 여러 약이 섞여도 약효를 잘 발휘할 수 있도록 조화롭게 돕는다.
- 택사(澤瀉)는 신장, 방광으로 들어가 수분(水分)을 밖으로 내보내면서 방광의 熱을 쏟아내고 혼탁한 대하(帶下)를 내보내어 하부(下部)를 깨끗하게 한다.

5) 변증가감

- 胃가 꽉 차고 팽만감이 있으면서 답답하면 지각12g 진피12g 후박9g을 추가해서 비장을 건실하게 하고 胃를 편하게 하며(健脾和胃), 습을 없애고 뭉친 것을 풀어준다(化濕解結).
- 성교의 시간이 짧고 음경이 쉽게 시들면 음양곽15g 파극천15g을 추가해서 신장의 양기를 보하고 근육과 뼈를 튼튼하게 하며 음경을 단단하게 한다.

6) 제언

- 황연(黃連)은 볶아서 사용하면 황연의 한성(寒性)을 약하게 할 수 있으며, 생강즙에다 구워서(炙) 사용하면 胃의 熱을 내리고 구토를 없애주는데 좋고, 술(酒)에 구워서 사용하면 상초(上焦)의 熱을 내려주는데 좋고, 돼지 쓸개즙(猪膽汁)에 볶아서 쓰면 간담(肝膽)의 火를 제거하는데 좋다. 황연은 쓰고 찬 약

성이기 때문에 비위가 차고 약한 사람이나 임산부는 신중하게 사용하거나 禁해야 한다.

- 아교(阿膠)는 교질(膠質)로 단단하게 만들어져 있으므로 불에 서서히 달군 용기의 뜨거운 물속에서 바닥에 눌러 비비면서 천천히 녹인 후 다른 약재와 섞는다. 녹은 후에도 찐득찐득하기 때문에 소화에 장애가 될 수 있으므로 위가 약하거나 설사하는 사람에게는 주의해서 사용해야 하고, 목향12g 진피12g을 추가하면 소화 장애를 피하고 무난하게 복용할 수 있다.

양위증(陽痿證－발기부전) 임상치료 연구

1. 기혈울체(氣血鬱滯)型

肝의 氣가 울결이 되면 血도 따라서 정체가 되면서 경맥이 통하지 않고 막히기 때문에 남성의 종근(宗筋)에 힘이 가해지지 않고 시들시들해지는 것이다.

이런 환자들 60명에게 8주 동안 아래와 같이 처방하여 복용하게 했더니 정상으로 회복된 사람은 18명(30%)이고, 명확하게 좋아진 사람은 28명(46.67%)이고 그런대로 좋아진 사람은 9명(15%)이었다(天津中醫藥大學).

처방 : 당귀30g 백작30g 산수유30g 감초30g 오공(蜈蚣)12g

2. 신허간울(腎虛肝鬱)型

신장의 양(腎陽)이 허하면 陽氣가 부족해져 종근(宗筋)에 힘이 가해지지 못하고, 肝이 울결이 되면 肝氣가 소통되지 않아서 근육이 단단해지지 못해 종근에 힘이 들어가지 못하므로 발기부전의 증상이 나타나는 것이다.

이런 환자 50명에게 7주 동안 아래와 같이 처방하여 복용하게 했더니 정상을 회복한 사람이 21명(42%), 현저하게 효과를 본 사람이 15명(30%), 유효한 사람이 7명(14%)이었다.

처방 : 해구신(粉)9g 음양곽15g 파극천12g 산수유20g 시호12g 당귀20g 백작20g 녹각교15g 구기자15g

- 만약 해구신이 없는 경우에는 황구신(黃狗腎)20g으로 대치할 수 있다

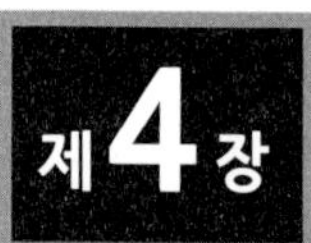

제4장 기혈진액병증氣血津液病證

1 다한증 多汗症, Hyperhidrosis-자율신경계이상, 한증

다한증(多汗症)은 체질이 허약하거나 정서적으로 긴장을 많이 하거나, 갑상선기능이 항진되거나 신경전달의 과민반응 등에 의해서 머리, 얼굴, 가슴, 겨드랑이, 손발바닥, 사타구니, 회음부 등에 국소적으로, 또는 몸 전체에 필요 이상으로 땀이 많이 분비되는 자율신경계 이상 증상을 말한다. 중의학에서는 한증(汗證)이라고 한다.

다한증은 갑상선기능항진, 뇌하수체기능항진 등 선행질환이 있는 속발성 다한증과 원인을 잘 알지 못하는 원발성 다한증으로 나누는데, 원발성 다한증의 예를 들면 청소년 이상의 젊은이의 약 3% 정도가 원발성의 증세가 있는데, 정서적으로 민감한 사춘기 시절에 긴장을 할 때 땀이 많이 나고, 긴장이 완화되면 땀이 줄어드는 형태로 지내다가 젊은 시절이 지나야 다한증의 증상이 없어진다.

증상의 특징

1. 증상별

1) 자한(自汗) : 낮에 활동하는 시간에 가만히 있어도 땀이 나며, 움직이거나 일을 하면 더욱 많은 땀이 흐른다.

〈三因极一病證方論 · 自汗證治〉'夫自汗.... 無問昏醒, 浸浸自出者, 名曰自汗'

2) 도한(盜汗) : 밤에 잠을 자는 동안에 자신도 모르게 땀이 났다가, 잠에서 깨어나면 땀이 그치는 증세인데, 심한 경우에는 잠옷이나 이불이 젖을 만큼 많이 흐른다.

〈황제내경〉에서는 '잠을 자는 중에 몸을 적신 것처럼 땀이 난다'는 뜻으로 침한(寢汗)이라고 했다.

〈醫學正傳 · 汗證〉'盜汗者寢中而通身如浴...........屬阴虛, 营血之所主也'

3) 절한(絶汗) : 병세가 위중한 가운데 땀이 많이 나면서 멈추지 않아 陰과 陽이 끊어져 亡陰, 亡陽이 된다. (脫汗과 같은 의미이다)

〈靈樞 · 经脈〉'六陽氣绝, 则陰與陽相離, 離则腠理發泄, 绝汗乃出'

4) 전한(戰汗) : 병세가 깊고 중할 때 먼저 전신에 전율이 있고 몸이 흔들린 후에 땀이 난다. 질병과 정기가 서로 싸우느라 땀이 나오기 때문에 戰汗이라 부른다.

5) 황한(黃汗) : 몸이 붓고 열이 나며 옷이 젖도록 땀이 나는데, 땀에 젖은 옷의 색깔이 누룩처럼 노랗다.

〈金匮要略 · 水氣病脈證并治〉'黃汗之爲病, 身體腫, 發热, 汗出而渴, 狀如风水, 汗沾衣 色正黃如蘗汁, 脉自沈'

6) 냉한(冷汗) : 차고 추운 것을 두려워하며 손발이 차면서 땀이 나오는 것을 말한다.

7) 누한(漏汗) : 몸에 열이 나며 땀이 물처럼 새어나오면서 그치지 않는다. 관한(灌汗)이라고도 한다.

〈傷寒論 · 辨太陽病脈證并治〉'太陽病發汗遂漏不止,据此稱之爲漏汗,亦請灌汗'

2. 부위별

1) 두한(頭汗) : 머리와 얼굴의 콧등, 윗입술, 귀밑, 턱 등에서만 땀이 난다.
덥고 매운 음식을 먹을 때 일시적으로 흐르는 땀은 정상이고, 평상시 어린 아이들이 잠 잘 때 흘리는 땀도 정상이라고 본다.

2) 심흉한(心胸汗) : 다른 곳에 비해 흉골과 심장부위에 유독 땀이 많이 나는데, 스트레스, 초조, 근심, 걱정이 많은 사람들에게서 나타난다.

3) 액한(腋汗) : 양쪽 겨드랑이의 한쪽 또는 양쪽에서 땀이 촉촉하게 맺히거나 흐른다.

4) 수족한(手足汗) : 주변의 온도와 별 상관없이 손발바닥에 땀이 나는데, 특히 소심한 사람들이 긴장하면 더 많이 나고 심하면 줄줄 흐르는 듯하다.

5) 음한(陰汗) : 사타구니와 음낭(陰囊) 주변, 회음부 근처에 땀이 촉촉하게 젖어

있다.

6) 반신한(半身汗) : 몸의 좌우 반쪽과 상하 반쪽이 각각 나뉘어 땀이 난다.
7) 전신한(全身汗) : 머리부터 손발바닥에 이르기까지 몸 전체에서 땀이 난다.
8) 무한(無汗) : 맵고 더운 음식을 먹거나 목욕을 하거나 운동을 하는 등 땀이 나야 할 때, 땀이 나지 않는다.

원인

선행질환의 영향을 받아 땀을 많이 흘리는 속발성 다한증은 갑상선기능항진증, 뇌하수체기능항진증, 울혈성심장질환, 결핵, 폐기종, 당뇨병, 파킨스씨병 등에 의해서 2차적으로 다한증이 생길 수 있는데 이때는 전신에 땀이 나고, 또 척수와 신경계통 뇌질환에 의해서도 다한증이 생길 수 있는데 이때는 손발바닥, 얼굴, 겨드랑이, 음낭 등 국소적인 부위에 땀이 난다.

특별한 원인을 알 수 없는 원발성 다한증은 주로 정서적으로 민감한 청소년들이나 작은 일에도 쉽게 긴장하는 사람들에게서 많이 나타나는데, 면접시험이나 합격자 발표, 경기응원 등의 상황에 처하면 손이 촉촉하게 젖는 경향이 있다.

원발성 다한증은 성격을 대범하게 바꾸지 않는 한, 치료하기 쉽지 않으며 오랫동안 지속될 가능성이 크다.

이 외에 외상(外傷)에 의해서 신경분포가 손상을 입으면, 그 영향으로 부분적으로 땀이 날 수 있으며(외상 다한증), 뜨겁고 매운 음식을 먹을 때 이마나 콧등, 입술주위, 뒷목에 땀이 나기도 한다(미각 다한증). 또 흉부교감신경절을 절제한 환자의 경우에 약 30% 정도가 다한증이 발생한다고 보고되어 있다.

중의학적 원인

1. 폐의 기가 허약하다(폐기허약 – 肺氣虛弱)

본래 폐가 약하거나 오랫동안 기침을 하고 천식이 있는 등 폐기(肺氣)가 소모되어, 폐기가 부족해지면 폐와 피부는 표리(表裏) 관계라서 피부가 푸석해지고, 표(表)가 허하여 피부를 굳게 닫지 못하면 땀구멍이 열리기 때문에 땀이 나오는 것이니 자한(自汗)과 많은 연관성이 있다.

2. 영분과 위분이 조화롭지 못하다(영위불화 – 營衛不和)

몸 안의 陰과 陽의 한쪽이 강하고 한쪽은 쇠약하거나, 혹은 표가 허약한 사람이 풍사(風邪)의 침습을 받아 영분(營分)과 위분(衛分)이 서로 조화를 이루지 못해 위기(衛氣)가 表를 견고하게 하지 못하니, 땀이 저절로 흘러나오게 된다.

3. 심장의 혈이 부족하다(심혈부족 – 心血不足)

생각을 지나치게 많이 해서 심장과 비장이 상하거나, 대수술, 다출산, 교통사고 등으로 血을 많이 잃어 혈이 부족해지고, 혈이 부족하면 심장을 자양하지 못하기 때문에 심장이 약해져 심장의 액(液)인 땀을 통제하지 못해서, 땀이 제멋대로 밖으로 쏟아져 나와 자한(自汗)과 도한(盜汗)이 된다.

4. 음이 부족하여 화가 왕성해지다(음허화왕 – 陰虛火旺)

성가시고 수고로운 일에 지나치게 많이 시달려서 血과 精을 잃어버리거나, 열병에 의해 음이 소모되어 精과 陰이 부족하게 되면 虛火가 생겨 陰과 진액을 어지럽히니, 땀이 스스로 가두지 못하고 밖으로 쏟아져 나와 도한(盜汗)이 된다.

5. 내부의 사기(邪氣)와 열이 뭉쳐서 진액을 증발시키다(內邪熱鬱而蒸)

마음이 편하지 않아 간기(肝氣)가 울결이 되어 간화(肝火)가 왕성하게 되고, 아주 맵고 자극적인 음식을 좋아하거나, 혹은 몸이 원래 습열이 왕성하여 내부의 열이 뭉쳐 진액을 증발시키기 때문에 땀이 밖으로 쏟아져 나오는 것이다.

진단요점

1. 자한과 도한의 분별

1) 자한 : 낮에 움직이지 않아도 저절로 땀이 나고, 움직이거나 일을 하거나 운동

을 하면 더 많은 땀이 난다.

2) 도한 : 잠을 자는 동안에는 자기도 모르게 땀이 나고, 잠에서 깨면 저절로 그친다.

2. 절한(絶汗), 전한(戰汗), 냉한(冷汗), 황한(黃汗), 누한(漏汗)의 증상을 분별한다.
3. 선행질환의 영향을 받는 속발성다한증과 원인을 잘 모르는 원발성다한증에 대하여 분별한다.

변증요점

다한증은 대부분 허증(虛證)에 의해서 발생하는데, 대표적으로 자한(自汗)은 주로 氣虛로 인해 주리(腠理－피부와 피하근육 사이의 틈)가 견고하지 못해서 땀이 나는 것이고, 도한(盜汗)은 주로 음허(陰虛)로 인해 내열이 생겨 땀이 쏟아져 나오는 것이다.

그 외 간화(肝火)와 습열(濕熱)에 의해서 땀이 나는 것은 실증(實證)으로 본다.

자한이 오래되면 陰이 상하게 되고, 도한이 오래되면 陽이 상하게 되어 陰陽이 다 상하거나 氣와 陰이 모두 상하게 되어, 허실이 뒤섞여 나타나기도 한다.

치료원칙

허증(虛證)은 기를 더하고(益氣), 음을 자양하고(養陰), 혈을 보하고(補血), 영분(營分)과 위분(衛分)을 조화롭게 하는 방법으로 치료하고, 실증(實證)은 간화(肝火)를 씻어 내리고 열을 쏟아버리며(淸肝泄熱), 습을 퍼트리고 영분을 조화롭게 하는 방법으로 치료하고, 허와 실이 뒤섞여 있으면 主가 되는 것에 중점을 두고 次가 되는 것을 부차적으로 치료한다.

자한과 도한은 주리가 견고하지 못하여 진액과 땀이 밖으로 쏟아져 나오는 것이니, 이 점에서는 공통적으로 마황근, 부소맥, 나도근(糯稻根), 오미자, 모려 등의 수렴하여 땀을 거둬들이는 약재들을 사용하여 땀을 줄인다.

증상별 치료

1. 위기가 견고하지 못하다(위기불고－衛氣不固)

1) 증상

땀이 나고 바람이 싫으며(汗出惡風), 얼굴이 창백하고(面色蒼白), 조금만 일을 해도 땀이 많이 나고(稍勞汗出尤甚), 쉽게 감기에 걸리며(易于感冒), 몸이 노곤하고 얼굴에 화색이 잘 돌지 않는다(體倦少華). 혀는 연한색이고 태는 엷고 희며 맥은 가늘고 약하거나 뜨고 비어있다(舌淡苔薄白脈細弱或浮虛).

2) 치법

기를 더해서 表를 견고하게 하여 땀을 멈추게 한다(익기고표지한－益氣固表止汗).

3) 방약

玉屛風散 加減

자황기50g 백출30g 방풍12g 대추3枚 오미자12g

4) 방해

위기(衛氣)가 허약하면 表를 견고하게 하지 못하므로 주리(腠理－피부와 근육 사이의 틈)가 촘촘하지 못하여 쉽게 풍사(風邪)의 침습을 받게 되고, 그로인해 영분(營分)의 陰이 안(內)을 지키지 못하여 땀이 밖으로 나오게 되니, 땀이 저절로 나오고 바람을 싫어하게 되는 것이다.

본 방에서는 위기(衛氣)를 더해서 正을 돕고, 表를 견고하게 하여 땀을 멈추게 하는데 중점을 두고 있다.

- 자황기((炙黃芪)는 달고 따뜻한 약성을 가지고 있는데, 중용(重用)하여 폐와 비장의 氣를 크게 보하여 주리(腠理)를 견고하게 해서 땀이 흐르는 것을 억제시킨다.
- 백출(白朮)은 달고 씁쓰름하면서 따뜻한 약성인데, 중용(重用)하여 비장을 튼튼하게 하고 氣를 더하여 주리를 견고하게 해서 땀이 밖으로 쏟아지는 것을 억제한다.
- 방풍(防風)은 주리를 견고하게 하여 風을 막고, 허해서 땀, 대변이 새는 것을

막는다.

- 오미자(五味子)는 시고 달면서 따뜻한 약성으로 폐를 수렴하여 땀을 거둬들인다.

5) 변증가감

- 몸의 반쪽(半身)이나 국소적으로 땀이 나면 부소맥50g을 추가해서 심장의 열을 내리고 정신을 안정시키고 땀을 줄인다.
- 얼굴이 파리하며 조금만 움직여도 숨이 차면 氣虛 증세이니, 인삼12g 만삼20g 황정15g 산약20g을 추가해 氣를 북돋아서 주리를 견고하게 하여 땀을 가두어 놓게 한다.
- 땀이 나면서 바람이 싫고 힘이 없고 권태로우며, 얼굴에 화색이 돌지 않고 창백하며, 혀가 연한색이고 맥이 약하면 기혈(氣血)이 부족한 것이니 당귀15g 숙지20g 백작20g 만삼20g을 추가해서 氣와 血을 보하여 땀을 걷어 들인다.

6) 제언

- 백출(白朮)은 氣를 보하고 비장을 튼튼하게 할 때는 볶은 초(炒)백출이 좋고, 비장을 건실하게 하여 설사를 멈추게 할 때는 볶고 태운 초초(炒焦)백출이 좋고, 습을 제거하고 수분을 내보낼 때는 生백출이 좋다.
  일반적으로 하루 6~15g을 쓰는데 병세가 급하고 중하면 30g까지 써도 되지만 병세가 호전되어감에 따라서 양을 적절히 줄여야 한다.
- 오미자는 表에 사기(邪氣)가 아직 풀어지지 않았거나, 몸속에 실열(實熱)이 있거나, 기침을 막 시작했거나, 마진(痲疹－홍역) 초기에는 사용하지 않는다.

2. 영분(營分)과 위분(衛分)이 조화롭지 않다(영위불화－營衛不和)

1) 증상

두통이 있고 열이 나며(頭痛發熱), 땀이 나면서 바람이 싫고(汗出惡風), 온 몸이 괴롭고 아프며(周身痠楚), 때로 춥고 때로는 열이 나거나(寒熱往來), 몸의 반쪽만 땀이 나거나(半身出汗), 국소적으로 땀이 난다((局部出汗).

혀는 연한색이거나 담홍색이고 태는 얇고 희며 맥은 느리다(舌淡或淡紅苔薄白脈緩)

2) 치법

기부(肌膚)를 열어 피부로 땀을 내보내고 영분(營分)과 위분(衛分)을 조화롭게 한다.

(해기발표, 조화영위 - 解肌發表, 調和營衛)

3) 방약

桂枝湯〈傷寒論〉加減

계지12g 백작20g 생강3片 대추3枚 자감초6g 부소맥30g

4) 방해

위기(衛氣)가 약하여 表가 허한 상태에서(衛氣弱而表虛), 찬바람이 침습하면(風寒外襲),위분의 양이 견고하지 못하고(衛陽不固), 영분(營分)의 陰이 스스로를 지키지 못해서(營陰失守), 진액이 밖으로 쏟아져 나오는(津液外泄) 것이니, 본방은 필요시에 주리(腠理)를 열어 피부로 땀을 내보내되, 영분(營分)과 위분(衛分)을 조화롭게 하여 불필요하게 땀을 흘리지 않도록 하는데 중점을 두고 있다.

- 계지(桂枝)는 위양(衛陽)을 보하고 경락을 통하게 하며, 필요시에 피부를 열어 땀을 나가게 하지만, 영분과 위분을 조화롭게 하여 불필요한 땀을 줄인다.
- 백작(白芍)은 陰을 더하고 영분(營分)을 수렴하여, 영분과 위분을 조화롭게 해서 영음(營陰)이 땀이 되어 피부 밖으로 나오는 것을 막는다.
- 생강(生薑)은 맵고 따스한 약성으로 계지를 도와 表의 사기(表邪)를 밖으로 쫓아낸다.
- 대추(大棗 - 대조)는 달고 따뜻한 약성으로 중초를 보하고 생강과 함께 해표제(解表劑)로 사용하면 영분(營分)과 기분(氣分)을 잘 조절하여 사기(邪氣)를 쫓아내고 땀을 거둬들이며, 보익제(補益劑)로 사용하면 비위를 보하고 잘 조절하여 치료효과를 높이며, 안신제(安神劑)로 사용하면 정신을 안정시키고 마음을 편하게 하여 잘 자게 한다.
- 자감초(炙甘草)는 氣를 더하고 여러 약성을 조화롭게 결합시켜서 영분과 위분을 잘 조절하여 땀이 줄어들게 한다.
- 부소맥(浮小麥)은 氣를 더하고 心을 기르고 熱을 내리며 땀을 수렴하여 거둬들인다.

5) 변증가감

- 땀이 유별나게 많이 나면 생용골30g 생모려30g 오미자12g을 추가하여 기부(肌膚－피부와 근육)를 견고하게 하고 땀을 수렴한다(固澁肌膚而斂汗).
- 노곤하고 힘이 없으며 먹는 것이 적고 대변이 퍼져서 나오며, 혀가 펑퍼짐하고 연한색이며 맥이 가늘고 약하면 氣가 허한 증세이니 황기50g 백출30g 만삼20g을 추가해서 폐와 비장의 氣를 북돋아 기부(肌膚)를 단단하게 하여 땀을 막는다.

6) 제언

- 계지는 따뜻하면서 가볍게 온 몸으로 치달리는 성질이라서 오래 끓이면 약효가 떨어질 수 있으니 1시간 이내로 끓이는 것이 좋고, 하복부가 차서 임신을 못하는 여성에게 좋은 약이며, 복부가 차면서 설사를 자주 할 때 대장으로 가는 수분을 방광 쪽으로 돌리는데 좋은 효과가 있다
- 백작은 血을 보하거나 월경을 개선할 때는 볶은 초(炒)백작을 쓰고, 肝陰을 채우거나 肝氣를 펼쳐 통증을 없애거나, 氣와 陰이 허해서 생긴 자한과 도한(盜汗)을 수렴할 때는 生으로 사용한다. 병세가 급하고 중한 경우에는 하루 50g까지도 사용할 수 있는데 증세가 완화되기 시작하면 양을 적절히 줄여야 한다.

3. 비장의 氣와 심장의 血이 모두 부족하다(비기심혈제허－脾氣心血諸虛)

1) 증상

낮에 저절로 땀이 나거나 밤에 자는 동안에 땀이 나며(自汗或盜汗), 얼굴이 창백하고(面色蒼白), 먹는 것이 적고 힘이 없으며(食少乏力), 안색이 피로하고 숨이 차며(神疲氣短), 가슴이 두근거리며 잠을 잘 못잔다(心悸少寐).

혀는 연한색이고 태는 얇으며 맥은 가늘고 약하다(舌淡苔薄脈細弱).

2) 치법

비장의 기를 더하고 혈을 보하며, 비장을 튼튼하게 하고 심장을 기른다.

(익기보혈, 건비양심－益氣補血, 健脾養心)

3) 방약

歸脾湯〈濟生方〉 加減

백출15g 복신20g 황기30g 용안육20g 당귀12g 산조인20g 원지12g 인삼9g 목향9g생강3片 대추3枚 감초6g

4) 방해

脾胃는 기혈을 만드는 원천이고(脾胃爲氣血生化之源), 脾는 생각을 주관하고 血을 통솔하며(脾主思而統血), 심장은 血을 주관하고 정신을 간직한다(心主血而藏神).

그런데 비장이 약해지면 氣血을 생성하지 못해 기력이 쇠하고 혈을 통제하지 못하며, 심장이 약해지면 불안하면서 정신을 간직하지 못하여 위와 같은 증상이 나타나는 것이니, 본 방은 비장과 심장의 氣血을 보해서 기력을 찾고 정신을 편하게 하여 땀을 멈추게 하는데 중점을 두고 있다.

- 인삼(人蔘), 백출은 달고 따뜻한 성질로 氣를 보하고, 황기(黃芪)를 만나서 더욱 더 비장의 氣를 북돋아 위기(衛氣)를 견고하게 하여 배출되는 땀을 줄인다.
- 감초와 대추는 비(脾)를 보하고 氣를 더하며, 생강은 중초와 비위를 따스하게 한다.
- 당귀(當歸)는 血을 보하고 활기차게 돌리며 원지(遠志)와 만나 마음을 편안하게 한다.
- 원지, 산조인, 복신은 마음을 편안하게 해서 잠을 잘 자게 하여 땀이 줄어들게 한다.
- 용안육(龍眼肉)은 심비(心脾)를 보하고 혈을 만들며 마음을 편하게 하여 땀을 줄인다.
- 목향(木香)은 중초의 氣를 움직여 막힌 곳을 뚫고, 혈을 만드는(養血) 약재들이 胃에 정체되지 않고 잘 퍼지도록 氣를 돌린다.

5) 변증가감

- 땀이 많이 나면 오미자12g 생용골30g 생모려30g 부소맥50g을 추가해서 表를 견고하게 하고 땀을 수렴하여 줄어들게 한다.

- 얼굴이 창백하고 가슴이 두근거리며 어지럽고 땀이 많이 나면 하수오15g 숙지황30g 구기자15g을 추가하여 혈을 보충하고, 황기50g 백출30g으로 증가시켜 氣를 보충해서 땀이 줄어들게 한다.

6) 제언

- 비장을 튼튼하게 하고 濕을 쏟아내 마음을 편안하게 하려면 복령을 쓰고, 부종을 치료하려면 복령피를 쓰고, 정신을 편하게 안정시키려면 복신(伏神)을 쓰는 것이 좋다.
- 목향은 비위의 氣를 돌려 막힌 것을 뚫어주는 약이라서 가볍게 펼치는 성질이 있으므로 오래 끓이지 않고 1시간 이내로 끓이면 효과가 좋다.
  生목향은 氣를 돌리는 행기(行氣)의 효과가 좋고, 잿 속에 넣어서 구운 외(煨)목향은 설사, 이질을 멈추게 하는데 효과가 좋다.

4. 음이 허하여 화가 왕성해지다(음허화왕 – 陰虛火旺)

1) 증상

자한 또는 도한이 있으면서(自汗或盜汗), 손발바닥과 가슴에서 열이 나고(五心煩熱), 주로 오후에 특히 3~4시에 열이 확 치솟아 올라오고(午後潮熱), 양쪽 광대뼈가 붉은 색이고(兩顴色紅), 목이 마르고 입에 갈증이 있으며(咽乾口渴), 대변이 마르고 단단하며(大便乾結), 소변이 짧고 커피색처럼 붉다(小便短赤).
혀가 붉고 태가 적으며 맥은 가늘고 빠르다(舌紅少苔脈細數).

2) 치법

음을 자양하여 화를 쏟아내고, 表를 굳게 하여 땀을 그치게 한다.
(자음사화, 고표지한 – 滋陰瀉火, 固表止汗)

3) 방약

當歸六黃湯 加減
당귀15g 생지황15g 황금9g 황연6g 황백9g 숙지황20g 황기30g 부소맥30g 오미자12g

4) 방해

陰이 약해서 火가 왕성해진(陰虛火旺) 것은, 신수(腎水)가 부족하여 심화(心火)를 누르지 못하기 때문에 심화가 왕성해진다는 것이며, 심화가 왕성해지면 당연히 음액(陰液)을 밖으로 내쫓으니, 땀이 밖으로 나오게 되는 것이다. 본 방은 陰을 증가시켜 火를 누르고 表를 굳게 하여 땀을 멈추게 하는데 주력하고 있다.

- 당귀, 숙지황, 생지황은 肝과 신장으로 들어가 陰을 증가시키고 血을 보충하여 水로 하여금 火를 제압하게 하여(水能制火) 心腎의 평형을 이루어 땀이 줄어들게 한다.
- 황금, 황연, 황백은 쓰고 찬 약성으로, 왕성해진 火를 누르고 陰을 견고하게 하여, 火로 인하여 땀이 밖으로 나가는 것을 막고 줄어들게 한다.
- 황기, 백출은 氣를 보충하여 表를 견고하게 해서 땀이 피부로 새나가는 것을 막는다.
- 오미자(五味子)는 맛이 시고 따뜻한 약성으로 폐(肺)를 수렴하여 땀을 걷어 들인다.

5) 변증가감

- 손발바닥과 가슴에서 열이 나고, 오후에 열이 확 치솟아 올라오고, 양쪽 광대뼈가 붉어지는 등의 음허상화(陰虛上火) 증세가 약하게 나타나면 황금, 황연을 빼고 지모12g, 맥문동12g을 추가해서 陰을 가볍게 보충하면서 火를 쏟아낸다.
- 뼈에서부터 열이 펄펄 끓어오르고(骨蒸), 오후에 특히 3~4시에 열이 확확 올랐다 내리기를 반복하면(潮熱), 청호(青蒿)12g 은시호(銀柴胡)12g 백미(白薇)12g를 추가하여 허열(虛熱)을 없앤다.

6) 제언

- 황백(黃柏)은 열을 내리고 습을 제거하려면 생(生)으로 쓰고, 火를 씻어 내리고 허열을 없애려면 소금물에 구운(鹽炙) 것을 쓰고, 지혈을 하려면 볶아서 태운(炒炭) 것을 사용하면 효과가 좋다.
- 황금, 황연, 황백은 쓰고 찬 약성이라서 쉽게 위장을 상하게 하므로 비위가 약한 환자나 冷한 환자에게는 신중히 사용하거나 禁한다.

5. 상초에 열이 쌓이고 중초에 습열이 뭉쳐서 찌는 듯하다(사열울증 - 邪熱鬱蒸)

1) 증세

땀방울이 뚝뚝 떨어지고(蒸蒸汗出), 그 땀이 옷을 누런색으로 물들게 하고(汗液使衣服黃染), 얼굴이 붉고 후끈거리며(面赤烘熱), 초조하고 불안해하며(煩燥不安), 입이 쓰고 목구멍이 마르며(口苦咽乾), 소변의 노랗고 커피색으로 나온다(小便黃赤). 혀는 붉고 태는 누러며 맥은 거문고 줄처럼 팽팽하고 빠르며 힘이 있다(舌紅苔黃脈弦數有力).

2) 치법

간의 열을 내리고 몸 안의 열을 빼내며 습을 퍼뜨려서 영분을 안정되게 한다. (청간설열, 화습화영 - 淸肝泄熱 化濕和營)

3) 방약

龍膽瀉肝湯〈醫方集解〉 加減

용담초9g 황금12g 치자12g 당귀12g 생지황12g 택사12g 차전자12g 시호12g 감초6g

4) 방해

간담(肝膽)과 신장, 방광에 熱이 가득차서 영분(營分)을 핍박하니, 영분이 안(內)을 지키지 못하고 진액을 밖으로 내보낼 수 밖에 없어서, 땀이 기름처럼 뚝뚝 떨어지는 것이니, 본 방은 쓰고 찬 약성을 가진 약재를 사용하여 간담과 신장, 방광의 열을 쏟아내고, 물길을 터서 습을 퍼뜨리고 영분을 안정시키는데 주력하고 있다.

- 용담초(龍膽草), 황금(黃芩), 치자(梔子)는 간담(肝膽)의 습을 제거하고 열을 내리며, 火를 끌어내려 영분(營分)이 안(內)을 지킬 수 있게 하여 배출되는 땀을 줄인다.
- 시호(柴胡)는 간을 소통시키고 울적한 것을 풀어주어 肝氣를 사방으로 펼치게 한다.
- 택사, 차전자는 腎, 膀胱으로 들어가 濕과 熱을 소변으로 내보내어 땀을 줄인다.

• 당귀, 생지황은 陰을 만들고 血을 채워서 영분을 안정되게 하여 땀을 가두어둔다.
• 감초는 쓰고 찬 약재들이 위장을 상하게 하지 않도록 보호하며, 또 여러 약이 섞여도 약효를 잘 발휘할 수 있도록 조화롭게 돕는다.

5) 변증가감

• 목에서 땀이 많이 나고 소변이 찔끔찔끔 나오는데 커피색이면 肝과 腎, 膀胱에 습열이 뭉쳐있는 것이니 인진호(茵陳蒿)20g 황백12g을 추가해서 열을 쏟아낸다.
• 땀이 많이 나면 황기50g 생용골30g 생모려30g 백출30g 오미자12g을 추가해서 위기(衛氣)를 견고하게 하고 영분을 수렴하여 땀을 줄인다.

6) 제언

• 시호는 肝을 소통하고 간기(肝氣)를 발산하는, 성질이 가벼운 약재라서 1시간 이내로 끓여야 효과가 좋다. 시호는 肝氣를 소통하고 막힌 것을 풀려면 식초에 구운(醋炙) 것을 사용하고, 熱을 물리치려면(退熱) 生으로 사용한다.
시호는 간양상항(肝陽上亢) 하거나 음허화왕(陰虛火旺)한 환자에게는 신중히 사용하거나 禁하는 것이 좋다.

임상사례

1. 영위불화(營衛不和)型 – 도한(盜汗)

1) 증상

37세 여자, 5개월 전부터 밤에 잘 때 땀이 나다가 깨어나면 땀이 그치는데, 수건이 흠뻑 젖고 옷도 갈아입어야 할 정도로 그 양(量)이 많아 다른 병원에서 당귀육황탕(當歸六黃湯)을 조제해 먹었으나 별 효과를 보지 못해 걱정이 되어 본 의원을 찾아왔다. 진단을 해보니 밤에 3~4차례 깨서 땀을 닦는데 주로 목과 가슴부위에 나고, 땀이 난 후에는 몸이 냉해지고(出汗後身冷), 힘이 없고 머리가 혼미하며(乏力頭昏), 입이 마르면서 물이 당기고(口乾欲飮), 얼굴에는 붉은 기가 없으며(面色無紅), 잠을 잘 자지 못하고(睡眠不佳), 손가락이 차다(手指寒冷). 혀는 대략 붉은 색이고 태는 얇고 희며 맥은 느리다(舌略紅苔薄白脈緩).

2) 치법

기를 더하고 표를 견고하게 하여 영분과 위분을 조화롭게 한다.
(익기고표, 조화영위－益氣固表, 調和營衛)

3) 방약

계지9g 백작20g 생강2片 대추3枚 자감초6g 황기30g 백출20g 부소맥30g 맥문동15g 생용골30g 생모려30g 인진호20g

4) 방해

위분(衛分)의 氣와 陽이 견고하지 못하고, 영분(營分)의 陰이 스스로를 지키지 못하면 진액이 피부 밖으로 나오는 것이니, 본 방은 주리(腠理)를 열어 피부로 땀을 내보내되, 영분과 위분을 조화롭게 하여 불필요하게 땀을 흘리지 않도록 가두어 두는데 중점을 두고 있다. 도한(盜汗)은 대개 음허(陰虛)로 인해서 생기지만 상기(上記) 증상은 음허의 증상이 같이 있기는 하지만 영위불화(營衛不和)에서 비롯된 도한인 것을 잘 구별해야 한다.

- 계지(桂枝)는 위분의 陽을 북돋아 경락을 통하게 하고 表를 열어 땀을 내 보낸다.
- 백작(白芍)은 영분을 조화롭게 해서 陰을 수렴하고, 계지와 합하여 '一散一收'를 함으로써 영분과 위분을 조화롭게 해서 불필요하게 땀을 흘리지 않도록 한다.
- 맥문동(麥門冬)은 달면서 맵고 약간 찬 약성으로 폐의 熱을 내리고 陰을 보충하며, 심음(心陰)을 자양하여 마음을 편하게 안정시켜 땀을 수렴하게 한다.
- 생용골(生龍骨), 생모려(生牡蠣)는 血과 精, 汗과 尿가 정상보다 많이 쏟아져 나오는 것을 수렴(收斂)하고 고삽(固澁)하여 견고히 가두어 둔다.

5) 변증가감

- 얼굴이 붉고 눈이 충혈이 되어 아프고, 땀이 나며 맥이 가늘고 빠르면 陰이 허한 증세이니 생지황15g 현삼12g을 추가해서 陰을 보하고 땀을 수렴한다.
- 肝에 피가 부족하여 눈이 아프고 시리고 모래가 있는 듯 까칠까칠하면 숙지황30g 백작20g 결명자30g을 추가해서 肝에 혈을 보해서 간을 윤택하게 하여 아프고 시린 눈을 부드럽고 촉촉하게 적셔 편안하게 한다.

6) 제언

- 용골(龍骨), 모려(牡蠣)는 잘게 부숴서 망사포에 넣어 1시간 정도 먼저 끓이다가(先煎), 다른 약재들과 합해서 같이 끓인다.
  수렴(收斂)하고 고삽(固澁)하는 용도로 쓸 때는 불에 구워서 단(煅)으로 쓰고, 肝을 평온하게 하고 陽을 가라앉히거나(平肝潛陽), 놀란 마음을 진정시키거나(鎭定驚心), 뭉친 것을 풀어주는 용도로 쓸 때는 生으로 사용한다.

2. 영위불화(營衛不和)型 – 자한(自汗)

1) 증상

20세 여자, 2년 전에 감기를 앓고 난 후부터 이상하게도 얼굴의 한 쪽에서만 땀이 나는데, 아침에 시작해서 밤에 잠을 잘 때까지 계속 나와 걱정이 되어 여러 병원을 다니면서 좀 나아지기는 했지만 아직 땀이 한쪽으로만 나와서 본 의원을 찾아왔다.

진단을 해보니 코와 이마의 중앙을 선으로 그은 듯 왼쪽으로만 구슬 같은 땀이 나고(汗出如珠), 안면이 갑자기 붉었다가 가라앉으며(顔面潮紅), 반대 측 오른쪽 얼굴의 피부가 창백하면서 화색이 없고(蒼白無華), 어쩌다 오른쪽에서 땀이 나면 그 때는 왼쪽에서 땀이 나지 않고 교차하면서 땀이 나며, 땀이 나면 바람이 싫고(汗出惡風), 때로 춥고 때로 열이 난다(寒熱往來).

혀는 연한색이고 태는 희며 맥은 거문고 줄처럼 팽팽하면서 가늘다(舌淡苔白脈弦細).

2) 치법

기를 더해서 표를 견고하게 막고 영분과 위분을 소통시킨다.

(익기고표, 소통영위 – 益氣固表, 疏通營衛)

3) 방약

계지12g 백작20g 생강2片 대추3枚 감초6g 당귀15g 방풍12g 황기30g 백출20g

4) 방해

衛氣가 약해서 表가 허한 상태에서, 찬바람이 침습하면(風寒外襲), 위양(衛陽)

이 견고하지 못하고(衛陽不固), 영분(營分)의 陰이 스스로를 지키지 못해서(營陰失守), 진액이 땀이 되어 밖으로 새어 나오는(津液化汗外泄) 것이니, 본 방은 表를 열어 피부로 땀을 내보내되, 영분(營分)과 위분(衛分)을 조화롭게 하여 불필요하게 땀을 흘리지 않도록 하는데 중점을 두고 있다.

- 계지, 백작, 황기, 백출, 감초는 上記되어 있으므로 생략한다.
- 생강, 대추는 중초를 따뜻하게 하고 비장을 보해서 땀을 견고하게 지키도록 돕는다.
- 당귀(當歸)는 달고 맵고 쓰면서 따뜻한 약성으로 영분(營分)을 조화롭게 하여 陰을 자양하고 血을 기르며, 향(香)으로 氣를 만들고 다스려서 땀이 줄어들게 한다.
- 방풍(防風)은 맵고 달면서 약간 따뜻한 약성으로 表를 열고 풍한습을 내보내고 황기, 백출, 감초와 배합하여 表를 단단하게 지켜서 땀이 줄어들게 한다.

5) 변증가감

- 쉽게 화가 나고 자주 우울해지면 지각12g 향부12g을 추가하고 대추를 7枚로 늘려서 肝을 풀어주고 마음을 편하게 한다(疏肝解鬱).
- 심장과 肝에 血이 부족하여 잠을 잘 때 꿈을 많이 꾸면서 늘 불안하면 야교등30g 산조인20g을 추가해서 心肝의 혈을 보하여 정신을 안정시킨다(補心肝血安神).

6) 제언

- 방풍(防風)은 하루 3~12g을 쓰는데 陰이 부족하여 火가 왕성하거나 血이 부족하면서 경련이 있는 사람에게는 신중하게 사용하여야 한다.

3. 음허화왕(陰虛火旺)型 – 도한(盜汗)

1) 증상

48세 남자, 3년 전부터 밤에 잠 잘 때마다 베개에 수건을 깔고 자는데도 흠뻑 젖어서 요즘에는 비닐을 덮고 그 위에 수건 2장을 겹쳐서 깔고 잔다. 추운 겨울에는 좀 덜하지만 더운 여름에는 주체하기 힘들어 여러 차례 병원에 가서 치료를 받고 나아지기는 했으나 아직도 땀이 많이 나서 본 의원을 찾아왔다.

진단을 해보니 잠을 잘 때 땀이 많이 나고(盜汗出多), 몸은 건장하고(身體健壯), 얼굴이 붉으며 입술이 빨갛고(面紅脣赤), 목이 마르고 입에 갈증이 있으며(咽乾口渴), 대변이 마르고 단단하며(大便乾結), 소변이 짧고 커피색처럼 붉다(小便短赤).
혀가 붉고 태가 적으며 맥은 가늘고 빠르다(舌紅苔少脈細數).

2) 치법
음을 자양하여 화를 씻어 내리고, 表를 견고하게 하여 땀을 멈추게 한다. (자음사화, 고표지한－滋陰瀉火, 固表止汗)

3) 방약
숙지황20g 당귀15g 백작15g 맥문동12g 생지황15g 황금9g 황연6g 황백9g 현삼12g 황기30g 백출20g

4) 방해
陰이 허해서 신수(腎水)가 부족하여 심화(心火)를 누르지 못하기 때문에 심화가 왕성해지고, 심화가 왕성해지면 음액(陰液)을 밖으로 내쫓기 때문에 땀이 밖으로 나오게 되는 것이니, 본 방은 陰을 증가시켜 火를 누르고 表를 굳게 하여 땀을 멈추게 하는데 주력하고 있다.

- 숙지황(熟地黃)은 肝과 신장의 陰을 채우고 血을 만들어서, 머리가 어지러우며 잠을 잘 못자고(頭暈失眠), 밤에 잠자는 중에 땀이 나거나 갈증이 심하거나(盜汗口渴), 오후에 열이 확 오르거나 할 때 陰과 血을 공급해서 증상을 가라앉힌다.
- 맥문동(麥門冬)은 달면서 씁쓰름하고 약간 찬 약성으로 폐의 熱을 내리고 陰을 보충하여 윤택하게 해서 땀을 줄이고, 심장에 陰이 부족하여 땀을 흘리면서 잠을 못 이룰 때 심음(心陰)을 자양하여 땀을 수렴하고 마음을 편하게 안정시켜 잘 자게 한다.
- 생지황(生地黃)은 熱이 영혈분(營血分)에 침투하여 갈증을 일으키고 땀을 흘리게 할 때 陰을 자양하여 열을 내리고 血을 시원하게 하여(滋陰淸熱凉血) 갈증을 없애고 땀을 줄어들게 한다.
- 당귀(當歸), 백작은 영분(營分)을 조화롭게 하여 陰을 자양하고, 血을 만들고

돌려서 막힌 곳을 뚫고, 당귀의 향(香)으로써 氣를 만들고 다스려 땀을 견고하게 지킨다.

- 황금, 황연, 황백은 쓴 맛으로 心, 肺, 肝, 腎의 왕성해진 火를 누르고, 陰을 지키며(守陰), 火가 치솟아 땀이 밖으로 나가는 것을 눌러 줄어들게 한다.
- 현삼(玄蔘)은 쓰고 달면서 짜고 찬 약성으로 영분과 심포에 잠복해있는 熱을 내리고 血을 서늘하게 하며 陰을 보충하여 땀이 줄어들게 한다.
- 황기, 백출은 상기되어 있다.

5) 변증가감

- 땀이 많이 나고 대변이 마르고 단단하며 소변이 커피색으로 나오면 생용골30g 생모려30g, 부소맥30g 나도근(糯稻根)30g 택사12g을 추가해서 表를 견고하게 지키고 수렴하며 熱을 내려 땀을 줄이게 한다.
- 熱이 심포에 침입하여 정신이 혼미해지고 헛소리를 하며 혀가 빨갛게 변하고, 상초에 熱이 잠복해 있으면 금은화15g 연교15g 맥문동15g을 추가해서 심, 심포의 熱을 내리고 정신을 안정시킨다.

6) 제언

- 현삼(玄蔘)은 매우 찬 약성이라 쉽게 정체되므로 비위가 허하고 냉하면서 음식을 적게 먹고 대변이 묽은 사람에게는 처방을 禁한다. 현삼은 여로(藜蘆)와 같이 복용하지 않는다(十八反).

2 비만 肥滿, Obesity－내분비질환, 과체중

비만(肥滿)은 음식을 통해서 흡수된 열량(熱量)이 신체운동에 의해 다 소모되지 않고 피하조직이나 내장에 과다하게 많은 양의 체지방으로 쌓여 신진대사에 영향을 끼쳐, 혈액과 진액의 순환이 잘 안되고 체내에 쌓여 과체중(過體重)이 되는 것을 말한다.

비만이 오래되면 내장에 쌓였던 지방이 혈액 속으로 침투하여 혈관 벽에 붙어 혈액의 순환을 방해하기 때문에 고혈압, 동맥경화증, 고지혈증과 같은 심혈관질병을 초래하기 쉽고, 또 당뇨병이나 관절염, 월경불순, 불임 등의 여러 질병에 시달릴 수 있다.

비만한 사람들 중에 몸무게가 평균치보다 더 나가는 과체중이라 하더라도 근육의 량이 많고, 뼈가 무거우면서 상대적으로 체지방이 적으면 비만이 아니라고 볼 수 있다.

중의학에서는 비반(肥胖)이라고 한다.

증상의 특징

1. 피로하고 나른하다(신피권태－神疲倦怠)

온 몸에 살이 찌고 체지방이 여기저기에 쌓이면 말초의 미세혈관에 혈액순환 장애가 생겨 피로물질이 쌓이고, 肝에 지방이 껴서 지방간이 되거나 간염, 간경화를 일으켜 몸을 피로하게 만든다.

2. 숨이 차다(기단－氣短)

상체에 살이 찌면 심장과 폐를 압박하기 때문에 숨을 깊이 들이쉬지 못하고 얕게 쉴 수밖에 없어서 몸을 움직이면 즉시 숨이 차게 된다.

그래서 더욱 심폐운동을 하지 않게 되어 점점 악순환이 되어 간다.

3. 몸이 붓는다(체종－體腫)

식사를 불규칙하게 하거나 과식을 하면서 탄수화물을 많이 섭취하면 몸이 붓고, 또 신장이 약해서 방광의 기화(氣化) 작용을 돕지 못해 소변이 밖으로 원활하게 배출되지 않고 체내에 쌓여 붓게 된다.

4. 땀이 나고 찬바람을 싫어한다(한출오한-汗出惡寒)

몸에 살이 찌면 행동이 느려지고 운동을 잘 안하게 되어 肺氣가 약해지고, 폐기가 약해지면 기부(肌膚)를 견고하게 지키지 못하여 땀구멍이 쉽게 열려 땀이 나고 찬바람을 싫어하게 된다.

5. 대변이 묽거나 퍼져서 나온다(대변희당-大便希溏)

살이 찌면 운동을 잘 안하게 되어 氣가 약해질 뿐 아니라, 양기(陽氣)도 쇠약해져 몸을 따뜻하게 하는 기능이 약해지므로 腸과 胃가 차져서 대변이 묽거나 소화가 되지 않은 상태에서 퍼져서 나오게 된다.

6. 이 외에도 어지럽거나, 가슴이 두근거리거나, 월경이 순조롭지 못하거나, 허리와 다리가 축처지는 등의 증상이 나타난다.

원인

음식은 많이 섭취하는데 운동량이 적어서 체내에 지방이 많이 적체되는 것이 주요한 원인이고, 또 임신 중에 즐겨 먹은 음식이 태아에게 영향을 끼쳐 선천적으로 비만유전자를 타고나거나, 고칼로리, 고지방이 듬뿍 들어있는 서구식 음식을 즐겨 먹으면서 비타민, 미네랄, 식이섬유가 듬뿍 들어있는 채소류는 먹지 않거나, 스트레스와 정서불안으로 우울해하면서 과도한 식욕을 발휘하거나, 불규칙한 식습관이나 내분비계통의 질환, 피임약이나 호르몬계통 약의 부작용으로 살이 찌는 등의 원인이 있다.

중의학적 원인

1. 생활조건의 변화 (생활인소변화-生活因素變化)

예전에는 노동을 통해 생산력을 높여야 했기 때문에 대다수의 사람들이 아침부터 부지런히 일을 한 덕분에 몸에 살이 찔 겨를이 없었지만, 요즘은 생활의 변화가 많아져 몸을 써서 일을 하는 시간이 대폭 줄어들고, 먹는 것은 전에 비해 훨씬 많아서, 남아도는 열량이 몸에 축적되어 지방이 되고 비만이 생길 수 밖에 없는 사회생활의 변화가 원인이 된다고 할 수 있다.

2. 기름지고 맛있는 음식을 너무 많이 먹다(과식비감-過食肥甘)

기름지고 맛있는 음식을 폭식하면 비위가 손상되어 제 기능을 하지 못하므로 수곡(水穀)을 운반하지 못하고, 체내에 습탁(濕濁)이 쌓이고, 또 습이 쌓여 담(痰)을 만드니, 습, 탁, 담(濕濁痰)이 모여서 몸을 불어나게 만들고 체중을 늘어나게 한다.

3. 오랜 병으로 정기가 약해지다(구병정허-久病正虛)

오랜 병은 기혈과 음양을 쇠약하게 하는데, 氣가 약하면 血을 운행할 힘이 없고, 陽이 허하면 음한(陰寒)이 생기고 血이 정체되어 잘 움직이지 못하니, 담(痰), 어(瘀), 습(濕), 탁(濁)이 몸 안에서 결합을 하여 비만을 만든다.

4. 감정이 지나치면 오장이 상하게 된다(정지과극소상오장-情志過極所傷五臟)

오장(五臟)은 다 감정과 관련이 있는데 감정이 지나치면 장부(臟腑)의 기능에 영향을 끼치고, 장부를 상하게 한다. 예를 들어 우울해 하면 폐를 상하게 하고(憂傷肺), 화를 내면 간을 상하게 하고(怒傷肝), 생각이 많으면 비장을 상하게 하고(思傷脾), 지나치게 기뻐하면 심장을 상하게 하고(喜傷心), 두려움은 신장을 상하게 한다(恐傷腎). 이 외에 칠정(七情)에 의해 감정이 상하게 되면 오장육부의 氣가 수곡을 운반하지 못해 수습(水濕)이 몸 안에 정체되고 담습(痰濕)이 쌓여 몸을 불어나게 하고 몸무게를 늘어나게 하니 비만이 되는 것이다.

진단요점

1. 표준체중 : 표준체중=(키cm-100)×0.9

표준체중을 초과하는 무게가 표준체중의 20%를 넘으면 비만으로 판정한다.

2. 체질량지수(Body Mass Index, BMI)의 기준

체질량지수는 체중(kg)을 신장(m)의 제곱으로 나눈 값이다.(체중÷(신장×신장)) 체질량지수가 18.5미만이면 저체중, 18.5~22.9 사이에 있으면 정상, 23~24.9 사이에 있으면 위험체중, 25~29.9 사이에 있으면 중등비만, 30이상이면 고도비만으로 본다. (남자 허리둘레 90cm 이상, 여자 85cm 이상인 경우 기준)

예를 들어 172cm의 키에 70kg인 사람은, 체질량지수가 70÷(1.72×1.72)＝23.6614로 위험체중에 속한다.

3. 생체전기저항측정법(Bioimpedence analysis, BIA)

생체전기저항측정법으로 체성분(體成分)을 분석한 결과를 이용해서 체지방율이 남성은 25% 이상, 여성은 30% 이상을 비만으로 본다.

4. 허리둘레 기준

전신이 아닌 허리의 둘레만을 측정하여 복부의 비만을 진단하는 보조적인 수단으로 우리나라 보통 남성이 90cm 이상, 여성이 85cm 이상을 복부비만으로 본다.

5. 피하지방과 내장지방 측정

허리둘레를 재서 복부비만을 알아보는 것은 간단한 측정법이고, CT를 촬영하여 좀 더 정밀하게 복부의 피하지방과 내장지방을 구별할 수 있다.

6. 비만이 동반하는 증세

비만은 여러 가지 동반하는 증세가 있는데 피로하고 힘이 없으며 호흡이 약하고 짧으며, 힘없이 말을 하거나 숨이 가쁘고 쌕쌕거리는 소리가 나거나, 배가 팽만하고 불룩하며 설태가 두텁고 작은 알갱이들이 덮여 있는 듯 하고(苔厚膩) 맥은 물 위에 떠있는 솜처럼 부드러우면서 구슬이 쟁반을 구르는 듯 미끄러진다(脈濡滑).

변증요점

1. 표(表)와 본(本) 허한 것과 실한 것을 분별하다(변표본허실 – 辨標本虛實)

살이 찐 사람은 대개 氣가 虛하기 때문에 평소 피로하고 힘이 없으며, 말을 천천히 하고 나른하며, 숨이 차서 조금만 움직여도 호흡이 쌕쌕거린다.

또 살이 찌면 담습(痰濕)이 체내에 많이 쌓이기 때문에 몸이 뚱뚱해보이고 배가 불룩하며, 사지가 축 늘어지고, 머리가 무겁고 가슴이 답답하며, 자주 가래와 침을 뱉고, 설사를 하는데 대변이 퍼지고, 저녁에는 다리가 붓는다.

그 중에서도 담열(痰熱)이 많은 사람은 초조해하고 입이 쓰며, 대변이 단단하다.

2. 장부의 병 상태를 분별하다(변장부병태 – 辨臟腑病態)

1) 비만은 脾虛와 밀접한 관계가 있어서 몸이 무겁고 나른하면서 힘이 없고, 배가 불룩하고, 머리가 무겁고 가슴이 답답하고 속이 울렁거리고 가래가 많다.
2) 오랜 병은 신장을 상하게 하여 허리와 무릎이 시큰거리고 아프며 움직이면 바로 숨이 차고 다리가 붓고, 야간에 소변을 자주 본다.
3) 비만은 때로 간담(肝膽)과 연관되는데, 가슴과 옆구리가 팽만하면서 답답하고 안절부절 못하고 어지럽기도 하며, 입이 마르고 입 안이 쓰며 대변이 단단하게 굳고 맥이 거문고 줄처럼 팽팽하다.
4) 비만은 肺와도 관계가 있는데 가슴이 두근거리며 숨이 가쁘고 호흡이 미약하고 힘없이 말을 하며 피로해 보이고 땀을 흘린다.

3. 혀 모양의 변화를 분별하다(변설상변화 – 辨舌象變化)

1) 기허(氣虛) : 혀가 연한 색이고 불어난 것처럼 커져 있으며 가장자리에 치아에 눌린 듯한 흔적이 있다(舌淡胖邊齒痕).
2) 수습내정(水濕內停) : 설태가 엷고 희거나, 희면서 작은 알갱이들이 모여 덮여 있는 듯하다(舌苔薄白或白膩).
3) 습열(濕熱)혹은 담열(痰熱) : 혀가 붉고 태(苔)는 누러면서 기름때가 덮여 있는 듯하다(舌紅苔黃膩).

4) 어혈내정(瘀血內停) : 혀가 어두운 색(暗色)이거나 피멍이 보이고 혀 밑에도 피멍이 있다(舌暗有瘀点或瘀斑).

치료원칙

1. 비만은 주로 기허로 인하여 담습이 많이 쌓여 몸이 붇고 무거워진 상태이니, 기허는 補해야 하고, 담습은 제거해야 한다.
   비장을 튼튼하게 하여 기를 더하여(健脾益氣) 수습을 쫓아내고, 담(痰)의 근원을 잘라버리고(截痰源), 먹은 것을 소화시키고 막힌 것을 잘 뚫어서(消食導滯) 몸을 가볍게 해야 비만을 치료할 수 있다.
2. 비만이 오래 되면 비장의 병이 신장에 영향을 끼치게 되니, 기를 더하고 신장을 보하여(益氣補腎), 따스함으로 물길을 트고 수습을 퍼트려(溫化水濕) 몸 안의 살과 담습(痰濕)과 지방을 줄인다.
3. 물길을 터서 수습을 몸 밖으로 쏟아내고 담(痰)을 없애며, 소변과 대변을 잘 통하게 하며 소화도 잘 되게 하여 체내에 운집해있는 습탁(濕濁)과 담열(痰熱) 그리고 지방까지 쏟아내어 체중을 가볍게 한다.

증상별 치료

1. 위장의 열이 비장에 머무르다(위열체비 – 胃熱滯脾)

1) 증상

밥을 많이 먹고 몸은 살쪄있으며(多食肥胖), 소화가 잘 되어 쉬 배고프며(消穀善飢), 복부와 胃가 팽만하고(脘腹脹滿), 픽 방귀를 자주 뀌고(頻轉矢氣), 입이 마르고 쓰며(口乾口苦), 답답하고 머리가 어지러우며(心煩頭昏), 위가 타는 듯이 뜨겁고(胃脘灼熱), 대변은 마르고 단단하며(大便乾結), 위 속이 비면 배가 고픈 듯 안 고픈 듯하고(胃中空虛,似飢非飢), 매운 듯 안 매운 듯하며, 아픈 듯 안 아픈 듯하고(似辣非辣,似痛非痛 – 嘈雜), 음식을 먹으면 속이 편해진다(得食則緩).

혀는 붉은 색이고 태는 누러면서 기름때가 덮여있는 듯하고 맥은 활시위처럼 팽팽하면서 쟁반 위에 구슬이 굴러가듯 하다(舌紅苔黃膩脈弦滑).

2) 치법

위장의 열과 화를 씻어 내버리고, 가득 찬 것을 흩어서 없앤다.

(청위사화, 제만산결 - 淸胃瀉火, 除滿散結)

3) 방약

小承氣湯〈傷寒論〉 加減

대황15g 지실12g 후박12g 황연9g 지모12g 감초6g 죽여12g 맥문동12g 옥죽12g 산사15g

4) 방해

외부로부터 침입한 한사(寒邪)가 몸 안으로 들어와 오래 머물면서 熱을 만들고, 원래 위, 대장에 머물고 있던 熱과 합하여 가슴과 복부가 답답하게 막히고(痞), 복부가 팽팽하게 꽉 차며(滿), 마르고 단단한 대변이 형성되고(燥), 배를 누르면 아파서 만지지 못하게 하는(實) 증상의 양명부실증(陽明腑實證)이 나타나고, 위장뿐만 아니라 대장에도 熱을 전달하여 위, 대장이 뜨겁고 진액이 마르며 건조해져 대변이 뭉치고 통로가 막히는 증상이 나타나는 것이다.

본 방은 위장의 熱을 씻어 내리고 氣를 돌려서 胃와 腸에 꽉 막힌 것들을 흩어놓고 뚫어서 속을 편안하게 하여 변을 잘 통하게 하는데 중점을 두고 있다.

- 대황(大黃)은 쓰고 찬 약성으로 위장과 대장에 쌓여있는 熱과 적(積)을 없애고, 대장에 뭉쳐있는 변을 잘 통하게 한다.
- 지실(枳實)은 쓰고 매우면서 약간 찬 약성으로 위장에 熱이 쌓이고 식적(食積)이 있어서 답답하고 울렁거릴 때 강하게 氣를 돌려서 막힌 것을 뚫고, 담(痰)이 가슴과 중초에 가득차서 답답하고 아플 때, 담(痰)을 제거하고 막힌 것을 뚫어 편안하게 한다.
- 후박(厚朴)은 쓰고 매우면서 따뜻한 약성으로 중초에 濕이 꽉 차서 복부가 답답하면서 팽만하고 통증이 있을 때 氣를 움직여 濕을 건조시키고 막힌 것을 뚫어 통하게 하며, 대변이 순조롭게 나가도록 腸운동을 돕는다.

- 황연(黃連)은 쓰고 찬 약성으로 위장과 대장에 쌓인 습열(濕熱)을 씻어내어 중초가 꽉 막혀서 울렁거리고 토하는 증상을 가라앉히며, 심장과 삼초(三焦)의 실화(實火)를 씻어 내려 고열(高熱)이 나면서 가슴이 답답하고 초조해지는 증상을 없앤다.
- 지모(知母)는 폐와 위장의 기분(氣分)에 있는 실열(實熱)을 내리고 火를 씻어 내리며 陰을 자양하여 건조한 폐와 위장을 윤택하게 한다.
- 죽여(竹茹)는 달고 약간 찬 약성으로 폐경(肺經)과 위장경(胃腸經)으로 들어가 담열(痰熱)에 의해서 가슴에 번열(煩熱)이 있거나 불면증에 시달리거나 기침을 할 때, 담(痰)을 삭이고 熱을 가라앉히며, 위장에 熱이 있어서 울렁거리거나 토할 때 위장의 熱을 식혀 치밀어 오르는 구토증상을 가라앉힌다.
- 맥문동(麥門冬), 옥죽(玉竹)은 胃의 熱을 씻어 내리고 陰을 공급하여 입이 마르고 목구멍이 건조하며 구토가 생기거나 은근하게 아픈 것을 해소한다.
- 산사(山楂)는 혈관을 확장시키므로 동맥경화, 고혈압, 고지혈을 개선시키고, 자궁수축을 돕고 지방분해를 촉진시킨다.

5) 변증가감

- 배가 팽팽하고 불룩하면 목향12g 백출12g 하엽9g을 추가해서 백출은 옆으로, 목향은 아래로, 하엽은 위(上)로 흔들어서 막히고 팽팽한 복부를 통하게 한다.
- 사지가 붓는 것이 심하면 대복피15g 상백피12g 진피12g 복령피15g 생강피12g을 추가해서 피하에 집결한 수습을 끌어내려 소변으로 나가게 한다.
- 복부가 팽만하고 덜 소화된 변이 퍼져서 나오면 목향12g 진피12g 내복자15g을 추가해서 비위의 氣를 돌려 막힌 곳을 트고 소화를 돕는다.
- 살이 많이 쪄서 조금만 움직여도 숨이 차고, 찬 것을 싫어하고 팔다리가 차면 육계12g 인삼15g 황기50g 계지9g을 추가해서 脾와 腎의 氣와 陽을 북돋아준다.

6) 제언

- 대황(大黃)은 通便用으로 쓸 때는 生대황을 사용하여 15분 정도만 끓여서 다른 약과 합한다(後下). 그러나 解毒이나 活血用으로 쓸 때는 주제(酒制)한 대황을 다른 약재들과 같이 넣고 같은 시간 동안 끓인다. 대황은 쓰고 찬 성질이

강해서 胃가 약한 사람들이나 임신부와 수유중인 산모들은 禁하거나 신중하게 사용해야 한다.

- 지모(知母)는 쓰고 찬 약성으로 熱을 내리고 腸을 윤택하게 하기 때문에 비장이 허하여 차서 설사를 하는 사람에게는 사용하지 않는다. 生지모는 열을 쏟아내고 火를 끌어내리는데 좋고, 소금물에 구운 자(炙)지모는 부족한 陰을 자양하여 虛火를 쓸어내리는데 좋다.

2. 비장이 허해서 습이 꽉 차있다(비허습성-脾虛濕盛)

1) 증상

살이 찌고 사지가 부었는데(肥胖肢腫), 새벽에는 덜하고 저녁에는 심해지며(晨輕暮重), 일을 하고 나면 더 붓는다(勞後加重), 안색이 피로하고 힘이 없으며(神疲乏力), 몸이 피곤하고 축 늘어지며(身體困重), 가슴이 답답하고 배가 팽팽하며(胸悶脘脹), 소변이 잘 나가지 않고(小便不利), 변비가 생기거나 변이 퍼져서 나온다(便秘或便溏).

혀는 연한색이고 펑퍼짐하며 주변에 치아 자국이 있고 태는 엷고 희거나 하얀색이면서 작은 알갱이들이 덮여있는 듯하고 맥은 솜처럼 부드럽고 가늘다(舌淡胖邊有齒痕苔薄白或白膩脈濡細).

2) 치법

기를 더하여 비장을 건실하게 하고, 습을 삼투하고 수분을 밖으로 내 보낸다. (익기건비, 삼습이수-益氣健脾, 滲濕利水)

3) 방약

蔘苓白朮散〈太平惠民和劑局方〉 加減

인삼15g 복령15g 백출15g 산약24g 의이인30g 사인9g 연자육12g 길경9g 백편두15g 대추3枚 감초9g 생황기30g 산사15g

4) 방해

비위가 허약하면 수습을 운반하는 기능이 떨어지기 때문에 습(濕)이 쌓이고, 그 습에 막혀서 氣가 원활하게 움직이지 못하는 까닭에 중하초가 막히고, 또 기혈을 만들어 낼 힘이 약해져 기력이 쇠약해지는 것이니, 본 방은 氣를 더하여 비장을 튼튼하게 하고 수습을 몸 밖으로 내 보내어 정상의 기력과 소통을 얻는데 중점을 두고 있다.

- 인삼, 백출, 복령은 氣를 더해서 脾를 튼튼하게 하여 濕을 삼투(滲透)해서 내 보낸다.
- 인삼(人蔘)은 원기(元氣)를 크게 보하는데 비장을 보해서 중초(中焦)의 氣를 돌려 가슴과 중초에 쌓여있는 濕과 담(痰)을 제거하여 편안하게 한다.
- 백출(白朮)은 비장을 튼튼하게 하고 중초의 氣를 보하여 담음(痰飮)을 흩어버리고 부종(浮腫)을 가라앉히며, 설사를 그치게 하고 복부팽만을 해소시킨다.
- 산약(山藥), 연자육(蓮子肉)은 인삼을 도와서 氣를 더하고 비장을 튼튼하게 하여 습과 담을 없앤다.
- 백편두(白扁豆), 의이인(薏苡仁)은 백출, 복령을 도와서 脾를 튼튼하게 하여 습(濕)을 삼투하여 몸 밖으로 내 보낸다.
- 의이인(薏苡仁)은 달고 약간 찬 약성으로 脾胃經으로 들어가 수분(水分)을 삼투하여 濕을 몸 밖으로 내보내고 소변이 잘 빠지게 하며, 비장을 도와서 부종을 가라앉힌다.
- 사인(砂仁)은 맵고 따뜻한 약성으로 비위경(脾胃經)으로 들어가 氣를 움직여 중초를 따뜻하게 해서 濕을 제거하고 구토를 가라앉혀 편안하게 한다.
- 길경(桔梗)은 폐의 氣를 펼치고 내려서 수분의 길이 통하도록 하며(宣肺利氣, 通調水道), 또 약재들을 끌고 위로 올라가서 폐기(肺氣)를 활성화하여 아래로 통하게 한다.
- 생황기는 비장을 도와 수습(水濕)을 없애고 방기와 함께 소변을 잘 통하게 한다.
- 감초, 대추는 비장의 氣를 도와 중초를 따스하게 하며 약재들이 조화롭도록 한다.
- 산사(山楂)는 고기나 기름진 음식에 체했을 때 소화를 시키며, 혈관을 확장시켜 동맥경화, 고혈압, 고지혈을 개선시키고 지방분해를 촉진시킨다.

5) 변증가감

- 뱃속이 차면서 복통이 있으면 건강12g 육계12g을 추가해 중초를 따스하게 하여 寒을 몰아내고 통증을 없앤다.

- 살이 많이 찌고 중초의 氣가 아래로 쏠려 위하수, 자궁하수, 탈항 등의 증세가 있으면 황기50g 만삼30g을 추가해서 氣를 북돋아주고, 승마9g 시호9g을 추가해서 황기, 만삼과 함께 아래로 처진 것을 위로 끌어올려 준다.
- 소변이 시원찮으면 택사12g 저령12g을 추가해서 수습(水濕)을 소변으로 내 보낸다.

6) 제언

- 사인은 물이 잘 침투할 수 있도록 덩어리를 잘게 부숴 껍질과 함께 끓이는데 오래 끓이면 약효가 줄기 때문에 끓는 물에서 20분 정도만 끓인다(後下).
- 백편두(白扁豆)는 비장을 보해서 濕을 제거하고 설사를 멈추게 하려면 볶아서(炒) 사용하고, 더위를 없애고 해독용으로 쓰려면 生으로 사용한다.

3. 습과 담이 몸 안에 가득 차다(습담내성－濕痰內盛)

1) 증상

몸이 뚱뚱하고(形盛體胖), 몸이 축 늘어지며(身體重着), 사지가 피곤하고 나른하며(四肢困倦), 가래가 많이 끓고 쉽게 뱉어지며(痰多易咯), 가슴과 횡격막이 딱딱하고 그득하며(胸膈痞滿), 머리가 어지럽고 눈이 가물거리며(頭暈目眩), 토할 것 같아서 먹을 생각이 없고(嘔不欲食), 입은 마르는데 물 먹을 생각이 없고(口乾而不欲飮), 기름지고 맛있는 음식과 진하고 좋은 술을 즐겨 마시고(嗜食肥甘醇酒), 피곤해서 눕기를 좋아한다(神疲嗜臥). 설태는 희고 작은 알갱이가 덮여 있는 듯하거나 혹은 희면서 번들거리고 맥은 구슬이 쟁반 위를 구르는 듯하다(苔白膩或白滑脈滑).

2) 치법

습을 말리고 담을 제거하며, 기를 돌려서 뭉친 덩어리를 없앤다.
(조습거담, 행기소비－燥濕祛痰, 行氣消痞)

3) 방약

導痰湯〈濟生方〉 加減

반하12g 천남성9g 진피12g 지실12g 적복령15g 생강5片 자감초6g 택사12g

후박12g 산사15g 단삼12g

4) 방해

담습(痰濕)은 비장과 폐의 기능이 저하되면 생기는 병리적 물질이다. 비장이 약해지면 수습을 운반하지 못하고 정체되어 담습이 만들어지고, 폐가 약해서 그 담습을 전신으로 뿌리지 못하고 오히려 폐에 쌓이게 되면 기침이 나고 가래가 튀어나오는 것이니, 본 방은 습을 말리고 담을 제거하여 기운을 북돋우고 氣를 돌려서 가슴과 중초에 꽉 막힌 것을 뚫고 부풀어 오른 몸을 줄이는데 주력하고 있다.

- 반하(半夏)는 맵고 따뜻하며 毒이 있는 약성으로 습을 말리고 담습(痰濕)을 없앤다.
- 천남성(天南星)은 쓰고 매우면서 따뜻하고 독(毒)이 있는 약성으로 폐와 가슴에 한성(寒性)의 가래가 꽉 차서 답답하고 잘 떨어지지 않을 때 가래를 강하게 제거하며, 풍담(風痰)이 머리를 어지럽게 하고 입을 삐뚤어지게 하며 반신불수(半身불遂), 수족마비(手足痲痺)를 일으킬 때 풍담을 제거하여 증세를 완화시킨다.
- 진피, 지실, 후박은 氣를 순조롭게 운행시켜서 중초의 濕을 말리고 가래를 없앤다.
- 적복령은 비장을 튼튼하게 해서 중초의 濕을 운화(運化)하고 가래를 삭여 없앤다.
- 생강(生薑)은 울렁거리는 것을 가라앉히고 반하와 천남성의 독성(毒性)을 견제한다.
- 감초는 반하와 천남성의 독성을 견제하며 폐를 윤택하게 하고 胃를 편안하게 한다.
- 택사(澤瀉)는 신장, 방광으로 들어가 수분(水分)을 밖으로 내보내면서 방광의 熱을 쏟아내고 부종(浮腫), 담음(痰飮)을 없애며, 혼탁한 帶下를 내보내어 하부(下部)의 생식기를 깨끗하게 한다.
- 산사(山楂)는 고기나 기름진 음식에 체해서 복부가 팽만할 때 음식물을 소화시키고, 혈관을 확장시켜 동맥경화, 고지혈을 개선시키고 지방분해를 촉진시키며, 단삼(丹蔘)은 혈액속의 지방을 분해한다.

5) 변증가감

- 폐에 熱이 있고 가래가 건조하면 이것은 열담(熱痰)이므로 죽여12g 황금12g을

추가하여 폐의 熱을 낮추면서 가래를 없앤다.

- 습이 많고 가래가 계속 나오면 복령30g으로 증가하고 창출12g 백출15g을 추가해서 비기(脾氣)를 도와 수습을 운반하고 담습을 말린다.

6) 제언

- 반하는 독성이 있기 때문에 법제(法制)를 해서 써야 하는데 강반하(薑半夏)는 구역질, 구토와 같이 밀고 올라오는 것을 내리는데(降逆止嘔) 장점이 있고, 법반하(法半夏)는 습을 말리는데(燥濕) 장점이 있다.

  반하는 부자(附子)와 함께 쓰지 않는다(十八反)

4. 비장과 신장의 양이 허하다(비신양허－脾腎陽虛)

1) 증상

몸이 살찌고(形體肥胖), 얼굴에 허한 부종이 있고(顔面虛浮), 피로하고 눕기를 좋아하며(神疲嗜臥), 숨이 차고 힘이 없으며(氣短乏力), 배가 빵빵하고 변은 퍼져 나오고(腹脹便溏), 땀이 저절로 나고 숨이 가쁘며(自汗氣喘), 움직이면 더 심해지며(動則更甚), 찬 것을 싫어하고 사지가 차며, 다리는 부었고(下肢浮腫), 오줌이 낮에는 적게 나오다가 밤이 되면 자주 나온다(尿晝少夜頻).

혀는 연한색이고 태는 엷고 흰색이며 맥은 가라앉고 가늘다(舌淡苔薄白脈沈細).

2) 치법

비장과 신장의 양을 따뜻하게 보하여 수분을 내보내고 습을 흩어놓는다.

(온보비신, 이수화습－溫補脾腎, 利水化濕)

3) 방약

眞武湯〈傷寒論〉 加減

부자12g 복령20g 백출15g 생강3片 감초6g 백작15g 계지12g 건강12g 산사15g 하수오15g

4) 방해

비장의 陽이 부족하면 수습(水濕)을 운반하지 못하고, 신장의 陽이 부족하면 기화(氣化)하지 못해서 수습이 몸 안에 정체되고, 피부 아래로 모여 몸을 불어나게 하고 피로하게 만드니, 본 방은 비장과 신장의 陽을 따뜻하게 보하여 濕을 퍼트리고, 소변을 통해 부지런히 水를 내보내는데 주력하고 있다.

- 부자(附子), 계지(桂枝), 건강(乾薑)은 심, 신장의 陽을 따뜻하게 하여 수분을 기화(氣化)시켜서 방광을 통해 몸 밖으로 배출되도록 하고, 비장의 陽을 따스하게 하여 濕을 잘 운반해서 몸 밖으로 배출한다.
- 복령과 백출은 비장을 건실하게 하고 氣를 돌려 濕을 퍼트리고 수분을 배출한다.
- 백작(白芍)은 시큼하고 쓰면서 찬 성질로서 血을 만들어 陰을 수렴하며, 간을 부드럽게 하고 간열을 가라앉히며 간이 소통하도록 돕고, 肝陰을 채우고 肝氣를 펼친다.
- 생강은 폐를 따뜻하게 하여 체표의 寒과 수분을 땀을 통해서 배출시키고, 중초를 따뜻하게 하여 胃를 편안하게 하고 구역질을 가라앉힌다.
- 감초는 氣를 더하고 중초를 편안하게 하며, 생강은 계지와 부자를 도와 陽을 따뜻하게 하여 寒을 밀어내며, 부자의 독성을 중화하여 약하게 만든다.
- 산사(山楂)는 고기나 기름진 음식에 체해서 복부가 팽만할 때 음식물을 소화시키고, 혈관을 확장시켜 동맥경화, 고지혈을 개선시키고 지방분해를 촉진시키며, 하수오(何首烏)는 혈액속의 지방을 분해시킨다.

5) 변증가감

- 숨이 차고 땀이 저절로 나오는 증상이 심하면 인삼12g 황기50g을 추가해서 심장과 폐의 氣를 돌려서 숨을 고르게 하고 기부(肌膚)를 견고하게 하여 땀을 줄어들게 한다.
- 소변이 시원치 않고 팔다리가 심하게 부었으면 택사12g 저령12g 대복피15g을 추가해서 체내의 수분을 방광을 통해서 소변으로 배출시켜 붓기를 뺀다.

6) 제언

- 부자는 생강이나 건강과 함께 1시간 먼저 끓이다가(先煎) 맵고 떫은맛이 줄어든 후에 다른 약재들과 섞어서 끓이면 독성이 약해져 안전하게 복용할 수 있다. 그렇다 하더라도 부자를 장기 복용하는 것은 禁해야 한다.

음이 허하고 양이 치솟는(陰虛陽亢) 환자에게는 음을 보하면서 사용하거나 禁해야 한다. 임산부에게는 절대 禁한다.

부자는 半夏(반하), 瓜蔞(과루), 貝母(패모), 白蘞(백렴), 白及(백급)과 같이 복용하지 않고(十八反), 서각(犀角)과도 같이 복용하지 않는다(十九畏).

- 생강은 부자와 함께 1시간 정도 먼저 끓이다가 다른 약재들과 합해서 끓여 독성(毒性)을 완화한다. 매운 맛이 강하므로 陰이 허한 사람과 위염, 위궤양이 있는 사람에게는 양을 줄이거나 위벽을 보호하는 약을 첨가하는 등 신중히 사용해야 한다.

5. 기가 막히고 혈이 뭉치다(기체혈어 – 氣滯血瘀)

1) 증상

몸이 풍만하게 살찌고(體形豊滿), 얼굴이 자홍색이거나 암홍색이고(面色紫紅或暗紅), 가슴이 답답하고 옆구리가 팽팽하며(胸悶脇脹), 초조하고 쉽게 화가 나며(心煩易怒), 저녁에 잠을 못자거나 혹 잠이 들더라도 편하지 않으며(夜不能寐或夜寐不安), 대변이 굳고 단단하다(大便秘結).

혀는 어두운 홍색이거나 반점 또는 반점무늬가 있고, 맥은 가라앉고 거문고 줄처럼 팽팽하거나 칼로 대나무를 긁듯이 까칠까칠하다(舌暗紅或瘀点瘀斑脈沈弦或澁).

2) 치법

혈을 활기차게 돌려서 막힌 곳을 뚫고, 기를 움직여서 뭉친 것을 흩어놓는다. (활혈거어, 행기산결 – 活血袪瘀, 行氣散結)

3) 방약

血府逐瘀湯〈醫林改錯〉, 失笑散〈太平惠民和劑局方〉 加減

도인9g 홍화9g 천궁9g 당귀12g 적작9g 우슬9g 길경6g 지각9g 시호9g
생지황12g 감초6g 오령지9g 포황9g 황기30g

4) 방해

혈액의 순환이 순조롭지 않은 채 오랜 시간이 지나면 여러 곳이 막혀 어혈(瘀血)이 생기고, 그 어혈이 氣의 순환을 방해하면서 통증을 유발하는데, 상기 증상은 주로 가슴과 옆구리, 복부에 어혈이 있어 몸이 붓고 통증을 느끼는 것이고, 또 氣가 상하로 통하지 않고 심장을 교란시켜서 잠을 이루지 못하는 것이니, 본 방은 어혈을 푸는 약들을 투입하여 혈액을 활기차게 돌리고, 氣를 운행시켜서 뭉친 곳을 풀어 붓기와 살이 빠지도록 하고 통증을 없애는데 중점을 두고 있다.

- 도인, 홍화, 당귀, 천궁, 적작은 血을 활기차게 돌려 막힌 곳을 뚫어 통하게 한다.
- 도인(桃仁)은 달고 쓴 약성으로 심장과 간의 血分으로 들어가서 血이 뭉친 것을 제거하여 생리통, 산후복통, 근육통, 타박통 등의 통증을 없애는 효과가 탁월하다.
- 홍화(紅花)는 맵고 따뜻한 약성으로 혈을 돌려서 경락을 통하게 하고, 뭉치고 맺힌 곳을 뚫어 통하게 한다.
  도인은 홍화 함께 쓰면 활혈산어지통(活血散瘀止痛)의 효과가 훨씬 더 상승한다.
- 적작(赤芍)은 쓰고 찬 약성으로 간경(肝經)으로 들어가서 肝의 火를 씻어 내리고, 혈분(血分)의 울열(鬱熱)을 없애 血을 시원하게 하고, 어혈이 있으면 血을 돌려 경락을 통하게 해서 뭉쳐있는 것을 풀어 통증을 없앤다.
- 우슬(牛膝)은 肝과 신장을 보하고 근육과 뼈를 튼튼하게 하며, 血을 활기차게 돌려서 혈맥을 통하게 하고 몸 안의 수분을 내보내며 상부의 熱을 하부로 끌어 내린다.
- 길경은 폐기(肺氣)를 열고 펼쳐서 약재들의 효력을 싣고 위로 올라가 아래로 뿌린다.
- 지각(枳殼)은 氣를 돌려 중초에 막힌 것을 뚫어서 식적(食積)을 없애고 거꾸로 치고 올라오는 것을 누르고 내려서 울렁거리거나 토하는 증상을 진정시키며, 담(痰)이 가슴에 꽉 차서 답답하거나 아플 때, 氣를 돌려 담(痰)을 삭여서 없앤다. 길경은 올리고 지각은 내리기 때문에 '一昇一降'의 배합으로 기혈을 뚫는데 종종 함께 사용한다.
- 시호(柴胡)는 肝의 소설(疏泄) 기능을 펼쳐서 사방에 뭉친 것을 풀고 화해(和解)를 시키며, 우울하고 답답하고 화나는 감정을 풀어 안정되게 한다.
- 생지황은 血을 차게 하여 熱을 식히고 당귀와 합하여 陰을 자양하고 血을 만든다.

- 오령지(五靈脂)는 달고 따뜻한 약성으로 간경(肝經)의 혈분(血分)으로 들어가서 혈맥을 통하게 하여 어혈로 인한 가슴, 옆구리, 위장, 복부, 하복부의 통증을 완화시킨다.
- 포황(蒲黃)은 달면서 차지도 덥지도 않은 약성으로 간경(肝經)의 혈분(血分)으로 들어가 血을 활기차게 돌리기도 하고 출혈을 멈추게 지혈(止血)하기도 하는 두 작용을 동시에 하는데, 오령지와 함께 사용하면 가슴과 복부에 막힌 어혈을 풀어주는데 탁월한 효과가 있다(실소산-失笑散).
- 황기(黃芪)는 脾氣를 더하여 중초를 보하고, 血이 순행하도록 氣를 움직인다.

5) 변증가감

- 초조하고 쉽게 화를 내며 입이 마르고 쓰며, 대변이 굳고 단단하여 잘 나오지 않으면 어열(瘀熱)이 간담(肝膽)에 쌓인 것이니, 인진15g 치자12g 황금9g 대황9g을 추가해 간담의 열을 내리고 변을 잘 통하게 하여 살을 뺀다.
- 가슴이 답답하고 숨을 거칠게 쉬며 胃와 복부가 팽만하면 氣의 움직임이 정체된 것이니 울금12g 후박12g 진피12g 내복자12g을 추가해서 氣를 돌리고 뭉친 것을 풀어 복부를 편하게 하고 변으로 내보내어 몸무게를 줄인다.

6) 제언

- 도인은 딱딱해서 물이 침투하기 어려우므로 적당히 부숴서 끓여야 약효를 얻을 수 있고, 독성이 있기 때문에 짧은 시간에 많은 양을 먹거나 장기 복용을 하면 두통, 심계항진이나 눈이 침침해지는 등의 부작용이 나타날 수 있고 복숭아 알레르기가 있는 사람은 심하면 호흡곤란이나 사망에 이를 수 있으므로 신중해야 한다. 보통 하루 6~12g이 적당하다.
  설사를 하는 사람은 설사가 멈춘 다음에 복용하고, 임산부는 禁한다
- 홍화(紅花)는 동맥경화와 협심증을 치료하는데 있어 단삼과 같이 배합하여 쓰면 좋은 효과가 있다. 血을 돌리는 작용이 강하므로 평소 출혈이 있는 사람과 임산부는 주의하거나 禁하는 것이 좋다.
- 천궁은 맵고 따뜻한 성질이라 음(陰)이 虛하여 火가 왕성해진 사람이나, 땀을 많이 흘리는 사람이나 월경시 출혈량이 많은 사람에게는 신중하게 써야 한다.

- 생지황(生地黄)은 술을 넣고 볶아서(酒炒) 하루 10~15g을 쓰는데 병세가 급하고 중하면 30g까지 쓸 수 있으나 증세가 호전되어감에 따라 양을 줄여야 한다. 신선한 생지황은 맛이 달면서 쓰고 매우 찬 성질이라 약 효력은 건지황(乾地黄)과 유사하며, 자음(滋陰)의 효력은 좀 떨어지지만 熱을 내리고 진액을 만들거나(淸熱生津), 혈을 식히고 지혈하는(凉血止血) 효력은 비교적 강하다. 생지황은 찬 약성이라 胃 속에서 정체되기 쉬우니, 비장이 허해서 濕이 차있거나 배가 늘 그득하게 부르거나 설사를 자주 하는 사람에게는 처방하지 않는다.
- 지각(枳殼)은 평소 하루 3~12g을 사용하는데, 병세가 급하고 중할 때에는 30g까지도 사용할 수 있으나, 증세가 완화되어짐에 따라 용량을 적절하게 줄여야 한다.
  지각은 볶아서(炒) 사용하면 약성이 비교적 온화해지지만, 氣를 돌리는 작용을 강하게 하므로 임산부는 유산의 위험이 있어 신중하거나 禁한다.
- 오령지(五靈脂)는 血이 오랫동안 막혀서 종기처럼 덩어리가 되어 있거나 뱀, 전갈, 지네 등에 물려서 상처가 부었을 때 끓여서 먹거나 갈아서 환부에 붙이면 붓기가 빠지고 해독이 된다. 오령지는 血이 부족한 사람이 어혈(瘀血)이 없으면(血虛無瘀) 사용하지 않아야 하며, 임산부에게도 처방을 禁해야 한다. 인삼과 함께 복용하면 부작용이 우려되므로 사용을 禁한다(十九畏).

임상사례

1. 비신양허(脾腎陽虛)型

1) 증상

38세 여자, 결혼 전에는 160cm 키에 52kg을 유지했는데, 두 아이를 낳고 살이 찌기 시작하더니 최근에는 84kg이 되었고 움직일 때마다 숨이 차고 힘들며 여기저기 몸이 좋지 않아 본 의원을 찾아왔다.

진단을 해보니 피로하고 눕기를 좋아하는(神疲嗜臥) 것이 제일 두드러진 증상이고, 배가 빵빵하고 변이 묽으며(腹脹便溏), 움직이지 않아도 땀이 저절로 나며(不動也自汗), 숨이 가쁘고 움직이면 더 심해지며(氣喘動卽更甚), 허리가 아프고 힘이 없으며(腰痛乏力), 오줌이 낮에는 적게 나오는데 밤에는 자주 나온다(尿晝少夜頻). 혀는 연한색이고 펑퍼짐하며 태는 엷고 희며 맥은 가라앉고 가늘다(舌淡胖苔薄白脈沈細).

2) 치법

비장을 튼튼하게 하고 신장을 따뜻하게 하여 수분을 내보내고 습을 흩어놓는다. (건비온신, 이수화습－健脾溫腎, 利水化濕)

3) 방약

부자12g 건강12g 복령20g 백출15g 백작15g 계지12g 생강2片 감초6g 황기30g 하수오15g 택사12g 산사15g

4) 방해

비장의 陽이 부족하면 濕을 운반하여 퍼트리지 못하고, 신장의 陽이 부족하면 수분을 기화(氣化)하여 방광을 통해 체외로 내보내지 못하여, 체내에 정체되고 피부 아래로 모여 몸을 커지게 하고 피로하게 하니, 본 방은 비장과 신장의 陽을 따뜻하게 보하여 濕을 골고루 퍼트리고 소변을 통해 수분을 내보내는데 주력하고 있다.

비만한 살을 줄이기 위해서는 음식을 적게 먹어야 하고, 어지러움을 예방하기 위해서는 기혈(氣血)을 보하는 것이 필요하므로 황기와 하수오를 추가했다.

- 부자(附子), 계지(桂枝), 건강(乾薑), 생강(生薑)은 신장을 따뜻하게 하여 수분을 기화(氣化)시켜서 오줌을 통해서 몸 밖으로 배출시키고, 비장을 따스하게 하여 濕을 잘 운반하여 체외로 내 보낸다.
- 복령, 백출, 황기, 감초는 비장을 튼튼하게 하고 부자, 건강, 계지, 생강을 도와 陽을 더하고 氣를 돌려서 습(濕)을 퍼트리고 수분을 몸 밖으로 내 보낸다.
- 백작(白芍), 하수오는 살을 빼기 위해서 음식을 절제(節食)할 때, 血을 보충하여 어지러움을 예방하고 황기, 백출, 복령은 氣를 보충하여 생활에 지장이 없도록 한다.
- 택사(澤瀉)는 수분(水分)을 몸 밖으로 내보내어 소변을 통하게 해서 부종(浮腫)을 가라앉히고 肝에 끼어있는 지방을 분해하고, 산사(山楂)도 체지방을 분

해한다.

5) 변증가감

- 소화가 잘 안되고 위장이 항상 그득하고 눌러보면 딱딱하게 뭉쳐있는 듯하고, 혀가 붉으면서 기름때가 덮여 있는 것 같으면 습열(濕熱)이 뭉쳐있는 것이니 목향12g 호장(虎杖)12g 하고초9g 방기12g을 추가해서 습과 열을 없애고 위장을 터서 소화가 잘되게 하고 뭉친 것을 풀어 몸이 가벼워지게 한다.
- 허리가 약하고 추위를 많이 타고 사지가 유독 차가우면 보골지12g 선모12g 익지인12g을 추가해서 신장의 陽을 북돋아 추위를 몰아낸다.

6) 제언

- 하수오는 장을 윤택하게 하거나 해독작용을 할 때는 生으로 쓰고, 肝과 신장을 보하여 精과 血을 만들 때는 뜨거운 솥에 넣고 누렇게 타도록 볶은 포제(炮制) 하수오를 쓰는데, 필요시에 하루 30g까지 사용해도 무방하나 증세가 완화됨에 따라서 양을 줄여야 한다.

2. 비허습성(脾虛濕盛)型

1) 증상

35세 여자, 처녀 때는 163cm에 51.5kg이었고 둘째 아이 임신하기 전까지만 해도 58kg이었는데 2년 전부터 살이 더 찌기 시작하더니 현재 76kg까지 늘고 살이 터질 듯하고 매사에 힘이 들어서 살을 빼려고 본 의원을 찾아왔다.

병원에서 검사한 결과는 갑상선이나 다른 곳에 별 이상이 없다고 한다.

진단 해보니 새벽에는 적게 붓고 저녁에 심해지며(晨輕暮重), 일을 하고 나면 더 붓고(勞後加重), 어지럽고 권태로우며(頭暈倦怠), 머리가 착 가라앉고 꿈을 많이 꾸며(頭沈多夢), 위장 부위와 복부가 그득하고 막힌 것 같고(胃脘痞滿), 소변이 잘 나가지 않고(小便不利), 변비가 생기거나 어떤 때는 변이 퍼져서 나온다(便秘或便溏).

혀는 연한색이고 커져있으며 이빨자국이 있고 태는 엷으며 하얀색이고 맥은 솜처럼 부드럽고 가늘다(舌淡胖有齒痕苔薄白脈濡細).

2) 치법

기를 더하여 비장을 건실하게 하고, 수분을 내 보내며 습을 삼투하여 퍼트린다. (익기건비, 이수삼습－益氣健脾, 利水滲濕)

3) 방약

복령20g 백출20g 반하12g 산사15g 후박15g 방기15g 생황기30g 택사15g 대추3枚 감초6g 단삼12g 하수오15g

4) 방해

비장이 허약하면 수습(水濕)을 운반하는 기능이 떨어지기 때문에 濕이 쌓이게 되고, 그 濕에 氣가 막혀서 원활하게 움직이지 못하여 중, 하초가 막혀 기혈(氣血)을 만들어 낼 힘이 약해지고 기력이 쇠하게 되니, 본 방은 氣를 더하여 비장을 튼튼하게 하고, 수습을 몸 밖으로 내 보내어 정상의 기력(氣力)과 소통을 얻는데 주력하고 있다.

- 백출, 복령, 황기는 氣를 더해서 脾를 튼튼하게 하여 담음(痰飮)을 흩어버리고 濕을 삼투(滲透)해서 내 보낸다.
- 반하는 비위폐경(脾胃肺經)으로 들어가 습을 말리고 담습(痰濕)을 없애며 가슴에 뭉쳐있는 담(痰)을 풀어 흩어놓아 심하비만(心下痺滿)을 없앤다.
- 산사(山楂)는 체지방을 분해하고, 단삼, 하수오는 혈액속의 지방을 분해한다.
- 방기(防已)는 수습을 아래로 끌고 가서 소변을 통해 밖으로 내 보내는데 담습(痰濕)과 수분을 잘 내보내서 감비(減肥)의 약으로 잘 쓰이고 있다.

5) 변증가감

- 배가 팽만하고 대변이 소화 안 된 채로 퍼져서 나오면 후박12g 진피12g 창출12g 내복자15g을 추가해서 중초의 氣를 돌리고 습을 빼서 배를 홀쭉하게 하고 소화를 도와 변이 퍼지지 않고 정상으로 나오게 한다.

6) 제언

- 산사(山楂)는 평상시 10~15g을 쓰는데 병세가 급하고 중하면 30g까지 늘려도 되지만 병세가 호전되어감에 따라서 줄여야한다. 소화를 돕고 막힌 것을 통하

게 하려면 生산사가 좋고, 설사와 이질을 멈추게 하려면 태운 초(焦)산자가 좋다.

• 방기(防己)는 매우 쓰고 찬 성질이라 쉽게 위장을 상하게 할 수 있으니, 위장이 차고 소화가 잘 안 되거나 체력이 약한 사람에게는 생강, 대추를 함께 사용하여 위장을 보호한다. 임산부에게는 신중히 쓰거나 禁한다.

참고문헌_내과

1. 張生聲, 專科專病名醫臨證經驗叢書之脾胃病 …………………… 人民衛生出版社(2006)
2. 李 琳, 中醫辨證治療腎炎水腫45例治效觀察 ………………… 中國民族民間醫藥(2010)
3. 伍寒松, 四妙散合五皮散治療特發性水腫47例小結 …………… 湖南中醫藥大學(2004)
4. 楊霓芝, 黃春林, 泌尿科專病中醫臨床治療 ……………………… 人民衛生出版社(2000)
5. 王曉英, 化痰減肥湯治療單純性肥滿證臨床觀察 ………………… 山東中醫藥大學(2006)
6. 劉志明, 加味香砂六君子湯治療慢性胃炎118例 …………………… 光明中醫雜誌(2010)
7. 史大卓, 中醫內科辨病治療學 ……………………………… 科學技術文獻出版社(1995)
8. 陳鏡合, 現代中醫急診內科學 ……………………………… 廣東科學技術出版社(1996)
9. 戴西湖, 內科辨病專方治療學 ………………………………… 人民衛生出版社(1998)
10. 王永炎, 中醫內科學 ……………………………………… 上海科學技術出版社(2008)
11. 段富津, 方劑學 …………………………………………… 上海科學技術出版社(2010)
12. 雷代權, 中藥學 …………………………………………… 上海科學技術出版社(2010)
13. 吳偉, 中醫各家學說與現代內科臨床 ………………………… 人民衛生出版社(2013)
14. 賀興東, 當代名老中醫典型醫案集(上中下) …………………… 人民衛生出版社(2011)
15. 朱文鋒, 中醫診斷學 ……………………………………… 上海科學技術出版社(2014)
16. 魯兆麟, 中醫臨床思維方法 ………………………………… 北京科學技術出版社(2013)
17. 張震, 辨證論治新理念與臨床應用 ………………………… 上海科學技術出版社(2014)
18. 韋秀玲, 清熱解毒利濕法治療腎病綜合症 …………………… 陝西中醫學院出版社(2007)
19. 柯雪帆, 傷寒論選讀 ……………………………………… 上海科學技術出版社(2005)
20. 黃永源, 奇難雜症精選 ……………………………………… 廣東科技出版社(2014)
21. 梁欽, 疑難病痰瘀同治經驗(附:梁氏家傳診治經驗及秘方) …… 人民軍醫出版社(2010)
22. 雷昌林, 疑難病症中醫治驗心悟 ……………………………… 人民衛生出版社(2013)
23. 李宇銘, 原劑量經方治驗錄 ………………………………… 中國中醫藥出版社(2015)
24. 任繼學, 中醫急診學 ……………………………………… 上海科學技術出版社(2010)
25. 印會河, 中醫基礎理論 …………………………………… 上海科學技術出版社(2015)
26. 李琳, 中醫辨證治療腎炎水腫 ………………………… 中國民族民間醫藥出版社(2010)

27. 蔡民坤, 臨症中醫視覺內科常見病輯 ································ 河南科學技術出版社(2012)
28. 呂大谷, 溫中補脾, 昇淸降濁法治療慢性胃炎 ················· 北京中醫學院出版社(2002)
29. 憑群法, 中醫辨證治療消化性潰瘍65例 ································· 北京中醫研究所(2009)
30. 朴志賢, 腎臟病臨床診治 ··· 北京科技文獻出版社(2006)
31. 黃彦彬, 辨治慢性腎臟病的經驗 ·································· 江蘇中醫藥大學出版社(2009)

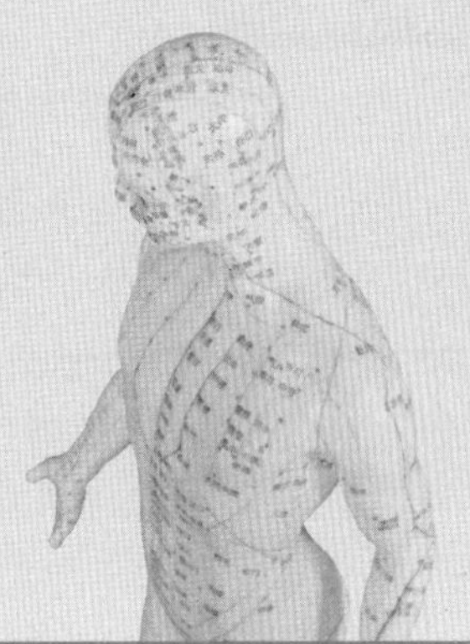

제 3부 부인과

일러두기(부인과)

1. 부인과는 월경병증(月經病證)인 생리통, 월경과소, 월경과다, 월경선기, 월경후기, 선후무정기와 대하병(帶下病)인 냉대하증과 임신병증(姙娠病證)인 임신오조, 그리고 여성병(女性病)인 장조증으로 나누었고, 한약(중초약)으로 장부(臟腑)의 부조화를 조화롭게 하여 깨끗하고 안정된 여성의 삶을 유지할 수 있도록 치료법을 제시하고 있다.

2. 부인과의 구성을 보면 증상별치료(症狀別治療)에서는 다양한 증상을 서술하면서 의학 사자성어를 첨부했고, 치법(治法)에서는 가장 유효한 치료법칙을 제시하고 있고, 방약(方藥)에서는 적합한 방제에 필요한 약과 용량을 효과적으로 공개하여 加減했으며, 방해(方解)에서는 이 약이 어떤 용도로 쓰였고 어떤 효과를 발휘하는지 자세히 설명하고 있으며, 변증가감(辨證加減)에서는 본 증상 이외에 나타날 수 있는 또 다른 증상을 변증하고 가감해서 치료하도록 예를 들었다. 제언(提言)에서는 하루 복용 가능한 용량의 운용, 끓이는 방법, 포제방법(炒 焦 炒焦 煨 煅)에 따른 약효의 차이, 끓이는 시간에 따른 약효의 차이, 같이 끓이지 않아야 하는 약(十八反, 十九畏), 임신부, 수유기간에 禁해야 할 약재 등 주의해야할 사항과 유익한 정보들이 서술되어 있다.

3. 부인과에서는 처방약의 약재의 개수(個數)는 적지만 양(量)은 비교적 많은 편이다. 고전 방제의 하루 양은 보통 6~9g이고, 그 중에서도 6g을 자주 사용하지만 지금은 옛날에 비해 편한 환경에서 잘 먹고 체중도 무겁고 신체도 크기 때문에 옛날의 적은 양으로는 병에 다다를 수 없어 치료하기에 부족하기 때문에 약제의 양을 늘려서 복용을 해야만 좋은 효과를 볼 수 있다.
그래서 이 책 대부분의 방제에는 하루 9~30g을 쓰고 있고 그 중 12~20g이 자주 사용되는 것을 보면 고전의 6g에 비해 평균 2~3배 정도가 늘어난 것을 알 수 있다.
병이 위중할 때는 약재에 따라서 하루 50~100g을 투약할 수 있지만 이렇게 다량을 사용할 때에는 반드시 병이 호전되어가는 상황을 관찰하여 적절하게 줄여가면서 증상을 쫓아가면서 치료해야 하기 때문에 탕약을 1일분, 3일분, 5일분 이런 식으로 짧게 복용하도록 끓여주어야 하며, 급한 증상이 완화된 다음에는 7일, 15일, 30일 정도로 길게 복용할 수 있게 끓여줄 수 있다.

그런데 약탕기에 한꺼번에 넣고 7일 이상 길게 복용하게 끓이려면 각 약재의 양을 3/5~4/5 정도로 적절하게 줄이는 것이 적합하다.

그리고 이 책에 처방된 약의 양은 성인을 기준으로 하였으므로 만약 어린이에게 적용하려면 1/3~1/2 또는 2/3로 적절하게 양을 줄여야 한다.

4. 한약재를 끓이는 시간은 약재의 성질에 따라서 시간을 달리 해야 좋은 약효를 얻을 수 있다.
   1) 용골, 모려와 같은 조패류나 자석, 자연동 같은 광석류는 다른 약재들과 달리 밀도가 높아서 물이 쉽게 침투하지 못하기 때문에 1~2시간 이상 먼저 끓여야 좋은 약효를 얻을 수 있다(先煎)
   2) 부자, 천오, 초오, 반하, 천남성 같이 독이 있는 약재는 다른 약재들 보다 1시간 이상 먼저 끓여야 독성에 중독되지 않고 안전하게 원하는 약효를 얻을 수 있다(先煎).
   3) 자소엽, 형개, 박하와 같은 해표약들과 사인, 백두구, 육계와 같은 방향약재들과 통변용으로 사용되는 대황은 오래 끓이면 약효가 날아가기 때문에 강한 불로 10~20분 정도 짧게 끓여야 좋은 약효를 얻을 수 있다(後下).
   4) 시호, 계지, 승마, 목향 등 퍼뜨리면서 끌어올리는 성질을 가지고 있는 약재는 사방을 가볍게 달려가야 하기 때문에 오래 끓이지 않고 1시간 이내로 끓여야 원하는 약효를 얻을 수 있다.

5. 약재의 성질에 따라서 각기 다른 방법으로 끓이고, 다른 방법으로 복용해야 좋은 약효를 얻을 수 있다.
   1) 포황, 해금사 같이 가벼운 약재들과 차전자, 정력자처럼 입자가 작은 약재들은 끓일 때 표면으로 올라와 약효가 잘 우러나오지 않고, 선복화, 신이처

럼 털이 있는 약재들은 마시면 목구멍에 붙어 가렵게 하므로 촘촘한 망사에 넣고 끓여야 한다(包煎).

2) 인삼이나 녹용 같이 값이 비싸고 귀한 약재들은 별도로 끓인 후에 다른 약재들의 엑기스와 합해서 다시 한 번 확 끓인 후에 포장을 해야 원하는 약효를 얻을 수 있다.

3) 망초처럼 뜨거운 물에서 바로 녹고, 죽력(竹瀝)처럼 액즙으로 된 약재들은 다른 약재들의 엑기스를 데워 먹을 때 타서 휘휘 저어서 먹어야 좋은 효과를 얻을 수 있다.

4) 녹각교나 아교처럼 교질로 되어 있는 약재들은 용기에 다른 약재들의 엑기스를 넣고 약한 불로 가열하여 바닥에 눌러 비비면서 천천히 녹인 후에 복용한다.

6. 가지, 잎, 뿌리 같은 약재들은 20분 정도, 종자나 과실 같은 약재들은 30분 정도 미리 실온의 물에 담갔다가 깨끗이 씻어서 끓여야 약효가 잘 우러나오고 위생적이다. 너무 장시간을 담가두면 약효가 삼투되어 빠져나올 수 있다

7. 단(丹), 환(丸), 산(散)의 하루 용량은 매우 적으며 탕약의 용량은 많은 편인데, 이 책에 표시된 하루 용량은 탕약으로 끓였을 때의 하루 분량이다.

제 1 장

월경병증月經病證

1 생리통 生理痛, Dysmenorrhea－월경통, 통경)

생리통(生理痛)은 월경을 시작하기 며칠 전 또는 몇 시간 전부터 자궁내막이 과도하게 수축되면서 주기적으로 아랫배 치골상부, 허리, 꼬리뼈 부위에 쥐어짜는 듯한 경련성 통증이 생기면서 속이 매스껍고 울렁거리거나 헛구역질을 하거나 설사를 하는 등의 증상을 동반하는 여성생리 통증을 말한다. 생리통은 월경통(月經痛) 또는 월경곤란증(月經困難症)이라고도 하며, 중의학에서는 통경(痛經)이라고 한다.

생리통은 월경을 하는 여성의 절반 이상이 겪어보는 통증으로 골반 내에 병변이 없으면서 1~2일 정도 통증이 있으면 원발성 월경곤란(일차성 생리통)이라 하고, 골반 내에 병변이 있어서 기질적인 문제로 인해 월경 1~2주 전부터 생리통이 생기고, 월경 후 에도 며칠 동안 통증이 지속되면 속발성 월경곤란(이차적 생리통)이라고 한다.

일차적 생리통은 대개 초경이 있고난 후부터 1년이 지나면서 나타나기 시작하여 주로 10~20대 때에 많이 생기는데, 간혹 40대에 나타나는 경우도 있다.

이차적 생리통은 골반 내의 자궁근종, 자궁선근증 및 자궁내막증과 같은 병변 때문에 생기므로 초경이 있고난 후 최소 수년이 지난 후에 나타나며, 30~50대 때에 많이 생기며, 배란이 되지 않는 무배란(無排卵) 월경에서도 이차적 생리통이 나타난다.

중의학적 원인

1. 기가 막히고 혈이 뭉치다(기체혈어－氣滯血瘀)

감정을 펼치지 못하거나 분노가 폭발하여 간기(肝氣)가 울결이 되면 氣의 흐름이 원활하지 못하게 되고, 아울러 血이 氣를 따라 흐르지 못하게 되기 때문에 월경이나 출산 후에 오로(惡露)가 다 빠져나가지 못하고 뭉쳐서 충맥과 임맥을 압박하므로 월경이 순탄하지 못한 것이니, '통하지 않으면 아프다(不通則痛)'는 원칙대로 월경의 血이 자궁 내에 막히고 뭉쳐 있어서 통증이 생기는 것이다.

2. 기와 혈이 부족하고 약하다(기혈허약－氣血虛弱)

원래 몸이 약하여 기혈(氣血)이 부족하거나 혹은 큰 병을 앓거나 오랫동안 병에 시달려서 氣와 血이 소모되고, 비위가 약하여 생화(生化)의 근원이 결핍되어 精과 血이 부족해져 자궁에 영양을 공급하지 못하게 되어 통증이 생기거나(不榮則痛), 혹은 기혈이 약해져서 양기(陽氣)가 부진(不振)하게 되고 血이 따뜻하게 공급되지 않아서, 자궁의 陽이 부족해져 寒이 쌓여서 통증이 생기는 것이다.

3. 한이 응결되고 혈이 뭉치다(한응혈어－寒凝血瘀)

월경이나 출산 후에 한사(寒邪)가 침입을 하거나, 차고 냉한 음식을 많이 먹어서 몸이 차지면서 충맥과 임맥에 찬 기운이 파고들어 血을 뭉치게 하므로, 월경이 도래해도 血을 원활하게 순행하지 못하기 때문에 통증이 생기는 것이다.

4. 신장이 허하다(신허－腎虛)

선천적으로 신장의 氣가 부족하거나 출산을 많이 하거나 방사(房事)를 지나치게 즐기느라 신기(腎氣)가 상하게 되면, 신장이 虛해지면서 精과 血이 부족하게 되어 충맥과 임맥을 자양(滋養)하지 못하여, 월경이 도래하면 없는 血을 짜내야 할 정도로 부족하기 때문에 통증이 생기는 것이다(不榮則痛).

5. 습열이 자궁 안에 쌓이고 뭉치다(습열온결－濕熱蘊結)

원래 하초가 濕하고 熱이 있거나, 혹은 월경이나 출산 후에 습열(濕熱)의 사기(邪

氣)가 하초에 침입하여 충맥과 임맥의 氣血을 묶어두니, 血이 순행하지 못하고 막히게 되어 통증이 유발되는 것이다.

진단요점

1. 언제부터 월경할 때 복통이 있었는지, 월경 전에 정신적인 충격, 긴장, 스트레스를 받았는지, 월경기간이나 출산 후에 찬 기운(寒邪)이 침입한 적이 있는지, 냉한 음식을 즐겨 먹는지, 방사(房事)가 많은지, 부인과(婦人科) 수술을 받은 적이 있는지 문진한다.
2. 통증이 참기 어려운 정도로 심한지, 통증이 있을 때 손발이 차고 얼굴이 파래지는지(肢冷面靑), 구토증세가 있고 땀이 나는지(嘔吐汗出), 통증이 발작하면 허리와 꼬리뼈, 항문, 양쪽 사타구니까지 아픈지 문진한다.
3. 부인과 병원에서 초음파, 내시경, 혈액검사 등을 통하여 자궁굴곡, 자궁내막염, 자궁경부미란, 협착, 난소낭종, 분강염(盆腔炎) 등을 검사한 결과가 있으면 참조한다.

변증요점

일반적으로 월경 前의 통증은 실증(實證)에 속하고, 월경 後의 통증은 허증(虛證)에 속한다. 통증이 팽창감보다 심하면 血이 맺힌 것이(痛甚于脹爲血瘀) 원인이고, 팽창감이 통증보다 더 심하면 氣가 막힌 것이며(脹甚于痛爲氣滯), 극심하게 아프면 실증에 속하고, 은은하게 아프면 허증에 속하는데, 생리통은 주로 실증이 많고 허증은 적으며 허증과 실증이 복잡하게 섞여있는 경우도 있으니 잘 분별해야 한다.

증상별 치료

1. 기가 막히고 혈이 뭉치다(기체혈어－氣滯血瘀)

1) 증상

월경 前이나 월경기간에 아랫배가 팽팽하게 아파서 만지지 못하게 하고(小腹脹

痛拒按), 가슴, 옆구리, 유방이 팽팽하게 아프며(胸脇乳房脹痛), 월경이 순조롭게 잘 나오지 않고(經行不暢), 색깔은 어두운 자색이고 덩어리가 있으며(經色紫暗有塊), 덩어리가 나오면 통증이 줄어든다(塊下痛減). 혀는 어두운 자색이거나 혹은 어혈(瘀血) 무늬가 있고, 맥은 거문고 줄처럼 팽팽하거나, 혹은 팽팽하면서 칼로 대나무를 긁듯 거칠면서 힘이 있다(舌紫暗或有瘀点脈弦或弦澁有力).

2) 치법

혈을 활기차게 돌려 막힌 것을 풀고 기를 움직여 통증을 멈추게 한다.
(활혈거어, 행기지통－活血袪瘀, 行氣止痛)

3) 방약

膈下逐瘀湯〈醫林改錯〉卷上 加減

오령지9g 당귀12g 천궁9g 도인12g 홍화12g 목단피9g 적작9g 오약9g 향부9g 지각9g 현호색9g 감초12g

4) 방해

정서적으로 울분이 있거나 분노, 스트레스가 쌓여서 肝이 울결이 되고 氣가 막히며(氣滯), 血이 충맥과 임맥에 뭉치면(血瘀于衝任脈) 기혈이 운행을 하지 못하게 되고, 그런 상태에서 월경기간이 다가오면 또 다시 기혈이 충맥과 임맥에 막혀서 순환되지 않아 통증이 생기게 되는 것이니, 본 방은 氣가 인솔해서 血을 활기차게 돌리고(氣帥血行) 막힌 것을 풀어 통증을 멈추게 하는데 중점을 두고 있다.

- 오령지(五靈脂)는 가슴, 옆구리, 위장, 복부, 하복부에 血이 뭉쳐서 통증이 있을 때 그 통증을 없애주고, 생리통, 산후복통, 붕루, 폐경 등 어혈(瘀血)에 의한 모든 통증에 血을 활발하게 돌려서 통증을 없애준다.
- 당귀, 적작(赤芍)은 함께 배합하여 血을 자양하고 血을 활기차게 돌려서 막히고 뭉쳐있는 것을 터서 없애버리되 陰血을 상하게 하지 않는다.
- 천궁(川芎)은 혈을 활기차게 돌려서 뭉친 것을 뚫는데 혈속에 氣를 담고 움직이기 때문에 '혈중기약(血中氣藥)'이라 한다. 활혈(活血)을 하여 통증을 없애 생리불순이나 생리통, 폐경 등의 부인과 질병을 치료하는데 효과가 좋다.

- 목단피(牡丹皮)는 영혈분(營血分)의 실열(實熱)을 내리고, 간을 소통시켜서 뭉친 것을 풀고, 血을 서늘하게 하며(凉血), 血을 활기차게 돌려 막힌 곳을 뚫어 통증을 없앤다.
- 도인, 홍화는 강렬하게 血을 돌려서 맺힌 곳을 풀고 덩어리(瘀血)를 제거하며 향부, 오약, 지각 같은 행기약(行氣藥)과 배합하면 통증을 없애는 효과가 더 좋아진다.
- 도인(桃仁)은 달고 쓴 약성으로 심장과 肝의 血分으로 들어가서 血이 뭉친 것을 제거하여 생리통, 산후복통, 근육통, 타박통 등의 통증을 없애는 효과가 탁월하며, 복부에 딱딱하게 뭉쳐있는 적(積)과 폐, 대장의 용종을 없애는데도 사용한다.
- 홍화(紅花)는 맵고 따뜻한 약성으로 혈을 돌려서 경락을 통하게 하고 뭉치고 맺힌 곳을 뚫고, 심장과 肝으로 들어가 심장, 복부의 통증을 없애며 생리통, 산후복통을 가라앉히고, 血이 막혀서 월경이 잘 나오지 않을 때 순행하도록 돕는다.
- 향부(香附)는 간을 소통시켜 氣를 움직이고, 하초의 막힌 곳을 뚫어 월경을 조절하고 통증을 없앤다.
- 오약(烏藥)은 신장의 陽을 따뜻하게 하여 하초를 덥혀서 寒을 몰아내고, 氣를 돌려서 막힌 곳을 뚫어 통증을 없앤다.
- 지각(枳殼)은 氣를 돌려 중초에 막힌 것을 뚫어서 식적(食積)을 없애며, 담(痰)이 가슴과 위장에 꽉 차있는 것을 삭혀서 없앤다.
- 현호색(玄胡索)은 氣와 血이 막히고 뭉쳐서 가슴, 옆구리, 복부, 하복부가 아플 때 氣와 血을 돌려 통증을 없애주며, 월경불순과 산후의 오로(惡露)를 깨끗하게 정화시킨다. 현호색은 '血 안에 氣가 막혔을 때 그 氣를 돌게 하고, 氣 안에 血이 뭉쳐 있을때 혈을 돌려주기(行血中氣滯, 行氣中血滯)' 때문에 인체의 상하(上下) 어떤 부위의 통증에 사용하던 간에 진통작용이 탁월하다.
- 감초는 쓰고 찬 약재들이 腸과 胃를 상하게 하지 않도록 보호하며, 여러 약이 섞여도 약효를 잘 발휘할 수 있도록 조화롭게 돕는다.

5) 변증가감

- 생리통이 극심하고 속이 울렁거리며 구토증세가 있으면 오수유6g 반하12g 삼릉12g 아출(봉아출)12g을 추가하여 肝, 脾胃, 腎과 하초를 따뜻하게 하고 血을

강하게 돌리며 氣를 움직여서 통증을 없앤다.

- 아랫배가 팽팽하면서 밑으로 빠질 것 같거나 혹은 통증이 항문까지 연결되면 강황12g 천련자12g을 추가해 血을 돌리고 氣를 움직여 경맥을 통하게 하여 진통시킨다.
- 아랫배가 차면서 통증이 있으면 애엽15g 소회향6g을 추가하여 하복부를 따뜻하게 하여 寒을 물리치고 氣를 움직여 통증을 없앤다.
- 熱이 있으면서 입이 마르고 혀가 붉으며 맥이 빠르면 치자12g 연교12g 황백12g을 추가하여 심장, 폐, 간담, 신장, 방광, 대장, 위장과 삼초(三焦)의 열을 내린다.

6) 제언

- 오령지(五靈脂)는 파혈(破血)작용이 강하기 때문에 血이 부족한 사람이 뭉친 곳이 없으면 사용하지 않아야 하며, 임산부에게도 사용을 禁한다.
  오령지는 어혈에 의해서 붕루가 있을 때는 지혈하는 효과를 발휘하기 때문에 활혈(活血)과 지혈을 동시에 하는 약이다.
  오령지9g 포황9g을 함께 배합하면 가슴과 복부의 모든 어혈(瘀血)에 의한 통증을 치료하는데 좋은 효과가 있다(失笑散). 오령지는 인삼과 함께 사용하지 않는다(十九畏).
- 적작(赤芍)은 보통 하루 6~15g을 사용할 수 있으며 血이 차서 월경이 잘 나오지 않을 때는 사용하지 않는다. 여로(藜蘆)와 같이 사용하지 않는다(十八反).
- 목단피(牡丹皮)는 生으로 사용하면 열을 흩어놓고 혈을 서늘하게 하며, 술에 볶아서(酒炒) 사용하면 血을 활기차게 돌려 막힌 곳을 없애며, 볶고 태운 초탄(炒炭) 상태로 사용하면 지혈을 한다.
- 도인(桃仁)은 딱딱해서 물이 침투하기 어려우니 부숴서 끓이면 좋은 약효를 얻을 수 있고, 독성이 있기 때문에 많은 양을 먹거나 장기 복용을 하면 두통, 심계항진이나 눈이 침침해지는 등의 부작용이 나타날 수 있고, 복숭아 알레르기가 있는 사람은 심하면 호흡곤란이나 쇼크가 올 수 있으니 신중해야 한다.
  또 통변(通便) 기능이 있으므로 설사를 하는 사람은 설사가 멎은 후에 복용해야 하고, 활혈(活血)작용이 강하기 때문에 임신부는 주의하거나 禁한다.
- 홍화(紅花)는 동맥경화와 협심증을 치료하는데 있어서 단삼과 같이 배합하여

쓰면 좋은 효과가 있고, 혈을 돌리는 활혈(活血)의 효과가 강하므로 평소 출혈이 있는 사람과 임산부는 주의하거나 禁하는 것이 좋다.
도인과 홍화는 함께 사용하면 血을 돌려 맺힌 것을 흩어놓고 통증을 없애는(活血散瘀止痛) 효과가 훨씬 더 상승한다.

- 향부(香附)는 진통(鎭痛) 효과를 높이려면 식초를 살짝 넣고 구워서(醋炙) 사용한다.
- 오약(烏藥)은 신장의 陽이 부족하여 방광이 차져서 소변을 자주 보거나(頻尿), 어린이들이 밤에 잠을 자다가 오줌을 싸는 유뇨(遺尿)의 증상이 있을 때 성인 기준 하루 오약12g 익지인12g 보골지12g 토사자12g 산약24g을 함께 배합하여 복용하면 자다가 오줌을 싸지 않게 하는데 좋은 효과가 있다.
- 지각(枳殼)은 평소 하루 3~12g을 사용하는데 병세가 급하고 중할 때에는 30g까지도 사용할 수 있으나 증세가 완화되어짐에 따라 용량을 적절하게 줄여야 한다. 지각은 볶아서(炒) 사용하면 약성이 비교적 온화해지지만, 氣를 돌리는 작용이 강하기 때문에 임산부는 유산의 위험이 있어 신중하거나 禁한다.
- 감초(甘草)는 여러 가지 약이 섞여도 약효를 잘 발휘할 수 있도록 조화롭게 돕는다.

2. 기와 혈이 부족하고 약하다(기혈허약－氣血虛弱)

1) 증상

월경 前後에 아랫배가 은근하게 통증이 있고 손으로 만지는 것을 좋아하며(小腹隱痛喜按), 월경의 양이 적고(月經量少), 색은 연하고 묽으며(色淡質稀), 안색이 피로하고 힘이 없으며(神疲乏力), 머리가 어지럽고 가슴이 두근거리며(頭暈心悸), 잠을 잘 이루지 못하고 꿈을 많이 꾸며(失眠多夢), 얼굴이 창백하다(面色蒼白).
혀는 연한색이고 태는 얇으며 맥은 가늘고 약하다(舌淡苔薄脈細弱).

2) 치법

혈을 기르고 기를 보충하며 중초를 따뜻하게 하여 통증을 멈추게 한다.
(양혈보기, 온중지통－養血補氣, 溫中止痛)

3) 방약

黃芪建中湯〈金匱要略〉 加減

자황기30g 백작24g 계지12g 생강3片 대추12枚 이당(飴糖)30g 감초6g 만삼15g 당귀15g 숙지황15g 오약9g

4) 방해

큰 병이나 오랜 병에 시달리면서 氣血이 소모되거나 비위가 약하여 생화(生化)의 근원이 결핍되어 精과 血이 부족해져 포궁(胞宮)에 영양을 공급하지 못해서 통증이 생기거나(不榮則痛), 기혈이 약해져서 양기(陽氣)가 부진(不振)하고 血이 따뜻하게 공급되지 않아 자궁의 陽이 부족해져 寒이 쌓이기 때문에 월경이 적절하게 돌지 못하고 정체되어 통증이 생기는 것이니, 본 방은 血을 기르고 氣를 보충하며 중하초를 따뜻하게 하여 통증을 멈추게 하는데 중점을 두고 있다.

- 자황기, 만삼(蔓蔘－黨蔘)은 氣를 보하고 계지(桂枝), 오약(烏藥)은 중하초를 따뜻하게 하여 충맥과 임맥을 통하게 하여 통증을 멈추게 한다.
- 당귀, 백작, 숙지황, 이당은 血을 만들고 중초를 편안하게 하여 복통을 완화시킨다.
- 숙지황(熟地黃)은 생리가 불순하거나 생리통이 있을 때 陰을 자양하여 精을 더하고 髓를 채우며 血을 보충하여 통증을 완화시킨다.
- 이당(飴糖)은 달고 따뜻한 약성으로써 중초가 虛하고 冷해서 위장 부위와 복부에 쥐어짜는 듯한 통증이 있을 때, 계지, 백작, 자감초를 함께 배합하여 통증을 완화시킨다.
- 자감초, 생강, 대추는 비위를 튼튼하게 하여 중초를 따뜻하게 덥히고, 신장의 陽을 북돋아 기혈(氣血)을 만드는 것을 돕는다.

5) 변증가감

- 복부와 아랫배가 허하고 차서 위산(胃酸)이 역류하여 입으로 나오면 오수유6g 반하9g을 추가하여 肝과 胃를 따뜻하게 만들어 역류하는 위산을 억제하고 제거한다.
- 입에 맑은 물이 자꾸 역류해서 올라오면 건강12g 진피12g 반하12g 복령20g을

추가하여 胃를 따뜻하게 덥혀서 역류하는 맑은 액체를 가라앉히고 없앤다.

- 비위가 허약한데 寒이 명확하지 않으면 향부9g 사인9g 인삼9g 백출12g 복령 15g을 추가하여 비장을 튼튼하게 하고 氣를 더하고 움직여 위장과 복부를 편안하게 한다.

6) 제언

- 계지(桂枝)는 따뜻하면서 가볍게 온 몸으로 손발, 피부까지 치달리는 성질이라서 오래 끓이면 약효가 떨어지니 1시간 이내로 끓여야 효과가 좋다.
  계지는 맵고 따뜻한 약성이 강하므로 풍열(風熱)로 인해 몸이 뜨겁거나 陰이 허하여 陽이 가득차고 血이 뜨거워서 안절부절 못하는 사람에게는 사용하지 않는다.
- 생강(生薑)은 매운 맛이 강하므로 陰이 허한 사람과 위염, 위궤양이 있는 사람에게는 양을 줄이거나 위벽을 보호하는 약을 첨가하는 등 신중히 사용해야 하거나 禁한다.
- 이당(飴糖)은 다른 약을 끓여서 복용하기 직전에 넣어서 섞은 후에 골고루 잘 저어 녹인 후에 복용한다.

3. 찬 기운이 응결되고 혈이 뭉치다(한응혈어-寒凝血瘀)

1) 증상

월경 前과 월경기간에 아랫배가 차고 아파서 만지는 것조차 거부하며(小腹冷痛拒按), 따뜻하게 하면 통증이 줄어들고(得熱則痛減), 월경의 양은 적고(經血量少), 색은 어두우며 덩어리가 있고(色暗有塊), 추위를 타고 사지가 냉하며(畏寒肢冷), 얼굴색이 창백하다(面色蒼白).

혀는 어둡고 태는 적으며 맥은 가라앉고 밧줄처럼 팽팽하다(舌暗苔少脈沈緊).

2) 치법

충맥과 임맥을 따뜻하게 하여 찬 것을 흩어놓고, 뭉친 것을 없애고 혈을 기른다. (온경산한, 거어양혈-溫經散寒, 袪瘀養血)

3) 방약

溫經湯〈金匱要略〉 加減

오수유6g 당귀12g 백작12g 천궁12g 인삼9g 계지12g 아교9g 목단피9g 생강3片 반하9g 맥문동12g 감초9g 소회향6g

4) 방해

월경이나 출산 후에 한사(寒邪)가 충맥과 임맥에 침입을 하거나, 차고 냉한 음식을 많이 먹어서 몸이 차지면서 충맥과 임맥에 찬 기운이 파고들어 血을 뭉치게 하여 월경이 도래해도 氣血을 원활하게 순행시키지 못하기 때문에 통증이 생기는 것이니, 본 방은 陽을 길러서 충맥과 임맥을 따뜻하게 하여 찬 것을 흩어놓고 막힌 것을 열어서 血을 보충하여 통증을 없애는데 중점을 두고 있다.

• 오수유(吳茱萸)는 맵고 熱이 있는 약성으로 비장과 신장의 陽을 도와서 복부와 하복부를 따뜻하게 하여 虛寒을 물리쳐 생리통의 통증을 없애고 월경을 순조롭게 한다.
• 당귀, 백작, 천궁은 간경(肝經)으로 들어가서, 혈을 돌려서 맺힌 곳을 풀고 血을 만들어서 월경을 순조롭게 하고 생리통을 완화시킨다.
• 인삼(人蔘)과 감초는 비장을 튼튼하게 하여 생화(生化)의 근원을 자생하고 陽을 만들고 陰을 성장시키며 氣를 더하고, 血을 만드는 것을 돕는다.
• 계지(桂枝)는 신양(腎陽)을 따뜻하게 하여 하복부와 전신의 위분(衛分)을 덥혀서 찬 기운을 몰아내고 충, 임맥을 따스하게 하여 월경을 원활하게 하도록 돕는다.
• 아교(阿膠)는 달고 평온한 약성으로 腎陰을 자양하고 肝血을 길러서 血을 만들고 마른 것을 윤택하게 한다.
• 목단피(牡丹皮)는 쓰고 매우며 약간 찬 약성으로 心肝腎으로 들어가 血을 돌려 맺힌 곳을 풀고 熱을 내리는데, 본 방에서는 따뜻한 약성이 치고 올라오지 않도록 견제하며 억제하는 용도로 사용되고 있다.
• 반하(半夏)는 생강과 같이 배합하여 중초를 따뜻하게 하고 위장을 편하게 한다
• 맥문동(麥門冬)은 달고 매우며 약간 찬 약성으로 심장으로 들어가 熱을 내리고 정신을 안정시키며, 폐로 들어가 陰을 길러 폐를 윤택하게 하며, 胃에 진액을

만들어 소화를 돕는데, 본 방에서는 陰을 길러서 따뜻한 약성이 上部로 상승하는 것을 견제하고 억제하는 용도로 쓰이고 있다.

- 소회향(小茴香)은 허한성(虛寒性) 기체(氣滯)가 있을 때 중초를 따뜻하게 하여 寒을 물리치고 氣를 돌려 통증을 없애며, 아랫배가 차고 통증이 있거나 생리통, 월경과소가 있을 때 하복부의 寒을 없애고 충맥과 임맥의 陽을 살려서 통증을 가라앉히고 경수(經水)가 순조롭게 나오도록 한다.

5) 변증가감

- 아랫배 통증이 심하면 맥문동, 목단피를 빼고 애엽12g 오약12g을 추가하여 아랫배를 따뜻하게 하고 기혈이 돌게 한다.
- 氣가 정체하여 통증이 심하면 향부12g 오약12g을 추가하여 氣를 다스려서 통하게 하여 통증을 없앤다.
- 월경의 색깔이 연하고 그치지 않고 계속 나오면 목단피를 빼고 애엽12g 숙지황20g 하수오15g을 추가하여 충맥과 임맥을 따뜻하게 하고 血을 보충하여 통증을 없앤다.

6) 제언

- 오수유(吳茱萸)는 매우 맵고 쓰고 건조하며 열이 많아서 쉽게 氣를 상하게 하고 火를 만들어내기 때문에 많은 양을 복용하지 않고 하루 3~6g 정도 쓰며, 오래 복용하지 않는 것이 좋다. 오수유는 식초에 담갔다가 으깨서 발바닥 중심의 용천혈(涌天穴) 자리에 붙이면 입에 생긴 염증(口瘡)을 치료하고 고혈압을 낮출 수 있다.
- 아교(阿膠)는 교질(膠質)로 단단하게 만들어져 있으므로, 불에 서서히 달군 용기의 뜨거운 물속에서 바닥에 눌러 비비면서 천천히 녹인 후 다른 약재와 섞는다. 녹은 후에도 찐득찐득하기 때문에 소화에 장애가 될 수 있으므로 위장이 약하거나 설사하는 사람에게는 주의해서 사용해야 한다.
  목향12g 진피12g을 추가하면 소화의 장애를 피하고 무난하게 복용할 수 있다
- 소회향(小茴香)은 맵고 따뜻한 약성이 강하므로 하루 3~6g 정도가 적합하며, 중하초에 熱이 많거나 위장이 약한 사람들에게는 주의하거나 禁한다.

4. 신장의 기가 모자라고 부족하다(신기휴허 – 腎氣虧虛)

1) 증상

월경기간 혹은 월경이 지난 후에, 아랫배가 은은하게 아픈데 손으로 만지면 편안하고(小腹隱痛喜按), 월경의 양이 적고 색은 연하면서 묽고(量少色淡質稀), 머리가 어지럽고 귀에서 소리가 나며(頭暈耳鳴), 허리가 시큰거리고 다리는 연약하면서(腰酸腿軟), 오줌이 맑고 길게 나오며(小便淸長), 얼굴색이 어두운 회색이다(面色晦暗).

혀는 연한색이고 태는 얇으며 맥은 가라앉고 가늘다(舌淡苔薄脈沈細).

2) 치법

신장의 氣를 보하고 더하며 간을 조절하여 통증을 멈추게 한다.

(보익신수, 조간지통 – 補益腎氣, 調肝止痛)

3) 방약

調肝湯〈傅靑主女科〉卷上 加減

산약15g 아교12g 당귀15g 백작15g 산수유15g 파극천12g 감초6g 두충12g

4) 방해

선천적으로 신장의 氣가 부족하거나 출산을 많이 하거나 방사(房事)를 지나치게 즐기느라 신기(腎氣)가 상하면, 신장이 虛해지면서 精과 血이 부족하게 되어 충맥과 임맥을 자양(滋養)하지 못한 상태에서 월경이 또 다가오면 가뜩이나 없는 血을 또 짜내야 하기 때문에 월경의 양이 적고 통증이 생기는 것이니(不榮則痛), 본 방은 신장의 氣와 陰血을 보하고 간을 조절하여 통증을 멈추게 하는데 주력하고 있다.

- 산약(山藥)은 陰을 더하며 신장을 길러 精과 血을 만들고 굳게 지키며 비장을 도와 조혈과 지혈을 한다.
- 당귀, 백작, 아교, 숙지는 血을 자양(滋養)하여 급한 것을 완화시키고 통증을 없앤다.
- 산수유(山茱萸)는 신음(腎陰)을 자양하고 血을 만들며, 精을 보하고 신장의 氣를 더하며, 간에 혈을 공급하여 월경을 적절하게 조절한다.

- 파극천(巴戟天)은 간과 신장을 補하여 근육과 뼈를 튼튼하게 하고, 신양(腎陽)을 채워서 하초를 따뜻하게 덥혀서 아랫배 통증을 없애고 허리를 강하게 하며 불임과 양위(陽痿)를 치료하고 생리통을 가라앉히며 월경주기와 양을 적절하게 조절한다.
- 두충(杜仲)은 간과 신장을 補하여 근육과 뼈를 튼튼하게 하고, 신양(腎陽)을 채워서 하초를 따뜻하게 하며 허리를 강하게 하고, 불임과 양위(陽痿)를 치료하며 월경주기와 양을 적절하게 조절한다.
- 감초(甘草)는 비위와 심장의 氣를 더하고 중초를 보하며, 급한 병세와 통증을 완화하며, 쓰고 찬 약재들이 腸과 胃를 상하게 하지 않도록 보호하고 여러 약이 섞여도 약효를 잘 발휘할 수 있도록 조화롭게 돕는다.

5) 변증가감

- 월경의 양이 적게 나오면 녹각교15g 숙지황15g 구기자15g을 추가하여 血을 만들고 공급하여 경수(經水)를 보충한다.
- 허리와 꼬리뼈가 시큰하고 계속 아프면 상기생20g 두충12g 구척(狗脊)12g 우슬15g을 추가하여 간과 신장을 보해서 허리와 꼬리뼈를 튼튼하게 하고 통증을 없앤다.

6) 제언

- 산약(山藥)은 음을 보하고 진액을 생성할 때는 生으로 쓰고, 氣를 보하여 精을 가두고 비장을 튼튼하게 하여 설사를 멈추게 할 때는 볶아서(炒) 사용한다.
  산약은 일반적으로 10~30g을 쓰는데 병이 위중하면 일시적으로 250g까지 사용해도 되지만 증세가 완화됨에 따라서 적절하게 양을 줄인다.
  분쇄해서 산제(散制)로 먹을 때는 하루 4~10g을 복용할 수 있다.
- 산수유(山茱萸)는 하루 12~15g을 쓰는데, 필요에 따라 30g까지도 쓸 수 있으나 병세가 호전되어감에 따라서 양을 줄여야 한다.
  습열이 내재해 있거나 소변이 잘 안 나오는 사람에게는 사용하지 않는다.

5. 습과 열이 쌓이고 뭉치다(습열온결－濕熱蘊結)

1) 증상

월경 전 혹은 월기기간에(經前或經期), 아랫배가 타는 듯이 아파서 만지는 것도 싫고(小腹灼痛拒按), 통증이 허리와 엉치뼈까지 연결되며(痛連腰骶), 어떤 사람은 평상시에도 아랫배가 아프다가(或者平時小腹痛), 월경 전에 심하게 아프고(至經前疼痛加劇), 월경양이 많거나 혹은 기간이 길고(經量多或經期長), 월경색이 붉은 자색이며(經色紫紅), 끈적끈적하거나 덩어리가 있고(質稠或有血塊), 평소 냉대하의 양이 많은데(平素帶下量多), 누렇고 끈적끈적하며 냄새가 지독하거나(黃稠臭穢), 혹은 미열이 있거나(或伴微熱), 소변이 노랗고 커피색이다(小便黃赤).

혀는 붉고 태는 누런 기름때가 덮여있는 듯하고 맥은 쟁반위에 구슬이 구르듯 하면서 빠르거나 솜처럼 부드러우면서 빠르다(舌紅苔黃膩脈滑數或濡數).

2) 치법

열을 내리고 습을 제거하며 뭉친 것을 풀어서 통증을 없앤다.
(청열제습, 화어지통－清熱除濕, 化瘀止痛)

3) 방약

清熱調血湯〈古今醫鑑〉 加減
목단피12g 황연6g 생지황15g 당귀15g 백작15g 천궁15g 홍화12g 도인12g
아출12g 향부9g 현호색15g 패장초12g 의이인30g

4) 방해

濕과 熱이 충맥과 임맥에 쌓이고 뭉치게 되면, 氣血이 잘 운행하지 못하여 온몸으로 퍼지지 못하고 충맥과 임맥으로 몰리기 때문에 월경이 와도 氣血이 뭉쳐 있기만 하고 퍼지지 않아 하복부의 통증이 심해지고 색이 자홍색으로 짙어지며, 또 한꺼번에 쏟아지기 때문에 양이 많고 기간이 길어지는 것이니, 본 방은 濕을 제거하고 熱을 내리며 뭉친 血을 돌려서 충, 임맥을 원활하게 순행시켜 통증을 없애는데 중점을 두고 있다.

• 목단피, 당귀, 천궁, 도인, 홍화는 血을 돌리고 뭉친 것을 없애 월경이 통하게

한다.

목단피(牡丹皮)는 영혈분(營血分)의 실열(實熱)을 내리고, 간을 소통시켜서 뭉친 것을 풀고, 血을 서늘하게 하며, 血을 활기차게 돌려 막힌 곳을 뚫는다.

- 황연, 의이인은 濕을 제거하고, 熱을 내려 충, 임맥을 깨끗하게 하여 통증을 없앤다.

  황연(黃連)은 쓰고 찬 약성으로 위장과 대장에 쌓인 습열(濕熱)을 씻어낸다.

- 아출, 향부, 현호색은 氣를 움직이고 혈을 돌려서 뭉친 것을 풀고 통증을 없앤다. 현호색(玄胡索)은 氣와 血이 막히고 뭉쳐서 머리, 가슴, 옆구리, 복부, 하복부가 아플 때 氣와 血을 돌려서 통증을 없애주고, 월경불순과 산후의 오로(惡露)를 깨끗하게 정화시킨다. 현호색은 '血이 움직이는데 氣가 막혀있으면 그 氣를 같이 돌리고, 氣가 움직이는데 血이 뭉쳐 있으면 그 혈을 같이 돌려준다(行血中氣滯則行氣, 行氣中血滯則行血)' 그렇기 때문에 인체의 上下左右 어떤 부위의 통증이던 진통작용이 탁월하다.
- 생지황은 열을 내리고 血을 서늘하게 식히며, 백작은 肝의 음혈(陰血)을 만들어 급한 통증을 완화시킨다.

5) 변증가감

월경의 양이 많거나 기간이 길게 연장되면 괴화(槐花)15g 지유12g 마치현(馬齒莧)50g을 추가하여 熱과 濕을 쫓아내고 월경의 양을 줄인다.

6) 제언

- 황연(黃連)은 볶아서 사용하면 황연의 寒性을 약하게 할 수 있으며, 생강즙에다 구워서(薑炙) 사용하면 胃의 열을 내리고 구토를 없애주는데 좋고, 술에 구워서 사용하면 상초의 열을 내려주는데 좋고, 돼지 쓸개즙에 볶아서 쓰면 간담(肝膽)의 火를 제거하는데 좋다. 황연은 쓰고 찬 약성이기 때문에 비위가 차고 약한 사람이나 임산부는 신중하게 사용하거나 禁해야 한다.
- 현호색(玄胡索)은 대부분 식초에 법제를 한 후에 사용하는데, 그렇게 하면 유효성분의 용해도(溶解度)가 매우 높아져서 진통(鎭痛)의 효과가 상당히 커진다. 갈아서 분말로 사용하면 빨리 진통이 되는데 하루 1.5~3g을 복용할 수 있다.

임상사례

1. 한응혈어(寒凝血瘀)型

1) 증상

21세 여자, 수업시간에 갑자기 얼굴이 창백해지면서(面色蒼白), 식은땀이 뚝뚝 떨어지고(冷汗淋漓), 손발이 차지면서(手足逆冷), 아랫배가 차고 아파서 손으로 만지는 것조차 거부하고(小腹冷痛拒按), 울렁거리며 토할 것 같아서(惡心欲吐), 아프고 불안한 마음에 본 의원을 찾아왔다.

진단을 해보니 5시간 전에 월경이 시작되었는데 시작할 때는 아프지 않았으나 3시간 전부터 갑자기 아프기 시작했다고 한다. 이런 통증은 월경을 시작한 15세부터 19세까지는 없었으나, 1년 전 추운 겨울에 밖에서 오랫동안 돌아다니고 찬 음식, 찬 음료수를 마시고 나서부터 지금까지 생리통이 계속 되어왔는데, 오늘 극심하게 나타났다고 한다.

월경의 양은 적고(月經量少), 색은 어두우며 약간의 덩어리가 있고(色黯少塊), 따뜻하게 하면 통증이 가라앉는다(得熱痛減).

혀는 연한 어두운 색이고 맥은 가라앉고 느리다(舌淡黯脈沈遲).

2) 치법

경맥을 따뜻하게 하여 찬 기운을 흩어놓고, 자궁을 따뜻하게 하여 통증을 멈춘다. (온경산한, 난궁지통－溫經散寒, 暖宮止痛)

3) 방약

부자12g 계지12g 소회향6g 포강12g 자황기30g 당귀15g 백작20g 현호색15g 향부15g 감초6g

4) 방해

월경을 하고 있는 기간이나 월경 前後, 혹은 출산 후에 추위에 노출된 상태에서 차고 냉한 음식을 많이 먹어서 몸이 차지면서 한사(寒邪)가 충맥과 임맥에 파고 들어 손상시키고 血을 뭉치게 하여 월경이 도래해도 氣血을 원활하게 순행시키지 못하기 때문에 통증이 생기는 것이니, 본 방은 陽을 길러서 충맥과 임맥을 따뜻하게 하여 찬 것을 제거하고 막힌 것을 뚫고 없애며 血을 보충하여 통증을 없애는데 주력하고 있다.

• 부자(附子)는 심장, 비장, 신장의 陽을 보하고 따뜻하게 하여 상중하초의 양기를 북돋아 음한(陰寒)을 물리치고, 허한성(虛寒性) 자궁냉증, 생리통, 복통을 완화시킨다.
• 계지, 소회향은 신장의 陽을 도와 중초와 하복부를 따뜻하게 하여 충맥과 임맥을 덥혀서 생리통을 완화시킨다.
• 포강(炮薑)은 허한성(虛寒性) 복통, 하복부통, 설사에 비양(脾陽)을 보하고 중초(中焦)를 따뜻하게 덥혀서 진통시키고 설사를 멈추게 한다.
• 자황기, 감초는 氣를 더하고 중초를 보해서 월경이 순조롭게 행해지도록 돕는다.
• 당귀, 백작, 현호색은 血을 활기차게 돌려서 충맥과 임맥의 막힌 곳을 풀고 생리통, 복통 등을 진통시킨다.
• 향부(香附)는 간기(肝氣)를 소통시키고 하초의 막힌 곳을 뚫어 월경을 조절하고 통증을 없앤다.

5) 변증가감

• 얼굴에 화색이 돌지 않고 매사에 권태로워하면 인삼12g 백출15g 하수오15g을 추가하여 氣를 북돋우고 血을 보충한다.
• 비장과 신장의 陽이 부족하여 음한이 가득차고 몸이 부어있으면 백출15g 복령15g 육계12g 생강피15g을 추가하여 비장과 신장의 陽을 보충하고 비장의 氣를 살려서 음한을 몰아내고 운화수습(運化水濕)을 도와 부종(浮腫)을 가라앉힌다.

6) 제언

• 포강(炮薑)은 태워서 탄(炭)으로 만들어 쓰면 경맥을 따뜻하게 덥혀서 각종 출혈을 지혈시키는 작용을 하고, 아직 탄(炭)이 되지 않은 상태의 포강을 쓰면 중초를 따뜻하게 하여 한(寒)을 흩어놓아(溫中散寒) 복통과 설사를 완화시키는 작용을 한다.

2. 기혈허약(氣血虛弱)型

1) 증상

29세 여자, 14살에 초경(初經)을 하여 10년 정도는 월경이 순탄하다가 3년 전부터 월경 때마다 배가 아프기 시작하였고, 1년 전에 출산을 하고 난 후부터 통증이 점점 더 심해지고 체력도 떨어져 매사에 권태롭고 힘이 없어서 내원하였다. 진단을 해보니 월경의 양이 적고(月經量少), 월경을 할 때나 월경 전에, 아랫배가 은근하게 통증이 있고 손으로 만지는 것을 좋아하며(小腹隱痛喜按), 색은 연하고 묽으며(色淡質稀), 숨이 차고 말을 천천히 힘없이 하며(氣短懶言), 움직이면 땀이 나고(動則汗出), 얼굴이 창백하며(面色蒼白), 안색이 피로하고 힘이 없다(神疲乏力).

혀는 연한색이고 태는 얇으며 맥은 가늘고 힘이 없다(舌淡苔薄脈細無力).

2) 치법

기를 보충하고 혈을 길러 중하초를 따뜻하게 하여 통증을 멈추게 한다.
(보기양혈, 온중지통－補氣養血, 溫中止痛)

3) 방약

인삼12g 자황기30g 백출15g 숙지황20g 백작20g 당귀20g 천궁12g 향부9g 현호색15g 감초6g 오약9g

4) 방해

어려서부터 몸이 건강하지 못하여 기혈(氣血)이 부족하거나, 큰 병, 오랜 병에 시달리면서 氣와 血이 소모되었거나, 혹은 비위가 약하여 생화(生化)의 근원이 결핍되어 精과 血이 부족해지거나, 혹은 기혈이 약해져서 양기가 부진(不振)하게 되고 血이 따뜻하게 공급되지 않아서 충맥과 임맥에 寒이 쌓이면서 월경이 적절하게 돌지 못하고 정체되어 통증이 생기는 것이니, 본 방은 氣를 보충하고 血을 길러서 중하초를 따뜻하게 하여 통증을 멈추게 하는데 중점을 두고 있다.

- 인삼, 자황기, 백출은 氣를 더하고 북돋아 중하초를 補하고 血이 움직이는 것을 도와서 생리통증을 줄이고 월경이 순조롭게 행해지도록 돕는다.
- 숙지황, 백작, 당귀는 血을 만들고 활기차게 돌려서 충맥과 임맥의 막힌 곳을

뚫어 생리통, 복통 등을 진통시킨다.

- 천궁, 현호색은 血을 활발하게 움직여 막힌 곳을 트고 심장, 옆구리, 복부, 하복부의 통증을 진통시킨다.
- 향부, 오약은 중하초의 氣를 돌려 하초를 따뜻하게 하고 가슴, 복부, 하복부의 통증을 완화시킨다.

5) 변증가감

- 외부로부터 풍한습(風寒濕)의 사기(邪氣)가 침입하여 어깨, 무릎, 손가락 등의 관절에 통증을 일으키면 강활12g 독활12g 방풍12g 모과12g을 추가하여 風寒을 물리치고 濕을 없애서 통증을 가라앉힌다.
- 가슴과 옆구리가 답답하면서 통증이 심하면 과루15g 해백(薤白)12g 천련자9g을 추가해서 천궁, 현호색과 함께 작용하여, 가슴을 트고 따뜻하게 하며 血을 돌려서 뭉친 담(痰)을 없애고 가슴, 옆구리, 복부, 하복부의 막힌 것을 뚫고 통증을 완화시킨다.

6) 제언

- 인삼(人蔘)은 일반적으로 하루 6~12g을 사용하는데 병세가 급하고 중하면 30g까지 써도 되지만 병세가 호전되어 가면 양을 적절히 줄여야 한다.
- 백출(白朮)은 하루에 10~15g을 쓰는데 병세가 급하거나 위중할 때에는 30g까지 쓸 수 있으나, 병세가 호전되어감에 따라서 줄여야 한다. 氣를 보하고 비장을 튼튼하게 할 때는 볶은 초(炒)백출이 좋고, 비장을 건실하게 하여 설사를 멈추게 할 때는 볶고 태운 초초(炒焦)백출이 좋고, 濕을 제거하고 수분을 내보낼 때는 生백출이 좋다.

3. 기체혈어(氣滯血瘀)型

1) 증상

19세 여자, 평소 성격이 여리고 내성적이며 잘 놀래고 예민한 편인데 15세에 월경을 시작해서 3년 정도는 문제가 없었으나, 최근 1년 전부터는 월경의 양이 줄어들었고 주기도 불규칙하며 아랫배가 많이 아파서 본 의원을 찾아왔다.

진단을 해보니 아랫배가 팽팽하면서 아파서 만지지 못하게 하고((小腹脹痛拒按), 가슴, 옆구리, 유방이 팽팽하게 아프며(胸脇乳房脹痛), 월경의 색깔은 어두운 자색이고 작은 덩어리가 있는데(經色紫暗有小塊), 덩어리가 나오면 통증이 줄어들고(塊下痛減), 형색이 피로하고 잠을 잘 자지 못하며(神疲少寐), 쉽게 화를 내고 대변이 잘 안 나온다(易怒便難). 혀는 어두운 자색이고 맥은 거문고 줄처럼 팽팽하다(舌紫暗脈弦).

2) 치법

기를 움직이고 혈을 활기차게 돌려 뭉친 것을 없애서 통증을 제거한다.
(행기활혈, 거어지통－行氣活血, 祛瘀止痛)

3) 방약

향부12g 천련자12g 오약9g 울금15g 단삼15g 현호색15g 당귀15g 백작15g
감초6g

4) 방해

성격이 예민하고 내성적이어서 울분이 내재해 있거나, 스트레스와 분노, 근심 등에 의해서 肝이 울결이 되고 氣가 막히면서 血이 충, 임맥에 뭉치게 되면, 기혈(氣血)이 돌지 못하고 정체되어 통증이 생기게 된다. 본 방은 氣를 움직이고 血을 활기차게 돌려 막힌 것을 풀어 통증을 멈추게 하는데 중점을 둔다.

- 향부(香附), 천련자(川楝子), 오약(烏藥)은 氣를 움직여서 가슴, 옆구리, 복부, 하복부에 막혀있는 것을 풀고 돌려서 통증을 없앤다.
- 울금, 단삼, 현호색은 간, 심, 비위와 관련된 통증에 함께 배합하여 血을 움직여서 막혀있는 곳을 뚫고 통하게 하여 통증을 완화하고 생리통을 멈추게 한다
- 당귀, 백작은 肝에 血을 공급하고 간을 부드럽게 유화(柔和)시켜서 통증을 완화한다.
- 감초는 중초의 氣를 살려서 비위를 돕고 급한 통증을 완화한다.

5) 변증가감

- 월경할 때 아랫배와 유방이 팽팽하게 아프며 肝에 熱이 있고 氣가 정체되어 막혀 있으면 시호12g 치자12g을 추가하여 간을 소통시키고 熱을 내리고 통증

을 없앤다.

- 습(濕)과 담(痰)이 심장을 막아 정신을 어지럽히고 가슴을 답답하게 하면 석창포12g 치자12g 과루15g 해백12g을 추가하여 심장의 熱과 痰을 없애고 정신을 맑게 한다.

6) 제언

- 천련자(川楝子)는 쓰고 찬 성질에다가 독(毒)이 있는 약재라서 오래 복용하거나 짧은 기간에 많은 양을 복용하면 해롭다. 임산부는 禁한다.
- 울금(鬱金)은 생산지와 색깔에 따라서 크게 둘로 나누는데, 색이 노랗고 주로 중국 사천성(四川省)에서 생산되는 廣울금(黃울금)은 氣를 돌리고 뭉친 것을 풀어주는데(行氣解鬱) 효과가 좋고, 암흑색이면서 주로 절강성(浙江省)의 온주(溫州)에서 많이 생산되는 川울금(黑울금)은 血을 활기차게 돌리고 막힌 것을 뚫어주는(活血化瘀) 효과가 좋다.
  울금은 현대 임상에서 담즙분비를 촉진시키고 담낭내의 미생물을 억제하여 담결석을 예방하며 肝세포가 손상되는 것을 억제하고 보호하며, 항염(抗炎), 진통작용을 하는 것으로 증명되었고, 습열성(濕熱性), 기체혈어형(氣滯血瘀型)의 결석증(結石症)에 효과가 좋아서 중국에서는 임상에 많이 사용하고 있다.
- 단삼(丹蔘)은 관상동맥을 확장하고 혈류량을 증가시키며, 혈전을 억제하고 혈당, 중성지방, 콜레스테롤수치를 떨어뜨린다.
  술에 담가서 구운 자(炙)단삼은 활혈화어(活血化瘀)하는데 좋고, 生단삼은 熱을 내리고 부은 것을 가라앉히고, 해독을 하고 정신을 편안하게 하는데 효과가 좋다. 단삼은 또 만성간염, 간경화, 동맥경화, 뇌경색, 기관지천식에도 좋은 효과가 있고 하수오, 상기생과 배합하여 사용하면 고지혈, 고혈압, 동맥경화를 치료하는데 좋다.

2 월경과소 月經過少, oligomenorrhea – 과소월경, 성호르몬이상

월경과소(月經過少)는 성호르몬의 기능이 저하되거나 자궁내막이 유착되거나 내막에 결핵이 생기거나, 정신적으로 장애를 앓는 등의 원인에 의해서 월경의 주기(週期)와 기간(期間)은 정상이지만 경수(經水)의 양이 비정상적으로 현저하게 줄어들어 조금씩 나오는 증상을 말한다.

젊은 나이에 월경이 과소(過少)하면 임신이 어려워질 수 있고, 중년에 접어들면서 과소(過少)하면 폐경으로 가고 있다고 볼 수 있다. 과소월경(過少月經)이라고도 한다.

중의학에서는 경수과소(經水過少), 경량과소(經量過少)라고 칭하기도 한다.

중의학적 원인

1. 신장이 약하다(신허 – 腎虛)

   선천적으로 신장이 약하게 태어났거나 방사(房事)를 너무 자주하거나 오랫동안 질병을 앓는 등의 원인에 의하여 신기(腎氣)가 상하여, 또는 큰 수술을 하거나 여러 차례 유산과 출산을 하는 등 精과 氣가 소모되면서 신기(腎氣)가 부족하게 되어 충맥과 임맥이 허약해지기 때문에 월경이 와도 血을 내보내지 못하는 것이다.

2. 혈이 비어 있다(혈허 – 血虛)

   큰 수술이나 출산 등에 의해서 血이 많이 소모되어 영혈분(營血分)이 비어 있거나, 음식을 잘 먹지 못하고 생각이 많아서 비기(脾氣)가 상하여 비장이 약하게 되면, 생화(生化)의 근원이 부족하여 血을 잘 만들어내지 못하고, 그로인해 충맥과 임맥의 기혈(氣血)이 고갈되어 월경이 도래해도 血을 충분히 내보내지 못하는 것이다.

3. 혈이 차다(혈한 – 血寒)

   월경할 때나 출산 후에 찬 기운이 몸에 침입하거나 찬 음식을 너무 많이 섭취하여 찬 기운이 충맥과 임맥에 침입하게 되면 血이 차고 정체되어 잘 돌지 못하여 혈해(血海)가 비어있게 되니 월경이 도래해도 혈을 잘 내보내지 못하는 것이다.

4. 혈이 막히다(혈어 – 血瘀)

월경할 때나 출산 후에 나쁜 혈이 미처 다 빠져나오지 못하거나(産後惡露), 칠정(七情)에 의해 감정이 폭발하면서 몸을 상하게 하여, 氣가 정체되고 血이 막혀 충맥과 임맥에 뭉쳐있으면 기혈(氣血)의 운행이 장애를 받아 순행하지 못하니, 혈해(血海)가 충만하지 못하여 월경이 도래해도 血을 적당하게 내보내지 못하는 것이다.

진단요점

1. 큰 수술이나 여러 차례 출산에 의해 血을 많이 흘린 적이 있는지, 인공유산을 위해 소파수술을 하면서 자궁내막을 긁었는지, 결핵을 앓은 적이 있는지 등을 문진한다.
2. 월경의 주기(週期)와 기간(期間)은 정상인데 월경의 量이 이전에 비해 현저하게 적은지, 월경의 기간이 2일 정도로 줄어들고 量도 많이 줄었는지를 문진한다.
3. 성호르몬 기능저하가 있는지, 난소기능 측정 수치가 있는지, 자궁의 크기 측정치 등의 부인과 검사 결과가 있으면 참고한다.

변증요점

월경과소는 월경의 주기(週期)와 기간(期間)은 정상인데 월경의 양(量)이 이전에 비해서 현저하게 줄어들었느냐 하는 것이 중점이 되며, 경우에 따라서는 월경기간과 양이 줄어든 것을 포함하기도 한다.

월경과소를 치료하는데 있어서는 분명히 虛와 實을 구분해야 하는데 虛한 경우에는 신장을 보하여 精을 채우거나(補腎益精), 血을 보하고 氣를 더하여(補血益氣) 경수(經水)의 근원을 자양(滋養)하는데 중점을 두어야 하며, 實한 경우에는 충맥과 임맥을 따뜻하게 통하게 하거나 막힌 곳(瘀)을 뚫어 血을 움직이게 해서 충맥과 임맥을 적절하게 조절하는데 중점을 두어야 한다.

증상별 치료

1. 신장이 허약하다(신허-腎虛)

1) 증상

월경의 양이 지나치게 적고(經量過少), 이틀이 지나지 않았는데도 바로 깨끗해지거나(不經兩天卽淨), 약간 나오다가 멈춰버리는데(点滴卽止), 연하게 어두운 색이면서 끈적거리며(血色淡暗質稠), 허리가 시큰거리고 다리가 연약하며(腰酸腿軟), 머리가 어지럽고 귀에서 소리가 나며(頭暈耳鳴), 소변이 자주 나온다(小便頻數).

혀는 연한색이고 태는 얇으며 맥은 가라앉고 가늘다(舌淡苔薄脈沈細).

2) 치법

신장을 보하여 精을 더하고, 혈을 길러서 월경을 조절한다.

(보신익정, 양혈조경-補腎益精, 養血調經)

3) 방약

當歸地黃飮〈景岳全書〉卷五十一 加減

당귀20g 숙지황20g 산약20g 두충15g 산수유15g 우슬15g 자감초6g 자하차분(粉)9g 단삼12g 황기20g 목향9g

4) 방해

신장이 허하여 신기(腎氣)가 약해지고 精과 血이 부족하게 되면 충맥과 임맥의 氣血이 쇠약해지기 때문에 혈해(血海)를 충만하게 채우지 못하여 월경이 도래해도 血을 충분하게 내보내지 못하는 것이니, 본 방은 신장을 보하여 精을 채우고, 氣를 더하고 血을 길러서 혈해(血海)를 충만하게 채워 월경의 양을 늘리는데 중점을 두고 있다.

- 당귀(當歸)는 陰을 자양하여 血을 보충하고 활발하게 돌려서 막힌 곳을 뚫어서 경수(經水)를 순조롭게 내 보낸다.
- 숙지황(熟地黃)은 신장과 肝을 보하여 精과 血을 만들며 충맥과 임맥에 氣와 血을 공급하여 월경이 순조롭게 나오도록 한다.

- 산약(山藥)은 腎의 氣를 더하고 血의 생성(生成)과 움직임을 도와 월경이 순탄하게 잘 나오도록 돕는다.
- 두충(杜仲)은 간과 신장을 補하여 근육과 뼈를 튼튼하게 하고, 신양(腎陽)을 채워서 충맥과 임맥을 따뜻하게 하여 血이 순행하도록 도우며 월경주기와 양(量)을 적절하게 조절한다.
- 산수유(山茱萸)는 신장의 음(陰)을 자양하고, 血을 만들며 精을 보하고 氣를 더하며(造血補精益氣), 肝에 血을 공급하여 경수(經水)가 적절하게 나오도록 조절한다.
- 우슬(牛膝)은 간과 신장을 보하고 근육과 뼈를 튼튼하게 하며, 血을 운행시키고 월경주기와 양을 적절하게 조절한다.
- 황기(黃芪)는 비위와 심장의 기를 더하고 중초를 보하며, 자(炙)감초는 쓰고 찬 약재들이 腸과 胃를 상하게 하지 않도록 보호하며, 또 여러 약이 섞여도 약효를 잘 발휘할 수 있도록 조화롭게 돕는다.
- 자하차(紫河車)粉은 신장을 따뜻하게 하고 精을 보하며, 氣를 더하고 血을 자양(滋養)하여 충맥과 임맥을 충실하게 하며, 면역력과 저항력을 증강시키고 자궁, 난소, 고환 등의 생식기 발육을 촉진시키며 여러 종류의 과민반응도 억제한다.
- 단삼(丹蔘)은 血을 활기차게 돌려서 막힌 곳을 뚫어 월경이 순탄하도록 조절하며(活血化瘀調經), 생리통(痛經)을 진통시키고 월경과소나 폐경(閉經) 초기에 血을 활발하게 움직여 월경을 회복하는 부인과에 효과가 탁월한 약이다.
- 목향(木香)은 氣를 돌리는 행기(行氣)의 효과가 큰데, 본 방에서 血을 채우고 순행시키려면 氣를 돌려야 할 필요가 있으므로 추가하였다.

5) 변증가감

- 몸이 차고 팔다리가 냉하면 육계12g 음양곽15g을 추가하여 신장의 陽氣를 북돋아 몸을 따뜻하게 하고 천궁12g을 추가하여 血을 따뜻하게 운행시킨다.
- 밤에 잠 잘 때 소변을 자주 누면 익지인12g 상표소15g 오약12g을 추가하고 산약을 30g으로 증가하여 신장의 陽을 북돋우고 氣를 더하며 하초를 따뜻하게 하여 소변을 수렴해서 축뇨(縮尿)한다.

제언

- 당귀(當歸)는 보통 生으로 많이 쓰지만, 活血작용을 강하게 하려면 술에 볶은 주초(酒炒)용을 쓰거나 당귀의 뿌리 부위인 당귀미(當歸尾)를 쓰고, 補血작용을 강하게 하려면 당귀미를 제외한 몸통인 당귀신(當歸身)을 쓰고, 補血과 活血작용을 동시에 강하게 하려면 당귀미와 당귀신을 다 포함하는 전당귀(全當歸)를 사용한다.
- 우슬(牛膝)은 간과 신장을 보하고 근육과 뼈를 튼튼하게 하는 용도로 쓸 때는 술에 담궈서 주제한(酒制) 것을 사용하고, 나머지 血을 돌려서 월경을 내보낼 때에는 生으로 사용한다.
- 자하차분(粉)은 태반을 말리고 구워서 빻아 캡슐에 넣어 하루에 2g씩 3회 복용한다.

2. 기와 혈이 부족하다(기혈부족－氣血不足)

1) 증상

월경의 양이 지나치게 적고(經量過少), 이틀이 지나지 않았는데도 바로 깨끗해지거나(不經兩天卽淨), 조금 나오다가 멈춰버리는데(点滴卽止), 경수의 색은 연한 홍색이고 끈적거리며(經色淡紅質稠), 머리가 어지럽고 눈이 가물거리며(頭暈眼花), 가슴이 두근거리고 잠이 잘 오지 않으며(心悸失眠), 피부가 윤택하지 않고(皮膚不潤), 얼굴색이 누리끼리하다(顔色萎黃).

혀는 연한색이고 태는 얇으며 맥은 가늘고 힘이 없다(舌淡苔薄脈細無力).

2) 치법

혈을 보하고 기를 더하여 임맥과 충맥을 조화롭게 하여 월경을 조절한다.
(보혈익기, 고충조경－補血益氣, 固衝調經)

3) 방약

八珍湯〈正體類要〉 加減

숙지황24g 당귀15g 백작15g 천궁9g 복령20g 인삼12g 백출12g 자감초6g
하수오15g

4) 방해

영혈(營血)이 쇠약하고 氣가 허하면 충맥과 임맥의 氣血이 부족하게 되어 혈해(血海)가 충만하게 채워지지 않아 월경이 도래해도 내보낼 血이 없어서 월경과소가 생기는 것이니, 본 방은 血을 채우고 氣를 더하여 임맥과 충맥을 조화롭게 해서 경수(經水)가 충분히 나올 수 있도록 조절하는데 주력하고 있다.

- 숙지황, 백작(白芍), 제하수오(制何首烏)는 肝과 신장으로 들어가 血을 만들고 陰을 수렴하며 간을 부드럽게 하고 간과 신장의 氣를 펼쳐 월경이 순조롭도록 조절한다.
- 천궁(川芎), 당귀는 血을 활기차게 돌려서 뭉친 것을 풀어 생리불순, 생리통, 월경과소, 폐경 등의 부인과 질병을 적절하게 조절하여 치료하는데 효과가 좋다.
- 인삼(人蔘), 백출(白朮), 복령(茯苓), 자감초는 비장을 튼튼하게 하여 중초의 氣를 보해서 지혈(止血)과 조혈(造血)작용을 도와서 월경의 양이 적당하게 늘어나도록 한다.

변증가감

- 가슴이 두근거리면서 잠을 잘 못자면 산조인20g 원지12g 오미자12g 대추7枚를 추가하여 정신을 안정시키고 마음을 편안하게 한다.
- 비장이 허하여 잘 먹지 못하고 소화도 잘 안되면 목향12g 계내금15g 사인9g을 추가하여 중초의 氣를 순환시키고 위장의 소화력을 높인다.

제언

- 백작은 혈을 보하거나 월경을 조절할 때는 볶아서 쓰고, 肝陰을 채우거나 肝氣를 펼쳐 통증을 없애거나, 自汗과 陰虛로 인한 盜汗을 수렴할 때는 生으로 쓴다.
- 복령(茯苓)은 비장을 튼튼하게 하고 濕을 없애며 마음을 편안하게 하는데 좋고, 복령피는 부종을 치료하는데 좋고, 복신(伏神)은 정신을 안정시키는데 좋다.
- 감초는 甘遂(감수), 大戟(대극), 芫花(원화) 海藻(해조)와는 18反의 관계이기 때문

에 같이 사용하는 것을 禁한다.

3. 혈이 차다(혈한－血寒)

1) 증상

월경의 양이 지나치게 적고(經量過少), 색은 어두운 홍색이며(經色暗紅), 아랫배가 차면서 아프고(小腹冷痛), 열을 얻으면 통증이 감소되고(得熱痛減), 추위를 타며 팔다리가 냉하고(畏寒肢冷), 소화가 잘 안 되고 구토가 있으며(消差嘔吐), 얼굴색이 창백하다(面色蒼白).

혀는 어둡고 태는 희며 맥은 가라앉고 밧줄처럼 팽팽하다(舌暗苔白脈沈緊).

2) 치법

경맥을 따뜻하게 하여 찬 기운을 물리치고, 뭉친 것을 제거하여 월경을 조절한다.
(온경산한, 거어조경－溫經散寒, 祛瘀調經)

3) 방약

溫經湯〈金匱要略〉 加減

오수유9g 당귀12g 백작12g 천궁12g 인삼9g 육계12g 건강12g 아교6g 맥문동6g, 오약12g

4) 방해

몸에 양기(陽氣)가 부족하여 寒이 몸에 가득하면 血이 차게 되고, 血이 차면 순조롭게 운행되지 못하여 충맥과 임맥에 血이 충분하게 공급되지 않고, 아울러 포궁(胞宮)에 血이 부족하게 되어 월경주기가 이르러도 혈을 내보내지 못하니, 본방은 충, 임맥을 따뜻하게 하여 찬 기운을 물리치고, 막힌 것을 없애고 월경을 적절하게 내보내는데 중점을 두고 있다.

- 오수유(吳茱萸)는 맵고 熱이 있는 약성으로 비장과 신장을 따뜻하게 하여 寒을 물리처서 복부나 하복부의 통증을 없애고 월경을 순조롭게 하며, 중초를 따뜻하게 하여 구토를 억제하고 陽을 도와서 허한성(虛寒性) 설사를 멈추게 한다
- 당귀, 백작, 천궁은 간경(肝經)으로 들어가 血을 만들고 돌려서 막힌 것을 뚫고 경수(經水)를 내보내어 월경을 적절하게 조절한다.

- 육계(肉桂), 건강(乾薑)은 신장의 陽을 북돋아 하복부와 전신의 血을 따뜻하게 하여 찬 기운을 몰아내고 충맥과 임맥을 따스하게 하여 월경이 원활히 배출되도록 한다.
- 아교(阿膠)는 陰을 자양하여 血을 만들어 경수(經水)를 보충하며, 오수유, 육계, 건강, 오약 등 陽이 강하게 작용하는 폐단을 막기 위해서 소량을 투입했다
- 맥문동(麥門冬)은 陰을 길러서 陽이 강하게 올라오는 폐단을 막고 눌러서 견제한다.
- 오약(烏藥)은 신장의 陽을 따뜻하게 하여 하초를 덥혀서 寒을 몰아내고 氣를 돌려서 막힌 곳을 뚫어 통증을 없애고 월경이 원활하도록 돕는다.

5) 변증가감

- 복부, 옆구리가 당기면서 아프면 현호색12g 천련자12g을 추가해서 血과 氣를 움직여서 뭉친 것을 풀어 통증을 가라앉힌다.
- 血이 부족하여 눈이 가물거리면서 어지러우면 구기자15g 제하수오15g 귀판30g을 추가하여 陰을 자양하고 血을 만들어서 눈과 뇌로 공급한다.

6) 제언

- 육계는 오래 끓이면 약효가 줄어들기 때문에 끓는 물에 푹 담겨진 상태에서 15분만 끓여서 다른 약물과 합한다. 육계는 적석지(赤石脂)와 같이 끓이지 않는다(十九畏)
- 오약(烏藥)은 기를 돌리는 행기(行氣)의 효력 이외에 신장의 陽이 부족하여 방광이 차져서 소변을 자주 보거나(頻尿), 어린이들이 밤에 잠을 자다가 오줌을 싸는 유뇨(遺尿)를 치료하는데도 효과가 있다.

4. 혈이 막히다(혈어 - 血瘀)

1) 증상

월경양이 매우 적고(經量過少), 자흑색이고 덩어리가 있으며(色紫黑有塊), 아랫배가 칼로 베이는 듯이 아파서 만지지 못하게 하고(小腹刺痛拒按), 핏덩어리가 나온 후에는 통증이 감소되고(血塊下後痛減), 가슴과 옆구리가 팽팽하면서 아프

다(胸脇脹痛).

혀는 어두운 자색이거나 혹은 어혈 무늬가 있고 맥은 칼로 대나무를 긁는 듯이 거칠면서 힘이 있다(舌紫暗或有瘀斑脈澁有力).

2) 치법

혈을 활기차게 돌려서 막힌 것을 풀고, 기를 다스려서 월경을 조절한다.
(활혈화어, 이기조경 – 活血化瘀, 理氣調經)

3) 방약

通瘀煎〈景岳全書〉卷五十一加減

당귀미(尾)15g 산사15g 향부12g 홍화12g 오약9g 청피9g 목향9g 택사12g 도인12g 단삼12g

4) 방해

출산 후에 혹은 월경기간에 혈이 미처 다 빠져나오지 못하거나, 칠정(七情)에 의해 감정이 폭발하면서 肝을 상하게 하여, 氣가 정체되고 血이 막혀서 충맥과 임맥에 기혈(氣血)이 모이지 않아서 월경이 도래해도 血을 적절하게 내보내지 못하고, 또 옆구리, 복부에 氣가 막혀서 아픈 것이니, 본 방은 血을 활기차게 돌려서 맺힌 것을 풀어 통증을 없애고 氣를 다스려서 경수(經水)의 양을 늘리고 조절하는데 중점을 두고 있다.

- 당귀미(當歸尾)는 달고 맵고 쓰면서 따뜻한 성질이 있어 陰을 자양하여 血을 보충하고 활발하게 돌려서 막힌 곳을 뚫고 경수(經水)를 순조롭게 내 보낸다.
- 산사(山楂)는 가슴, 옆구리, 복부에 통증이 있을 때 氣를 돌려서 통증을 풀어준다.
- 향부(香附)는 간을 소통시켜 氣를 움직이고, 하초의 막힌 곳을 뚫어 월경을 조절한다.
- 홍화(紅花), 도인(桃仁), 단삼(丹蔘)은 혈을 돌려서 경락을 통하게 하여 월경을 순조롭게 하며 맺힌 곳을 풀어 통증을 없앤다.
- 청피(青皮), 목향(木香), 오약(烏藥)은 肝을 소통시키고 氣를 다스려 가슴, 옆구리, 복부가 막히고 뭉쳐서 통증이 있을 때 진통작용을 한다.
- 택사(澤瀉)는 신장, 방광으로 들어가 수분(水分)을 밖으로 내보내면서 하부(下

部)를 깨끗하게 하는데, 본 방에서는 氣가 정체되고 血이 뭉쳐 월경이 잘 안 나오는 것을 소변을 내보냄으로써 풀어보려고 택사를 사용한 것이다.

5) 변증가감

- 아랫배가 차면서 아프고 맥이 가라앉고 느리면 육계12g 오수유6g을 추가하여 하초를 따뜻하게 덥혀 통증을 줄인다.
- 경수(經水)에 덩어리가 많이 나오면 택란12g 익모초15g을 추가하여 血을 순행하게 하여 막힌 것을 풀어서 덩어리를 줄이고 월경이 잘 나오게 한다.

6) 제언

- 산사(山楂)는 평상시 10~15g을 쓰지만 병세가 중하면 30g까지 늘려서 써도 되는데, 증세가 호전됨에 따라서 줄여야 한다. 소화를 돕고 막힌 것을 통하게 하려면 生산사가 좋고, 설사와 이질을 멈추게 하려면 태운 초(焦)산사가 좋다.
- 청피(靑皮)는 5~6개월 자란 미성숙한 귤의 껍질인데, 식초에 구우면(醋炙) 肝을 소통시켜서 통증을 없애는데 강한 효과가 있다.
- 택사(澤瀉)는 본 방에서는 血과 氣가 뭉치고 막혀 있는 것을 수분을 소변으로 내보내면서 血을 돌리고 氣를 움직이는 효과를 얻는다.

임상사례

1. 혈허(血虛)型

1) 증상

36세 여자, 14세에 초경(初經)이 있은 후로부터 작년까지 별 문제가 없었으나 1년여 전부터 월경의 양이 점점 줄다가 3개월 전부터 거의 없어졌고, 4번의 임신 중에서 두 아이는 출산했고 두 번은 유산을 했는데, 작년에 마지막으로 유산을 했다.

진단을 해보니 월경의 양이 지나치게 적고(經量過少), 자주 머리가 어지럽고 눈이 가물거리며(頭暈眼花), 가슴이 두근거리고 잠이 잘 오지 않으며 꿈을 많이 꾸고(心悸失眠多夢), 손톱에 붉은 색이 없고(手爪無紅), 권태롭고 힘이 없다(倦怠乏力).

혀는 연한색이고 태는 얇고 희며 맥은 가늘고 힘이 없다(舌淡苔薄白脈細無力).

2) 치법

혈을 보하고 기를 더하며, 혈을 돌려서 월경이 잘 나오도록 조절한다.
(보혈익기, 활혈조경 - 補血益氣, 活血調經)

3) 방약

숙지황24g 당귀15g 백작15g 천궁12g 산약15g 황기30g 하수오15g 산조인15g 원지9g 두충12g 육계9g 대추5枚

4) 방해

본래 혈이 부족한 체질이거나, 큰 병, 대수술, 다출산 등에 의해 출혈이 많아서 영혈(營血)이 쇠약해지고 氣가 허해지면 충맥과 임맥의 氣血이 부족하게 되어 혈해(血海)가 충만하게 채워지지 않아 월경이 도래해도 내보낼 血이 없어서 월경과소가 생기는 것이니, 본 방은 血을 채우고 氣를 더하며 혈을 돌려서 임맥과 충맥을 조화롭게 하여 경수(經水)가 잘 나올 수 있도록 조절하는데 중점을 두고 있다.

- 숙지황, 당귀, 백작, 하수오, 천궁은 肝과 신장을 보하여 血을 만들고 돌려서 월경이 순조롭게 나오도록 한다.
- 산약(山藥)은 비장을 튼튼하게 하고 氣를 북돋아 血을 만들고 돌리는 것을 돕는다.
- 두충(杜仲), 육계는 신양(腎陽)을 만들어 하초를 따뜻하게 덥혀서 월경주기와 양(量)을 적당하게 조절하고 허리를 튼튼하게 한다.
- 산조인, 원지, 대추는 심장을 편안하게 하고 정신을 안정시켜 잠을 잘 자도록 한다.

6) 제언

- 원지(遠志)는 쓰고 매운 맛이 강하므로 위염이나 위궤양이 있는 사람은 증상이 가벼운 경우에는 위산을 억제하는 감초, 오적골, 와릉자, 위산을 중화시키는 석결명(石決明)을 함께 복용하게 하고, 증상이 심한 경우에는 먼저 복용하게 한

후에 胃가 좋아지면 원지를 소량부터 조금씩 늘리면서 사용한다.

• 대추(大棗－대조)는 달고 따뜻한 약성으로 생강과 함께 해표제(解表劑)로 사용하면 영분(營分)과 기분(氣分)을 잘 조절하여 사기(邪氣)를 쫓아내고, 보익제(補益劑)로 사용하면 비위를 보하고 잘 조절하여 치료효과를 증강시키며, 안신제(安神劑)로 사용하면 정신을 안정시키고 마음을 편하게 하여 잠을 잘 자게 한다.

2. 간울기체(肝鬱氣滯)型

1) 증상

35세 여자, 15세에 월경을 시작하여 대체로 별 탈 없이 지내다가 6개월 전부터 월경의 양이 줄어들더니 4개월 전부터 매달 속옷에 거의 묻는 정도로 2~3일 만에 끝나서 걱정이 되어 본 의원을 찾아왔다.

부인과 병원에서의 검사결과 자궁의 표면과 내막은 정상적이지만 자궁경부에 약간 붉은 염증이 있고 난소관이 약간 부어서 그 부분이 있는 하복부를 만지면 통증을 느끼며, 평소 냉대하가 많고 끈적거리며 황색을 띠고 있다고 한다.

진단을 해보니 월경의 양이 지나치게 적고 어두운 색이며(經量過少色暗), 길쭉하고 덩어리진 것들이 있고(有血條血塊), 가슴이 답답하고 한숨을 쉬며 트림을 하고(胸悶太息噯氣), 초조해하고 쉽게 화를 내며(煩躁易怒), 월경하기 전에 유방이 팽팽해지면서 아프고(經前乳房脹痛), 허리가 시큰거리고 배가 아프다(腰酸腹痛). 혀는 담홍색이며 태는 약간 붉고 맥은 거문고 줄처럼 팽팽하다(舌淡紅苔微黃脈弦).

2) 치법

간을 소통시켜서 뭉친 것을 풀고, 혈을 자양하여 월경을 조절한다.
(소간해울, 양혈조경－疏肝解鬱, 養血調經)

3) 방약

시호9g 향부9g 진피9g 백작24g 천궁9g 지각9g 자감초6g 백출9g 당귀20g 우슬12g

4) 방해

간기(肝氣)가 울결이 되어 펼치지 못하면 血이 막혀서 어혈(瘀血)이 생기고, 그 어혈이 충맥과 임맥을 꽉 막고 血을 통하지 못하게 하기 때문에 혈해(血海)가 제약을 받아서 월경이 도래해도 血을 충분히 내보내지 못하며, 심장, 유방, 복부, 하복부에 통증을 유발하는 것이니, 본 방은 肝을 소통시켜서 막힌 것을 풀고 血을 자양하여 경수(經水)를 늘리고, 血을 돌려서 월경을 조절하는데 중점을 두고 있다.

- 시호(柴胡), 향부(香附)는 肝을 소통시켜 뭉쳐있는 것을 풀고 간기(肝氣)가 사방으로 소통하게 하여 답답함을 없애고 통증을 제거하며 월경이 순탄하게 잘 나오게 한다.
- 진피(陳皮)는 비장의 기를 다스려 위장을 편하게 하고 트림, 구토처럼 역류(逆流)하는 것을 아래로 내리며, 여러 약재들이 섞여 胃 속에서 정체되지 않게 중재한다.
- 백작(白芍), 당귀(當歸)는 혈을 만들어 肝을 부드럽게 하고 간이 소통하도록 도우며 肝陰을 채우고 肝氣를 펼쳐 월경을 조절한다.
- 지각(枳殼)은 氣를 돌려 중초에 막힌 것을 뚫어서 식적(食積)을 없애며, 담(痰)이 가슴과 위장에 꽉 차있는 것을 삭혀서 없앤다.
- 백출(白朮), 자감초(炙甘草)는 비장을 튼튼하게 하고 중초의 氣를 보하여 조혈(造血)과 활혈(活血)을 도와 경수(經水)가 잘 나오도록 한다.
- 천궁(川芎), 우슬(牛膝)은 氣를 움직이고 血을 활기차게 돌려 뭉친 것을 뚫어 통증을 없애며 생리불순이나 생리통, 월경과소, 폐경 등의 부인과 질병을 해결한다.

6) 제언

- 시호는 肝을 소통하고 간기(肝氣)를 발산하는 성질이 가벼운 약재라서 1시간 이내로 끓여야 효과가 좋다. 시호는 肝氣를 소통하고 막힌 것을 풀려면 식초에 구운(醋炙) 것을 사용하고 熱을 없애려면(退熱) 生으로 사용하는 것이 좋다.
- 진피는 귤의 껍질(귤피)을 2년 이상 묵힌 것인데, 귤피를 말려 놓으면 그 향기가 아주 강해서 질병을 치료하기 전에 강한 기운에 의해서 정기(正氣)가 손상

될 수 있어, 2년 정도 묵혀서 향이 어느 정도 날아가고 귤피의 성분들이 분해가 되면 순하고 부드러운 약효를 발휘하기 때문에 2년 이상 보관했다가 사용하는 것이 효과가 좋다.

3 월경과다 月經過多, Menorrhagia, Hypermenorrhea – 과다월경, 성호르몬이상

월경과다(月經過多)는 여성호르몬 분비 이상(異常), 자궁내막의 국소적 이상에 의해서 또는 인체의 氣가 허하거나 血이 뜨겁거나 막히는 등의 원인에 의해서 월경의 주기(週期)와 기간은 정상이지만 경수(經水)의 양(量)이 비정상적으로 전에 비해서 훨씬 많이 쏟아져 나오는 증상을 말한다. 월경과다는 과다월경(過多月經)이라고도 한다.

갑상선기능저하, 만성심장질환, 당뇨, 혈액응고장애, 자궁근종, 자궁선근증, 자궁내막증식증 등을 원인으로 간주하고 있다.

중의학에서는 월경과다를 경수과다(經水過多), 월수과다(月水過多)라고도 한다.

중의학적 원인

1. 기허(氣虛)

본래 허약하게 태어나거나 음식을 과하게 먹거나 과로나 큰 병에 걸려 오래 고생을 해서 비장의 氣가 손상되어 중초의 氣가 약해지고 충맥과 임맥을 견고하게 지키지 못하여 血이 통제되지 못하여 경수(經水)가 과다하게 나오는 것이다.

2. 혈열(血熱)

본래 陽이 많은 체질이거나 맵고 건조한 음식을 많이 먹거나 뜨거운 사기(熱邪)가 침입하거나 칠정(七情)의 감정이 지나치게 과하여 熱로 변하고, 충맥과 임맥을 어지럽히며 血을 압박하여, 血이 제멋대로 움직이게 되니 경수가 많이 나오는 것이다.

3. 혈어(血瘀)

본래 성격이 우울하거나 분노가 과하게 폭발해서, 기가 정체되면 血도 뭉치게 되고(氣滯則血瘀), 또 월경이나 출산 후에 血이 다 빠져나가지 못하고 남아서 어혈(瘀血)이 되면 충맥과 임맥의 순환을 막기 때문에 血이 경맥으로 돌아가지 못하고 쏟아져 나오게 되니 경수가 많은 것이다.

진단요점

1. 병을 오래 앓았는지, 음식을 절제하지 않고 많이 먹었는지, 월경기간에 불결하게 방사(房事)를 했는지, 불임기구를 사용하면서 부작용이 있었는지 등을 문진한다.
2. 월경주기와 기간은 정상이고 출혈이 이전에 비해서 많은 것인지, 생리통이 있는지, 출산, 유산의 경험이 얼마나 되는지를 문진하여 참조한다.
3. 갑상선기능저하, 만성심장질환, 당뇨병, 혈액응고장애, 난소기능저하 등의 질환을 앓았거나 앓고 있는지를 문진하여 참고한다.
4. 초음파나 혈액검사를 통하여 자궁근종, 자궁선근종, 자궁내막증식증, 자궁경부염 같은 기질적인 문제가 있는지 검사결과가 있으면 참조한다.

변증요점

월경주기와 기간이 정상이면서 출혈이 이전에 비해서 훨씬 많은지가 변증의 요점이고, 월경의 색깔과 질(質)의 변화를 통해서 인체의 허(虛)와 실(實)을 알고 한(寒)과 열(熱)을 판단한다.

증상별 치료

1. 기가 부족하다(기허－氣虛)

1) 증상

월경의 양이 지나치게 많이 나오고(經量過多), 색은 연한 홍색이고 묽으며(經色淡紅質稀), 안색이 피로하고 몸은 권태로우며(神疲身倦), 숨이 차고 말을 작게 하며(氣短懶言), 배가 차고 대변이 묽고 퍼지며(腹冷便溏), 얼굴이 창백하다(面色蒼白).

혀는 연한색이고 태는 얇으며 맥은 느리고 약하다(舌淡苔薄脈緩弱).

2) 치법

중초를 보하고 기를 더하여 충맥과 임맥을 견고하게 하여 과다출혈을 억제한다. (보중익기, 고충지혈 – 補中益氣, 固衝止血)

3) 방약

補中益氣湯〈脾胃論〉 加減

자황기30g 인삼12g 백출15g 진피9g 시호9g 승마9g 자감초9g 숙지황20g 애엽탄15g 포강12g 아교15g

4) 방해

氣가 허하여 충맥과 임맥을 견고하게 가두지 못하면 경수(經水)가 제약을 받지 않으므로 많이 쏟아져 나오게 되고, 氣가 허하여 중초의 陽이 부족해지면 피로와 무력감이 찾아오는 것이니, 본 방은 중초를 보하고 氣를 더하여 충맥과 임맥을 견고하게 하여 과다출혈을 억제하는데 중점을 두고 있다.

- 자황기(炙黃芪), 인삼(人蔘), 백출(白朮), 자감초는 비위의 氣를 더하고 중초를 보해서 피곤을 덜고 힘을 만들어 주며 월경과다나 붕루(崩漏)일 때 충맥과 임맥을 견고하게 하여 지혈해서 월경이 순조롭게 행해지도록 돕는다.
- 진피(陳皮)는 비장의 기를 다스려 위장을 편하게 하고 여러 약재들이 섞여도 위장 속에서 정체되지 않도록 소화를 돕는다.
- 시호(柴胡), 승마(升麻)는 氣가 허해서 아래로 처지는 것을 끌어올리고 월경과다나 붕루(崩漏)처럼 아래로 쏟아지는 것을 가두고 위로 올린다.
- 숙지황(熟地黃)은 생리가 불순하거나 한꺼번에 많은 양의 월경이 쏟아져 나올 때 陰과 血을 보하여 채워주고, 월경과다로 인한 빈혈을 개선한다.
- 애엽탄(艾葉炭)은 肝, 脾, 腎의 경락을 따뜻하게 하여 지혈을 하고, 하초가 허하고 차서(虛寒) 생리가 불순하거나 생리통이 있거나 임신을 못하거나 임신이 불안하거나 하는 등의 부인과 질병을 치료하는 중요한 약이다.
- 포강(炮薑)은 허한성(虛寒性) 월경과다, 붕루(崩漏)에 비장의 陽을 북돋아 중초와 경락을 따뜻하게 덥혀서 지혈시킨다.
- 아교(阿膠)는 陰과 血을 자양하여 경수를 보충하고 월경과다, 붕루(崩漏), 뇨

혈(尿血) 등 각종 출혈을 막아 지혈시킨다.

5) 변증가감

- 두통이 심하면 만형자12g 천궁12g 고본12g 강활9g 세신3g 백지9g을 추가하여 風을 흩어놓고 혈을 돌려서 통증을 없앤다.
- 기가 막혀서(氣滯) 속이 답답하면 목향12g 지각12g을 추가하여 중초의 氣를 다스려 막힌 것을 풀어 속을 시원하게 한다.
- 경수(經水)에 덩어리가 많으면 택란12g 익모초12g 향부9g을 추가하여 氣血을 움직여서 뭉친 것을 풀고 血을 맑게 한다.

6) 제언

- 자황기(炙黃芪)는 氣를 더하고 중초를 보해서 피곤을 덜고 활력을 주며 월경과 다나 붕루(崩漏)일 때 충맥과 임맥을 견고하게 하여 지혈하고 월경이 순조롭도록 돕는다.
- 애엽탄(艾葉炭)은 하루에 3~12g을 쓰는데 병세가 급하고 위중하면 30g을 사용해도 되지만 쓰고 매운 성질이므로 증세가 호전됨에 따라 적절한 양으로 줄여야 한다.

2. 혈이 뜨겁다(혈열－血熱)

1) 증상

월경의 양이 지나치게 많이 나오고(經量過多), 색은 선홍색이거나(經色鮮紅), 짙은 홍색이고(或經色深紅), 끈적끈적하며(質粘稠), 갈증이 나서 찬물을 마시고(口渴飮冷), 가슴이 두근거리고 꿈을 많이 꾸며(心煩多夢), 오줌이 누렇게 나오고 대변은 단단하다(尿黃便結). 혀는 붉고 태는 누렇고 맥은 쟁반위에 구슬이 구르듯 하고 빠르다(舌紅苔黃脈滑數).

2) 치법

열을 내려 혈을 시원하게 하여 충맥과 임맥을 견고하게 해서 지혈한다.
(청열량혈, 고충지혈－淸熱凉血, 固衝止血)

3) 방해

保陰煎〈景岳全書〉 加減

생지황15g 숙지황15g 백작15g 속단12g 산약15g 황금9g 황백9g 감초6g 지유15g 측백엽15g 백모근20g

4) 방해

태어나기를 陽이 많은 체질이거나 건조하고 매운 음식을 많이 먹거나, 뜨거운 열사(熱邪)가 침입하거나 칠정(七情)의 감정이 지나치게 과하여 熱로 변하고 血이 뜨거워져 충맥과 임맥을 어지럽게 하고 血을 압박하기 때문에 血이 제멋대로 움직여서 경수가 많이 나오는 것이니, 본 방은 열을 내려 血을 시원하게 하고 충맥과 임맥을 견고하게 지켜서 과다출혈을 지혈시킨다.

- 생지황(生地黃)은 熱이 영혈분(營血分)에 침투하여 붕루(崩漏)나 월경과다, 코피 등 출혈을 일으킬 때 陰을 자양하여 열을 내리고 血을 시원하게 해서, 지혈을 하여 경수(經水)가 적절히 나오도록 한다.
- 숙지황(熟地黃)은 가슴이 답답하고 머리가 어지러우며 잠을 잘 못자고(心悸頭暈失眠), 생리가 불순하거나 한꺼번에 많은 양의 월경이 쏟아져 나올(月經不順或崩漏) 때 血을 보하여 빈혈과 불면을 완화하며 월경을 적절하게 조절한다.
- 백작(白芍)은 시큼하고 쓰면서 찬 성질로써 血을 만들고 陰을 수렴하며, 간을 부드럽게 하고 간열을 가라앉히며 肝氣를 펼쳐서 소통하도록 돕고 월경을 조절한다.
- 산약(山藥), 속단(續斷)은 신장의 氣를 더하고 血의 생성과 순환을 도와 월경을 조절하며 유정(遺精), 빈뇨(頻尿), 대하(帶下)를 수렴하고 월경과다를 지혈시킨다.
- 황금(黃芩)은 血이 뜨거워 출혈이 있을 때 血을 서늘하게 식혀서 지혈하는데, 하초에 열이 있어서 월경이 과다하면 하초의 熱을 내려서 적절하게 지혈한다
- 황백(黃柏)은 하초의 血이 뜨거워 경수(經水)가 많이 나올 때 熱을 내려서 지혈한다.
- 감초는 쓰고 찬 약재들이 腸과 胃를 상하게 하지 않도록 보호하며, 또 여러 약이 섞여도 약효를 잘 발휘할 수 있도록 조화롭게 하며 熱을 내린다.

• 지유(地楡), 측백엽(側柏葉), 백모근(白茅根)은 찬 성질로써 熱을 내려 血을 시원하게 해서 월경과다, 붕루 등 각종 출혈을 지혈한다.

5) 변증가감

• 평소 누런색의 냉대하가 나오고 아랫배가 빠질 듯이 아프기도 하며 경수(經水)가 끈적끈적하고 썩은 듯한 고약한 냄새가 나면 이는 하초에 습열이 쌓인 것이니 황금12g 황백12g으로 증가하고 의이인30g 마치현(馬齒莧)40g 단삼15g 택사15g 차전자15g을 추가하여 하초의 열을 내리면서 소변을 통해 혼탁한 경수와 대하가 빠져나가게 한다.
• 熱로 인하여 진액이 傷하여 입이 마르고 갈증이 심하면 천화분12g 맥문동12g 현삼12g을 추가하여 열을 내리고 진액을 보충한다.

6) 제언

• 백작(白芍)은 평상시 15~30g을 사용하는데, 병세가 급하고 통증이 심하면 50g까지 용량을 늘려서 사용할 수 있지만 증세가 완화되기 시작하면 적절히 줄인다. 볶은 초(炒)백작은 혈을 보하거나 월경을 조절할 때 사용하고, 生백작은 肝陰을 채우거나 肝氣를 펼쳐 통증을 없애거나, 陰虛로 인한 自汗, 盜汗을 수렴할 때 사용한다.
• 황금(黃芩)은 열을 내릴 때는 生으로 쓰고, 복중 태아를 안전하게 할 때는 볶아서 쓰고, 출혈을 멈추게 할 때는 볶고 태운 초탄(炒炭)황금을 쓰고, 상초(上焦)의 열을 내릴 때는 술에 볶은 주초(酒炒)황금을 쓴다. 황금은 약성이 쓰고 차기 때문에 비위가 차고 약한 사람이나 임산부는 신중하게 사용하거나 禁해야 한다.
• 황백(黃柏)은 열을 내리고 습을 제거하려면 생(生)으로 쓰고, 火를 씻어 내리고 허열을 없애려면 소금물에 구운 염자(鹽炙)황백을 쓰고, 지혈을 하려면 볶아서 태운 초탄(炒炭)황백을 사용하면 효과가 좋다.
• 백모근은 生으로 많이 쓰는데 지혈이 꼭 필요할 때는 볶고 태워서(炒炭) 쓰면 좋다.

보통 하루 15~30g을 사용하는데 신선한 生백모근은 60g까지 사용 할 수 있지만 증세가 완화되면 양을 적절하게 줄여야 한다.

3. 혈이 뭉치다(혈어 – 血瘀)

1) 증상

월경의 양이 많고(經行量多), 어두운 자색이고 끈적거리면서 덩어리가 있으며(色紫暗質稠有塊), 월경을 할 때 배가 아프거나(經行腹痛), 혹은 평상시에 아랫배가 팽팽하면서 아프다(或平時小腹脹痛), 혀는 어두운 자색이거나 피가 맺힌 점들이 있고 맥은 대나무를 긁는 듯 거칠면서 힘이 있다(舌紫暗或瘀点脈澁有力).

2) 치법

혈을 돌려 맺힌 곳을 풀고, 출혈을 멈추게 하며 통증을 멈추게 한다.
(활혈화어, 지혈지통 – 活血化瘀, 止血止痛)

3) 방약

芎歸膠艾湯〈金匱要略〉 加減

천궁9g 아교15g 당귀15g 숙지황24g 백작15g 애엽탄12g 감초9g 단삼12g 포황탄12g

4) 방해

血이 순행(順行)하지 못하고 충맥과 임맥에 뭉쳐서 어혈로 있으면 '통하지 않으면 아프다(不通則痛)'는 원칙에 의거하여 복부나 옆구리, 아랫배가 아프게 되고, 또 새로 만들어진 血과 뭉쳐있던 어혈이 함께 월경시에 과도하게 쏟아져 나오는 것이니, 본 방은 血을 돌려서 뭉친 것을 풀어주고, 과도한 출혈을 지혈시키며 통증을 없애는데 중점을 두고 있다.

- 천궁(川芎)은 血을 활기차게 돌려서 뭉친 것을 푸는데, 혈 속에 氣를 담고 움직이기 때문에 '혈중기약(血中氣藥)'이라 한다. 통증을 없애고 생리불순이나 생리통, 폐경 등의 부인과 질병을 치료하는데 효과가 좋다.
- 단삼(丹蔘), 당귀(當歸)는 혈을 활기차게 돌려서 막힌 곳을 뚫어 월경이 적절하게 나오도록 조절하여(活血化瘀調經) 생리통을 진통시킨다.
- 포황탄(浦黃炭)은 증상이 寒에 속하던 熱에 속하던 관계없이 각종 출혈을 지혈시키면서 막힌 血을 통하게 하는 두 가지 효능을 가지고 있으며, 애엽탄과 배합하여 어혈로 인한 심장, 복부, 하복부 통증을 없애는데 효과가 좋다.

- 아교(阿膠), 숙지황(熟地黃), 백작(白芍)은 血을 만들어 월경과다로 인한 혈부족(血不足)을 채워주면서 지혈시키는 두 가지 역할을 한다.

5) 변증가감

- 월경할 때에 배가 많이 아프면 현호색12g 향부12g 목향12g을 추가하여 중초의 血과 氣를 돌려 막힌 것을 뚫고 통증을 없앤다.
- 입이 마르고 얼굴로 열이 올라오며 가슴이 답답하면 황금9g 황연9g 맥문동12g을 추가하여 상초의 熱을 내리고 陰을 보충한다.

6) 제언

- 천궁(川芎)은 맵고 따뜻한 성질이라 陰이 虛하여 火가 왕성해진 사람이나, 땀을 많이 흘리는 사람이나 월경시 출혈량이 많은 사람에게는 신중하게 써야 하는데, 월경시 어혈에 의해서 과다하게 출혈이 생기면 어혈을 풀기 위해서 적당량을 사용한다.
- 포황탄은 까맣게 탄 가루약이라서 망사에 넣고 끓여야 깨끗하고, 지혈을 위주로 사용하며, 어혈을 푸는 용도로 쓰려면 生포황을 쓰는 것이 좋다.

임상사례

1. 기허(氣虛)型

1) 증상

19세 여자, 1년여 전부터 월경의 양이 조금씩 많아지다가 6개월 전부터 훨씬 많아졌고, 어지러움이 심해서 병원에서 검사를 했으나 자궁에 기질적인 문제는 없어서 약을 복용해서 좋아졌으나 약을 안 먹으면 또 출혈이 심해져서 본 의원을 찾아왔다.

진단을 해보니 얼굴에 화색이 돌지 않고(面色無華), 안색이 피로하며 힘이 없고(神疲乏力), 숨이 차고 말을 느리게 하며(氣短懶言), 아랫배가 밑으로 처지는 듯하며(小腹空墜), 가슴이 두근거리고 잠이 잘 오지 않고 꿈을 많이 꾼다(心悸失眠多夢).

혀는 연한 홍색이고 태는 얇고 희며 맥은 가늘면서 약하다(舌淡紅苔薄白脈細弱).

2) 치법

비장을 보하고 기를 더하여 출혈을 멈추게 하고 월경을 조절한다.
(건비익기, 지혈조경－健脾益氣, 止血調經)

3) 방약

歸脾湯〈濟生方〉 加減

자황기30g 인삼9g 백출15g 복신20g 산조인20g 원지9g 당귀15g 용안육20g 목향9g 승마9g 대추5枚 생강3片 감초6g 애엽탄12g 포황탄12g

4) 방해

타고나기를 氣가 약하거나 큰 수술, 출산 등의 이유로 血을 많이 잃어버려서 충맥과 임맥을 견고하게 가두지 못하면 경수(經水)가 제약을 받지 않으므로 제멋대로 많이 쏟아져 나오게 되고, 그로인해 더욱 氣가 허하게 되고, 중초의 陽이 부족하게 되면서 피로와 무력감이 찾아오는 것이니, 본 방은 氣를 더하고 중초를 보하여 충맥과 임맥을 견고하게 지켜서 과다출혈을 억제하는데 중점을 두고 있다.

- 자황기, 인삼, 백출, 감초는 비장을 보하고 중하초의 氣를 더하여 혈을 가두어 둔다.
- 복신(茯神)은 심장을 편안하게 하고 정신을 안정시켜, 불안을 없애고 두려움을 극복하게 하며 건망증을 완화한다.
- 산조인(酸棗仁)은 심장을 기르고 肝을 이롭게 하며 정신을 안정시키고 담력(膽力)을 키워 잠을 잘 자게 한다.
- 원지(遠志)는 심장과 신장의 氣를 강하게 하고 심기(心氣)가 아래 신장과 서로 통하게 하여 정신을 안정시키고 마음을 편안하게 하며 월경을 조절한다.
- 당귀(當歸), 용안육(龍眼肉)은 영혈(營血)을 자양하고 혈을 만들어 심장을 튼튼하게 하고 월경과다로 인한 혈부족을 보충한다.
- 목향(木香)은 기를 돌리는 행기(行氣)의 효과가 큰데, 충맥과 임맥의 血이 막히면 氣도 막히고, 氣를 뚫으면 血도 따라서 돌아가므로 어혈을 푸는데 중요한 역할을 한다.

• 승마(升麻)는 氣가 허해서 아래로 처지는 것을 끌어올리고 붕루(崩漏)처럼 아래로 쏟아지는 것을 위로 올리는 효과가 있다.
• 포황탄(蒲黃炭)은 막힌 血을 통하게 하면서 지혈을 하고, 애엽탄과 배합하여 어혈로 인한 심장, 복부, 하복부 등의 통증을 없앤다.

5) 변증가감

• 허리 통증이 심하면 상기생30g 우슬15g 두충12g 속단12g 구척15g을 추가하여 간과 신장을 보하여 허리를 강하게 하고 통증을 없앤다.
• 복부의 통증이 심하면 현호색12g 천련자12g 백작30g을 추가하여 간을 부드럽게 하고 氣와 血을 통하게 하여 통증을 없앤다.

6) 제언

• 목향(木香)은 중초의 氣를 돌려 막힌 것을 뚫어주는 약이라서 가볍게 펼치는 성질이 있으므로 오래 끓이지 않고 1시간 이내로 끓여야 효과가 좋다.
  生목향은 기를 돌려서 막힌 곳을 열어주는 행기(行氣)의 효과가 크고, 잿 속에 넣어서 구운 외(煨)목향은 설사, 이질을 멈추게 하는데 효과가 크다.
• 승마(升麻)는 기가 허해서 밑으로 처지는 것을 끌어올리고, 체표의 열을 발산시키는 작용을 하는데, 그 성질이 가벼워서 여기저기를 잘 다니므로 오래 끓이지 않고 1시간 이내로 끓여야 좋은 효과를 얻을 수 있다.
  승마는 아래로 처진 것을 끌어올리려면 구운(炙) 것을 사용하고, 熱을 물리치려면(退熱) 生으로 사용한다. 승마는 陰이 허하여 陽이 왕성하거나 肝陽이 위로 치솟거나, 상부가 왕성하고 하부가 허한(上盛下虛) 사람에게는 신중히 사용해야 한다.

2. 혈열(血熱)型

1) 증상

21세 여자, 5개월 전부터 월경의 양이 매우 많은데(經量過多), 10여일을 끊이지 않고 계속 이어져 나와서 겁이 나서 병원에 가서 검사를 한 결과 자궁에 기질적은 이상은 없다고 한다. 양약은 먹을 때 개선되는 것 같다가 안 먹으면 또 발병해서 한약으로 치료하고자 본 의원을 찾아왔다.

진단을 해보니 월경의 색은 짙은 홍색이고(經色深紅), 얼굴이 붉고 입이 마르며(面紅口乾), 오줌이 누렇고 대변은 단단하다(尿黃便結).

혀는 붉고 태는 누렇고 맥은 빠르면서 힘이 있다(舌紅苔黃脈數有力).

2) 치법

열을 내려서 혈을 시원하게 하고 충맥과 임맥을 견고하게 하여 지혈을 한다. (청열량혈, 고충지혈 – 淸熱凉血, 固衝止血)

3) 방약

황연9g 황금12g 황백12g 인동등20g 생지황20g 백모근30g 지유9g 대추3枚 생강2片

4) 방해

熱이 몸 안에 가득차면 血이 뜨거워져서 임맥과 충맥을 압박하여 월경할 때에 경수(經水)가 많이 쏟아져 나오게 되니, 본 방은 熱을 내려서 血을 시원하게 하여 충맥과 임맥을 견고하게 해서 지혈시키는데 중점을 두고 있다.

- 황연(黃連), 황금(黃芩), 황백(黃柏)은 상중하 삼초(三焦)의 실화(實火)를 씻어 내리고, 위장과 대장의 습열을 쏟아내 뜨거운 血을 식혀서 지혈시킨다.
- 인동등(忍冬藤)은 금은화(金銀花)와 같은 약성으로 폐와 심장, 위장의 熱을 내리고 뜨거워진 血의 熱을 식혀서 지혈을 돕는다.
- 생지황은 熱이 영혈분(營血分)에 침투하여 붕루(崩漏)나 월경과다, 코피 등 출혈을 일으킬 때, 陰을 자양하여 열을 내리고 血을 시원하게 하여(滋陰淸熱凉血), 지혈을 해서 경수(經水)가 적절하게 나오도록 한다.
- 백모근(白茅根), 지유(地楡)는 血을 시원하게 하고 熱을 내려서 월경과다, 붕루 뿐 아니라 각종 출혈을 지혈시킨다.
- 대추, 생강은 많은 찬 약성의 약재들이 중초와 위장을 상하게 하지 않도록 보호한다.

5) 변증가감

- 오줌이 누렇고 오줌 눌 때 통증을 느끼면 활석30g 구맥15g 편축15g을 추가하

여 소변이 잘 나오게 해서 방광의 습열을 밖으로 빼내고 통증을 없앤다.

- 熱이 심포(心包)에 몰려 있으며 고열(高熱)이 나고 정신이 혼미하면 연교15g 맥문동12g 연자심15g을 추가하여 심포의 熱을 내리고 火를 쏟아내어 정신을 안정시킨다.

6) 제언

- 황연(黃連)을 볶아서 사용하면 황연의 寒性을 약하게 할 수 있으며, 생강즙에다 구워서(薑炙) 사용하면 胃의 열을 내리고 구토를 없애주는데 좋고, 술에 구워서(酒炙) 사용하면 상초의 열을 내려주는데 좋고, 돼지 쓸개즙에 볶아서 쓰면 간담(肝膽)의 火를 제거하는데 좋다. 황연은 쓰고 찬 약성이기 때문에 비위가 차고 약한 사람이나 임신부는 신중하게 사용하거나 禁해야 한다.
- 인동등(忍冬藤)은 비위가 약하고 찬 사람이나 氣가 약하여 창양(瘡瘍)이 있고 농(膿)이 맑게 고여 있는 사람에게는 사용하지 않는 것이 좋다.
- 백모근은 生으로 많이 쓰는데 지혈이 꼭 필요할 때는 볶고 태워서(炒炭) 쓴다. 하루 15~30g을 사용하는데, 갓 베어온 신선한 生백모근은 30~60g까지 사용할 수 있지만 증세가 완화되면 양을 적절하게 줄여야 한다.

4 월경선기 月經先期 – 빈발월경, 생리불순

월경선기(月經先期)는 氣가 허해서 견고하게 지키지 못하거나 뜨거운 熱이 충맥(衝脈)과 임맥(任脈)을 어지럽혀서 월경주기가 7~8일 이상 짧아지고, 2달 이상 지속되는 생리불순(生理不順)을 말하는데 심할 경우 15일 이상 앞당겨지기도 한다.

월경선기는 빈발월경(頻發月經)이라고도 한다.

중의학에서는 월경초전(月經超前), 경행선기(經行先期), 경조(經早)라 부르기도 한다.

중의학적 원인

1. 비장의 기가 허약하다(비기허약 – 脾氣虛弱)

태어날 때부터 약하거나 혹은 과로가 겹쳐서, 음식을 잘 먹지 못해서, 근심 걱정이 해결되지 않고 쌓이는 등 비장을 상하게 하는 원인들 때문에 비장의 氣가 허약해져 血을 가두지 못하고, 충맥과 임맥이 견고하지 못하여 월경주기가 아직 오지 않았는데도 血을 내보내는 것이다.

2. 신장의 기가 허약하다(신기허약 – 腎氣虛弱)

남녀 간의 방사(房事)를 과도하게 하거나 출산을 많이 하거나, 혹은 오랜 병을 앓느라 신장이 상하게 되면 신장의 기가 허약해져서 충맥과 임맥을 견고하게 지키지 못하여 월경의 血을 가둬두지 못하니 월경이 일찍 나오게 된다.

3. 음이 허하여 혈이 뜨거워지다(음허혈열 – 陰虛血熱)

본래 陰이 약하거나 수술 및 출산 등에 의해서 피를 많이 흘렸거나 하여 精과 血이 많이 소모되고 부족해진 경우, 또는 생각을 너무 많이 하여 영분의 음(營陰)이 소모되어 陰과 血이 부족해져서 허열(虛熱)이 생기고, 그 허열이 충맥과 임맥을 어지럽혀 견고하지 못하게 하니 경수(經水)가 일찍 나오게 되는 것이다.

≪丹溪心法·妇人≫ '经水不及期而来者， 血热也'

4. 양이 가득차서 혈이 뜨거워지다(양성혈열－陽盛血熱)

본래 陽이 몸에 꽉 차있는데다 뜨겁고 건조하며 매운 음식을 과하게 먹거나, 혹은 외부로부터 뜨거운 나쁜 기운이 침입하여 충맥과 임맥을 상하게 만들고 혈을 압박하고 마음대로 움직이니, 아직 월경주기가 오지도 않았는데 경수(經水)가 나오는 것이다.

5. 간이 울결이 되어 열로 변하다(간울화열－肝鬱化熱)

본래 감정을 발산하지 못하는데다 정서적으로 상처를 입고 우울해하면 간기(肝氣)가 막히고, 막힌 것이 오래되면 열로 변하고, 그 열이 충맥과 임맥을 상하게 만들고 혈을 압박하고 마음대로 움직이니, 아직 월경주기가 오지도 않았는데 일찍 경수(經水)가 나오는 것이다.

진단요점

1. 평소에 월경주기는 어떠했으며 언제부터 월경이 앞당겨졌는지, 분강염(盆腔炎)의 병력이 있는지 문진한다.
2. 월경이 얼마나 앞당겨지는지(7~14일), 월경과다(月經過多)나 월경과소(月經過少)가 동반되는지를 문진한다.
3. 자궁근종이나 자궁경부염, 자궁경부암 등에 의해 자궁출혈이 있었는지 문진한다.

변증요점

월경선기(月經先期)의 변증요점은 氣虛에 속하느냐, 血熱에 속하느냐를 얼마나 잘 변별하느냐에 있고, 치료의 대원칙은 비장을 보하고 신장을 견고하게 지키며 氣를 이롭게 하거나(補脾固腎益氣), 혹은 열을 식히고 火를 씻어 내거나(淸熱瀉火), 혹은 陰을 자양하고 열을 식히는데 있다(滋陰淸熱).

증상별 치료

1. 비장의 기가 허약하다(비기허약－脾氣虛弱)

1) 증상

월경주기가 앞당겨지고(經期提前), 색은 연하고 묽으며(色淡質稀), 안색이 피로하고 팔다리에 힘이 없고(神疲肢倦), 숨이 차고 말을 느릿느릿하게 하며(氣短懶言), 아랫배가 아래로 처지는 것 같고(小腹空墜), 먹는 것이 적고 대변은 묽다(納少便溏).

혀는 담홍색이고 태는 얇으면서 희고 맥은 느리고 약하다(舌淡紅苔薄白脈緩弱).

2) 치법

비장을 튼튼하게 하고 기를 유익하게 하여 충맥을 견고하게 지켜서 월경을 조절한다.

(보비익기, 고충조경－補脾益氣, 固衝調經)

3) 방약

補中益氣湯〈脾胃論〉 加減

황기30g 인삼9g 백출15g 당귀9g 진피9g 시호9g 승마9g 자감초9g 만삼20g 백작15g

4) 방해

원래 비위가 약하거나 피로가 과하게 누적되거나, 음식을 무절제하게 먹어 비위가 상하거나, 혹은 오랜 질병으로 인하여 비장이 약해지면, 氣血을 생성하지 못하고 또 비장이 혈을 통제하는 기능을 하지 못하게 되어 월경이 일찍 나오는 것이니, 본 방은 비장을 튼튼하게 하고 氣를 더하여 충맥과 임맥을 견고하게 해서 월경을 적절히 조절하는데 주력하고 있다.

- 황기(黃芪), 만삼(蔓蔘)은 비위의 氣를 이롭게 하고 중초를 보하며 陽을 끌어올리고(益氣補中昇陽), 血을 통제하여 가두어둔다.
- 인삼, 자감초, 백출은 氣를 보하고 脾를 튼튼하게 하며 혈을 가둔다(補氣健脾固血).
- 당귀(當歸), 백작(白芍)은 간과 신장의 陰血을 보하고 월경을 적절하게 조절한다.

- 진피(陳皮)는 비장의 기를 다스려 위장을 편하게 하고, 여러 약재들이 섞여서 위 속에서 정체되지 않도록 소화를 돕는다.
- 시호(柴胡), 승마(升麻)는 황기를 도와서 아래로 처진 중초의 氣를 끌어올리고 견고하게 해서 경수(經水)가 아래로 쏟아지지 않게 한다.

5) 변증가감

- 월경이 과다(過多)하면 당귀를 빼고 만삼30g, 백출20g으로 증가하여 氣를 더하고 혈을 통섭하며(益氣攝血), 애엽탄12g 포황탄12g 아교15g을 추가해서 지혈한다.
- 대변이 묽고 퍼지면 산약15g 사인9g 炒의이인30g을 추가하여 비장을 도와 변을 굳게 하여 설사를 멈추게 한다.

6) 제언

- 황기는 기를 더하고 중초를 보할 때는 구운 자(炙)황기를 사용하고, 수분을 유통시켜 부은 것을 뺄 때나 고름을 밀어내고 새 살이 돋아나게 할 때는 生황기를 사용한다. 보통 하루 15~30g을 쓰는데 병세가 급하고 중하면 50g을 사용할 수 있지만 병세가 호전됨에 따라서 적절히 줄여야 한다.

  表가 實하고 사기(邪氣)가 盛한 사람이나, 음이 허하고 양이 왕성한(陰虛陽亢) 사람이나 몸 안에 적체(積滯)가 있는 사람에게는 사용하지 않는다.
- 시호는 肝氣를 올리고 흩어놓는(昇散) 성질을 갖고 있기 때문에 간양상항(肝陽上亢)하거나 간풍내동(肝風內動), 음허화왕(陰虛火旺)한 환자에게는 신중히 사용하거나 禁하는 것이 좋다.
- 승마, 시호는 氣가 허해서 밑으로 처지는 것을 끌어올리는 작용을 하는데, 그 성질이 가벼워서 여기저기를 잘 다니므로 오래 끓이지 않고 1시간 이내로 끓여야 좋은 효과를 얻을 수 있다.

  승마는 아래로 처진 것을 끌어올리려면 구운(炙) 것을 쓰고, 열을 물리치려면(退熱) 生으로 쓰고, 음이 허하여 양이 왕성하거나(陰虛火旺), 간의 陽이 위로 치솟거나(肝陽上亢), 상부가 왕성하고 하부가 허한(上盛下虛) 사람에게는 신중히 사용하거나 禁한다.

2. 신장의 기가 허약하다(신기허약－腎氣虛弱)

1) 증상

월경이 앞으로 당겨지고 양은 적으며(月經提前量少), 색이 연한 홍색이고 맑으면서 묽고(色淡紅淸稀), 허리가 시큰거리면서 다리가 연약하고(腰酸肢軟), 머리가 어지럽고 귀에서 소리가 나며(頭暈耳鳴), 소변이 자주 마려우며(小便頻數), 얼굴색이 어둡거나(面色晦暗), 검은 반점이 있다(有暗斑).

혀는 연하게 어둡고 태는 얇고 희며 맥은 가라앉고 가늘다(舌淡暗苔薄白脈沈細).

2) 치법

신장을 보하고 기를 더하여 충맥을 견고하게 하여 월경을 조절한다.
(보신익기, 고충조경－補腎益氣, 固衝調經)

3) 방약

固陰煎〈景岳全書〉卷五十一 加減

인삼9g 숙지20g 산약20g 산수유20g 원지9g 자감초6g 오미자6g 토사자15g 당귀9g

4) 방해

방사(房事)를 과하게 하거나 출산을 많이 하거나, 오랜 병을 앓느라 신장이 상하게 되면, 신장의 기가 허약해져서 충맥과 임맥을 견고하게 지키지 못하여 월경의 血을 가둬두지 못하고 일찍 내보내는 것이니, 본 방은 신장을 보하고 氣를 더하여 충맥을 견고하게 해서 월경주기를 적절하게 조절하는데 주력하고 있다.

- 인삼, 산약, 자감초는 '三物補氣'라 하여 세 가지 약이 배합되어, 후천(後天)의 비장을 튼튼하게 만들어서 선천(先天)의 腎氣를 보충하여 명문(命門)을 견고하게 한다.
- 숙지, 산수유는 신음을 자양하고(滋養腎陰), 血을 만들며 精을 더한다(造血益精).
- 토사자(菟絲子)는 신장의 陰과 陽을 보하여 精氣를 만들고 經水를 견고하게 지킨다.
- 원지(遠志)는 신장과 심장을 교통하게 하여 심기(心氣)가 아래 신장과 통하게 하여 신기(腎氣)를 강하게 해서 월경을 굳게 지키게 한다.
- 오미자(五味子)는 신 맛으로 신장의 氣를 수렴하여 음혈(陰血)을 견고하게 지

키며, 심장과 신장을 교통시켜, 심기(心氣)가 아래 신장과 통하게 하여 신기(腎氣)를 강하게 하여 월경을 굳게 지키게 한다.

- 당귀(當歸)는 달고 맵고 쓰면서 따뜻한 약성으로써 영분(營分)을 조화롭게 하여 陰을 자양하고 血을 기르며 돌려서, 막힌 곳을 뚫고 경수(經水)를 순조롭게 내 보낸다.

5) 변증가감

- 허리가 약하고 요통이 심하면 상기생20g 속단15g 두충12g, 우슬15g을 추가하여 신장을 보해서 허리와 뼈를 강하게 하여 통증을 줄인다.
- 밤에 오줌을 자주 누면 익지인(益智仁)12g 금영자(金櫻子)12g을 추가하여, 신장을 견고하게 하여 소변을 줄인다(固腎縮尿).
- 하초에 양기(陽氣)가 부족하여 아랫배가 차면서 아프고 설사를 하면 보골지(补骨脂)12g 오수유(吴茱萸)6g을 추가하여 하초를 따뜻하게 하고 陽을 채워준다.
- 비장이 허하여 수습(水濕)을 운화(運化)하지 못하여 몸에 濕이 많고, 속이 울렁거리면 백출15g 복령15g, 반하12g을 추가하여 濕을 운화하고 역기(逆氣)를 내려 보낸다.
- 심장이 허해서, 땀을 많이 흘리고 잠을 자지 못하면(多汗不眠), 炒산조인(酸棗仁)15g을 추가하여 심장을 보하고 마음을 안정시킨다.

6) 제언

- 오미자는 表에 사기(邪氣)가 아직 풀어지지 않았거나, 몸속에 실열(實熱)이 내재하거나 기침을 막 시작했거나 마진(痲疹) 초기에는 사용하지 않는다.

3. 음이 허하여 혈이 뜨거워지다(음허혈열 - 陰虛血熱)

1) 증상

월경이 앞으로 당겨지며 양이 적고(月經提前量少), 색이 붉고 끈적거리며(色紅質稠), 광대뼈가 빨갛고 입술이 붉으며(顴赤脣紅), 오후에 확 열이 나고(午後潮熱), 손발바닥에 열이 나고(手足心熱), 머리가 어지럽고 귀에서 소리가 나며(頭暈耳鳴), 잘 때에 자기도 모르게 땀이 나고 잠을 잘 자지 못하며(盜汗失眠), 목구멍이 마르고 입이 건조하다(咽乾口燥). 혀는 붉고 태는 적고 맥은 가늘고 빠르다(舌紅苔少脈細數).

≪丹溪心法 · 妇人≫'经水不及期而来者, 血热也'

2) 치법

음을 길러서 열을 씻어내고, 혈을 식혀서 월경을 조절한다.

(자음청열, 양혈조경－滋陰淸熱, 凉血調經)

3) 방약

兩地湯〈傅靑主女科〉卷上, 〈辨證奇聞〉卷十一加減

생지황30g 현삼30g 백작약15g 맥문동15g 지골피12g 아교15g

4) 방해

원래 陰이 약하거나 수술 및 출산 등에 의해서 피를 많이 흘렸거나 하여 精과 血이 많이 소모되고 부족해지거나, 생각을 너무 많이 하여 영분의 음(營陰)이 소모되어 陰과 血이 부족해져서 허열(虛熱)이 생기고, 그 허열이 충맥과 임맥을 어지럽혀 자궁을 견고하지 못하게 하여 경수(經水)가 일찍 나오는 것이니, 본 방은 陰을 길러서 열을 씻어내고, 血을 식혀서 월경을 조절하는데 중점을 두고 있다.

- 생지황(生地黃)은 陰을 자양하여 열을 내리고 혈을 시원하게 하며(滋陰淸熱凉血), 영혈분(營血分)의 열을 씻어 내리고(淸營血之熱), 뼈 속의 열까지도 내려서(降骨中之熱) 경수(經水)가 안정되게 나오게 한다.
- 지골피, 현삼, 맥문동은 음을 길러서 열을 내려(養陰淸熱) 血이 안정을 찾게 한다.
- 백작(白芍)은 血을 보하거나 陰을 수렴하여 肝陰을 채우고 肝氣를 펼쳐 월경을 조절하며, 陰虛로 인한 自汗, 盜汗을 수렴한다.
- 아교(阿膠)는 陰을 자양하여 血을 만들기도 하고, 출혈을 막아 지혈시키기도 한다.

5) 변증가감

- 월경의 양이 적으면 산약15g 구기자15g 하수오15g을 추가하여 신장을 자양해서 精과 血을 만들어 경수(經水)를 공급한다.
- 손발바닥에 열이 심하면 백미(白薇)15g 구갑(龜甲)30g을 추가하여 陰을 길러 양을 가라앉히고(育陰潛陽), 허열을 내린다.

6) 제언

• 생지황(生地黃)은 맛이 달면서 쓰고 매우 찬 성질이라 약 효력은 건지황(乾地黃)과 유사하여 자음(滋陰)의 효력은 좀 떨어지지만, 열을 내리고 진액을 만들거나(淸熱生津), 혈을 식히고 지혈하는(凉血止血) 효력은 비교적 강하다. 생지황은 성질이 차고 속에서 정체되기 쉬우니, 비장이 허해서 濕이 차있거나 배가 그득하게 부르거나 설사를 하는 사람에게는 처방하지 않는다.

4. 양이 가득차서 혈이 뜨거워지다(양성혈열-陽盛血熱)

1) 증상

월경주기가 앞당겨지고 양이 많으며(經期提前量多), 자홍색이고 끈적거리며(色紫紅質稠), 얼굴색이 붉으면서 빨갛고(面色紅赤), 가슴이 답답하고 꽉 막혀있으며(心胸煩悶), 목이 마르면 찬 것을 마시기 좋아하고(渴喜冷飮), 대변은 마르고 단단하며(大便燥結), 소변은 커피색이고 짧게 나온다(小便短赤). 혀는 붉고 태는 누런색이며 맥은 쟁반위에 구슬이 구르는 듯하면서 빠르다(舌紅苔黃脈滑數).

2) 치법

음을 길러서 열을 내리고, 혈을 서늘하게 하여 월경을 조절한다.
(양음청열, 양혈조경-养阴清热, 凉血调经)

3) 방약

清經散〈傅青主女科〉卷上加減
목단피9g 지골피15g 백작15g 숙지20g 청호12g 황백9g 복령15g

4) 방해

몸에 陽이 꽉 차있는데다 뜨겁고 건조하며 매운 음식을 과하게 먹거나, 혹은 외부로부터 뜨거운 사기(邪氣)가 침입하여 충맥과 임맥을 상하게 만들고 혈을 압박하며 제멋대로 움직여 경수(經水)가 일찍 나오는 것이니, 본 방은 陰을 길러서 熱을 내리고 血을 서늘하게 하여 월경을 조절하는데 주력하고 있다.
≪丹溪心法·妇人≫ '经水不及期而来者, 血热也'

• 목단피, 청호, 황백은 열을 씻어내고 火를 내리며 혈을 시원하게 한다(淸熱降

火凉血).

- 숙지, 지골피는 음수(陰水)를 만들어 뜨거운 血을 씻어내고 음수(陰水)를 만들어 포궁(胞宮)을 안정시킨다.
- 백작은 血을 기르고 陰을 수렴하여(養血斂陰) 肝腎의 陰을 채워서 월경을 조절한다.
- 복령(茯笭)은 수습(水濕)을 움직이게 하고 비기(脾氣)를 도와 혈을 가둔다.

5) 변증가감

- 월경이 많이 나오면 복령을 빼고 지유(地楡)12g 측백엽탄12g 백모근30g을 추가하여 뜨거운 血을 식히고 지혈한다(凉血止血).
- 월경 중에 배가 아프고 어혈(瘀血) 덩어리가 나오면 삼칠분(三七粉)3g 오령지 12g 포황탄12g을 추가하여 뭉친 어혈을 흩어놓고 지혈시킨다.

6) 제언

- 목단피는 生으로 사용하면 熱을 흩어놓고 血을 서늘하게 하며, 술에 볶은 주초(酒炒) 상태로 사용하면 血을 활기차게 돌려 막힌 곳을 뚫으며, 볶고 태운 초탄(炒炭) 상태로 사용하면 지혈을 한다.
- 청호(青蒿)는 말린 것은 끓는 물에 푹 담가서 30분 정도만 끓이고(後下), 신선한 것은 끓이지 않고 짜서 즙을 복용한다. 청호의 약성은 쓰고 차갑기(苦寒) 때문에 비위가 약하거나 설사를 하는 환자에게는 사용하지 않는다.

5. 간이 울결이 되어 열이 생기다(간울화열 – 肝鬱化熱)

1) 증상

월경주기가 앞당겨지고 양이 많거나 혹은 적고(經期提前量多或少), 월경 색이 자홍색이며 끈적거리고 덩어리가 있으며(經色紫紅質稠有塊), 월경 전에 유방, 가슴과 옆구리, 아랫배가 팽팽하게 당기면서 아프고(經前乳房胸脇少腹脹痛), 초조해하고 쉽게 화를 내며(煩躁易怒), 입이 쓰고 목구멍이 건조하다(口苦咽乾).

혀는 붉고 태는 누러며 맥은 거문고 줄처럼 팽팽하고 빠르다(舌紅苔黃脈弦數).

2) 치법

간의 熱을 내리고 뭉친 것을 풀며, 혈을 시원하게 하여 월경을 조절한다.
(청간해울, 양혈조경 – 淸肝解鬱, 凉血調經)

3) 방약

丹梔逍遙散〈女科撮要〉, 〈內科摘要〉加減
시호9g 목단피9g 炒치자9g 당귀12g 백작12g 백출12g 복령12g 자감초6g 박하6g

4) 방해

감정을 발산하지 못하는 성격인데 정서적으로 상처를 입고 우울해지면 간기(肝氣)가 막히고, 막힌 것이 오래되면 熱로 변하고, 그 熱이 충맥과 임맥을 상하게 만들고 혈을 압박하고 제멋대로 움직여서, 월경주기가 아직 오지도 않았는데 경수(經水)가 나오는 것이니, 본 방은 간의 熱을 내리고 뭉친 것을 풀고, 血을 서늘하게 식혀서 월경주기를 조절하는데 중점을 두고 있다.

- 목단피(牧丹皮)는 간을 소통시켜서 뭉친 것을 풀고, 熱을 흩어놓고 血을 서늘하게 하며, 血을 활기차게 돌려 막힌 곳을 뚫고 지혈작용을 한다.
- 치자(梔子)는 쓰고 찬 약성으로 삼초의 火를 씻어내고 심장, 폐의 熱과 간담의 습열과 위장의 熱을 없애며 지혈(止血)과 해독작용을 한다.
- 당귀(當歸)는 달고 맵고 따뜻한 약성으로 혈을 만들고 돌려 월경을 조화롭게 한다.
- 백작(白芍)은 시큼하고 쓰면서 찬 성질로서 혈을 만들고 陰을 수렴하며, 肝을 부드럽게 하고 간열을 가라앉히며 간이 소통하도록 돕는다.
- 시호(柴胡)는 간을 소통시켜 뭉친 것을 풀고, 간기(肝氣)가 사방으로 펼쳐지게 하며 熱을 몸 밖으로 발산한다.
- 백출, 복령, 자감초는 비장을 튼튼하게 하여 중초의 氣를 보해서 간을 억제할(扶土抑木)뿐만 아니라 영혈(營血)을 만들어 내는 원천이 된다.
- 박하(薄荷)는 막힌 곳을 소통시켜 흩어놓고, 간경(肝經)에 뭉친 열을 퍼트려 없앤다.

5) 변증가감

- 월경이 과다하면 당귀를 빼고 모려30g 천초(茜草)12g 炒지유(地榆)12g을 추가하여 충맥을 견고하게 지키고 지혈을 한다.
- 월경이 순조롭지 않고 덩어리가 나오면 택란(澤蘭)12g 익모초9g을 추가하여 혈을 활기차게 돌려서 뭉친 곳을 풀어준다.
- 월경 중에 유방이 팽팽하게 아픈 것이 심하면 과루12g 울금12g을 추가하여 뭉친 것을 풀고 정체된 곳을 돌려 통증을 멈추게 한다.

6) 제언

- 치자(梔子)의 껍질은 피부의 熱을 쫓아내고, 씨(종자)는 장부(臟腑)의 열을 씻어낸다.
  生치자는 기분(氣分)으로 들어가서 火를 없애고, 볶은 炒치자는 혈분(血分)으로 들어가서 코피나 혈뇨, 토혈(吐血) 등의 출혈을 지혈시킨다.
  쓰고 찬 약성이라서 위장을 상하게 할 수 있으니, 비위가 차거나 약해서 소화가 잘 안되고, 자주 설사를 하는 사람에게는 사용을 禁한다.
- 박하(薄荷)는 향이 짙고 매운 맛이 있는 서늘한 약성이라서 짧게 10~15분 정도만 끓여서(後下) 다른 약재들의 엑기스와 합한다. 풍열감기에 땀을 내는 역할을 하기 때문에 평상시에 氣가 허하여 땀을 잘 흘리는 사람에게는 사용하지 않는다. 박하의 잎은 주로 땀을 내는데 쓰고, 줄기는 주로 氣를 다스리는데 쓴다.

임상사례

1. 신기휴허(腎氣虧虛)型

1) 증상

27세 여자, 10개월 전부터 월경을 보름에 한 번씩 하고, 양이 적고 색은 연하며 묽고(量少色淡質稀), 어지럽고 허리가 아프며(頭暈腰痛), 얼굴이 여위고 누러며(面色萎黃), 피곤하고 힘이 없으며(倦怠乏力), 땀을 많이 흘리고 소변을 자주 눈다(多汗頻尿).

혀는 담홍색이고 태는 얇고 희며 맥은 가라앉고 약하다(舌淡紅苔薄白脈沈弱).

2) 치법

신장을 보하고 기를 더하여 충맥을 견고하게 하고 월경을 조절한다.
(보신익기, 고충조경 – 補腎益氣, 固衝調經)

3) 방약

숙지20g 백작15g 산수유20g 속단12g 두충12g 파극천12g 상기생20g 炙황기30g 우슬15g 단삼12g 자감초6g

4) 방해

방사(房事)과다, 다출산(多出産), 장기간의 질병 등에 의해서 신장이 상하게 되면, 신장의 기가 허약해져서 충맥과 임맥을 견고하게 지키지 못하여 월경의 血을 가둬두지 못하고 일찍 내보내는 것이니, 본 방은 신장을 보하고 氣를 보충하여 충맥을 견고하게 만들어 월경주기를 적절하게 조절하는데 주력하고 있다.

- 숙지, 백작, 산수유는 신음(腎陰)을 자양하고, 血을 만들며 精을 보하고 氣를 더하여(造血補精益氣), 肝에 血을 공급하고 월경을 적절하게 조절한다.
- 속단(續斷)은 간과 신장을 補하여 근육과 뼈를 튼튼하게 하고, 충맥과 임맥을 도와서 월경주기와 경수(經水)의 양을 적절하게 조절한다.
- 두충(杜仲)은 간과 신장을 補하여 근육과 뼈를 튼튼하게 하고, 하초를 따뜻하게 덥히며 다리와 허리를 강하게 하고 월경주기와 양을 적절하게 조절한다.
- 파극천(巴戟天)은 간과 신장을 補하여 근육과 뼈를 튼튼하게 하고, 신양(腎陽)을 채워서 하초를 따뜻하게 덥히며 허리를 강하게 하고, 불임과 양위(陽痿)를 치료하며 월경주기와 양을 적절하게 조절한다.
- 상기생(桑寄生)은 간과 신장을 보하여 허리와 무릎, 뼈마디, 근육의 통증을 제거하며, 충맥과 임맥을 도와 임신과 월경을 적절하게 조절한다.
- 자황기(炙黃芪)는 氣를 더하여 중초를 보해서 피곤을 덜고 힘을 만들어 주며, 땀과 소변을 수렴하고 월경이 순조롭게 행해지도록 돕는다.
- 우슬(牛膝)은 간과 신장을 보하고 근육과 뼈를 튼튼하게 하며, 혈을 움직여서 월경의 주기와 양을 조절하며 상부의 열을 끌어내린다.
- 단삼(丹蔘)은 혈을 활기차게 돌려서 막힌 곳을 뚫어 월경이 순탄하도록 조절하

며, 생리통(痛經)과 폐경(閉經)을 해결하는 부인과에 효과가 탁월한 약이다.

- 자감초(炙甘草)는 비위와 심장의 氣를 더하고 중초를 보하며(益氣補中), 가래를 없애고 기침을 멈추게 하며(祛痰止咳), 급한 병세와 통증을 완화하고(緩急止痛), 열을 내리고 해독을 하며(淸熱解毒), 쓰고 찬 약재들이 腸과 胃를 상하게 하지 않도록 보호하고, 여러 약이 섞여도 약효를 잘 발휘할 수 있도록 조화롭게 돕는다.

5) 변증가감

- 신장의 陽이 약하여 경수가 부족하면 토사자15g 음양곽15g을 추가하여 파극천과 배합해서, 신양(腎陽)을 보하여 부신피질호르몬(腎上腺皮質激素) 배출의 평형을 유지하도록 조절하여 陰陽의 조화를 이루고, 精血을 왕성하게 하여 경수(經水)를 적절하게 공급한다.
- 신장의 陽이 부족하여 아랫배가 차거나, 월경주기가 불규칙하면 고량강12g 육계9g 오수유6g을 추가하여 중하초를 따뜻하게 덥힌다.
- 임신을 못하거나 발기가 되지 않으면 음양곽24g 선모(仙茅)12g 구기자15g을 추가하여 신양(腎陽)을 채워서 근육의 힘을 강하게 하고 정자(精子)를 활성화시킨다.
- 입과 목이 말라서 물을 많이 마시고 땀이 많이 나고 오줌도 많이 나오는 소갈증(消渴證)에는 파극천과 상기생을 빼고 생지황15g 천화분12g 옥죽12g을 추가하고 자황기를 50g으로 증가하여 氣와 陰과 진액을 채워서 다음(多飮), 다한(多汗), 다뇨(多尿)를 개선한다.

6) 제언

- 우슬(牛膝)은 간과 신장을 보하고 근육과 뼈를 튼튼하게 하는 용도로 쓸 때는 술에 담가서 주제(酒制)한 것을 쓰고, 나머지 혈을 돌리고 월경을 조절하고 수분을 내보내고, 상부의 열을 끌어내리는 등의 용도로 쓸 때는 生으로 사용한다.
- 자(炙)감초는 비위와 심장의 기를 더하고 중초를 보하며(益氣補中), 가래를 없애고 기침을 멈추게 하며(祛痰止咳), 급한 병세와 통증을 완화하고(緩急止痛), 생(生)감초는 열을 내리고 해독하는 용도로 쓴다.

2. 간이 울결이 되어 열이 생기다(간울화열 – 肝鬱化熱)

1) 증상

33세 여자, 1년 전부터 월경이 불규칙하게 나오더니 최근 3개월 전부터는 한 달에 2~3회 오고, 양도 많고 덩어리가 있으며(量多有塊), 냉대하가 누런색이고 끈적거리며(帶下色黃粘稠), 허리와 등이 시큰거리며 아프고(腰背酸痛), 얼굴색이 어두운 홍색이고(顔色暗紅), 아랫배가 팽팽하게 아프며(小腹脹痛), 머리가 어지럽고 가슴이 두근거리며 입이 마른다(頭暈心悸口乾). 혀는 가장자리가 붉고 맥은 거문고 줄처럼 팽팽하고 가늘면서 빠르다(舌邊紅脈弦細數).

2) 치법

간의 열을 내리고 뭉친 것을 풀며, 혈을 서늘하게 하여 월경을 조절한다.
(청간해울, 양혈조경 – 淸肝解鬱, 凉血調經)

3) 방약

당귀12g 목단피12g 황금12g 생지황15g 산약30g 자황기30g 치자9g 한련초12g 두충12g 지각12g 오약12g

4) 방해

정서적으로 감정을 발산하지 못하고 우울해하면 간기(肝氣)가 막히고, 막힌 것이 오래되면 열로 변하고 그 열이 충, 임맥을 상하게 하며, 血을 압박하고 제멋대로 움직여 월경주기가 아직 오지도 않았는데 경수(經水)가 나오는 것이니, 본 방은 간의 熱을 내리고 뭉친 것을 풀고 血을 서늘하게 식혀서 월경주기를 조절하는데 중점을 두고 있다.

- 당귀(當歸)는 달고 맵고 쓰면서 따뜻한 약성으로 간으로 들어가 血을 만들고 다스리며, 당귀의 향(香)으로 肝氣를 소통시키는 근간을 마련한다.
- 목단피(牡丹皮)는 간을 소통시켜서 뭉친 것을 풀고, 熱을 흩어놓고 血을 서늘하게 하며, 血을 활기차게 돌려 막힌 곳을 뚫는다.
- 황금(黃芩), 치자(梔子)는 쓰고 찬 약성으로 血이 뜨거워 출혈이 있을 때 血을 서늘하게 식혀 지혈시키고, 상하초의 熱을 내려서 월경을 조절한다.
- 생지황(生地黃)은 熱이 영혈분(營血分)에 침투하여 정신을 어지럽히고 혼미하

게 만드는 것을 방지하고, 熱이 血에 침투하여 발생하는 붕루(崩漏)나 월경과다, 코피 등의 출혈을 지혈하는 작용을 한다.

- 산약(山藥)은 氣를 더하고 陰을 길러 비위와 신장을 튼튼하게 하고, 자황기는 비장의 氣를 보하여 냉대하를 줄인다.
  월경이 많이 나오는 것을 지혈시키고 냉대하를 줄이게 한다.
- 한련초(旱蓮草)는 간장과 신장의 陰을 보하여 어지럽고 가물거리며 허리와 무릎이 아픈 것을 치료하고, 음허(陰虛)로 인한 월경과다와 붕루를 지혈시킨다.
  한련초는 여정자(女貞子)와 같이 사용하면 肝腎의 陰을 補하는 효과가 높아진다.
- 지각(枳殼)은 氣를 돌려서 중초에 막힌 것을 뚫어 식적(食積)을 없애며, 오약은 중하초의 막힌 氣를 돌려서 통증을 완화한다.

5) 변증가감

- 肝氣가 울결이 되어 가슴, 옆구리가 팽팽하면서 아프면 시호12g 천궁12g 현호색9g 찬련자9g 백작30g을 추가하여 간을 소통시키고 血을 돌려 통증을 없앤다
- 脾氣가 허하여 소화가 되지 않고 잘 먹지 못하며 설사가 잦으면 인삼9g 백출15g 복령15g 감초9g 오미자12g 목향12g을 추가하여 중초의 氣를 북돋아 막힌 것을 뚫어주고 대변을 굳게 하고 수렴한다.

6) 제언

- 황금은 열을 내리는 청열(淸熱)은 生황금을 쓰고, 복중 태아를 안전하게 하는 안태(安胎)는 볶은 초(炒)황금을 쓰고, 지혈(止血)은 볶고 태운 초탄(炒炭)황금을 쓰고, 상초(上焦)의 열을 내리는 용도로는 술에 볶은 주초(酒炒)황금을 쓴다.
  황금은 약성이 쓰고 차기 때문에 비위가 차고 약한 사람이나, 임산부는 신중하게 사용하거나 禁해야 한다.
- 지각(枳殼)은 평소 하루 3~12g을 사용하지만, 병세가 중할 때에는 30g까지도 사용할 수 있으나, 증세가 완화되어짐에 따라 용량도 적절하게 줄여야 한다.

5 월경후기 月經後期 – 희발월경, 생리불순

월경후기(月經後期)는 신장의 陽이 허하거나 血이 부족하고 없거나, 찬 기운이 뭉치고 氣가 정체되는 등의 원인에 의해서 월경이 2달 이상 지속적으로 매 달 7~8일 이상 뒤로 미루어지는 증상을 말한다.

심한 경우에는 45~60일에 한 번 월경이 오기도 하며, 그 이상으로 길어지는 경우도 있는데, 대개 경수(經水)의 양이 매우 적은 월경과소(月經過少)가 동반되고 심해지면 폐경(閉經)으로 진행되는 경우가 많다. 월경후기를 희발월경(稀發月經)이라고도 한다.

중의학에서는 경행후기(經行後期), 경수과기(經水過期)라고도 한다.

중의학적 원인

1. 신장이 허하여 충맥과 임맥이 부족해지다(신허충임부족 – 腎虛衝任不足)

선천적으로 신장의 氣가 부족하거나 방사(房事)를 무절제하게 하여 몸이 상하거나, 자녀를 많이 출산하여 신장의 氣가 손상되어 충맥과 임맥이 부실하게 되니 血이 충분히 자궁에 모이지 못하여 월경이 이르러도 경수(經水)가 나오지 못하는 것이다.

2. 혈이 허하여 충맥과 임맥을 기르지 못하다(혈허불양충임 – 血虛不養衝任)

음과 혈이 은연중에 소모가 되거나(暗耗陰血), 오랜 질병으로 몸이 허하거나(久病體虛), 피를 너무 많이 흘리거나(失血過多), 비장이 허하여 생화의 근원이 부족하거나(脾虛生化之源不足) 하여, 혈이 모자라고 부족하게 되어(血虛虧少), 충맥과 임맥을 기르지 못하니(不能滋養任衝) 월경이 뒤로 늦춰지는 것이다.

3. 혈이 차서 뭉치고 막히다(혈한응체 – 血寒凝滯)

월경을 앞두고 찬 음식을 너무 많이 먹거나(過食生冷), 비를 맞으며 물을 건너거나

(冒雨涉水), 차고 냉한 기운을 받거나(感受寒冷) 하여 몸이 허한 틈을 타고 한사(寒邪)가 자궁에 침입하거나, 원래 몸에 양기가 부족하여(陽氣素虛) 寒이 저절로 속에서 생기는(寒自內生) 등의 원인에 의해 血이 차져서 뭉치고 막히는 것이다.

4. 간의 기가 뭉치고 맺히다(간기울결 – 肝氣鬱結)

정서적으로 유쾌하지 못한 성격인데다(情志不舒), 초조해하고 화를 잘 내어(煩躁易怒) 氣의 움직임이 뭉치고 막혀서(氣機鬱滯) 氣가 정체되니 혈의 운행이 원활하지 못하게 되고(氣滯則血行不暢), 그로인해 충, 임맥이 잘 통하지 못해서(任衝不暢) 월경이 뒤로 늦춰지는 것이다(月經後期).

진단요점

1. 선천적으로 발육이 부진한지, 몇 살에 초경(初經)을 했고 현재까지 주기가 어떠했는지, 찬 것을 많이 먹는지, 정서적으로 불안, 초조한가를 문진한다.
2. 월경주기가 7~8일 이상 늦춰지는지 아니면 몇 달에 한 번 오는지, 월경기간은 정상인지, 짧거나 길어지는지를 문진한다.
3. 자궁의 크기가 남들보다 작은지, 난소의 기능은 정상인지, 염증은 없는지, 부인과 병원에서 검사한 결과가 있으면 참조하고 출산과 유산의 경험에 대해 문진한다.

변증요점

월경후기의 변증요점은 월경이 뒤로 미뤄지면서 월경기간과 양이 정상을 유지하는지, 기간이 정상보다 짧은지에 따라 보혈(補血), 활혈(活血) 등의 방법이 달라진다.

虛와 實을 잘 분별하여 虛하면 경맥을 따뜻하게 하고 혈을 기르며(溫經養血), 實하면 혈을 활기차게 돌려 정체된 곳을 뚫어 움직이게 한다(活血行滯).

증상별 치료

1. 신장의 정과 혈이 부족하다(신정혈허－腎精血虛)

1) 증상

월경주기가 뒤로 미루어지고 양이 적으며(月經錯後量少), 연하고 어두운 색이고 맑고 묽으며(色淡暗質淸稀), 허리와 다리가 시큰거리고 약하며(腰腿酸軟), 머리가 어지럽고 귀에서 소리가 나며(頭暈耳鳴), 냉대하는 맑고 묽으며(帶下淸稀), 얼굴색이 어둡거나(面色晦暗), 얼굴에 거무스름한 반점이 있다(面部暗斑). 혀는 연한 어두운 색이고 태는 엷고 희며 맥은 가라앉고 가늘다(舌淡暗苔薄白脈沈細).

2) 치법

신장을 보해서 기를 더하고 정을 채우며, 혈을 기르고 돌려서 월경을 조절한다. (보신익기전정, 양혈활혈조경－補腎益氣塡精, 養血活血調經)

3) 방약

大補元煎〈景岳全書〉卷五十, 〈千家妙方〉下冊 加減

인삼12g 산약15g 숙지15g 두충12g 당귀15g 산수유15g 구기자12g 자감초6g 녹각교12g 단삼15g 속단12g

4) 방해

선천적으로 신장이 허약하거나, 무절제한 방사(房事)나 다출산(多出産)으로 인해 신장의 氣와 精血이 손상되어, 충맥과 임맥이 부실하게 되어 血이 충분히 자궁에 모이지 못하여 월경이 이르러도 경수(經水)가 원활하게 나오지 못하니, 본방은 신장을 보해서 氣와 精을 채우며, 血을 길러 활기차게 움직여서 월경의 주기와 양을 조절한다.

- 인삼, 산약, 두충, 속단은 비위의 氣를 더하고, 신장의 氣를 보해서 명문(命門)을 견고하게 하고 하초(下焦)를 튼튼하게 하여 월경이 순조롭게 잘 나오도록 돕는다.
- 숙지, 산수유는 신음을 자양하고(滋養腎陰), 血을 만들며 精을 보하고 氣를 더하

며(造血補精益氣), 간에 혈을 공급하여 피로를 풀고 월경을 적절하게 조절한다.

- 당귀(當歸)는 달고 맵고 쓰면서 따뜻한 성질이 있어 血을 만들고 다스리며, 당귀의 향(香)으로 기를 만들고 다스리기 때문에 당귀를 '혈중에 기를 만드는 약이다(血中之氣藥)'라고 한다. 또 당귀는 陰을 자양하여 血을 보충하며 활발하게 돌려서 월경을 순조롭게 내 보낸다.
- 구기자(枸杞子)는 간과 신장의 陰을 보하여 부족한 정(精)을 채우고 혈(血)을 만든다.
- 자(炙)감초는 비위와 심장의 기를 더하고 중초를 보하며, 쓰고 찬 약재들이 腸과 胃를 상하게 하지 않도록 보호하며, 여러 약이 섞여도 약효를 잘 발휘할 수 있도록 조화롭게 돕는다.
- 녹각교(鹿角膠)는 간을 보하고 신장의 陽을 더하여 정(精)을 만들고 血을 자양하여 경수(經水)를 보충한다.
- 단삼(丹蔘)은 혈을 활기차게 돌려서 막힌 곳을 뚫어 월경이 순탄하도록 조절하며(活血化瘀調經), 생리통(痛經)과 폐경(閉經)을 해결하는 부인과에 효과가 탁월한 약이다. 단삼은 해독을 하고 정신을 편하게 하며 관상동맥을 확장하고 혈류량을 증가시킨다.

5) 변증가감

- 신장의 陽이 부족하면서 월경의 양이 적으면 육종용(肉蓯蓉)12g을 추가하여 신장의 陽을 보하고 精血을 더한다.
- 腎陽이 부족하고 비위가 허하고 차면서 냉대하의 양이 많으면 녹각상(鹿角霜)12g 금영자12g 백출15g 차전자12g을 추가하여 신양을 보하고 脾氣를 더하여 대하(帶下)를 멈추게 한다.
- 원양(元陽)이 부족하여 몸에 찬 기운이 가득차면 부자9g 생강3片 육계9g을 추가하여 陽을 따뜻하게 덥혀서 몸에 온기(溫氣)를 더한다.

6) 제언

- 녹각교는 교질(膠質)로 단단하게 만들어져 있어 불에 서서히 달군 용기의 뜨거운 물속에서 바닥에 눌러 비비면서 천천히 녹인 후 다른 약재와 섞는다. 녹은

후에도 찐득찐득하기 때문에 소화에 장애가 될 수 있으므로 胃가 약하거나 설사하는 사람에게는 주의해서 사용해야 한다. 목향12g 진피12g을 추가하면 소화장애를 피할 수 있다.

• 단삼은 술에 담가서 구운 자(酒炙)단삼은 활혈화어(活血化瘀)하는데 효과가 좋고, 生단삼은 열을 내리고 부은 것을 가라앉히고(消腫) 해독을 하며 정신을 편하게 하는데 효과가 좋다. 관상동맥을 확장하고 혈류량을 증가시키며, 혈전을 억제하고 혈당, 중성지방, 콜레스테롤 수치를 떨어뜨리기 때문에 만성간염, 간경화, 동맥경화, 결혈성중풍(缺血性中風), 기관지천식 등에 일정한 효과가 있다.

2. 영혈이 적고 부족하다(영혈허소－營血虛少)

1) 증상

월경주기가 뒤로 미루어지고 양이 적으며(月經錯後量少), 연한 색이고 묽으며(色淡質稀), 머리가 어지럽고 눈이 가물거리며(頭暈眼花), 가슴이 두근거리고 잠을 잘 못자고(心悸失眠), 피부가 윤택하지 못하며(皮膚不潤), 얼굴색이 창백하거나 누리끼리하다(面色蒼白萎黃). 혀는 연한색이고 태는 얇으며 맥은 가늘고 무력하다(舌淡苔薄脈細無力).

2) 치법

기를 더하고 혈을 보충하며, 심장을 자양해서 월경을 조절한다.
(익기보혈, 양심조경－益氣補血, 養心調經)

3) 방약

人蔘養榮湯〈和劑局方〉 加減
인삼12g 백출12g 복령15g 당귀15g 백작20g 숙지황24g 육계6g 황기30g
오미자6g 원지9g 진피12g 생강3片 대추3枚 자감초6g

4) 방해

陰과 血이 부족하거나(陰血不足), 오랜 질병으로 몸이 허하거나(久病體虛), 출산이나 대수술로 피를 너무 많이 흘리거나(失血過多), 비장이 허하여 생화의 근원이 부족해서(脾虛生化之源不足), 血이 모자르고 적어(血虛虧少), 충맥과 임맥을 기르지 못하여(不能滋養衝任) 월경이 뒤로 늦춰지는 것이니, 본 방은 氣를 더하고 血을 보충하며 심장의 血을 자양해서 월경을 조절하는데 중점을 두고 있다.

- 인삼과 숙지황은 서로 배합하여 氣를 크게 보하고 血을 자양하여 월경을 조절한다.
- 백출, 복령은 비장을 튼튼하게 하여 중초를 보하고 조혈과 활혈(活血)을 도우며 비기(脾氣)를 더하여 血을 견고하게 가둔다.
- 당귀는 영혈(營血)을 길러서 숙지황을 도와 陰과 血을 補하고 움직여 순행하게 한다.
- 백작(白芍)은 血을 만들고 陰을 수렴하며, 肝陰을 채워 간을 부드럽게 하고 간열을 가라앉히며, 肝氣를 펼쳐 간이 소통하도록 도와서 월경을 조절한다.
- 육계(肉桂)는 신장의 陽을 도와 하복부와 전신의 위분(圍分)을 따뜻하게 하여 찬 기운을 몰아내며 충맥과 임맥을 따스하게 하여 월경이 원활하도록 돕는다.
- 자황기(炙黃芪), 감초는 氣를 더하고 중초를 보해서 피곤을 덜고 힘을 만들어주며 월경이 순조롭게 행해지도록 돕는다.
- 오미자(五味子)는 신 맛으로 신장의 氣를 수렴하여 음혈(陰血)을 견고하게 지키며, 심장과 신장을 교통시켜, 심기(心氣)가 아래 신장과 통하게 하여 신기(腎氣)를 강하게 해서 월경이 순조롭도록 돕는다.
- 원지(遠志)는 심장과 신장의 氣를 강하게 하고 심기(心氣)가 아래 신장과 서로 통하게 하여 정신을 안정시키고 마음을 편안하게 한다.
- 진피(陳皮)는 비장의 기를 다스려 위장을 편하게 하고, 여러 약재들이 섞여서 위 속에서 정체되지 않도록 소화를 돕는다.
- 생강, 대추는 비위의 氣를 북돋아 중초를 따뜻하게 하여 소화를 돕는다.

5) 변증가감

- 간의 陽이 치솟거나 혈압이 높아서 머리가 어지럽고 귀에서 소리가 나면 진주모(珍珠母)30g 생모려(生牡蠣)30g을 추가하여 肝陽을 가라앉혀서 평정을 유지하게 한다.
- 밤에 잠을 못자는 것이 심하면 산조인20g 야교등(夜交藤)30g을 추가하여 심장

을 편안하게 하고 마음을 안정시켜서 잠을 잘 이루게 한다.

6) 제언

- 월경의 양이 너무 적게 나오면 다음 달 월경 예정 7일 전부터 7일간 매일 천궁12g 단삼12g을 추가하고 당귀24g 백작24g으로 증가하여 혈을 補하고 활기차게 돌리며, 매월 월경 7일 전부터 7일간 증상이 호전되는 달까지 반복해서 복용한다.
- 오미자(五味子)는 表에 사기(邪氣)가 아직 풀어지지 않았거나, 몸속에 실열(實熱)이 내재하거나, 기침을 막 시작했거나, 마진(麻疹) 초기에는 사용하지 않는다.

3. 장부가 허하고 차다(장부허한 – 臟腑虛寒)

1) 증상

월경이 잘못되어 뒤로 미루어지고 양이 적으며(月經錯後量少), 연한 색이고 묽으며(色淡質稀), 아랫배가 은은하게 아픈데(小腹隱痛), 따뜻하게 하고 만져주면 좋아하고(喜溫喜按), 허리가 시큰하고 힘이 없으며(腰酸無力), 소변이 맑고 길게 나오며(小便淸長), 얼굴색이 창백하다(面色蒼白).

혀는 연한색이고 태는 희고 맥은 가라앉고 느리며 힘이 없다(舌淡苔白脈沈遲無力).

2) 치법

경락을 따뜻하게 하여 陽을 돕고, 혈을 자양하여 월경을 조절한다.

(온경부양, 양혈조경 – 溫經扶陽, 養血調經)

3) 방약

大營煎〈景岳全書〉卷五十一 加減

당귀12g 숙지황15g 구기자12g 두충15g 우슬15g 육계12g 자감초6g 파극천15g

4) 방해

양기(陽氣)가 부족하여 寒이 몸에 가득차면 충맥과 임맥에 血이 충만하지 못하고, 포궁(胞宮)에 血이 부족하게 되어 월경주기가 이르러도 혈을 내보내지 못하니, 본 방은 경락을 따뜻하게 하여 陽을 북돋아서 혈을 기르고 월경을 조절하는데 주력하고 있다.

- 당귀, 숙지황, 구기자는 신장을 보하여 精을 채우고 血을 만들며, 血을 원활하게 움직여 충맥과 임맥을 채운다.
- 우슬(牛膝)은 간과 신장을 보하고 근육과 뼈를 튼튼하게 하며, 혈을 돌리고 월경주기와 양(量)을 조절하며 상부의 열을 끌어 내린다.
- 육계(肉桂)는 신장의 陽을 북돋아 경락을 따뜻하게 하고 포궁(胞宮)을 온화하게 한다.
- 파극천(巴戟天), 두충(杜仲)은 간과 신장을 補하여 근육과 뼈를 튼튼하게 하고, 신양(腎陽)을 채워서 하초를 따뜻하게 덥히며 허리를 강하게 하고, 월경주기와 양을 적절하게 조절한다.

5) 변증가감

- 아랫배가 차면서 통증이 심하면 부자9g 생강3片 계지12g 소회향6g 향부9g을 추가하여 하초를 따뜻하게 하고 氣를 돌려서 통증을 없앤다.
- 氣가 매우 虛하여 기력이 없고 음식을 잘 먹지 못하면 인삼12g 백출12g 목향12g을 추가하여 氣를 북돋아 주고 소화를 돕는다.
- 손발과 몸이 차면 부자9g 건강12g 계지9g을 추가해 心, 脾, 腎의 陽을 북돋아서 寒을 물리치고 명문(命門)의 火를 일으켜 자궁을 따뜻하게 하고 월경을 순조롭게 한다.

6) 제언

- 육계(肉桂)는 오래 끓이면 약효가 줄어들기 때문에 끓는 물에 푹 담겨진 상태에서 20분만 끓여서 다른 약물과 합한다. 적석지(赤石脂)와 같이 끓이지 않는다(十九畏).

4. 한사가 충맥과 임맥에 머물다(한사객우충임－寒邪客于衝任)

1) 증상

월경주기가 뒤로 미루어지고 양이 적으며(月經後期量少), 월경의 색이 어두운 자색이고 덩어리가 있으며(經色紫暗有塊), 아랫배가 차고 아파서 만지는 것조차 거부하고(小腹冷痛拒按), 따뜻해지면 통증이 줄고(得溫痛減), 추위를 많이 타고 팔다리가 차다(畏寒肢冷). 혀는 어두운 색이고 태는 희며 맥은 가라앉고 밧줄처럼 팽팽하거나 가라앉고 느리다(舌暗苔白脈沈緊或沈遲).

2) 치법

경락을 따뜻하게 하여 한을 흩어놓고, 혈을 활기차게 돌려 월경을 조절한다. (온경산한, 활혈조경－溫經散寒, 活血調經)

3) 방약

溫經湯〈婦人大全良方〉 加減

인삼12g 당귀12g 천궁12g 백작15g 육계12g 아출12g 목단피6g 우슬12g 감초12g

4) 방해

찬 기운이 충맥과 임맥에 침입하면 血이 응고 되듯이 뭉쳐서 흐르지 못하므로 월경의 주기가 이르러도 血을 내보내지 못하는 것이니, 본 방은 경락을 따뜻하게 하여 寒을 흩어놓고, 血을 활기차게 돌려 월경을 나오게 하는데 주력하고 있다.

- 인삼(人蔘)은 단 맛의 따뜻한 성질로 氣를 크게 보하고, 육계와 배합하여 陽을 움직여서 寒을 몰아내며, 백작, 감초는 급한 통증을 완화하여 하복부의 통증을 풀어준다.
- 육계(肉桂)는 경락을 따뜻하게 하여 寒을 흩어놓고 혈맥(血脈)을 통하게 하여 경수(經水)가 원활하게 나오도록 돕는다.
- 당귀(當歸), 천궁(川芎)은 혈이 막히고 뭉쳐 있는 것을 풀어서 통하게 하여 월경을 순조롭게 나오게 하며 하복부의 통증을 없애준다.
- 아출(莪朮), 우슬(牛膝)은 血을 활기차게 돌려서 막힌 것을 뚫고 당귀, 천궁과 합세하여 血을 따뜻하게 하고 움직여서 경수(經水)를 순조롭게 내보낸다.
- 목단피(牡丹皮)는 간을 소통시켜서 뭉친 것을 풀고, 血을 돌려 막힌 곳을 뚫는다.

5) 변증가감

- 월경 중에 하복부와 허리에 통증이 있으면 소회향6g 향부12g 현호색12g을 추가하여 찬 기운을 몰아내고 막힌 것을 뚫어 통증을 없애준다.
- 월경이 너무 적게 나오면 단삼12g 익모초12g 계혈등15g을 추가하여 혈을 보하

면서 활기차게 돌려 막힌 것을 풀고 월경이 잘 나오게 한다.

6) 제언

• 천궁은 맵고 따뜻한 성질이라 음(陰)이 虛하여 火가 왕성해진 사람이나, 땀을 많이 흘리는 사람이나 월경 중에 출혈량이 많은 사람에게는 신중하게 써야한다.

• 목단피는 술에 볶아서 주초(酒炒) 상태로 사용하면 血을 활기차게 돌려 막힌 곳을 뚫으며, 볶고 태운 초탄(炒炭) 상태로 사용하면 지혈을 하고 生으로 사용하면 熱을 흩어놓고 血을 서늘하게 한다.

•• 〈金匱要略〉의 溫經湯과 〈婦人大全良方〉의 溫經湯 비교

〈金匱要略〉의 온경탕(溫經湯)은 허한성(虛寒性) 월경후기(月經後期)의 치료에 사용할 수 있는데, 〈婦人大全良方〉의 온경탕(溫經湯)과 비교해 볼 때 당귀, 천궁, 백작, 목단피, 인삼, 계지, 감초는 兩方에 동일하게 있으나, 〈金匱要略〉의 溫經湯은 오수유, 아교, 생강, 반하가 추가되어 있어 경락을 따뜻하게 하는데 더 주력하고 있고, 〈婦人大全良方〉의 溫經湯은 아출, 우슬이 있어 血을 활기차게 돌려 막힌 것을 뚫어주는데 더 중점을 두고 있다.

5. 간의 氣가 막히고 정체되어 있다(간기울체－肝氣鬱滯)

1) 증상

월경주기가 뒤로 미루어지고 양이 적으며(月經錯後量少), 월경의 색이 어두운 홍색이거나 덩어리가 있으며(經色暗紅或有塊), 아랫배가 팽팽하면서 통증이 있고(小腹脹痛), 정신이 우울하고(精神抑鬱), 가슴이 답답하며 편하지 않다(胸悶不舒).

혀는 담홍색이고 태는 희며 맥은 거문고 줄처럼 팽팽하다(舌淡紅苔白脈弦).

2) 치법

간을 소통시켜 기를 움직이고, 혈을 활기차게 돌려서 월경을 조절한다.
(소간행기, 활혈조경－疏肝行氣, 活血調經)

3) 방약

烏藥湯〈濟陰綱目〉卷一 加減

오약12g 향부12g 당귀15g 목향12g 자감초6g 천궁12g 백작15g

4) 방해

정서적으로 성격이 활달하지 못하며 초조해하고 화를 잘 내면(煩燥易怒) 氣의 움직임이 뭉치고 막혀서(氣機鬱滯), 氣가 정체되면 血의 운행이 원활하지 못하게 되어(氣滯則血行不暢) 충맥과 임맥이 잘 통하지 못해서(任衝不暢) 월경이 뒤로 늦춰지는 것이니, 본 방은 간을 소통시켜 氣를 움직이고, 血을 활기차게 돌려서 월경을 조절하는데 중점을 두고 있다.

- 오약(烏藥)은 신장의 陽을 따뜻하게 하여 하초를 덥혀서 寒을 몰아내고, 氣를 돌려서 막힌 곳을 뚫어 통증을 없애고 월경이 순조롭도록 돕는다.
- 향부(香附)는 매운 맛으로 간을 소통시켜 氣를 움직이고, 상중하초(上中下焦)의 막힌 곳을 뚫어 옆구리, 복부의 통증을 없애고, 하초의 氣를 순환시켜 월경을 조절한다.
- 당귀, 백작은 肝腎으로 들어가 血을 만들고 돌려서 막힌 것을 풀고 월경을 조절한다.
- 목향(木香)은 비위의 氣를 활발하게 움직여서 막힌 곳을 뚫고 월경을 조절한다.

5) 변증가감

- 아랫배 통증이 심하면 아출12g 현호색12g을 추가해 血을 활기차게 돌려 止痛한다.
- 유방의 통증이 심하면 시호12g 천련자9g 왕불유행(王不留行)12g을 추가하여 血을 돌려서 막힌 곳을 뚫고 경맥을 통하게 하여 통증을 가라앉힌다.

6) 제언

- 오약은 기를 돌리는 행기(行氣)의 효력 이외에도 신장의 陽이 부족하여 방광이 냉해서 소변을 자주 보거나(頻尿), 어린이들이 밤에 잠을 자다가 오줌을 싸는 유뇨(遺尿)를 치료하는데도 효과가 있어, 익지인12g 산약24g을 함께 사용하면 좋다.
- 향부는 진통의 효과를 높이려면 식초를 살짝 넣고 구워서(醋炙) 사용하면 좋다.

임상사례

1. 신정혈허(腎精血虛)型

1) 증상

40세 여자, 10개월 전부터 월경주기가 45~60일 정도 뒤로 연기되고, 양(量)이 적으며(經水量少), 연한 색이고 묽으며(色淡質稀), 머리가 어지럽고 귀에서 소리가 들리며(頭暈耳鳴), 허리와 다리가 시큰거리고 약하며(腰腿酸軟), 냉대하는 맑고 묽으며(帶下淸稀), 얼굴색이 어둡다(面色晦暗).

혀는 연한 홍색이고 태는 희며 맥은 가라앉고 가늘다(舌淡紅苔白脈沈細).

2) 치법

신장을 보하고 기를 더하며 정을 채우고, 혈을 자양하고 돌려서 월경을 조절한다. (보신익기전정, 양혈활혈조경－補腎益氣塡精, 養血活血調經)

3) 방약

숙지황20g 산수유20g 백작15g 구기자15g 산약20g 당귀15g 단삼12g 천궁12g 인삼12g 두충12g 파극천12g

4) 방해

타고나기를 신장의 氣와 精血이 부족하거나, 무절제한 방사(房事)나 대수술, 다출산(多出産)으로 인하여 신장의 氣와 精血이 손상되어, 충맥과 임맥이 부실하게 되어 血이 충분히 자궁에 모이지 못하면 월경의 때가 되어도 경수(經水)가 원활하게 나오지 못하는 것이니, 본 방은 신장을 보해서 氣와 精을 채우며, 血을 길러서 활기차게 돌려 월경의 주기를 조절하고 경수를 적절히 내 보낸다.

- 숙지, 산수유, 당귀, 백작은 간과 신장의 음을 기르고(養肝腎陰), 肝을 부드럽게 하며 血을 만들고(柔肝造血), 精을 보하며 氣를 더하고(補精益氣), 간에 혈을 공급하여 피로를 풀고 경수(經水)를 적절하게 조절한다.
- 구기자(枸杞子)는 간과 신장의 陰을 보하고, 정혈(精血)을 만들어 월경을 순조롭게 하며, 허리를 튼튼하게 하고 어지러움과 귀에서 소리가 나는 것을 없애며, 눈이 가물거리고 침침한 것을 밝게 하고 정(精)을 견고하게 가두어 둔다.

- 인삼(人蔘), 산약(山藥)은 脾肺腎의 氣를 보태고 血의 생성과 움직임을 도와서 월경이 순조롭도록 하며, 비위가 허약하여 적게 먹고 설사하는 것을 개선한다.
- 천궁(川芎), 단삼(丹蔘)은 혈을 활기차게 돌려서 막힌 곳을 뚫어 월경이 순탄하도록 조절하여(活血化瘀調經), 생리통과 월경후기를 개선하는데 효과가 탁월하다.
- 두충(杜仲), 파극천(巴戟天)은 간과 신장을 補하여 근육과 뼈를 튼튼하게 하고, 신양(腎陽)을 채워서 하초를 따뜻하게 덥히고 허리를 강하게 하며, 습관성 유산이나 불임, 양위(陽痿)를 치료하고 월경주기와 양을 적절하게 조절한다.

5) 변증가감

- 血이 허하여 머리가 어지럽고 가슴이 두근거리며 잠을 잘 못자거나 자더라도 꿈을 많이 꾸는 증세가 있으면 하수오15g 용안육15g을 추가하고 숙지황을 30g으로 증가하여 혈액을 보충하고 정신을 안정시킨다.
- 복통(腹痛)이 심하면 현호색12g 향부12g을 추가해서 氣와 血을 돌려 통증을 없앤다.

6) 제언

- 산약은 陰을 보하고 진액을 생성할 때는 生으로 쓰고, 氣를 보하여 精을 가두고 비장을 튼튼하게 하여 설사를 멈추게 할 때는 볶아서(炒) 사용한다.

2. 영혈허소(營血虛少)型

1) 증상

23세 여자, 선천적으로 발육이 늦은 편이라 18세에 월경이 시작되었고 주기가 뒤로 미루어져 2~3개월에 한 번 월경이 오고, 양이 적고 묽으며 연한색이고(量少質稀色淡), 머리가 어지럽고 눈이 가물거리며(頭暈眼花), 가슴이 두근거리고 잠을 잘 자지 못한다(心悸失眠).

혀는 연한색이고 태는 얇고 희며 맥은 가늘고 무력하다(舌淡苔薄白脈細無力).

2) 치법

기를 더하고 혈을 보하며, 심장을 길러서 월경을 조절한다.
(익기보혈, 양심조경 – 益氣補血, 養心調經)

3) 방약

숙지황24g 백작15g 산약15g 두충12g 토사자12g 음양곽15g 귀갑(龜甲)30g
우슬12g 단삼12g 익모초12g 감초6g

4) 방해

선천적으로 陰血이 부족하거나(陰血不足), 오랜 질병으로 몸이 허하거나(久病體虛), 출산이나 대수술로 피를 너무 많이 흘리거나(失血過多), 비장이 허해서 생화의 근원이 부족하거나(脾虛生化之源不足) 하여, 血이 부족하고 적어(血虛虧少), 충맥과 임맥을 자양하지 못하여(不能滋養任衝) 월경이 뒤로 늦춰지는 것이니, 본 방은 氣를 더하고 血을 보충하며 심장을 자양해서 월경을 조절하는데 중점을 두고 있다.

- 숙지황, 백작은 간과 신장의 음을 보하고 血을 만들어 월경이 잘 나오도록 돕는다.
- 산약(山藥)은 비장의 氣를 더하여 소화를 돕고 신장의 氣를 보하고 신장의 陰을 자양하여 精과 血을 만든다.
- 토사자(菟絲子), 두충은 신장의 陰과 陽을 보하여 精氣를 만들고 견고하게 지키며, 간에 血을 저장하여 눈을 밝게 하고 월경이 순조롭도록 돕고 허리를 튼튼하게 한다.
- 음양곽(淫羊藿)은 신장을 따뜻하게 하고 陽을 강하게 해서 양위(陽痿)와 불임과 생리불순을 개선하고, 근육과 뼈를 튼튼하게 한다.
- 귀갑(龜甲)은 陰을 자양하여 陽을 가라앉히고 신장을 이롭게 하여 뼈를 튼튼하게 하며 血을 길러 심장을 보하고 혈액을 만드는 것을 돕는다.
- 우슬(牛膝), 익모초(益母草), 단삼은 맛이 쓰지만 간과 심장으로 들어가 血을 돌려 막힌 곳을 뚫어 생리통, 생리불순, 월경후기, 산후복통 등의 질환을 잘 해결한다.

6) 제언

- 귀갑(龜甲)은 딱딱해서 물이 침투하기 어려우므로 적당히 부숴서 다른 약재보다 1시간 정도 먼저 끓이다가(先煎) 다른 약재들과 합하여 끓인다
- 익모초(益母草)는 보통 10~15g을 쓰지만 필요하면 30g도 사용할 수 있는데, 회복되어짐에 따라 적절하게 양을 줄여야 하며, 임산부는 禁하는 것이 좋고, 血이 虛한 사람이 어혈(瘀血)이 없으면 신중하게 쓰거나 禁한다.

6 월경선후무정기 月經先後無定期 – 경란

월경선후무정기(月經先後無定期)는 肝이 울결이 되고 신장이 허약하며 氣血의 조화와 균형이 깨져 월경이 정상일보다 앞으로 7일 이상 당겨지기도 하고, 뒤로 7일 이상 연기되기도 하면서 월경선기와 월경후기의 증상이 2개월 이상 지속되는 것을 말한다.

그런데 초경(初經)이 있은 후 1년 이내의 청소년과 갱년기에 접어든 중년의 월경불규칙은 이 외에 다른 증상이 없으면 자연적인 증상이므로 질병으로 간주하지 않는다.

중의학에서는 경수무기(經水無期), 경수건기(經水愆期), 경란(經亂)이라고도 한다.

중의학적 원인

1. 신장과 간이 둘 다 부족하다(신간양허 – 腎肝兩虛)

본래의 몸이 신장의 기가 부족하거나(素體腎氣不足), 남녀 간의 정사(情事)가 무절제 하거나(房事不節), 자식을 많이 낳고 기르거나(孕育過多), 오랫동안 병을 앓거나 큰 병에 걸리는(久病大病) 등 신장과 간이 상하여 충, 임맥을 손상시켜서(損傷腎氣任衝), 신장과 간이 가두고 저장하는 기능을 하지 못하고(腎肝不閉藏), 열고 닫는 것을 원활하게 하지 못하여(開闔不利) 월경이 정기적으로 오지 못하는 것이다(經來無定期).

2. 간의 기가 뭉치고 정체되다(간기울체 – 肝氣鬱滯)

정신적으로 우울하고(精神抑鬱) 고민하며 화를 잘 내면 간을 상하게 하여(惱怒傷肝), 간의 기가 거슬리고 어지럽게 되어(肝氣逆亂) 기혈이 문란해져서(氣亂血亂) 충, 임맥이 제 구실을 하지 못해(衝任失司), 월경이 정기적이지 못한 것이다(經來無定期).

3. 비장의 기가 허약하다(비기허약 – 脾氣虛弱)

본래 비장이 허약하거나(素體脾虛), 음식을 절제하지 못하여 많이 먹거나(飮食不

節), 생각을 지나치게 많이 하여(思慮過度) 비장의 기를 상하게 하면(損傷脾氣) 비장이 허약해져서 혈을 통제하지 못해(脾墟統攝無權) 생화(生化)가 부족해져서 충, 임맥이 기혈(氣血)을 조절하지 못해 월경이 정기적으로 오지 못하는 것이다(經來無定期).

진단요점

1. 선천적으로 발육이 부진하거나 초경(初經)이 늦게 시작되었는지 문진한다.
2. 감정이 우울하거나 초조해하거나 과로로 인해 피로가 많이 쌓여있는지 문진한다.
3. 월경주기가 7일 이상 앞 당겨지는지, 7일 이상 뒤로 연기되는지 문진한다.
4. 자궁 크기의 大小나 난소의 기능을 병원에서 측정을 받은 결과가 있으면 참고한다.

변증요점

월경주기가 길거나 짧은 가운데 월경기간이 정상이 아닐 수 있고, 量이 적거나 많을 수 있는데, 이것을 분별하여 충, 임맥의 기혈(氣血)을 잘 조절하는 것이 원칙이 되어야 하며 증상에 따라서는 간을 소통시키고 뭉친 것을 풀거나, 비장과 신장을 보해서 월경주기와 기간과 量을 조절해야 한다.

증상별 치료

1. 간과 신장이 모자라고 부족하다(간신휴허－肝腎虧虛)

1) 증상

월경주기가 앞 당겨지거나 혹은 뒤로 밀리거나(經期先或後), 양이 적고 연하며 묽고(量少色淡質稀), 머리가 어지럽고 귀에서 소리가 나고 눈이 가물거리며(頭暈耳鳴眼花), 허리와 엉치뼈가 시큰거리면서 아프고(腰骶酸痛), 소변이 자주 나온다(小便頻數). 혀는 연하고 태는 적으며 맥은 가라앉고 가늘다(舌淡苔少脈沈細).

2) 치법

간과 신장을 보하고 이롭게 하며, 혈을 길러서 월경을 조절한다.

(보익간신, 양혈조경 - 補益肝腎, 養血調經)

3) 방약

固陰煎〈景岳全書〉卷五十一 加減

숙지황15g 산약15g 산수유15g 인삼12g 원지12g 자감초6g 오미자12g 토사자12g

4) 방해

원래 신장과 간이 허하거나 정사(情事)가 무절제하거나(房事不節), 자식을 많이 낳아 기르거나(孕育過多), 오랫동안 앓거나 큰 병에 걸리는(久病大病) 등 신장과 간이 虛해져 충, 임맥이 상하고, 신장과 간이 가두고 저장하고 펼치는 기능을 하지 못하여 열고 닫는 것을 원활하게 하지 못하면(開闔不利) 월경 또한 정기적으로 오지 못하는 것이니, 본 방은 간과 신장을 보하고 이롭게 하며 혈을 길러서 월경을 조절하는데 중점을 두고 있다.

• 숙지황(熟地黃)은 신장을 보하여 정혈(精血)을 만들어 생리가 불순하거나 한꺼번에 많은 월경이 쏟아져 나올 때(月經不順或崩漏) 血을 보하고 지혈하면서 월경을 조절하여 원활하게 한다.
• 산약(山藥)은 脾肺腎의 氣를 더하고 血을 만들고 움직이는 것을 도와, 월경이 순탄하도록 하며, 비위를 튼튼하게 하여 소화를 돕고 설사를 멈추게 한다.
• 산수유는 신음을 자양하고(滋養腎陰), 血을 만들며 精을 보하고 氣를 더해서(造血補精益氣), 간에 혈을 공급하여 피로를 풀고 월경을 적절하게 조절한다.
• 인삼, 자감초는 上記되어 있으므로 생략한다.
• 원지(遠志)는 심장과 신장의 氣를 강하게 하고 심기(心氣)가 아래 신장과 서로 통하게 하여, 정신을 안정시키고 마음을 편안하게 하며 월경을 조절하고 굳게 지킨다.
• 오미자(五味子)는 신 맛으로 신장의 氣를 수렴하여 음혈(陰血)을 견고하게 지키며, 심장과 신장을 교통시켜, 심기(心氣)가 아래 신장과 통하도록 만들어 신기(腎氣)를 강하게 만들어 월경을 조절하고 굳게 수렴한다.

• 토사자(菟絲子)는 신장의 陰과 陽을 보하여 精氣를 만들고 견고하게 지키며, 간에 血을 저장하여 눈을 밝게 하고 월경이 순조롭도록 돕는다.

5) 변증가감

• 허리와 꼬리뼈가 시큰거리며 아프면 두충12g 파극천12g을 추가하여 신양(腎陽)을 보하고 근육과 뼈를 튼튼하게 만든다.
• 냉대하의 양이 많으면 금영자15g 복분자15g 상표소(桑螵蛸)12g을 추가하여 냉대하를 줄이고(縮帶) 소변을 가두며(縮尿) 정액을 견고하게 지킨다(固精).

6) 제언

• 산약(山藥)은 비장의 氣를 더하여 소화를 돕고 설사를 멈추게 하며 신장의 氣를 보하며 신장의 陰을 자양하여 精과 血을 만들고 유정(遺精), 빈뇨(頻尿), 대하(帶下)를 굳게 지키고 조혈과 지혈작용을 한다.
• 원지(遠志)는 쓰고 매운 맛이 강하므로 위염이나 위궤양이 있는 사람은 증상이 가벼운 경우에는 위산을 억제하는 감초, 오적골, 와릉자 등과 위산을 중화시키는 석결명(石決明)을 다른 약재들과 함께 복용하게 하고, 증상이 심한 경우에는 먼저 복용하게 한 후에 위가 좋아지면 원지를 소량부터 점점 늘리면서 사용하는 방법을 쓸 수 있다.

2. 비장이 허해서 기혈을 만들어내지 못하다(비허불능생화기혈－脾虛不能生化氣血)

1) 증상

월경주기가 앞 당겨지거나 혹은 뒤로 늦어지거나(經期先或後), 양은 많으며 색은 연하면서 묽고(量多色淡質稀), 안색이 피로하고 힘이 없으며(神倦無力), 위장과 복부가 팽팽하면서 그득하고(脘腹脹滿), 먹는 것이 잘 소화되지 않아 적게 먹는다(納呆食少).

혀는 연한 색이고 태는 얇으며 맥은 느리다(舌淡苔薄脈緩).

2) 치법

비장을 보하고 기를 더하며 혈을 길러서 월경을 적절하게 조절한다.

(보비익기, 양혈조경－補脾益氣, 養血調經)

3) 방약

歸脾湯〈濟生方〉 加減

황기30g 백출15g 인삼9g 복신12g 용안육20g 산조인15g 원지9g 현호색12g 목향12g 자감초6g 당귀15g 생강3片 대추3枚

4) 방해

脾胃는 기혈을 만드는 원천이고 심장은 血을 주관하고 정신을 간직한다. 그런데 비장이 약해지면 氣血을 생성하지 못하여 기력이 쇠해지고 어지러우며 눈이 침침해지고, 또 심장이 약해지면 血을 주관하지 못하니, 본 방은 비장을 보하여 氣血을 채우고, 심장을 보하여 혈을 주관하게 하여 임, 충맥을 채워서 월경을 적절하게 조절하는데 중점을 두고 있다.

- 황기(黃芪), 인삼(人蔘), 백출(白朮)은 심장과 비장을 보하고 氣를 살려 상중초를 이롭게 하여 조혈작용을 돕고, 심장이 혈을 전신에 뿌릴 수 있도록 氣를 북돋아 준다.
- 용안육(龍眼肉)은 脾氣를 살리고 心血을 보충하며, 당귀는 심장과 비장의 조혈(造血) 작용을 돕고 혈을 돌려서 막힌 것을 뚫어 월경이 적당하도록 조절한다.
- 복신, 산조인, 원지는 심장을 자양해서 혈을 만드는 것을 돕고 정신을 안정시킨다.
- 현호색(玄胡索)은 심장을 자양(滋養)하여 혈을 만들어 월경이 순조롭게 나오게 한다.
- 목향(木香)은 中焦의 氣를 다스리고 비위를 촉진하여 수습을 운반하는 것을 돕고 氣가 정체되어 소화가 되지 않을 때 중초를 뚫어 소화를 촉진한다.
- 생강(生薑), 대추는 비위를 부드럽게 하여 소화를 돕고, 중초를 따스하게 한다.
- 자감초는 氣를 보하고 여러 약재들이 잘 어울려 효과를 낼 수 있도록 돕는다.

5) 변증가감

- 氣가 허해서 피부의 땀구멍을 닫는 힘이 약해 저절로 땀을 흘리면 황기50g으로 증가하고 방풍12g 부소맥30g 백출20g을 추가해, 기를 더하여 表를 견고하게 하고 수렴하여(益氣固表斂汗) 땀이 줄어들게 한다.
- 찬 것을 싫어하고 손발이 차며 배가 싸늘하고 은은하게 아프면 고량강12g 포강

(炮薑)9g 계지9g을 추가해 위장과 복부를 따뜻하게 한다.

- 몸이 차면서 하혈이 있으면 애엽탄(艾葉炭)12g 포강탄(炮薑炭)12g을 추가해서 脾陽을 보하고 하복부를 따뜻하게 하면서 지혈을 한다.
  반대로 몸에 열이 있으면서 하혈이 있으면 생지탄(生地炭)12g 아교주(阿膠珠)15g 종려탄(棕櫚炭)9g을 추가해서 열을 내리고 수렴하면서 지혈한다(淸熱收斂止血).
- 胃가 팽만하면서 답답하면 지각12g 진피12g 후박9g을 추가해서 비장을 건실하게 하여 胃를 편안하게 하고(健脾和胃), 습을 없애 뭉친 것을 풀어준다(化濕解結).

6) 제언

- 현호색은 대부분 식초에 법제를 한 것을 사용하는데, 그렇게 하면 유효성분의 용해도(溶解度)가 매우 높아져서 진통의 효과가 상당히 커진다.
  갈아서 분말로 사용하면 빨리 진통이 되는데 하루 1.5~3g을 복용할 수 있다.
- 생강은 매운 맛이 강하므로 음이 허한 사람과 위염, 위궤양이 있는 사람에게는 양을 줄이거나 위벽을 보호하는 약을 첨가하는 등 신중을 기해야 한다.
- 대추는 달고 따뜻한 약성으로 생강과 함께 해표제(解表劑)로 사용하면 영분(營分)과 기분(氣分)을 잘 조절하여 사기(邪氣)를 몰아내고, 보익제(補益劑)로 사용하면 비위를 보하고 잘 조절하여 치료효과를 증강시킨다.

3. 간기가 막히고 뭉치다(간기울결–肝氣鬱結)

1) 증상

월경주기가 앞 당겨지거나 혹은 뒤로 늦어지거나(經期先或後), 월경의 양이 많거나 혹은 적거나(經量多或少), 암홍색이고 덩어리가 있으며(色暗紅有血塊), 생리가 순조롭지 못하고(生理不順), 가슴과 옆구리, 유방, 아랫배가 팽팽하면서 통증이 있고(胸脇乳房少腹脹痛), 가슴이 답답하고 한숨을 쉬며(胸悶太息), 트림이 나고 식사를 적게 한다(噯氣食少). 태는 얇고 맥은 거문고 줄처럼 팽팽하며 느리다(苔薄脈弦緩).

2) 치법

간을 소통시켜서 막힌 것을 뚫고, 혈을 만들어 월경을 조절한다.
(소간해울, 양혈조경 – 疏肝解鬱, 養血調經)

3) 방약

逍遙散〈太平惠民和劑局方〉 加減

시호12g 당귀15g 백작15g 백출12g 복령12g 박하3g 생강3片 감초6g 목향12g

4) 방해

간이 울결이 되어 간기(肝氣)가 사방으로 펼치지 못하면 간에 血이 모이지 않아 충맥과 임맥에 혈을 공급하지 못하고, 氣血의 흐름을 어지럽혀서 월경이 문란해지는 것이니, 본 방은 간을 소통시켜서 막힌 것을 풀고 혈을 만들어 월경을 조절하는데 중점을 두고 있다.

- 시호(柴胡)는 간을 소통시키고 울결된 것을 풀어 肝氣를 사방으로 펼치게 한다
- 백작(白芍), 당귀는 血을 만들고 陰을 수렴하며, 간을 부드럽게 하고 간열을 가라앉히며 소통하도록 돕고, 肝陰을 채우고 肝氣를 펼쳐 월경을 적절하게 조절한다.
- 백출, 복령은 비장을 튼튼하게 하여 중초를 보하고 조혈과 활혈(活血)을 도우며 비기(脾氣)를 더하여 혈을 견고하게 가둔다.
- 생강(生薑), 감초(甘草)는 비장과 胃를 도와 소화가 잘되게 하고 중초를 따스하게 하며 중하초를 단단하게 다진다.
- 박하(薄荷)는 간경맥에 있는 울화(鬱火)를 발산하여 肝氣를 소통하게 함으로써 옆구리와 갈비부위를 편하게 풀어준다.
- 목향(木香)은 氣를 돌리는 행기(行氣)의 효과가 큰데 특히 비위의 氣를 돌려 막힌 중초를 뚫어 소화를 돕고 간담(肝膽)을 소통시켜 복부와 옆구리의 통증을 가라앉힌다.

5) 변증가감

- 옆구리와 갈비부위에 통증이 명확하면 현호색12g 천련자12g를 추가하여 진통시킨다.

- 월경이 시작되면서 배가 아프면 향부12g 현호색12g을 추가하여 막힌 혈을 뚫는다.
- 경수(經水)에 덩어리가 있으면 택란(澤蘭)12g 익모초15g을 추가하여 어혈을 푼다.
- 간이 뭉쳐 火로 변하여 몸에 熱이 나면 목단피12g 치자12g을 추가하여 열을 내린다.
- 위장 부위가 답답하고 소화되지 않으면서 입에서 냄새가 나면 지각12g 후박12g 진피12g을 추가하여 소화를 돕고 중초의 氣를 움직여 위장을 편안하게 한다.

6) 제언

- 복령(茯苓)은 보통 하루 9~15g을 쓰는데 병세가 급하거나 위중할 때는 30g까지도 사용할 수 있지만 증세가 완화되어감에 따라서 줄여야 한다. 복령(茯苓)은 비장을 튼튼하게 하고 濕을 쏟아내고 마음을 편안하게 하며, 복령피(茯苓皮)는 수분을 내보내고 부종을 가라앉히며, 복신(茯神)은 정신을 편안하게 안정시킨다.
- 백출(白朮)은 보통 하루에 10~15g을 쓰는데 병세가 급하거나 위중할 때에는 30g까지 쓸 수 있으나 병세가 호전되어감에 따라서 줄여야 한다. 氣를 보하고 비장을 튼튼하게 할 때는 볶은 초(炒)백출이 좋고, 비장을 건실하게 하여 설사를 멈추게 할 때는 볶고 태운 초초(炒焦)백출이 좋고, 濕을 제거하고 수분을 내보낼 때는 生백출이 좋다.

임상사례

1. 간신휴허(肝腎虧虛)型

1) 증상

19세 여자, 14세에 처음 월경이 시작되고 17세쯤부터 월경주기가 1주일 정도 앞으로 당겨졌다가 10일 정도 뒤로 밀렸다 하면서 불규칙하여 병원에 가서 검사를 했으나 자궁에 별 문제가 없어 본 의원을 찾아왔다.

진단을 해보니 평소 월경의 양이 적고 연하며 묽고(量少色淡質稀), 머리가 어지럽고 귀에서 소리가 나고(頭暈耳鳴), 허리와 엉치뼈가 시큰거리면서 아프다(腰

骶酸痛).

혀는 연하고 태는 얇고 희며 맥은 가늘고 약하다(舌淡苔薄白脈細弱).

2) 치법

간과 신장을 보하고 이롭게 하며, 혈을 자양하여 월경을 조절한다.
(보익간신, 양혈조경 – 補益肝腎, 養血調經)

3) 방약

숙지황24g 백작20g 당귀15g 산약20g 구기자15g 상기생15g 우슬12g 속단12g 두충12g 향부12g 감초6g

4) 방해

신장과 간에 정혈(精血)이 부족하고 氣가 약해지면, 신장과 간이 虛해지기 때문에 충맥과 임맥이 상하고, 그로인해 신장과 간이 저장하고 펼치는 기능을 하지 못하여 열고 닫는 것을 원활하게 하지 못하면, 월경 또한 정기적으로 오지 못하는 것이니, 본 방은 간과 신장을 보하고 더하며, 혈을 길러서 월경을 조절하는데 중점을 두고 있다.

- 숙지황, 백작, 당귀, 산약은 간과 신장의 陰과 氣를 북돋우고 혈을 만들고 순행시켜서 월경의 주기와 量을 조절한다.
- 구기자(枸杞子)는 간과 신장의 陰을 보하고, 정혈(精血)을 만들어 월경을 순탄하게 하며, 허리를 튼튼하게 하고 어지러움과 이명을 없애며, 눈이 가물거리고 침침한 것을 밝게 하고 정(精)을 견고하게 가두어 둔다.
- 상기생(桑寄生)은 간과 신장을 보하여 허리와 무릎의 뼈마디와 근육의 통증을 제거하며, 충맥과 임맥을 도와 임신과 월경을 적절하게 조절한다.
- 우슬(牛膝)은 간과 신장을 보하고 근육과 뼈를 튼튼하게 하며, 혈을 돌리고 월경주기와 양을 조절하며, 몸 안의 수분을 내보내고 상부의 열을 끌어내린다.
- 속단(續斷)은 간과 신장을 補하여 연약한 다리와 허리의 근육과 뼈를 튼튼하게 하며 충맥과 임맥을 도와서 월경주기와 경수(經水)의 양을 적절하게 조절하며, 풍습으로 인한 통증을 없애고, 넘어져서 뼈가 부러졌을 때도 회복시키는 효능을 가지고 있다.

- 두충(杜仲)은 간과 신장을 補하여 근육과 뼈를 튼튼하게 하고, 신양(腎陽)을 채워서 하초를 따뜻하게 덥히며 허리를 강하게 하고, 불임과 양위(陽痿)를 치료하며 월경주기와 양을 적절하게 조절한다.
- 향부(香附)는 간을 소통시켜 氣를 움직이고, 하초의 막힌 곳을 뚫어 월경을 조절한다.

5) 변증가감

- 氣와 血이 부족하여 어지럽고 귀에 이명이 심하게 들리면 산수유24g 황기50g을 추가하여 肝腎을 보하고 氣를 채워 준다.
- 아랫배가 아픈 것이 심하면 오수유6g 오약12g 계지12g을 추가하여 하초를 따뜻하게 하고 경락을 순환시켜 통증을 없앤다.

6) 제언

- 우슬(牛膝)은 간과 신장을 보하고 근육과 뼈를 튼튼하게 하는 용도로 쓸 때는 술에 담궈서 주제(酒制)한 것을 쓰고, 나머지 혈을 돌리고 월경을 조절하고 수분을 내보내고, 상부의 열을 끌어내리는 등의 용도로 쓸 때는 生으로 사용한다.
- 향부(香附)는 진통의 효과를 높이려면 식초를 살짝 넣고 구워서(醋炙) 사용하면 좋다.

2. 간기울결(肝氣鬱結)型

1) 증상

31세 여자, 3년 전부터 월경주기가 2주일 정도 앞 당겨지거나 혹은 2주일 정도 뒤로 늦어지거나(經期先或後) 하고, 월경의 양이 많거나 혹은 적거나(經量多或少) 하며, 혈색이 어둡고 덩어리가 있으며(血色暗有血塊), 유방이 팽팽하면서 통증이 있고(乳房脹痛), 한숨을 쉬고 트림이 나고 식사를 적게 한다(太息噯氣食少). 혀는 붉고 태는 약간 누렇고 맥은 거문고 줄처럼 팽팽하면서 힘이 있다(舌紅苔微黃脈弦而有力).

2) 치법

간을 소통시키고 기를 다스려, 혈을 조화롭게 하여 월경을 조절한다.
(소간이기, 화혈조경－疏肝理氣, 和血調經)

3) 방약

당귀15g 백작15g 시호12g 복령12g 지각12g 천련자9g 천궁12g 애엽탄9g

4) 방해

큰 병을 앓거나 출산을 많이 하거나 큰 사고를 당하여 정혈(精血)과 氣가 많이 소모되고, 정서적으로 심한 스트레스를 받거나 과로로 인하여 간과 신장이 손상되면, 간이 울결이 되어 간기(肝氣)가 사방으로 펼치지 못하고, 그로인해 간에 血이 모이지 않아 충, 임맥에 혈을 공급하지 못해, 그로인해 氣血의 흐름이 어지럽혀져서 월경이 문란해지는 것이니, 본 방은 간을 소통시켜서 막힌 것을 풀고, 혈을 만들어 월경을 조절하는데 중점을 두고 있다.

• 당귀(當歸), 백작(白芍)은 간과 신장을 도와서 혈을 만들고 순행시켜서 월경의 주기와 양(量)을 조절한다.
• 시호(柴胡), 지각은 간을 소통시켜 뭉친 것을 풀고, 간기(肝氣)가 사방으로 펼쳐지게 하여 血이 순행하도록 도와 월경을 조절한다.
• 복령은 비장을 튼튼하게 하여 중초를 보하고 조혈과 활혈(活血)을 도우며 비기(脾氣)를 더하여 血을 견고하게 가둔다.
• 천련자(川楝子)는 氣를 움직여서 막힌 곳을 뚫어 통증을 없애고, 간이 울결되어 火로 변해서 머리가 아프고 눈이 충혈이 되며, 입이 쓰고 가슴이 답답하며, 옆구리가 아플 때 간기(肝氣)를 돌려서 제반 증상을 완화하고 통증을 없앤다.
• 천궁(川芎)은 혈을 활기차게 돌려서 뭉친 것을 뚫는데, 혈속에 氣를 담고 움직이기 때문에 '혈중기약(血中氣藥)'이라 한다. 활혈(活血) 외에도 풍습(風濕)을 물리치고 통증을 없애며, 생리불순이나 생리통, 폐경 등의 부인과 질병을 치료하는데 효과가 좋다.
• 애엽탄(艾葉炭)은 간, 비, 신장의 경락을 따뜻하게 하여 지혈을 하고, 하초가 허하고 차서(虛寒) 생리가 불순하거나 생리통이 있거나 임신을 못하거나 임신

이 불안하거나 하는 등의 부인과 질병을 치료하는 중요한 약이다.

5) 변증가감

- 허리 아픈 것이 심하면 상기생30g 두충15g 속단15g 우슬15g 구척(狗脊)15g을 추가하여 肝腎을 보하여 허리의 근육과 뼈를 튼튼하게 하며 혈을 돌려서 통증을 없앤다.
- 소변이 잘 안 나오거나 방울이 똑똑 떨어지듯 어렵게 나오면 택사12g 차전자15g 저령12g을 추가하여 하초의 신기(腎氣)를 촉진하여 소변이 잘 나가게 한다.

6) 제언

- 시호는 肝을 소통하고 간기(肝氣)를 발산하는 성질이 가벼운 약재라서 1시간 이내로 끓여야 효과가 좋으며, 肝氣를 소통하고 막힌 것을 풀려면 식초에 구운 것(醋炙)을 사용하고, 熱을 물리치려면(退熱) 生으로 사용하는 것이 좋다. 시호는 肝氣를 올리고 흩어놓는(昇散) 성질을 갖고 있기 때문에 간양상항(肝陽上亢) 하거나 간풍내동(肝風內動), 음허화왕(陰虛火旺)한 환자에게는 신중히 사용하거나 禁하는 것이 좋다.
- 천궁(川芎)은 맵고 따뜻한 성질이라 음이 虛하여 火가 왕성해진 사람이나, 땀을 많이 흘리는 사람이나 월경 중에 출혈량이 많은 사람에게는 신중하게 써야 한다
- 애엽탄(艾葉炭)은 일반적으로 하루에 3~12g을 쓰지만, 위중한 경우 30g을 사용해도 되는데 쓰고·매운 약성이라서 증세가 호전됨에 따라 적절한 양으로 줄여야 한다.

7 붕루증 崩漏症, Uterus Hemarrhage – 비정상하혈

붕루증(崩漏症)은 여성의 정기적인 월경기간이 아닌데도 갑자기 자궁에서 혈액이 많이 나오던가(崩), 조금씩 지속적으로 새어나오는 것(漏)을 말한다.

월경할 때에 완전히 배출되지 않고 자궁 내에 잔류했던 어혈이 나오는 경우도 있고, 비장의 기운이 약하거나 하복부가 차거나 열이 많이 뭉쳐있어서, 혹은 여성생식기의 기능이 원활하지 못하여 불규칙적인 하혈(下血)을 하게 되는 경우도 있다.

자궁 자체의 변형이나 종기, 염증 등 기질적인 문제에 의해서 출혈이 생길 수 있고, 내분비 계통의 장애로 인한 기능적인 문제에 의해서도 출혈이 있을 수 있다.

붕루로 인해 일시적으로 빈혈이 생기기도 하는데, 난소의 여성호르몬이 아직 완숙되지 않은 10대의 소녀들과 난소기능이 노쇠해진 갱년기 여성에게서 흔히 볼 수 있다.

붕루증의 원인은 자궁에 염증이 생기거나 폴립과 같은 종기가 생기거나 자궁근종, 자궁외임신, 자궁질부미란, 자궁암, 임신성 변화 등의 기질적 원인에 있기도 하고, 또 내분비 계통의 장애로 인해 난소의 여성호르몬이 아직 성숙하지 않은 12~14세 정도의 소녀들과 난소의 기능이 무력해진 갱년기 여성들에게서 흔히 나타나는 무배란성 (無排卵性)의 출혈, 그리고 성숙기의 연령에 나타나는 배란성(排卵性)의 주기적 출혈과 같은 기능적 원인에 있기도 하다.

기능성출혈은 난포호르몬만 정기적으로 작용하고 황체호르몬은 부족하거나 없어서 배란이 이루어지지 않는 상태에서, 자궁점막이 괴어 있는 혈액을 감당할 수 없기 때문에 자체적으로 파열되는 것이므로 정상적인 월경과는 다르게 한꺼번에 많이 나오거나(崩) 속옷에 묻을 정도로 조금씩 나온다(漏).

중의학적 원인

1. 비장의 기가 약하다(비기허 – 脾氣虛)

본래 비장이 약하거나, 근심과 걱정이 많거나, 음식을 많이 먹고 소화를 잘 시키지 못하고 늘 피로한 원인들에 의해서 비장의 氣가 손상되어 비기(脾氣)가 중초를 단단하게 지키지 못하고 아래로 쏠려서 血을 통제하지 못하기 때문에 충, 임맥이 견고하지 못하여 혈액이 쏟아져 나오거나 때가 아닌데도 조금씩 새어 나오는 것이다.

2. 신장이 허약하다(신허 – 腎虛)

타고나기를 신장이 약하거나, 자식을 많이 낳거나, 방사(房事)를 많이 하는 등, 정(精)과 血이 소모되어 신장의 陰이 부족해져 허열(虛熱)이 생겨 충맥과 임맥을 압박하고, 또 명문의 火가 쇠약해져 신장의 陽이 부족해지고, 신기(腎氣)가 손상을 입어 血을 가둬두어야 할 봉장(封藏)의 기능을 하지 못하기 때문에 血이 쏟아져 나오거나 때가 아닌데도 경수(經水)가 나오는 것이다.

3. 혈이 뜨겁다(혈열 – 血熱)

본래 陽이 많은 체질이거나, 감정이 과격해져 화를 내고 성질을 부리거나, 외부로부터 더운 熱의 사기(邪氣)가 침범하거나, 아주 매운 음식을 지나치게 즐겨 먹거나 하여 肝火가 안에서 타올라, 그 열이 충, 임맥을 상(傷)하게 하고 혈을 핍박하며 제멋대로 움직여 혈이 펑펑 쏟아지던가(崩) 아니면 찔끔찔끔 나오는(漏) 것이다.

4. 혈이 뭉치다(혈어 – 血瘀)

칠정(七情)이 상하여 간기(肝氣)가 뭉쳐서 펼치지 못한 채로 시간이 오래 지나서 血이 막히게 되거나, 월경기간 또는 출산 후에 어혈이 다 빠져나오지도 않았는데 남자와 방사(房事)를 즐겨하여 충, 임맥이 傷하거나 혹은 외부로부터 한열(寒熱)의 사기(邪氣)가 자궁을 침입하여, 자궁 내에 남아있는 피가 다 나가지 못하고 고여 있는 상태에서 새로 만들어진 혈이 자궁에 뭉쳐 있다가 같이 한꺼번에 쏟아져 내리거나 찔끔찔끔 새어 나오게 되는 것이다.

진단요점

1. 초경 이후부터 월경에 문제가 있었는지, 최근 정신적인 쇼크를 받은 적이 있는지, 임신과 출산은 몇 번이나 했는지, 피임약물 및 기구는 잘 사용해서 문제는 없는지,

수란관(輸卵管) 수술을 했는지 등을 문진하여 참고한다.

2. 월경이 한꺼번에 쏟아지거나 조금씩 새어 나오는 기간이 얼마나 되는지, 월경 전과 후 어느 때에 붕루가 있는지, 월경이 짧게 끝나고 나서 며칠 쯤 후에 쏟아져 나오는지, 냉대하를 동반하는 경우에 색깔과 냄새, 끈적거림이 어떠한지를 문진한다.
3. 산부인과 검사를 통해 자궁의 기능에 이상이 없는지, 자궁내막에 염증이 있거나 용종이 있는지, 자궁이 부어서 팽창해져 있는지, 자궁이 단단하거나 형태가 변해 있는지 난소에 염증이나 부풀어 오른 부분이 있는지에 대한 결과를 참조한다.

변증요점

붕루증(崩漏症)은 혈이 한꺼번에 쏟아지는지 조금씩 나오는지, 색깔은 어떤지, 끈적거림이 있는지, 덩어리가 있는지에 따라서 진단과 처방이 달라지고 寒, 熱, 虛, 實을 명확하게 분별해야 처방을 잘 할 수 있으며, 완급경중(緩急輕重)을 분별하여 '병세가 급하면 표(標)를 먼저 치료하고, 병세가 완만해지면 본(本)을 치료한다(急則治其標緩則治其本)'는 원칙을 활용하여 지나치게 흐르는 것은 막고 부족한 것은 채우고, 뜨거운 것은 식혀서 원래의 정상적인 상태로 돌리는데 중점을 두어야 한다.

증상별 치료

1. 신장의 음이 부족하다(신음허－腎陰虛)

1) 증상

월경기간이 아닌데 혈이 나오고(經血非時而下), 출혈량이 많거나 적고(出血量多或少), 혈이 연한 홍색이고 끈적거리며(血色鮮紅質稠), 머리가 어지럽고 귀에 소리가 들리며(頭暈耳鳴), 허리가 시큰거리고 무릎이 연약하며(腰酸膝軟), 손발바닥이 뜨겁고(手足心熱), 광대뼈가 빨갛고 입술이 붉으며(顴赤脣紅), 가슴이 답답하고 잘 때 땀이 난다(心煩盜汗). 혀는 붉고 태는 적으며 맥은 가늘고 빠르다(舌紅苔少脈細數).

2) 치법

신장을 자양하고 간을 이롭게 하여 충맥을 견고하게 하고 출혈을 멈추게 한다. (자신익간－고충지혈－滋腎益肝, 固衝止血)

3) 방약

左歸丸〈景岳全書〉, 二至丸加減

숙지황30g 산약15g 구기자15g 산수유15g 토사자15g 녹각교15g 귀판교15g 한련초15g 여정자15g 炒지유12g

4) 방해

원래 신장이 약하거나, 자식을 많이 낳거나, 방사(房事)를 많이 하는 등의 원인에 의해서 정(精)과 血이 소모되어 신장의 陰이 부족해져서 허열(虛熱)이 생겨 충맥과 임맥을 압박하기 때문에 월경기간이 아닌데도 혈이 쏟아져 나오는 것이니, 본 방은 신장을 자양하고 肝을 이롭게 하여 충맥과 임맥을 견고하게 하여서 출혈을 멈추게 하는데 중점을 두고 있다.

- 숙지황(熟地黃)은 신장을 자양하고 精을 더하여 진음(眞陰)을 채워 충맥과 임맥을 압박하는 허열(虛熱)을 물리치고 血을 공급하여 월경을 순조롭게 돕는다.
- 산약(山藥)은 陰을 더하며 신장을 길러 精을 굳게 지키고 비장을 도와 지혈을 한다.
- 구기자(枸杞子)는 肝과 신장의 陰을 보하고, 정혈(精血)을 만들어 월경을 순탄하게 하며, 허리를 튼튼하게 하고 어지러움과 이명을 없애고, 눈이 가물거리고 침침한 것을 밝게 한다.
- 산수유(山茱萸)는 신음(腎陰)을 자양하고(滋養腎陰), 血을 만들며 精을 보하고 氣를 더하며, 肝에 혈을 공급하여 피로를 풀고 월경을 적절하게 조절한다.
- 토사자(菟絲子)는 신장의 陰과 陽을 보하여 精氣를 만들고 견고하게 지키며, 肝에 血을 저장하여 눈을 밝게 하고 월경이 순조롭도록 돕는다.
- 녹각교(鹿角膠)는 肝을 보하고, 신장의 陽을 더하여 정(精)을 만들고, 血을 자양하여 경수(經水)를 보충하며 붕루(崩漏), 뇨혈(尿血), 토혈(吐血)등의 출혈을 지혈시킨다.

• 귀판교(龜版膠)는陰을 자양하여 陽을 가라앉히고 신장을 이롭게 하여 뼈를 튼튼하게 하며, 血을 길러 심장을 보하고 혈액을 만들며, 붕루나 월경과다를 지혈시킨다.
• 한련초(旱蓮草－墨旱蓮), 여정자(女貞子)는 肝과 신장의 陰을 보하여 어지럽고 가물거리며 허리와 무릎이 아픈 것을 치료하며, 음허(陰虛)로 인해서 血이 뜨거워진 각종 출혈, 특히 월경과다, 붕루를 조절하고 지혈시킨다. 한련초는 여정자와 같이 사용하여 肝과 腎의 陰을 補하는 효과를 배가(倍加)할 수 있다.
• 지유(地楡)는 血을 시원하게 식혀서 출혈을 멈추게 하며, 해독작용을 하여 화상(火傷), 습진(濕疹), 옹종(癰腫)을 가라앉힌다.

5) 변증가감

• 陰이 부족하여 혈이 뜨거워 출혈이 생기면 생지황15g 아교15g 포황12g을 추가하여 陰을 자양하고 血을 식혀서 출혈을 멈추게 한다.
• 陰이 허하여 도한(盜汗), 조열(潮熱), 불면(不眠), 구갈(口渴) 등이 있으면 생지황15g 맥문동15g 지골피15g을 추가하여 陰을 채우고 수렴하여 虛熱을 내린다.

6) 제언

• 산약(山藥)은 生으로 사용하여 陰을 보하고 진액(津液)을 만들고, 볶아서(炒) 사용하여 氣를 보하고 精을 가두며, 비장을 튼튼하게 하여 출혈을 멈추게 하도록 돕는다.
산약은 보통 하루에 10~30g을 쓰지만 병이 급하고 위중하면 일시적으로 60g~250g까지 사용해도 되는데, 증세가 완화됨에 따라서 적절하게 양을 줄여야 한다. 산제(散制)로 먹을 때는 하루 4~10g을 복용할 수 있다.
• 산수유(山茱萸)는 보통 하루 12~15g을 쓰는데 필요에 따라 30g까지 쓸 수 있지만 증세가 완화되어지면 양을 줄여야 하고, 습열이 내재해 있거나 소변이 잘 안 나오는 사람에게는 사용하지 않아야 한다.
소갈증(消渴證)에 황기30g 산수유15g 생지황15g 천화분12g 옥죽15g 황정15g을 함께 복용하면 熱을 내려 갈증을 없애고 땀, 소변을 조절하는 효과가 있다.
• 귀판교(龜版膠)는 교질(膠質)로 단단하게 만들어져 있으므로, 불에 서서히 달

군 용기의 뜨거운 물 속에서 바닥에 눌러 비비면서 천천히 녹인 후 다른 약재와 섞어야 한다. 녹은 후에도 찐득찐득하기 때문에 소화에 장애가 될 수 있으므로 胃가 약하거나 설사하는 사람에게는 주의해서 사용하거나 禁해야 한다. 만약 꼭 필요하면 목향12g 진피12g을 추가해서 같이 복용하면 소화의 장애를 해결할 수 있다.

2. 신장의 양이 부족하다(신양허 – 腎陽虛)

1) 증상

월경기간이 아닌데 혈이 나오고(經血非時而下), 출혈량이 많거나 (出血量多), 물방울이 똑똑 떨어지듯 血이 나오는데 그치지 않고(淋漓不盡), 얼굴색이 어둡고(面色晦暗).

월경의 색이 연하고 끈적거리며(色淡質稠), 허리가 아파서 끊어질 듯 하고(腰痛如折), 추위를 타고 팔다리가 차며(畏寒肢冷), 소변이 맑고 길게 나오며(小便淸長), 대변은 묽고 퍼진다(大便溏薄).

혀는 연하게 어둡고 태는 얇고 희며 맥은 가라앉고 약하다(舌淡暗苔薄白脈沈弱).

2) 치법

신장을 따뜻하게 하여 양을 북돋우고, 충맥과 임맥을 견고하게 지켜 출혈을 막는다. (온신조양, 고충지혈 – 溫腎助陽, 固衝止血)

3) 방약

大補元煎〈千金妙方〉下冊, 〈景岳全書〉卷五十 加減

인삼9g 숙지황12g 산약15g 두충15g 당귀12g 산수유12g 구기자12g 녹각교15g 승마12g, 부골지15g 애엽탄12g

4) 방해

신장의 陽이 부족해지면 충맥과 임맥을 견고하게 지키지 못하여, 血이 저장해두는 기능을 잃어버려(血失封藏) 血이 제멋대로 쏟아지는 것이니, 본 방은 신장을 따뜻하게 하여 陽을 북돋우고 충, 임맥을 견고하게 지켜 지혈하는데 중점을 두고 있다.

- 인삼(人蔘)은 元氣를 補하고 氣를 보충하여 상중하초(上中下焦)를 튼튼하게 만들고 조혈(造血)과 지혈작용을 돕는다.
- 숙지황(熟地黃), 당귀, 구기자는 간과 신장을 자양하고 血을 만들며 충맥과 임맥에 血을 공급하여 월경을 순조롭게 돕는다.
- 산약(山藥)은 신장을 길러 精을 굳게 지키고 비장의 氣를 북돋아서 지혈을 돕는다.
- 두충(杜仲)은 肝과 신장을 補하여 근육과 뼈를 튼튼하게 하고, 신양(腎陽)을 채워서 하초를 따뜻하게 덥히며 월경주기와 양을 적절하게 조절하며, 허리를 튼튼하게 하고 불임과 양위(陽痿)를 치료하는 효과가 있다.
- 승마(升麻)는 氣가 허해서 아래로 쏟아지는 붕루(崩漏)를 청양(淸陽)의 氣를 위로 끌어 올리면서 지혈시킨다.
- 보골지(補骨脂)는 신장의 陽을 보하여 명문의 火를 북돋아 지혈작용을 돕는다
- 애엽탄(艾葉炭)은 寒을 흩어내고 경락을 따뜻하게 하여 허한성(虛寒性) 붕루나 출혈을 지혈시키고 생리통을 진통시키며 월경불순, 불임 등을 적절하게 해결한다.

5) 변증가감

- 원양(元陽)이 부족하여 몸이 많이 차면 부자12g 육계12g 포강12g을 추가하여 陽을 북돋아 몸을 덥혀서 寒을 물리친다.
- 기분(氣分)이 허하여 땀을 많이 흘리면 자황기30g 백출20g 오미자12g을 추가하여 기분(氣分)을 견고하게 지키고 땀을 수렴하는데, 소화력이 약한 사람은 지각9g 목향9g을 추가해서 황기와 백출의 강한 보기(補氣)로 인해 위장에 정체되지 않도록 한다.

6) 제언

- 인삼(人蔘)이 하루 6~12g을 사용하는데, 병세가 급하고 중하면 30g까지 써도 되지만 병세가 호전됨에 따라서 양을 적절히 줄여가야 한다.
- 당귀는 일반적으로 生으로 쓰지만, 혈을 돌리는 활혈(活血)작용을 강하게 하려면 술에 볶은 주초(酒炒)당귀를 쓰거나 당귀의 뿌리 부위인 당귀미(當歸尾)를

쓰고, 補血작용을 강하게 하려면 당귀미를 제외한 몸통인 당귀신(當歸身)을 쓰고, 보혈(補血)과 활혈(活血)작용을 동시에 강하게 하려면 당귀미와 당귀신을 다 포함하는 전당귀(全當歸)를 사용한다.

3. 비장이 허약하다(비허 – 脾虛)

1) 증상

월경기간이 아닌데 혈이 나오고(經血非時而下), 양이 많이 나오거나(月經量多), 혹은 물방울이 떨어지듯 血이 나오는데 그치지 않고(淋漓不盡), 월경이 연한 색이고 끈적거리며(色淡質稠), 안색이 피로하고 몸이 권태로우며(神疲體倦), 숨이 차고 말을 힘없이하며(氣短懶言), 음식을 먹을 생각이 없고(不思飮食), 사지가 따뜻하지 않고(四肢不溫), 얼굴과 팔다리가 붓거나(面肢浮腫), 얼굴색이 연한 황색이다(面色淡黃).

혀는 연하고 펑퍼짐하며 태는 얇고 희며 맥은 느리고 약하다(舌淡胖苔薄白脈緩弱).

2) 치법

비장을 튼튼하게 하고 기를 더하여 충맥을 견고하게 하고 혈을 통섭한다.
(건비익기, 고충섭혈 – 健脾益氣, 固衝攝血)

3) 방약

固衝湯〈醫學衷中參西錄〉上冊 加減
백출24g 자황기40g 산수유24g 백작15g 해표소12g 선학초20g 종려탄12g
煅용골30g 煅모려30g 감초9g

4) 방해

비장은 기혈(氣血)을 생화(生化)하는 원천이며 血을 통섭(統攝)하는 기능이 있는데, 만약 비장이 허약하면 혈을 통섭하지 못해 충, 임맥이 견고하지 못하게 되어 血이 한꺼번에 쏟아져 내리거나 찔끔찔끔 나오는 것이니, 본 방은 비장을 튼튼하게 하고 氣를 더하여 충맥과 임맥을 견고하게 하고 지혈제를 투여하여 血을 수렴하고 통섭하는데 중점을 두고 있다.

- 백출(白朮), 감초는 비장을 튼튼하게 하여 중초를 보하고 조혈과 활혈(活血)을 도우며 비기(脾氣)를 더하여 혈을 견고하게 가둔다.
- 자황기(炙黃芪)는 氣를 더하고 중초를 보해서 피곤을 덜고 힘을 만들어 주며 땀과 소변을 수렴하고, 월경과다나 붕루(崩漏)일 때 충, 임맥을 견고하게 하여 지혈하고 월경이 순조롭게 행해지도록 돕는다.
- 백작(白芍)은 시큼하고 쓰면서 찬 성질로서 血을 만들고 陰을 수렴하며, 肝을 부드럽게 하고 간열(肝熱)을 가라앉히며 간이 소통하도록 돕고, 肝陰을 채우고 肝氣를 펼쳐 붕루나 월경과다를 수렴하고 월경을 조절한다.
- 해표소(海螵蛸)는 각종 출혈을 수렴하여 지혈시키며, 붕루, 냉대하, 유정(遺精)을 수렴하여 견고하게 지키며, 胃酸이 넘치거나 역류하는 것을 눌러서 내려가게 한다.
- 선학초(仙鶴草)는 쓰고 떫은맛으로 붕루, 각혈, 변혈 등 출혈을 수렴하여 지혈한다.
- 종려탄(棕櫚炭)은 쓰고 떫은맛으로 붕루, 토혈, 변혈, 각혈 등의 출혈을 지혈하는데 특히 붕루에 자주 사용된다.
- 단용골(煅龍骨), 단모려(煅牡蠣)는 血, 精, 尿, 汗, 帶下를 수렴(收斂)하고 고삽(固澁)하는데, 무엇보다 붕루의 出血을 지혈시킨다.

5) 변증가감

- 손, 팔다리가 차고 땀이 나면서 맥이 끊어질듯 하면 양기(陽氣)가 허하고 쇠약해진 것이니 인삼12g 부자12g 건강12g을 추가하여 氣를 더하고 陽을 회복하여 寒을 물리쳐서 손, 팔다리를 따뜻하게 하고 맥을 회복시킨다.
- 붕루가 심해져 출혈의 양이 많아서 어지러워 넘어지고, 팔다리가 차지면서 맥이 끊어질 듯하면 氣가 血을 따라 쏟아져 나간 것이니 인삼24g 맥문동15g 오미자12g을 추가하고 백작50g으로 증가하여 氣血을 회복시킨다.

6) 제언

- 백출(白朮)은 기를 보하고 비장을 튼튼하게 할 때는 볶은 초(炒)백출이 좋고, 비장을 건실하게 하여 설사를 멈추게 할 때는 볶고 태운 초초(炒焦)백출이 좋

고, 습을 제거하고 수분을 내보낼 때는 生백출이 좋다.

- 황기는 기를 더하고 중초를 보할 때(益氣補中)는 구운 자(炙)황기를 사용하고, 수분을 유통시켜 부은 것을 뺄 때나 고름을 밀어내고 새 살이 돋아나게 할 때는 生황기를 사용한다.
- 선학초(仙鶴草)는 증세가 熱에 속하면 혈을 서늘하게 하여 지혈하고, 증세가 虛寒에 속하면 氣를 보하고 경락을 따뜻하게 하여 지혈하는 특징을 가지고 있다.

  보통 하루에 10~15g을 쓰지만 병세가 급하거나 위중하면 30~60g을 써도 되지만, 병세가 호전되어감에 따라서 양을 줄여야 한다.

  근래에는 혈당을 내리고 암세포를 억제하는 효과가 있다고 알려져 있다
- 종려탄은 혈이 맺힌 어혈(瘀血)에 의한 출혈에는 사용하지 않아야 하며, 가루로 복용할 때는 하루 1.5~2g을 먹는다.
- 용골(龍骨), 모려(牡蠣)는 잘게 부숴서 망사포에 넣어 1시간 정도 먼저 끓이다가(先煎), 다른 약재들과 합해서 같이 끓인다. 수렴(收斂)하고 고삽(固澁)하는 용도로 쓸 때는 불에 구워서 단(煅)으로 사용하고, 肝을 평온하게 하고 陽을 가라앉히거나(平肝潛陽), 놀란 마음을 안정시키거나, 뭉친 것을 풀어주는 용도로 쓸 때는 生으로 사용한다.

4. 혈이 뜨겁다(혈열－血熱)

1) 증상

월경기간이 아닌데 혈이 나오고(經血非時而下), 양이 많이 나오는 것이 마치 무너져 쏟아지듯 하고(量多如崩), 월경의 색깔은 짙은 홍색이거나 검은 자색이면서 끈적거리고(血色深紅或紫黑質稠), 마음이 초조하고 잠을 조금 밖에 못자며(心煩少寐), 목말라 찬 것을 마시는 걸 좋아하며(渴喜冷飮), 손발바닥이 뜨겁고(手足心熱), 허리와 무릎이 시큰거리며 연약하고(腰膝酸軟), 머리가 어지럽고 얼굴이 빨갛다(頭暈面赤).

혀는 붉고 태는 누렇고 맥은 쟁반 위에 구슬이 구르듯 하고 빠르다(舌紅苔黃脈滑數).

2) 치법

음을 자양하여 열을 내리고, 출혈을 멈추게 해서 월경을 조절한다.
(자음청열, 지혈조경－滋陰清熱, 止血調經)

3) 방약

固經丸〈丹溪心法〉 加減
황금9g 황백9g 춘근피12g 백작20g 귀판(炙)20g 향부9g, 생지황15g 아교15g 종려탄12g 치자9g 감초6g

4) 방해

허열(虛熱)이 체내에 잠복하고 있으면서 충맥과 임맥을 傷하게 하면 血이 압박을 받아 월경기간이 아닌데도 제멋대로 血을 쏟아 내거나 물방울이 똑똑 떨어지듯 내보내고, 또 잠복해 있는 熱이 진액(津液)을 소모시키고 심신(心神)을 어지럽히는 것이니, 본 방은 잠복해 있는 허열에 陰을 채워 열을 가라앉히고 지혈을 하여 월경을 조절하는데 중점을 두고 있다.

- 황금(黃芩)은 血이 뜨거워 출혈이 있을 때 상중하초의 血을 서늘하게 식혀서 지혈하고, 하초의 열을 내려서 월경을 조절하며, 습(濕)을 건조시키며 火를 없앤다.
- 황백(黃柏)은 신장, 방광, 대장의 熱을 내리고 濕을 없애며 陰이 虛하여 생기는 虛熱을 없애고, 화(火)를 씻어 내리고 하초의 血이 뜨거워 경수(經水)가 많이 나올 때 熱을 내려서 지혈시킨다.
- 춘근피(椿根皮)는 춘피(椿皮)라고도 하는데, 붕루, 월경과다, 변혈 등의 출혈에 血을 수렴하여 지혈시키며, 熱을 내리고 濕을 건조하게 하여 적백색의 냉대하를 개선한다.
- 귀판(龜板)은 陰을 자양하여 陽을 가라앉히고, 신장을 이롭게 하여 뼈를 튼튼하게 하며 血을 길러 심장을 補하고 붕루나 월경과다를 지혈시킨다.
- 향부(香附)는 간을 소통시켜 氣를 움직이고 하초의 막힌 곳을 뚫고 월경을 조절한다.
- 생지황(生地黃)은 熱이 영혈분(營血分)에 침투하여 붕루(崩漏)나 월경과다 등

의 출혈을 일으킬 때 陰을 자양하여 열을 내리고 血을 시원하게 하여 지혈시킨다.

- 아교(阿膠)는 간과 신장으로 들어가 陰을 자양하여 건조한 폐를 윤택하게 하며, 血을 보하고 각종 출혈을 막아 지혈시킨다.
- 치자(梔子)는 쓰고 찬 약성으로 삼초(三焦)의 火를 씻어 내리고 심장의 熱과 간담의 습열을 없애며 지혈과 해독작용을 한다.
- 감초(甘草)는 쓰고 찬 약재들이 腸과 胃를 상하게 하지 않도록 보호하며, 또 여러 약이 섞여도 약효를 잘 발휘할 수 있도록 조화롭게 돕는다.

5) 변증가감

- 유방이 팽팽하게 아프거나, 쉽게 화가 나고 한숨을 자주 쉬면 시호12g 울금12g 목단피9g을 추가하여 肝이 뭉쳐있는 것을 풀어 마음을 편하게 하여 진정, 진통시킨다.
- 입이 마르고 손발이 뜨겁고, 밤에 잠을 잘 자지 못하면 맥문동12g 옥죽12g을 추가하고 생지황을 24g으로 늘려서 陰을 자양하여 熱과 陽을 가라앉히고 진액을 만든다.

6) 제언

- 황금(黃芩)은 열을 내릴 때는(淸熱) 生으로 쓰고, 출혈을 멈추게 할 때는(止血) 볶고 태운 초탄(炒炭)황금을 쓰고, 상초(上焦)의 열을 내릴 때는 술에 볶은 주초(酒炒)황금을 쓴다.

  황금은 약성이 쓰고 차기 때문에 비위가 차고 약한 사람이나, 임산부는 신중하게 사용하거나 禁해야 한다.
- 황백(黃柏)은 열을 내리고 습을 제거하려면 생(生)으로 쓰고, 火를 씻어 내리고 허열을 없애려면 소금물에 구운(鹽炙) 것을 쓰고, 지혈을 하려면 볶아서 태운(炒炭) 것을 사용하면 효과가 좋다.
- 귀판(龜版－龜板)은 딱딱해서 물이 침투하기 어려우므로 적당히 부숴서 다른 약재보다 1시간 이상 먼저 끓이다가(先煎) 다른 약재들과 합하여 끓인다.
- 생지황(生地黃)은 술을 넣고 볶아서(酒炒) 하루 10~30g을 사용할 수 있다.
- 生치자는 기분(氣分)으로 들어가서 火를 없애고, 볶은 炒치자는 혈분(血分)으

로 들어가서 코피나 혈뇨(血尿), 토혈(吐血) 등의 출혈을 지혈시킨다.

치자는 쓰고 찬 약성이라서 위장을 상하게 할 수 있으니 비위가 차거나 약해서 소화가 잘 안되고 자주 설사를 하는 사람에게는 신중히 사용해야 한다.

치자(梔子)의 껍질은 피부의 열을 쫓아내고 씨(종자)는 장부의 열을 씻어낸다.

5. 혈이 뭉치다(혈어－血瘀)

1) 증상

월경기간이 아닌데 혈이 나오거나(經血非時而下), 월경의 양이 많거나 혹은 적고(經量多或少), 물방울이 떨어지듯 血이 나오는데 깨끗하게 끝나지 않고(淋漓不淨), 색깔은 어두운 자색이고 덩어리가 있으며(血色紫暗有塊), 아랫배가 너무 아파서 만지지도 못하게 한다(小腹疼痛拒按).

혀는 어두운 자색이거나 어혈무늬가 있고, 맥은 칼로 대나무를 긁듯 하거나 혹은 팽팽하면서 칼로 대나무를 긁듯 거칠며 힘이 있다(舌紫暗或有瘀点脈澁或弦澁有力).

2) 치법

혈을 활기차게 돌리고 맺힌 것을 풀어서 충맥을 견고하게 하여 지혈을 한다.
(활혈거어, 고충지혈－活血祛瘀, 固衝止血)

3) 방약

逐瘀止崩湯〈傅青主女科〉卷上 加減

당귀12g 천궁9g 삼칠9g 오령지9g 천초12g 목단피9g 애엽탄12g 해표소12g 아교12g 단삼9g 시호12g 울금12g

4) 방해

간기(肝氣)가 뭉쳐서 펼쳐지지 못하면 血이 막히게 되고, 血이 막히면 충맥과 임맥에 어혈(瘀血)이 공급되면서 충맥과 임맥을 상하게 하고, 그로인해 월경의 양을 적당하게 통제하지 못하게 되어 자궁에 맺혀있던 혈이 한꺼번에 쏟아져 나오는 것이니, 본 방은 간기(肝氣)를 소통시켜서 血을 돌려 맺힌 것을 풀어 통증을 없애고 충, 임맥을 견고하게 해서 지혈시키고 월경의 양이 적당하게 나오도록 하는데 중점을 두고 있다.

- 당귀(當歸)는 영분(營分)을 조화롭게 하여 陰을 자양하고, 血을 만들고 돌려서 막힌 곳을 뚫고 경수(經水)를 순조롭게 내 보내며 향(香)으로 氣를 만들고 다스리기 때문에 당귀를 '혈중에 기를 만드는 약(爲血中之氣藥)'이라고 한다.
- 천궁(川芎)은 혈을 활기차게 돌려서 뭉친 것을 뚫는데, 혈속에 氣를 담고 움직이기 때문에 '혈중기약(血中氣藥)'이라 한다. 생리불순이나 생리통, 어혈성 붕루, 폐경 등의 부인과 질병을 치료하는데 효과가 좋다.
- 삼칠(三七)은 血이 맺힌 곳을 뚫고 활기차게 돌려서 풀며, 반대로 출혈이 있는 곳을 지혈시키는 두 가지 상반된 약효를 가지고 있어서 '삼칠은 지혈을 시키지만 혈이 막히지 않게 하고, 막힌 것을 풀지만 正氣를 상하게 하지 않는다(三七有止血而不留瘀, 化瘀而不傷正氣)'.

  또 삐거나 타박상을 입어 어혈(瘀血)이 생기고 통증이 있을 때, 혈을 활기차게 돌려서 진통시키는 효과가 있다(活血鎭痛).
- 오령지(五靈脂)는 가슴, 옆구리, 위장, 복부, 하복부에 血이 뭉쳐서 통증이 있을 때 그 통증을 없애주고, 생리통, 산후복통, 붕루, 폐경 등 어혈(瘀血)에 의한 통증에 血을 활발하게 돌려서 통증을 없앤다. 인삼과 같이 복용하지 않는다(十九畏).
- 천초(茜草)는 혈이 뜨거우면서 막혀서 생기는 토혈, 각혈, 붕루, 변혈 등에 熱을 내리고 막힌 것을 풀면서 지혈(止血)시킨다. 血이 뜨겁지 않으면 천초를 감(減)한다.
- 목단피(牡丹皮)는 영혈분(營血分)의 실열(實熱)을 내리고 간을 소통시켜서 뭉친 것을 풀고 血을 서늘하게 하며 활기차게 돌려서 어혈(瘀血)을 풀어준다.
- 애엽(艾葉)은 쓰고 매우며 따뜻한 약성으로 寒을 흩어내고 경락을 따뜻하게 하여 허한성(虛寒性) 붕루나 출혈을 지혈시키고 생리통을 진통시키며 월경이 원활하도록 돕고, 포궁(胞宮)을 따뜻하게 하여 임신이 잘 될 수 있게 하며 복중태아를 안정시킨다.
- 아교(阿膠)는 간과 신장으로 들어가 陰을 자양하고 血을 보하여 각종 출혈을 막고 지혈시킨다.

- 단삼(丹蔘)은 혈을 활기차게 돌려서 막힌 곳을 뚫어 월경이 순탄하도록 조절하며(活血化瘀調經), 생리통(痛經)의 통증을 가라앉히는 부인과에 효과가 탁월한 약이다.
- 해표소(海螵蛸)는 精과 血을 수렴하고 고삽(固澁)하여 붕루, 변혈 등을 지혈시킨다.
- 시호(柴胡)는 간을 소통시켜 뭉친 것을 풀고, 간기(肝氣)가 사방으로 펼쳐지게 하며 열을 몸 밖으로 발산한다.
- 울금(鬱金)은 氣를 돌려 뭉쳐있는 것을 풀고, 血을 활기차게 돌려서 가슴, 옆구리, 복부의 통증을 줄이고, 소화액을 분비하며, 기화(氣火)가 상역(上逆)하여 나오는 코피, 토혈, 각혈과 붕루를 지혈한다.

5) 변증가감

- 간과 신장이 약해서 허리가 아프면 속단12g 상기생20g 두충12g 우슬15g을 추가해서 간과 신장을 補하여 근육과 뼈를 튼튼하게 만들어 통증을 없앤다.
- 대변이 건조하고 딱딱하게 나와 항문에 통증이 있으면 마자인20g 백자인15g 대황9g을 추가해서 대장을 윤택하게 하여 변이 잘 통하게 한다.

6) 제언

- 오령지(五靈脂)는 어혈에 의해서 붕루가 있을 때는 지혈하는 효과를 발휘하기 때문에 활혈(活血)과 지혈을 동시에 하는 약이다. 오령지는 血이 부족하면서 막힌 곳이 없으면(血虛無瘀) 쓰지 않고, 임신부에게 禁하며 인삼과 함께 사용하지 않는다(十九畏).
- 천초(茜草)는 하루 10~15g을 쓰며, 볶고 태우면(炒炭) 지혈하는데 좋고 술에 볶거나(酒炒), 生으로 쓰면 혈을 돌려서 경락을 통하게 하는데 좋다.
- 울금은 생산지와 색깔에 따라서 크게 둘로 나누는데 노란 색으로 주로 중국 사천성(四川省)에서 생산되는 廣울금(＝黃울금)은 氣를 돌리고 뭉친 것을 풀어주는(行氣解鬱) 효과가 있고, 암흑색으로 주로 절강성(浙江省)의 온주(溫州)에서 많이 생산되는 川울금(＝黑울금)은 血을 돌리고 막힌 것을 뚫어주는(活血化瘀) 효과가 있다.

현대 임상에서는 담즙분비를 촉진시키고 담낭내의 미생물을 억제하여 담결석을 예방하며 肝세포가 손상되는 것을 억제하여 肝을 보호하고, 항염(抗炎)과 진통작용을 하는 것으로 증명되었고, 습열성(濕熱性), 기체혈어성(氣滯血瘀性)의 결석증(結石症)에 효과가 좋아서 중국에서는 임상에 많이 사용하고 있다.

임상사례

1. 비허(脾虛)型

1) 증상

28세 여자, 원래 월경주기는 28일이고 기간이 5일로 정상이지만, 6개월 전부터 월경이 정상적으로 끝났는가 싶다가도 열흘 정도를 조금씩 새어 나오듯이 계속 속옷에 묻어서 염려가 되어 본 의원을 찾아왔다. 진단을 해보니 물방울이 똑똑 떨어지듯 血이 나오는데 그치지 않고(淋漓不盡), 안색이 피로하고 머리가 어지러우며(神疲頭暈), 숨이 차고 말을 조그맣게 하며(氣短懶言), 좀처럼 식욕이 없고(飮食不振), 사지가 따뜻하지 않으며(四肢不溫), 자주 얼굴과 팔다리가 붓는다(面肢浮腫).

혀는 연한색이고 태는 얇고 희며 맥은 느리고 약하다(舌淡苔薄白脈緩弱).

2) 치법

비장을 튼튼하게 하고 기를 더하며 임맥과 충맥을 견고하게 하여 혈을 통섭한다.
(건비익기, 고충섭혈－健脾益氣, 固衝攝血)

3) 방약

복령15g 자황기30g 백출15g 만삼20g 백작20g 천궁12g 아교15g 선학초9g 종려탄9g

4) 방해

비장은 기혈(氣血)을 생화(生化)하는 원천이며 血을 통섭(統攝)하는 장기(臟器)인데 만약 비장이 허약하면 혈을 통섭(統攝)하지 못하고, 그로인해 임맥과 충맥이 견고하지 못하여 血이 찔끔찔끔 오래 나오는 것이니, 본 방은 비장을 튼튼하게 하고 氣를 더하여 임, 충맥을 견고하게 하고 지혈제를 투여하여 血을 수렴하고 통섭하며 활혈제를 써서 血을 활기차게 돌리며 보혈제로 부족해진 血을 보충하는데 중점을 두고 있다.

- 복령(茯苓)은 비장을 튼튼하게 하여 중초를 보하고, 조혈을 도우며 비기(脾氣)를 더하여 수습(水濕)을 내보내고 血을 견고하게 가둔다.
- 자황기(炙黃芪), 백출(白朮)은 비장을 튼튼하게 하여 氣를 북돋아 혈을 통섭한다.
- 만삼(蔓蔘, 당삼－黨蔘)은 중초의 氣를 보하여 기운을 북돋우며 氣血이 모자라서 얼굴이 누리끼리하고 어지러우며 가슴이 두근거리는 증세를 개선한다.
- 백작, 아교(阿膠)는 계속되는 출혈로 부족해진 血을 채워 어지러움, 피로를 개선한다.
- 선학초(仙鶴草), 종려탄(棕櫚炭)은 쓰고 떫은맛으로 붕루, 각혈, 토혈, 변혈 등 각종 출혈을 수렴하여 지혈한다.
- 당귀는 上記되어 있으므로 생략한다.

5) 변증가감

- 월경의 주기가 뒤로 늦춰지면서 양(量)이 적어지면 울금12g 계혈등30g 산약15g 산수유15g을 추가하여 氣血을 보충하고 血이 순행하도록 돕는다.
- 소화가 잘 안되고 음식이 위장에 남아있으면 목향12g 진피12g 산사15g을 추가하여 중초를 뚫고 소화를 돕는다.

6) 제언

- 복령(茯苓)은 비장을 튼튼하게 하고 濕을 없애며 마음을 편안하게 하는데 좋고, 복령피는 부종(浮腫)을 없애는데 좋고, 복신(伏神)은 정신을 안정시키는데 좋다.

2. 혈열(血熱)型

1) 증상

42세 여자, 5개월 전부터 월경기간이 지났는데도 경수(經水)가 쏟아지듯이 많이 나오고(量多如崩), 월경의 색깔은 짙은 홍색이고(血色深紅), 마음이 초조하고 잠을 조금 밖에 못자며(心煩少寐), 머리가 어지럽고 눈이 가물거리며(頭暈眼花), 손발바닥이 뜨거우며(手足心熱), 오후에 열이 확 올라오고 땀이 나며(潮熱汗出), 머리가 어지러우며 얼굴이 빨갛다(頭暈面赤). 혀는 붉고 태는 적고 누러며 맥은 가늘고 빠르다(舌紅苔少黃脈細數).

2) 치법

음을 길러서 열을 내리고, 혈을 서늘하게 하여 지혈을 한다.
(양음청열, 양혈지혈 – 養陰淸熱, 凉血止血)

3) 방약

생지황15g 지모12g 백작15g 산수유15g 한련초15g 여정자15g 목단피12g
황금12g 황백12g 감초6g 생강2片

4) 방해

陰이 부족하여 허열(虛熱)이 체내에 잠복하고 있으면서 충, 임맥을 傷하게 하면 血이 압박을 받아 월경기간이 아닌데도 제멋대로 경수(經水)를 쏟아내고, 또 잠복해 있는 熱이 津液을 소모시키고 심신(心神)을 어지럽히는 것이니, 본 방은 陰을 채워 허열을 가라앉히고 血을 시원하게 해서 지혈하고 월경을 조절하는데 중점을 두고 있다.

- 생지황(生地黃)은 熱이 영혈분(營血分)으로 들어가 붕루(崩漏)나 월경과다를 지혈하고, 陰을 자양하여 열을 내리고 血을 시원하게 한다.
- 지모(知母)는 폐와 위장의 기분(氣分)의 실열(實熱)을 내리고 火를 씻어 내리며, 陰을 자양하여 건조한 것을 윤택하게 한다.
- 백작, 산수유는 간과 신장의 陰을 보하고 血을 만들어 붕루로 잃은 血을 보충한다.
- 한련초(旱蓮草)는 간과 신장의 陰을 보하여 어지럽고 가물거리며, 허리와 무릎이 아픈 것을 개선하며, 음허(陰虛)로 인해서 血이 뜨거워진 각종 출혈 특히 월경과다, 붕루를 지혈시킨다.
- 여정자(女貞子)는 肝과 신장의 陰을 보하여 눈이 가물거리면서 잘 안보이고 허리와 무릎이 아픈 것을 치료하며, 陰虛로 인한 발열을 가라앉힌다.

한련초와 여정자는 같이 사용하면 肝腎의 陰을 補하는 효과를 더 높일 수 있다

- 황금, 황백은 상초와 중하초의 熱을 씻어 내리고 허열을 잡아 출혈을 지혈시킨다.
- 감초는 쓰고 찬 약재들이 腸과 胃를 상하게 하지 않도록 보호하며, 또 여러 약이 섞여도 약효를 잘 발휘할 수 있도록 조화롭게 돕는다.
- 생강(生薑)은 본 방에 찬 성질의 약재가 많아서 위장을 차고 냉하게 하지 않도록 중초를 따뜻하게 덥힌다.

3. 혈어(血瘀)型

1) 증상

34세 여자, 7개월 전부터 월경할 때에 어떤 때는 펑펑 쏟아지고 어떤 때는 속옷에 묻는 정도로 조금 나와서 걱정이 되어 병원에 갔으나 기질적으로 자궁에 문제는 없다는 판정을 받고 본 의원을 찾아왔다.

진단을 해보니 월경할 때 항상 아랫배가 팽팽하면서 아픈데(小腹脹痛), 경수(經水)가 쏟아지듯 많이 나온 후에는 아랫배의 통증이 줄어들고(出血如崩後痛減), 血이 물방울 똑똑 떨어지듯 적게 계속 나올 때는(淋漓不盡) 배가 팽창하는 아픔을 참기 힘들 정도이고(腹脹痛難忍), 방귀를 뀌고 나면 조금 편안해지며(得矢氣稍安), 마음이 초조해지고 쉽게 화를 내며(煩躁易怒), 자주 한숨을 쉰다(太息頻頻). 혀는 붉고 태는 누렇고 맥은 거문고 줄처럼 팽팽하고 대나무를 긁듯 거칠면서 빠르다(舌紅苔黃脈弦澁而數).

2) 치법

기를 조절하고 혈을 활기차게 돌려 뭉친 것을 없애서 지혈을 한다.

(조기활혈, 거어지혈－調氣活血, 祛瘀止血)

3) 방약

시호12g 청피9g 천련자9g 향부9g 지각9g 현호색15g 당귀15g 목단피9g 감초6g 애엽탄15g 해표소15g

4) 방해

간기(肝氣)가 막혀서 사방으로 펼치지 못하면 血도 막히게 되고(血瘀), 血이 막

히면 충맥과 임맥에 어혈(瘀血)이 쌓이면서 상하게 되고, 그로인해 하복부에 통증이 생기고 월경의 양을 통제하지 못하게 되어 자궁에 맺혀있던 血이 한꺼번에 쏟아져 나오거나 방울처럼 조금씩 새어 나오게 되는 것이니, 본 방은 간기(肝氣)를 소통시켜 혈을 활기차게 돌려서 맺힌 것을 풀어 통증을 없애고, 충맥과 임맥을 견고하게 해서 지혈시키고 월경의 양이 적당하게 나오도록 하는데 중점을 두고 있다.

- 시호(柴胡)는 肝의 소설(疏泄) 기능을 펼쳐서 사방에 뭉친 것을 풀고 화해(和解)를 시키며, 熱을 몸 밖으로 발산한다.
- 청피(青皮), 향부, 지각은 肝을 소통시키고 氣를 다스려서 복부에 쌓이고 뭉친 것들을 없애며, 월경이 순탄하게 나오도록 조절한다.
- 천련자(川楝子)는 肝이 울결이 되어 뭉쳐 있다가 火로 변하여 옆구리와 복부가 아프면 간화(肝火)를 씻어 내리고 氣를 돌려서 통증을 없앤다. 일반적으로 현호색과 함께 써서 진통효과를 상승시킨다.
- 지각(枳殼)은 氣를 돌려 중초에 막힌 것을 뚫어서 식적(食積)을 없애며, 담(痰)이 가슴과 위장에 꽉 차있는 것을 삭여서 없앤다.
- 현호색(玄胡索)은 氣와 血이 막히고 뭉쳐서 가슴, 옆구리, 복부, 하복부가 아플 때 氣와 血을 돌려 통증을 없앤다. 현호색은 '血안에 氣가 막혔을 때 그 氣를 돌게 하고, 氣안에 血이 뭉쳐 있을때 그 혈을 돌려주기(能行血中氣滯,氣中血滯)' 때문에 인체의 상하(上下) 어떤 부위의 통증이던지 진통작용이 탁월하다
- 당귀(當歸), 목단피(牧丹皮)는 血을 활기차게 돌려 막힌 곳을 소통시키며, 어혈을 풀어 血이 잘 순행하도록 한다.
- 애엽탄(艾葉炭), 해표소(海螵蛸)는 붕루, 월경과다 등의 출혈을 따뜻하게 하고 수렴하여 지혈시킨다.

6) 제언

- 청피(青皮)는 5~6개월 자란 미성숙한 귤의 껍질인데 식초에 구우면(醋炙) 肝을 소통시켜서 통증을 없애는데 강한 효과가 있다.
- 천련자(川楝子)는 쓰고 찬 성질에다가 독이 있는 약재라서 오래 복용하거나 짧은 기간에 많은 양을 복용하면 해롭다. 임신부는 禁하는 것이 좋다.

• 지각(枳殼)은 평소 하루 3~12g을 사용하지만, 병세가 급하고 중할 때에는 30g까지도 사용할 수 있으나 증세가 완화되어감에 따라 적절하게 줄여야 한다. 지각은 볶아서(炒) 사용하면 담(痰)을 없애는 약성은 비교적 온화해지지만, 氣를 돌리는 작용을 강하게 하므로(破氣), 임산부는 유산의 위험이 있어 신중하거나 禁한다.

제 2 장 대하병帶下病

1 냉대하증 冷帶下症, Leukorrhear－대하증, 냉증

대하(帶下)는 여성생식기의 바깥 부분인 질을 외부의 유해세균이나 박테리아 등 미생물로부터 보호하기 위해, 질 내부의 화학적 균형(산성도)을 맞추려고 여성호르몬 에스트로겐의 자극을 받아 질 점막에서 정상적으로 나오는 분비물을 말한다.

그런데 이 정상적인 분비물이 자궁경부나 질 내부의 감염이나 호르몬 변화, 악성질환 등에 의해서 누런색이나, 회색, 푸른색, 흰색 등 여러 가지 색을 띄고 비린내, 악취 등 특이한 냄새를 피우면서 정상적인 양보다 훨씬 더 많은 비정상적인 분비물이 나오는 것을 냉대하증(冷帶下症), 또는 대하증(帶下症)이라고 한다.

일반적으로 건강한 여성의 대하(帶下)는 질 안을 촉촉하게 적시는 정도이거나 적은 양이 밖으로 흘러 속옷에 살짝 묻을 정도이며 맑고 투명한 빛이고 냄새도 거의 없다.

대하증(帶下症)의 원인은 여성의 생식기 질 세척을 비위생적으로 하거나, 항생제를 남용하거나 비만, 당뇨 등의 질병과 임신 등에 의해서 질 내 산성도가 떨어지면서 화학적 균형이 깨져 곰팡이균, 세균 등의 유해균(有害菌)이 침입하거나 잔류하면서 염증을 일으키는 것이 주원인이다.

그 외 자궁경부에 염증이 생기거나 암이 발병해도 대하증이 생길 수 있으며, 성관계에 의해서 트리코모나스 원충류에 감염이 되면 외음부가 가렵거나 악취가 나면서 분비물이 많이 나오고, 칸디다균에 감염이 되면 질 주위가 가렵거나 따가우면서 흰색의 분비물을 많이 분비한다.

중의학적 원인

1. 비장의 양이 허하다(비양허 – 脾陽虛)

음식을 절제하지 못하고 많이 먹거나, 일을 많이 하여 피곤함이 과도하게 쌓이거나, 근심 걱정이 많아서 氣가 사방으로 펼쳐지지 못하고 뭉쳐서 비기(脾氣)가 손상된 까닭에 수습(水濕)을 잘 운반하지 못하여, 수습이 몸 안에 가득 쌓여 있다가 아래로 하초(下焦)에 흘러들어가 임맥(任脈)을 상하게 하여 견고하게 지키지 못하고, 대맥(帶脈)이 꽉 잡아두지 못하여 쏟아져 나오는 것이다.

2. 신장의 양이 허하다(신양허 – 腎陽虛)

본래 신장이 약하여 명문(命門)의 火가 쇠약하거나, 혹은 큰 병이나 나이를 많이 먹음으로 인해 신장의 陽이 부족해져서 열기(熱氣)가 끓어오르지 못하여, 하원(下元)에 찬 기운과 습(濕)이 가득차서 임맥과 대맥을 손상시키니, 몸 안의 濕이 아래 자궁으로 몰려 쏟아져 나오는 것이다.

3. 음이 부족하여 습이 가득하다(음허습성 – 陰虛濕盛)

본래 신장의 陰이 부족하거나, 오랜 병으로 신장의 陰이 소모되어 상화(相火)가 안에서 치솟으니, 그 뜨거운 熱이 임맥과 대맥을 상하게 하여, 하초에 습열(濕熱)이 가득하며, 혈액이 쌓이고 진액이 같이 합하여서 황색, 적색, 적백색(赤白色)의 비정상의 대하가 쏟아져 나오는데, 그것을 견고하게 가둬두지 못하니 냉대하증이 되는 것이다.

4. 습과 열이 하초에 모이다(습열하주 – 濕熱下注)

비장이 약해서 습(濕)이 몸 안에 가득차거나, 기름진 고기와 맛있는 음식들을 많이 먹고 술을 즐겨 마셔서 습과 열이 생기거나, 간이 울결이 되어 화가 발생하고 그로 인해 간의 열과 비장의 습이 아래 하초로 쏠려 임맥과 대맥을 손상시키니 누렇고 냄새가 고약한 비정상적인 대하(帶下)가 흘러나오는 것이다.

5. 습독이 쌓여 뭉쳐있다(습독온결 – 濕毒蘊結)

월경기간, 출산 직후에 위생적인 관리를 소홀히 하거나, 방사(房事)를 하거나, 수술을 하다가 오염균에 감염이 되어 임맥과 대맥이 손상을 입어, 가두어 두지 못해 비정상적인 대하가 쏟아져 나오는 것이다.

진단요점

- 월경기간 또는 출산 후 血이 남아 있을 때에 위생적으로 깨끗이 정리했는지, 부인과 수술 후에 감염된 적이 있는지 문진한다.
- 대하(帶下)의 양이 많은지, 색이 희거나 누렇거나, 붉거나, 붉으면서 흰색(赤白色)을 띄고 있는지, 혹 고름 같은 황록색(黃綠如膿)인지, 쌀뜨물 같은 흐린 색(混濁如米泔)인지 물처럼 맑고 묽은지(質淸稀如水), 고름처럼 끈적거리는지(稠粘如膿), 콩비지나 굳은 우유 같은지(如豆渣凝乳), 물거품 모양 같은지(如泡沫狀), 혹은 냄새가 있는지, 냄새 맡기가 어려울 정도로 지독한지, 혹은 외음부나 질 내에 타는 듯한 열감이 있는지, 가려움증이 있는지, 아래로 빠지는 듯한 느낌이 있는지, 통증이 있는지를 설문지를 통해 기록하게 하여 참고한다.
- 질내염, 자궁경부염, 분강염(盆腔炎)의 염증이 있는지, 종기나 악성의 암이 있는지 등 부인과 검사결과가 있으면 참고한다.

변증요점

대하증의 주요 변증요점은 대하의 양(量), 색(色), 질(質), 냄새(氣味)이며 그 외에 수반되는 증상에 따라서 한열허실(寒熱虛實)을 분별하는 것이다.

대하의 양이 많으면서 색이 희거나 연한 노란색이고, 맑으면서 묽으면 대개 비양허(脾陽虛)에 속하고, 대하의 색이 희고 물처럼 맑으면서 묽고 찬 느낌이 들면 대개 신양허(腎陽虛)에 속한다.

대하의 양이 많지 않고 색은 누렇거나 붉으면서 하얀색이 섞여있고 끈적거리면서 냄새가 있으면 음이 허하여 습이 가득 찬 음허습성(陰虛濕盛)에 속하며, 대하의 양이 많고 고름 같은 황록색이거나 쌀뜨물 같이 혼탁한 색이면서 끈적거리고 악취가 나서 냄새를 맡기 어려우면 대개 습독(濕毒)에 속한다.

대하증의 치료 원칙은 주로 健脾, 補腎, 淸熱, 除濕이고 보조적으로는 肝을 소통시키고 신장을 견고하게 하는데 있다.

증상별 치료

1. 비장의 양이 모자라고 부족하다(비양휴허 – 脾陽虧虛)

1) 증상

대하의 양이 많고(帶下量多), 백색이거나 연한 황색이고(色白或淡黃), 묽고 엷으며 냄새가 없고(稀薄無臭), 오랫동안 멈추지 않으며(日久不斷), 안색이 피로하고 권태로우며(神疲倦怠), 팔다리가 따뜻하지 않고(四肢不溫), 음식을 적게 먹고 변이 묽으며(納少便溏), 양쪽 다리와 발등이 붓고(兩足跗腫), 얼굴이 핏기가 없이 창백하다(面色蒼白).

혀는 연한색이고 태는 희고 작은 알갱이가 덮여있는 듯하고 맥은 느리면서 약하다(舌淡苔白膩脈緩弱).

2) 치법

비장을 튼튼하게 하고 기를 더하여, 양을 올리고 채워서 습을 없앤다.

(건비익기, 승양제습 – 健脾益氣, 昇陽除濕)

3) 방약

完帶湯〈傅靑主女科〉 加減

백출30g 산약30g 인삼12g 백작15g 차전자12g 창출12g 감초6g 진피6g 형개수6g 시호6g 복령20g

4) 방해

평소 음식을 절제하지 못하거나 과로로 피곤이 쌓였거나 근심 걱정을 많이 하는 등의 원인에 의해서 비장의 氣가 상하여 비기(脾氣)를 사방으로 펼치지 못하여, 비장이 운화수습(運化水濕) 기능을 하지 못하므로, 수습이 임맥과 대맥에 쌓여 비정상적인 대하가 쏟아져 나오는 것이니, 본 방은 비장을 튼튼하게 하여 氣를 더하며 脾陽을 끌어올리고 채워서 습(濕)을 제거하는데 중점을 두고 있다.

- 백출(白朮), 산약(山藥)은 각 30g씩을 중용(重用)하여 비장을 보하고 비기(脾氣)로 하여금 운화수습(運化水濕)하여 濕을 제거하는데 큰 역할을 하게 한다
- 인삼, 감초는 중초를 보하고 氣를 더하여 백출, 산약의 조습(燥濕)작용을 돕는다.
- 백작, 시호, 진피는 肝을 부드럽게 하고 사방으로 소통시키며 뭉친 것을 풀고, 氣를 다스리고 陽을 끌어 올린다.
- 차전자(車前子)는 신장으로 들어가 오줌을 잘 내보내고 대장으로 갈 수분을 삼투하여 소변으로 내 보낸다.
- 형개수(荊芥穗)는 혈분(血分)으로 들어가서 지혈작용을 하고, 표(表)로 올라와서 風을 없애고 濕을 제거한다.
- 창출, 복령은 비장을 도와 중초와 하초의 濕을 건조시키고 부종(浮腫)을 가라앉힌다.

5) 변증가감

- 몸이 붓고 소변이 잘 안 나오면 저령12g 택사15g 활석30g을 추가하여 신장과 방광으로 하여금 수분(水分)을 체외로 내보내게 한다.
- 심장과 비장이 약하여 기혈(氣血)이 부족하고 정신이 불안하면 황기30g 당귀20g 원지12g을 추가하여 氣와 血을 보하고 정신을 안정시켜 평안하게 한다.
- 하초에 습열(濕熱)이 모여 대하의 색이 누렇고 냄새가 나면 황백12g 용담초9g을 추가하여 하초의 熱을 내리고 濕을 말린다.
- 아랫배가 차면서 배가 아프면 향부12g 오약12g 애엽15g을 추가하여 충맥과 임맥을 따뜻하게 하고 氣를 다스려 통증을 멈추게 한다.

6) 제언

- 차전자(車前子)는 알갱이가 작고 가벼워서 망사에 넣고 끓여야 넘치거나 흩어지지 않는다. 차전자는 단방(單方)으로 끓여서 차(茶)처럼 마시면 혈압을 낮추고 소변이 잘 나오게 하는 효과가 있다.

2. 신장의 양이 부족하다(신양허 – 腎陽虛)

1) 증상

분비물의 양이 많고(分泌物量多), 색이 희고 차면서 맑고(色白冷淸), 물처럼 묽고 엷으며(稀薄如水), 물방울 떨어지듯 계속 나오고(淋漓不斷), 머리가 어지럽고 귀에서 소리가 나며(頭暈耳鳴), 허리가 시큰거리며 끊어질 듯하고(腰酸如折), 소변은 자주 나오는데 저녁에 더욱 심하고(小便頻數夜間尤甚), 대변은 엷게 퍼진다(大便溏薄).

혀는 연하고 윤기가 있고 태는 엷고 희며 맥은 가라앉고 느리다(舌淡潤苔薄白脈沈遲).

2) 치법

신장을 따뜻하게 하여 양을 도와서 습을 제거하여 대하를 멈추게 한다.

(온신조양, 제습지대 – 溫腎助陽, 除濕止帶)

3) 방약

十補丸〈濟生方〉 加減

부자12g 녹용3g 산약15g 복령15g 산수유15g 숙지황15g 육계9g 오미자9g 택사12g 토사자15g 육종용15g

4) 방해

태어나기를 신장이 약하여 명문(命門)의 火가 쇠약하거나 오랜 병에 시달리거나 늙어서, 신장의 陽이 부족해져 열기(熱氣)가 식어서 하원(下元)에 찬 기운과 습(濕)이 가득 차 임맥과 대맥을 손상시켜, 몸 안의 濕이 아래 포궁(胞宮)으로 몰려 비정상적인 대하가 쏟아져 나오는 것이니, 본 방은 신장을 따뜻하게 하여 양을 도와서 습을 제거하고 대하를 멈추게 하는데 중점을 두고 있다.

- 부자(附子)는 심장, 비장, 신장의 陽을 보하고 따뜻하게 하여, 상중하초의 양기(陽氣)를 북돋아 음한(陰寒)을 물리쳐 허한성(虛寒性) 자궁냉증(子宮冷證), 생리통, 복통 등을 완화시키며 허한성(虛寒性) 대하(帶下)가 있을 때 陽을 북돋아 대하를 멈추게 한다.
- 녹용(鹿茸), 토사자, 육종용은 신장을 따뜻하게 하여 精을 채우고 수(髓)를 보

충한다.

녹용(鹿茸)은 남성의 성기가 약하면서 일찍 사정(射精)하는 양위조루(陽痿早漏)와 여성의 하복부가 차서 임신을 못하는 궁한불임(宮寒不姙), 오줌을 참지 못하고 찔끔찔끔 내보내는 요실금(尿失禁)을 치료하며, 肝과 신장의 정혈(精血)을 채워 근육과 뼈를 튼튼하게 하고, 어린아이의 성장발육을 촉진한다.

- 산약, 복령, 숙지황, 산수유는 肝과 비장을 보하여 精血과 氣를 만들고, 부자와 육계의 맵고 더운 약성을 배합하여 명문(命門)의 火를 살려서 陽을 북돋운다.
- 육계(肉桂)는 신장의 陽을 북돋아 경락을 따뜻하게 하며, 하복부와 전신의 위분(衛分)을 덥혀서 찬 기운을 몰아내고, 충맥과 임맥을 따스하게 하여 대하와 월경이 원활하도록 돕는다.
- 오미자(五味子)는 신 맛으로 신장의 氣를 수렴하여 음혈(陰血)을 견고하게 지키며, 심장과 신장을 교통시켜서 심기(心氣)가 아래 신장과 통하게 하여 신기(腎氣)를 강하게 만들어 대하(帶下)와 월경이 쏟아지지 않고 굳게 지키도록 한다.
- 택사(澤瀉)는 신장, 방광으로 들어가 수분(水分)을 밖으로 내보내면서 방광의 熱을 쏟아내고, 담음(痰飮)을 없애며 혼탁한 대하를 내보내 하부(下部)를 깨끗하게 한다.

5) 변증가감

- 아랫배가 차면서 설사를 하면 육종용을 빼고 보골지12g 육두구12g 익지인12g을 추가하여 신양(腎陽)을 북돋아 아랫배를 따뜻하게 하고 수분과 냉대하(冷帶下)를 줄이며 설사를 멈추게 한다.
- 비위가 허해서 중초가 차면서 설사를 하면 백출20g 건강12g 목향12g을 추가하여 중초를 따뜻하게 덥히고 氣를 돌려서 설사를 멈추게 한다.

6) 제언

- 부자(附子)는 건강(乾薑)이나 생강과 함께 1시간 먼저 끓이다(先煎), 맵고 떫은맛이 줄어든 후 다른 약재들과 섞어서 끓이면 독성이 약해져 안전하게 복용할 수 있다.

부자는 陰이 허하고 양이 치솟는 사람은 陰을 보하면서 사용하거나 禁해야 한다.

장기 복용을 해서도 안 되며 임산부에게는 절대 禁한다.

부자는 半夏(반하), 瓜蔞(과루), 貝母(패모), 白蘞(백렴), 白及(백급)과는 같이 복용하지 않고(十八反), 서각(犀角)과도 같이 복용하지 않는다(十九畏).

• 녹용(鹿茸)은 하루에 1~3g을 복용할 수 있는데, 가루(散)나 환(丸)으로 만들어서 복용해도 된다. 녹용은 처음에는 적은 양을 먹기 시작해서 점점 늘려가는 것이 좋다. 만약 한꺼번에 많은 양을 복용하면 陽이 확 올라와서 풍(風)을 만들어 어지럽고 눈이 충혈이 되거나, 화(火)가 血을 움직여 비뉵(鼻衄－코피)이 흘러나올 수 있으니 주의해야 하고, 陰이 허하여 陽이 왕성하거나, 혈분(血分)에 熱이 있고 위장에 火가 가득 차 있거나 폐에 담열(痰熱)이 있거나 熱감기에 걸려있으면 복용을 禁한다.

• 육계(肉桂)는 오래 끓이면 약효가 줄어들기 때문에 끓는 물에 푹 담겨진 상태에서 20분만 끓여서 다른 약물과 합한다. 적석지(赤石脂)와 같이 끓이지 않는다(十九畏).

• 오미자(五味子)는 수렴하는 약성이 강하므로 表에 사기(邪氣)가 아직 풀어지지 않았거나, 몸속에 실열(實熱)이 내재하거나, 기침을 막 시작했거나 마진(痲疹) 초기에는 사용하지 않는다.

3. 음이 부족하여 습이 성하다(음허습성－陰虛濕盛)

1) 증상

대하의 양이 그리 많지는 않고(帶下量不甚多), 누렇거나 혹은 붉으면서 흰색을 겸해서 띄고 있으며(色黃或兼赤白), 끈적거리며 냄새가 있고(質稠有臭), 질 입구가 후끈거리면서 열이 나고(陰戶灼熱), 손발바닥과 가슴에서 열이 나고(五心煩熱), 광대뼈가 빨갛고 입술이 붉으며(顴赤脣紅), 허리가 시큰거리며 귀에서 소리가 나고(腰酸耳鳴), 머리가 어지럽고 가슴이 두근거린다(頭暈心悸).

혀는 붉고 태는 적거나 혹은 누렇게 기름때가 덮여 있는 듯하고 맥은 가늘면서 빠르다(舌紅苔少或黃膩脈細數).

2) 치법

음을 자양하고 신장을 보하며, 습을 제거하여 비정상적인 대하를 멈추게 한다.

(자음보신, 제습지대 - 滋陰補腎, 除濕止帶)

3) 방약

知柏地黃丸(知柏八味丸)〈醫宗金鑑〉 加減

숙지황24g 산수유20g 산약20g 복령15g 택사9g 목단피12g 지모9g 황백9g 맥문동12g

4) 방해

태어나기를 陰이 부족하거나 큰 병으로 신장의 陰이 소모되어 상화(相火)가 치솟아 혈락(血絡)을 손상시켜 임맥과 대맥을 상하게 하여 하초에 습열(濕熱)이 가득하며, 혈액이 쌓이고 진액(津液)이 혈액과 같이 합해져서 황색, 적색, 적백색(赤白色)의 비정상적인 대하가 쏟아져 나오는데도, 그것을 견고하게 가둬두지 못해서 대하증이 되는 것이니, 본 방에서는 陰을 자양하고 신장의 陰을 보하며, 濕을 제거하여 비정상적인 대하(帶下)를 멈추게 하는데 주력하고 있다.

- 숙지황(熟地黃), 산수유(山茱萸)는 신음을 자양하고, 血을 만들며 精을 보하고 氣를 더하며(造血補精益氣), 肝에 혈을 공급하여 어지러움과 눈이 침침한 것을 완화한다.
- 산약(山藥)은 비장의 氣를 더하여 소화를 돕고 설사를 멈추게 하며, 폐와 신장의 氣를 보하여 오래 된 기침과 천식을 멈추게 하며, 신장의 陰을 자양하여 精과 血을 만들고 유정(遺精), 빈뇨(頻尿), 대하(帶下)를 굳게 지키고 조혈과 지혈작용을 한다.
- 六味地黃丸에서 숙지황, 산수유, 산약은 서로 배합하여 '肝脾腎을 補하는 三藥'이고 목단피, 복령, 택사는 서로 배합하여 '肝脾腎을 瀉하는 三藥'으로써, 補하는데 지나침이 없도록 적절하게 瀉하는 형태를 갖추고 있다(三補三瀉).
- 목단피(牡丹皮)는 영혈분(營血分)의 실열(實熱)을 내리고, 肝을 소통시켜서 뭉친 것을 풀고, 血을 서늘하게 하며 血을 활기차게 돌려 막힌 곳을 뚫는다
- 지모(知母)는 폐와 위장의 기분(氣分)에 있는 열(熱)을 내리고 火를 씻어 내리며 陰을 자양하여 건조한 것을 윤택하게 한다.
- 황백(黃柏)은 신장, 방광, 대장의 熱을 내리고 濕을 없애며, 陰이 虛하여 생기

는 虛熱을 없애고, 화(火)를 씻어 내리며 해독(解毒)작용을 하고, 또 하초의 血이 뜨거워 경수(經水)가 많이 나올 때 熱을 내려서 지혈하고, 대하(帶下)가 많이 나올 때는 濕을 제거하여 대하를 적절하게 줄인다.

- 맥문동(麥門冬)은 달면서 맵고 약간 찬 약성으로, 심장으로 들어가 熱을 내리고 정신을 안정시키며, 폐로 들어가 陰을 길러 폐를 윤택하게 하며, 胃에 진액을 만들어 소화를 돕고 대장을 윤택하게 하여 통변(通便)을 돕는다.

5) 변증가감

- 陰이 허하여 熱이 생겨서 입이 마르고 물이 당기며 소변이 자주 나오는 소갈증(消渴症) 증상이 있으면 황기30g 생지황15g 천화분12g을 추가하여 氣를 더하고 陰을 기르고 진액(津液)을 만들어 산약, 맥문동, 산수유, 지모와 함께 소갈증을 없앤다.
- 입에 침이 많이 고이고 넘쳐흐르면 만삼20g 백출20g 진피12g을 추가하여 중초의 氣를 더하고 돌려서 濕을 줄인다.

6) 제언

- 목단피는 生으로 사용하면 열을 흩어놓고 혈을 서늘하게 하며(散熱凉血), 술에 볶아서(酒炒) 사용하면 血을 활기차게 돌려 막힌 곳을 없애며(活血祛瘀), 볶고 태운 초탄(炒炭) 상태로 사용하면 지혈을 한다.
- 지모는 쓰고 찬 약성으로 熱을 내리고 腸을 윤택하게 하기 때문에 비위가 허하고 중초가 冷해서 설사를 하는 사람에게는 사용하지 않는다.
  生지모는 熱을 쏟아내고 火를 끌어내리는데 좋고, 소금물에 구운 염자(鹽炙)지모는 부족한 陰을 자양하여 虛火를 쓸어내리는데 좋다.

4. 습과 열이 아래로 모이다(습열하주－濕熱下注)

1) 증상

대하의 양이 많고(帶下量多), 황색이고 끈적거리며 냄새가 나고(色黃質粘稠有臭氣), 가슴이 답답하고 초조하며(胸悶心煩), 입이 쓰고 목이 마르며(口苦咽乾), 아랫배가 끌어당기는 듯 아프며(小腹掣痛), 소변이 짧고 붉으며(小便短赤), 대변은 마르고 단단하다(大便乾結). 혀는 붉고 태는 누러면서 기름때가 덮여있는 듯하고 맥은 부드러우면서 빠르다(舌紅苔黃膩脈濡數).

2) 치법

열을 내리고 습을 없애며, 수분을 내보내어 대하를 멈추게 한다.
(청열제습, 이수지대 - 淸熱除濕, 利水止帶)

3) 방약

止帶方〈世補齋.不謝方〉 淸,陸懋修著 加減
저령12g 복령20g 차전자15g 택사12g 적작9g 목단피9g 인진호15g 황백12g
치자9g 우슬12g 창출12g 춘피(椿皮)12g 감초6g

4) 방해

비장이 약해서 습(濕)이 몸 안에 가득차거나, 기름진 고기와 맛있는 음식들을 많이 먹고 술을 즐겨 마셔서 濕熱이 축적되거나, 울분, 분노로 인하여 肝이 울결이 되어 火가 발생하고 그로인해 비장의 濕熱과 肝의 火가 아래 하초로 쏠려 임맥과 대맥을 손상시켜 누렇고 냄새 고약한 대하(帶下)가 쏟아지는 것이니, 본 방은 비장과 肝의 熱과 火를 씻어 내리고 濕을 제거하며 수분(水分)을 몸 밖으로 내보내어 비정상적인 대하를 멈추게 하는데 중점을 두고 있다.

- 저령(猪苓), 차전자, 복령, 택사는 신장, 방광으로 들어가 소변을 통하게 하고 수분(水分)을 몸 밖으로 내보내고 부종(浮腫)을 가라앉히며 설사를 멈추게 한다.
- 적작(赤芍)은 쓰고 찬 약성으로 간경(肝經)으로 들어가서 肝의 火를 씻어 내리고, 혈분(血分)의 울열(鬱熱)을 없애서 血을 시원하게 하고, 血을 돌려 경락을 통하게 한다.
- 목단피는 열을 내리고(淸熱), 혈을 활기차게 돌리며 서늘하게 한다(活血凉血)
- 황백(黃柏)은 신장, 방광, 대장의 熱을, 인진호(茵陳蒿)는 비위간담(脾胃肝膽)의 熱을 씻어 내리고 濕을 건조하게 말려서 비정상적인 대하(帶下)를 멈추게 한다.
- 치자(梔子)는 쓰고 찬 약성으로 심장의 熱과 간담의 습열(濕熱)과 폐, 위장의 熱을 없애며 삼초의 火를 씻어내고 지혈과 해독작용을 한다.

- 우슬(牛膝)은 肝과 신장을 보하고 근육과 뼈를 튼튼하게 하며, 血을 돌리고 월경주기와 양을 조절하며, 상부의 熱을 하부로 끌어 내리고, 몸 안의 수분(水分)을 삼투(滲透)작용을 통해 밖으로 내보내어 비정상적인 대하를멈추게 한다.
- 창출(蒼朮)은 맵고 쓰면서 따뜻한 약성으로 중초에 뭉쳐있는 濕을 건조하게 말려서 하초로 몰리는 냉대하(冷帶下)를 줄어들게 한다.
- 춘피(椿皮)는 춘근피(椿根皮)라고도 하는데 쓰고 떫으면서 찬 약성으로 습열(濕熱)에 의한 설사와 이질을 수렴하여 멈추게 하고, 하초에 습열(濕熱)이 모여 적백색(赤白色)의 냉대하가 쏟아져 나올 때 熱을 내리고 濕을 수렴하여 냉대하를 제거한다.

5) 변증가감

- 대하의 양이 많고 색이 누렇거나 고름처럼 황록색이고, 끈적거리면서 물거품처럼 포말이 있으면서 냄새가 나고, 음부(陰部)가 가려우면 이것은 간경(肝經)의 습열(濕熱)이 임맥(任脈)과 대맥(帶脈)으로 몰려서 나타나는 증상이니, 용담초 9g 황금12g 당귀15g 생지황15g을 써서 肝經의 습열을 씻어 내리고 하초의 熱을 내보내고 濕을 제거한다.

6) 제언

- 적작(赤芍)은 보통 하루 6~15g을 사용할 수 있으며 血이 차가워서 월경이 잘 나오지 않을 때는 사용하지 않는다. 여로(藜蘆)와 같이 사용하지 않는다(十八反).

5. 습독이 쌓이고 뭉치다(습독온결 – 濕毒蘊結)

1) 증상

대하의 양이 많고(帶下量多), 마치 고름처럼 황록색이거나(黃綠如膿), 적색과 흰색이 겸해서 있거나(赤白相兼), 다섯 가지의 색이 섞여서 나오고(五色雜下), 마치 쌀뜨물 같으며(狀如米泔), 냄새가 고약해서 맡기가 어렵고(臭穢難聞), 아랫배가 아프고(小腹疼痛), 허리와 엉치뼈가 시큰거리면서 아프고(腰骶酸痛), 입이 쓰고 목이 건조하며(口苦咽乾), 소변이 짧고 커피색 같다(小便短赤).

혀가 붉고 태는 누러면서 기름때가 덮여있는 듯하고 맥은 쟁반위에 구슬이 구르듯 하면서 빠르다(舌紅苔黃膩脈滑數).

2) 치법

열을 내리고 독을 풀며, 습을 없애서 비정상적인 대하를 멈추게 한다.
(청열해독, 제습지대－淸熱解毒, 除濕止帶)

3) 방약

五味消毒飮〈醫宗金鑑〉 加減

금은화20g 야국화15g 포공영15g 자화지정(紫花地丁)15g 천규자(天葵子)15g 감초9g 대추5枚 토복령15g 의이인20g 차전자15g 건강9g 감초9g

4) 방해

월경기간이나 출산 후에 위생적인 관리를 소홀히 하거나, 방사(房事)를 하거나, 수술을 하다가 오염균에 감염이 되는 등 임맥과 대맥이 습독(濕毒)에 의해 손상을 입어, 대하를 가두어 두지 못해서 비정상적인 대하가 쏟아져 나오는 것이니, 본 방은 熱을 내리고 毒을 풀며, 濕을 없애서 비정상적인 대하를 멈추게 하는데 중점을 두는데, 찬 약재들이 많아 중초를 상하게 할 수 있어서 건강, 감초, 대추로 중초를 보호한다.

- 금은화(金銀花), 야국화, 포공영, 자화지정은 熱을 씻어 내리고 毒을 풀어 없앤다.
- 금은화(金銀花)는 熱을 내리고 毒을 풀어 없애며, 심장과 폐와 위장에 熱이 쌓여 있을 때 그 熱을 씻어 내리는 효과가 있다.
- 야국화(野菊花)는 쓰고 맵고 약간 찬 약성으로 肺와 肝經으로 들어가 熱을 내린다.
- 포공영(浦公英)은 쓰고 달면서 찬 약성으로 肝과 膀胱經으로 들어가 熱을 씻어 내리고 毒을 풀어 없애며, 습열이 하초로 몰려서 커피색의 오줌이 똑똑 떨어지듯 잘 안 나올 때도 시원스럽게 소변이 잘 통하게 한다.
- 자화지정((紫花地丁)은 쓰고 매우면서 찬 약성으로 심장과 肝經의 혈분(血分)으로 들어가서 熱을 내리고 해독(解毒)작용을 하여 열독(熱毒)이 뭉쳐있는 것을 흩어놓는다.
- 천규자(天葵子)는 달고 쓰면서 차가운 약성으로 肝, 胃經으로 들어가서 熱을

내리고 해독작용을 한다.

- 의이인(薏苡仁)은 달고 약간 찬 약성으로 脾胃와 肺經으로 들어가 수분(水分)을 삼투하여 濕을 몸 밖으로 내보내고, 소변이 잘 빠지게 하여 냉대하를 없앤다.
- 감초(甘草)는 쓰고 찬 약재들이 腸과 胃를 상하게 하지 않게 보호하며, 여러 약이 섞여도 약효를 잘 발휘할 수 있도록 조화롭게 돕는다.
- 대추(大棗－대조)는 달고 따뜻한 약성으로 脾胃經으로 들어가 중초를 보하고 氣를 더하여 비허(脾虛)로 인한 소화불량, 설사, 권태, 무력감을 개선하고, 血을 만들어 주며 정신을 안정시켜주고, 다른 약재들의 약성이 한 쪽으로 강하게 치우쳐 매우 차던가(冷), 몹시 덥던가(熱), 맵던가(辛), 엄청 시큼하던가(酸), 쓰던가(苦)할 때, 그 강한 약성을 완화시켜주고 또 독성이 있는 약을 사용할 때 독성의 부작용을 약화시킨다.

5) 변증가감

- 주로 여성들이 정신이 황홀해서 기뻐하다가, 슬퍼서 울다가 초조해하고 잠을 이루지 못하는 등 감정을 걷잡을 수 없는 장조(臟躁) 증상이 있으면 감초12g 소맥30g 대추7枚를 추가하여 심장의 血을 채우고 肝氣를 소통시켜서 정신을 안정시킨다.
- 가슴이 두근거리고 잠을 자지 못하며, 입이 마르고 잘 때 땀을 흘리며, 혀가 붉고 태가 적으며 음허(陰虛) 증상이 비교적 명확하게 나타나면 생지황15g 백합15g 대추7枚를 추가하여 陰을 자양하고 心血을 보충하여 양화(陽火)가 위로 치솟아 정신을 어지럽히는 것을 누르고 제압하여, 정신을 안정시키고 마음을 편하게 한다.

6) 제언

- 금은화(金銀花)는 달고 찬 약성으로 하루 10~15g을 쓰는데, 병세가 급하고 중하면 30g을 써도 되지만 병세가 호전됨에 따라서 양을 줄여야 하고, 氣가 약하면서 종기와 멍울, 고름(癰腫瘡瘍膿)이 말랑말랑하게 잡히면 이미 초기를 훨씬 지난 것이니 처방하지 않고, 또 비위가 약하고 찬 사람에게는 신중하게 처방해야 한다.

- 야국화(野菊花)는 보통 하루 10~15g을 쓰는데, 병세가 급하고 중하면 30g까지 쓸 수 있으나 증세가 호전됨에 따라서 양을 줄여야 한다.
  야국화는 탕(湯)으로 끓여서 복용하기도 하고 습진, 가려움, 두드러기의 환부에 직접 빻아서 붙이기도 한다.
- 포공영(蒲公英)은 하루 10~15g을 쓰는데, 병세가 급하고 중하면 30g까지 쓸 수 있지만 병세가 호전되어감에 따라서 양을 줄여야 한다.
  포공영은 간화(肝火)가 위로 치솟아 눈을 빨갛게 만들고 염증을 일으켰을 때, 즙을 짜서 눈에 넣어도 되고, 진하게 끓여서 복용해도 되며, 두 가지 방법을 함께해도 안구충혈과 염증을 가라앉힌다.
- 천규자(天葵子)는 천규근(天葵根)이라고도 하는데 하루 9~15g을 쓸 수 있고, 약성이 차서 비위(脾胃)가 약하고 냉한(冷) 사람에게는 사용하지 않으며, 소변이 맑으면서 잘 나오는 사람에게는 필요하지 않다.
- 生의이인은 濕을 쏟아내고 熱을 내리는데 쓰고, 볶은 초(炒)의이인은 비장을 건실하게 하여 설사를 멈추게 하는데 쓴다. 의이인은 달고 담백하며 약간 찬 성질이면서 효력이 완만해서 하루 용량이 주로 30g이고, 병세가 중하면 50g까지도 쓸 수 있으나 증세가 호전되어감에 따라 줄여야 한다.

임상사례

1. 비신양허(脾腎陽虛)型

1) 증상

41세 여자, 이전에는 대하가 정상이었는데 수개월 전부터 분비물이 많이 나와서 불쾌하여 부인과 병원에서 검사를 했는데 기질적인 문제가 없어서 본 의원을 찾아왔다. 진단을 해보니 대하의 양이 많고(帶下量多), 흰색이며 묽고(色白質稀), 물방울 떨어지듯 계속 나오고(淋漓不斷), 안색이 피로하고 권태로우며(神疲倦怠), 음식을 적게 먹고 변이 묽으며(納少便溏), 얼굴에 핏기가 없이 창백하다(面色蒼白). 혀는 연한색이고 윤기가 있으며 태는 희고 반들반들하며 맥은 가라앉고 느리다(舌淡潤苔白滑脈沈緩).

2) 치법

신장을 따뜻하게 하고 비장을 튼튼하게 하며 기를 더하여 습을 없앤다. (온신건비, 익기제습－溫腎健脾, 益氣除濕)

3) 방약

산약20g 만삼20g 백출15g 복령15g 두충15g 토사자15g 속단12g 단용골30g 단모려30g 검실(芡實)15g 감초9g 연자육15g

4) 방해

과로나 피곤이 쌓여 비장의 氣가 약해져 운화수습(運化水濕)을 하지 못하게 되어 비양(脾陽)이 침체되고, 혹은 오랜 병을 앓거나 출산을 많이 해서 신장의 氣가 소모되거나, 나이가 들어 신장이 약해져서 명문(命門)의 火가 쇠약해져 비신(脾腎)의 陽이 부족하게 되어 수습(濕)을 기화(氣化)해서 내보내거나 삼투해서 없애버리지 못하여, 임맥과 대맥에 쌓이고 압박을 가하기 때문에 비정상적인 대하가 쏟아져 나오는 것이니, 본 방은 신장을 따뜻하게 하여 신양(腎陽)을 북돋우고, 비장의 陽을 보충하여 氣를 더해서 濕을 없애 비정상적인 대하를 멈추게 하는데 중점을 두고 있다

- 산약(山藥), 만삼(蔓蔘), 백출(白朮), 복령(茯苓)은 上記되어 있으므로 생략한다.
- 두충(杜仲)은 肝과 신장을 補하여 근육과 뼈를 튼튼하게 하고, 신양(腎陽)을 채워서 하초를 따뜻하게 덥혀서 냉대하를 가두어 둔다.
- 단용골(煅龍骨), 단모려(煅牡蠣)는 血, 精, 尿, 汗, 帶下를 수렴(收斂)하고 고삽(固澁)하여 出血을 지혈하고 냉대하를 수렴하여 그치게 한다.
- 검실(芡實)은 달고 떫으며 평(平)한 약성으로 신장을 이롭게 하여 精을 가두고 대하를 수렴하며, 비장을 도와서 濕을 제거하여 비정상적인 대하를 멈추게 한다.
- 해표소(海螵蛸)는 각종 출혈을 수렴하여 지혈시키며, 붕루, 냉대하, 유정(遺精)을 수렴하여 견고하게 지킨다.
- 연자육(蓮子肉)은 달고 떫으며 평(平)한 약성으로 脾腎心經으로 들어가 신장을 이롭게 하여 精을 가두고, 비장을 도와서 濕을 제거하여 대하를 굳게 가두

어 둔다.

2. 습열하주(濕熱下注)型

1) 증상

29세 여자, 2년 전부터 대하의 양이 많고 냄새가 심해서 외출할 때 고민을 했는데, 최근 6개월 전부터는 양이 더 많아져 본 의원을 찾아왔다.

진단해 보니 대하의 양이 많고(帶下量多), 색이 누렇고 끈적거리며 냄새가 나고(色黃質稠有臭), 음부가 가려우면서(陰部瘙痒), 질구 안쪽이 뜨거운 느낌이 있고(陰內灼熱), 입이 쓰고 목이 말라 찬 물 마시기를 좋아하며(口苦咽乾喜冷飮), 소변이 짧고 커피색으로 나온다(小便短赤).

혀는 짙은 홍색이고 태는 누러면서 기름때가 덮여있는 듯하고 맥은 거문고 줄처럼 팽팽하면서 쟁반 위에 구슬이 구르듯 하면서 빠르다(舌深紅苔黃膩脈弦滑而數).

2) 치법

열을 내리고 습을 제거하며, 수분을 내보내어 대하를 멈추게 한다.

(청열제습, 이수지대 - 淸熱除濕, 利水止帶)

3) 방약

치자12g 택사15g 황백12g 생지황15g 용담초12g 복령15g 검실15g 감초9g 춘피12g 인진호15g 차전자12g

4) 방해

비장이 약해져서 습(濕)이 몸 안에 가득 찬 채로 시간이 오래 지나서 熱로 변하고, 또 감정이 격하여 울분, 분노가 치밀어 올라와 肝이 울결이 되고 火가 발생하여, 그로 인해 비장의 濕熱과 肝의 火가 아래 하초로 쏠려 임맥과 대맥을 손상시켜, 누렇고 냄새가 고약한 비정상적인 대하(帶下)가 쏟아져 나오는 것이니, 본방은 비장과 肝의 熱과 火를 씻어 내리고 濕을 제거하며 수분(水分)을 몸 밖으로 내보내어 대하를 멈추게 하는데 중점을 두고 있다.

- 치자(梔子), 황백(黃柏)은 비장, 간, 신장, 방광의 熱을 씻어 내리고 濕을 제거한다.

- 택사, 차전자는 신장, 방광으로 들어가 수분(水分)을 밖으로 내보내면서 방광의 熱을 쏟아내고, 혼탁한 냉대하(冷帶下)를 내보내 하부(下部)를 깨끗하게 한다.
- 생지황(生地黃)은 陰을 자양하여 熱을 내리고 血을 서늘하게 한다(淸熱凉血)
- 용담초(龍膽草)는 쓰고 찬 약성으로 肝膽과 방광으로 들어가 熱을 내리고 濕을 건조시키며, 하초에 습열(濕熱)이 쌓여 생기는 냉대하, 월경과다, 붕루를 완화시킨다.
- 복령(茯苓), 검실(芡實), 춘피(椿皮)는 上記되어 있으므로 생략한다.
- 인진호(茵陳蒿)는 쓰면서 약간 찬 약성으로 간담(肝膽)과 비위로 들어가서 습열(濕熱)을 씻어 내려 소변을 통해서 몸 밖으로 나가게 하며, 황달(黃疸), 습진(濕疹), 습창(濕瘡), 가려움 등을 진정시키고 치료한다.

5) 변증가감

- 음부(陰部)가 가려우며 붓고 대하의 누런색이 진하고 끈적거리면 고삼12g 창출12g 활석30g을 추가하여 熱을 내리고 濕을 제거하며, 방광을 통해 수분(水分)을 내보내면서 습열(濕熱)을 함께 내보낸다.
- 눈이 충혈이 되고 모래알이 들어있는 것처럼 껄끄러우면 국화15g 결명자30g 당귀20g을 추가하여 肝에 血을 공급하고 熱을 씻어 내린다.

6) 제언

- 용담초(龍膽草)는 약성이 매우 쓰고 차기 때문에 비위가 허약한 사람에게는 사용하지 않고, 음이 허하여 진액이 상한 사람에게는 신중하게 사용해야 한다
- 인진호(茵陳蒿)는 하루 15~30g을 쓰는데, 병세가 급하고 위중하면 50g까지 쓸 수 있으나 병세가 호전됨에 따라서 양을 줄여야 한다.
  습진(濕疹), 습창(濕瘡), 가려움증에는 고삼, 선태(蟬蛻), 야국화, 백선피, 사상자(蛇床子), 지부자(地膚子)와 함께 끓여서 복용하고 환부에도 바른다.
- 춘피(椿皮)는 춘근피(椿根皮)라고도 하는데 약성이 쓰고 차기 때문에 비위가 허하고 차서 소화가 잘 안되거나, 복부가 아프고 경련이 있거나, 하복부가 차면서 설사를 하는 사람에게는 사용하지 않는다.

제 3 장 임신병증姙娠病證

1 임신오조 姙娠惡阻 – 입덧, 임신구토

임신오조(姙娠惡阻)는 입덧이라고도 하는데, 일반적으로 임신한 지 6주가 지나면서부터 속이 메스껍고 울렁거리며 어지럽고 토할 것 같은 증상이 시작되어 대개 3개월 전후가 가장 심하다가 4개월째를 지나면서 가라앉는데, 개인적으로 차이가 있지만 심할 때는 물만 먹어도 토하고 밥을 한 숟갈 입에 넣어도 토하며, 더 심하면 위액, 담즙, 혈액을 토하기도 하고 혼절, 인사불성을 일으키기도 한다.

이렇게 위산분비에 문제가 생겨 일어나는 임신 질환을 임신오조증이라 하는데, 임신 기간에 태반에서 만들어진 융모성선호르몬, 에스트로겐의 증가와 갑상선호르몬, 아연 농도의 변화가 소화기관을 지배하고 운동감각을 뇌에 전해주는 전정기관에 영향을 미치기 때문에 오심, 구토가 나고 음식이 위장에 들어가려고 할 때 진입거부를 하는 현상이 나타나는 것이다. 임신부의 약 60~70%가 이 증상을 경험하는데 대개 가볍고 짧게 지나가지만, 1~2% 정도는 심하고 길게 겪는다고 한다.

중의학에서는 임신구토(姙娠嘔吐), 자병(子病), 조병(阻病)이라고도 한다.

중의학적 원인

1. 위장이 허하여 치밀어 올라오다(위허상역 – 胃虛上逆)

임신을 한 후에 월경이 멈추고 血이 태아를 양육하기 위해 충맥과 임맥에 모이는데, 충맥은 위경(胃經)과 연관되어 있기 때문에 평소 위기(胃氣)가 약한데다 임신을 하면 소화력이 더 떨어져서 음식물을 아래로 내려 보내는 화강(和降)기능이 현격하게 저하되는 반면에 거꾸로 상역(上逆)해서 올라오기 때문에 울렁거리고 토하게 되는 것이다.

2. 간과 위장에 열이 있다(간위유열 – 肝胃有熱)

평소 성격이 조급하고 화를 잘 내는 사람은 간이 울결이 되어 熱이 쌓이는데, 임신한 후에는 血이 태아를 양육하기 위해 포궁(胞宮)으로 모이기 때문에 肝에 血이 부족하게 되고 그로 인해서 肝火가 더욱 왕성해져서 위장을 공격하므로 위장이 음식물을 아래로 내려 보내는 화강(和降) 작용을 하지 못하고 거꾸로 상부(上部)로 치고 올라오기 때문에 울렁거리고 토하는 것이다.

3. 담과 습이 정체하다(담습정체 – 痰濕停滯)

비장의 陽이 약해서 담음(痰飮)이 내재해 있고, 임신 후에 월경은 막히고 충맥은 氣가 가득차서 담음(痰飮)을 거꾸로 올려 보내니 위장이 화강(和降) 작용을 하지 못하여 울렁거리고 토하는 것이다.

진단요점

1. 월경이 몇 달째 안 나오는지, 병원에서 임신확정 판단을 받았는지 문진한다.
2. 구토를 얼마나 자주 하는지, 몸이 마르거나 피부가 건조해지거나 체중이 빠지거나 혈압이 내려가거나 몸에 열이 있거나 잠이 계속 쏟아지거나 정신이 혼미하거나 기타 임신 전과 다른 변화를 체크한다.

변증요점

임신부가 토한 음식물의 색(色), 질(質), 냄새(氣味)와 전신에 나타나는 변화와 혀를 보고 맥을 잡고서 종합판단을 하여 寒, 熱, 虛, 實을 구별하고, 氣를 조절하여 중초를 조화롭게 하여 치밀어 오르는 것을 누르고 내려서 구토를 가라앉히는데 중점을 두어야 한다. 임신부에게 약을 줄 때는 태아에게 영향이 미치지 않도록 신중하게 처방해야 하며 氣를 올리고 흩어놓는 승산(昇散)의 약성은 삼가해야 한다.

증상별 치료

1. 위장이 허하여 치밀어 올라오다(위허상역－胃虛上逆)

1) 증상

임신 초기에 속이 울렁거리고 토하며(惡心嘔吐), 심하면 음식을 먹자마자 토하고(甚則食入卽吐), 위장과 배가 팽팽하면서 답답하고(脘腹脹悶), 음식을 먹고 싶지 않고(不思飮食), 머리가 어지럽고 몸이 권태로우며(頭暈體倦), 게을러지고 자꾸 자고 싶은 생각이 든다(怠惰思睡). 혀는 붉고 태는 희고 맥은 느리고 쟁반 위에 구슬이 구르듯 하며 힘이 없다(舌紅苔白脈緩滑無力).

2) 치법

중초를 보하고 위장을 편안하게 하며, 올라오는 것을 내려 구토를 멈추게 한다. (보중화위, 강역지구－補中和胃, 降逆止嘔)

3) 방약

香砂六君子湯〈古今名醫方論〉卷一 加減

인삼9g 백출12g 복령12g 반하6g 진피6g 목향6g 사인9g 생강2片 감초6g 자소엽15g

4) 방해

임신을 한 후에는 월경이 멈추고 血이 태아를 양육하기 위해 충맥과 임맥에 모이기 때문에 위장으로 보낼 血이 부족해져 연동운동을 주도하는 힘이 약화되어 소화력이 떨어지고, 음식물을 아래로 내려 보내는 화강(和降)기능이 현격하게 저하되어 음식물이 거꾸로 상부(上部)로 치고 올라오기 때문에 울렁거리고 토하게 되는 것이니, 본 방은 위장을 보하여 중초를 편안하게 하고, 치밀어 오르는 것을 눌러서 구토를 멈추게 하는데 주력하고 있다.

본 방에서 반하는 독성을 가지고 있기 때문에 임신부에게 해가 되지 않기 위해서 반하는 1시간 이상 먼저 끓여서 독성을 제거하고, 진피, 목향은 이기(理氣)작용을 하기 때문에 소량을 처방하였다.

- 인삼, 백출, 복령, 감초는 비장을 튼튼하게 하고 위장을 이롭게 하며 氣를 더하여 중초를 편안하게 한다.
- 반하(半夏), 생강(生薑)은 치밀어 올라오는 것을 누르고, 진피, 목향, 사인은 氣를 다스려 아래로 내리고 중초를 편안하게 한다.
- 목향(木香)은 기를 돌리는 행기(行氣)의 효과가 큰데 특히 비위의 氣를 돌려 막힌 중초를 뚫고 아래로 내리며 소화를 돕고 습을 없앤다.
- 사인(砂仁)은 맵고 따뜻한 약성으로 비위로 들어가 濕을 제거하고 氣를 움직이며 중초를 따뜻하게 하여 구토를 가라앉히고 설사를 멈추게 하며 태아를 편안하게 한다.
- 자소엽(紫蘇葉)은 맵고 따뜻한 약성으로 비위의 氣가 정체하여 가슴과 횡격막이 그득하고 답답하며 구토가 날 때 상중초의 氣를 돌려 아래로 내려서 구토를 억제한다.

5) 변증가감

- 비위가 약하고 차면 정향4g 백두구9g을 추가하여 중초를 따뜻하게 하고 위장을 편안하게 하여 치밀어 오르는 상역(上逆)을 눌러 가라앉힌다.
- 구역질과 구토를 많이 해서 위장의 陰과 진액이 부족하면 옥죽9g 맥문동9g 석곡(石斛)12g을 추가하여 陰을 만들어 위장을 편하게 한다.
- 임신부가 침이 많이 생기고 입 밖으로 흘러나오기까지 하면 이는 비장이 차서 침을 흘리는 것이니 익지인9g 백두구9g을 추가하여 비장을 따뜻하게 하여 담음(痰飮)을 줄이고 침을 통제하여 흘리지 않게 한다.

6) 제언

- 목향(木香)은 비위의 氣를 돌려 막힌 것을 뚫어주는 약이라서 가볍게 펼치는 성질이 있으므로 오래 끓이지 않고 1시간 이내로 끓여야 효과가 좋다.
  生목향은 氣를 돌리는데 효과가 좋고, 재 안에 넣어서 구운 외(煨)목향은 설사, 이질을 멈추게 하는데 효과가 좋다.

• 사인(砂仁)은 물이 잘 침투할 수 있도록 덩어리를 잘게 부숴 껍질과 함께 끓이는데 오래 끓이면 약효가 줄어들기 때문에 끓는 물에서 20분 정도만 끓인다(後下).
• 자소엽(紫蘇葉)은 맵고 따뜻하면서 향기가 있어 발산하는 성질이라서 끓는 물에 15분 이상 끓이면 향이 줄어들면서 효과가 떨어지므로 15분 정도만 끓인다.

2. 간과 위장에 열이 있다(간위유열-肝胃有熱)

1) 증상

임신 초기에, 신물 혹은 쓴물을 토하고(嘔吐酸水或苦水), 가슴과 옆구리가 그득하고 답답하며(胸脇滿悶), 트림이 나고 탄식을 하며(噯氣嘆息), 어지럽고 눈이 가물거리며(頭暈目眩), 입이 쓰면서 목이 마르고(口苦咽乾), 목이 말라 찬 물을 마시기 좋아하며(渴喜冷飮), 변이 잘 안 나오고 오줌이 커피색 같이 붉다(便秘溲赤). 혀는 붉고 태는 누러면서 건조하고 맥은 거문고 줄처럼 팽팽하면서 쟁반위에 구슬이 구르듯 하고 빠르다(舌紅苔黃燥脈弦滑數).

2) 치법

간과 위장의 열을 내리고 진액을 만들어 구토를 멈추게 한다.
(청간위열, 생진지구-淸肝胃熱, 生津止嘔)

3) 방약

加味溫膽湯〈醫宗金鑑〉卷四十六 加減
지실6g 죽여6g 반하6g 진피6g 복령12g 황금6g 황연6g 맥문동12g 노근12g 생강2片 대추3枚 감초6g 자소엽15g

4) 방해

평소 성격이 조급하고 화를 잘 내는 사람은 간이 울결이 되어 熱이 쌓이는데, 임신한 후에는 血이 태아를 양육하기 위해서 포궁(胞宮)으로 모이기 때문에 肝에 血이 부족하게 되고 그로 인해서 肝火가 더욱 왕성해져 위장을 공격하므로, 위장이 음식물을 아래로 내려 보내는 화강(和降) 작용을 하지 못하고 거꾸로 상부(上部)로 치고 올라오기 때문에 울렁거리고 토하는 것이니, 본 방은 肝과 위장의 熱을 내리고 진액을 만들어 치밀고 올라오는 상역(上逆)을 누르고 구토를 멈추게 하는데 중점을 두고 있다.

- 지실(枳實), 진피(陳皮)는 흉부(胸部)를 넓히고 위장을 편안하게 하며 氣를 아래로 내려 치밀고 올라오는 상역(上逆)을 내리고 눌러 구토를 없앤다.
- 반하(半夏), 복령(茯笭), 생강은 濕을 제거하고 담(痰)을 없애며 치밀어 오르는 것을 내리고 눌러 구토를 멈추게 한다.
- 황금(黃芩), 황연(黃連), 죽여(竹茹)는 肝과 위장의 熱을 내리고 번열(煩熱)을 제거하여 치밀어 오르는 것을 눌러 구토를 억제한다.
- 맥문동(麥門冬), 노근(蘆根)은 陰을 만들어 熱을 내리고 번열(煩熱)을 제거하여 밀고 올라오는 것을 누르고 구토를 멈추게 한다.
- 대추, 감초는 중초를 따뜻하게 덥히고 위장을 편안하게 하며 상역(上逆)을 누른다.
- 자소엽(紫蘇葉)은 맵고 따뜻한 약성으로 비위의 氣가 정체하여 중초가 답답하며 구토가 날 때 중초의 氣를 돌려 아래로 내려서 구토를 억제한다.

5) 변증가감

- 토하느라 진액이 상하고 손발바닥과 가슴에 열이 나고 뜨거우며, 혀가 붉고 입이 마르면 석곡12g 옥죽12g을 추가하여 陰을 길러서 진액을 만들고 熱을 내린다.
- 입이 마르고 혀가 건조하면 반하를 빼고 천화분12g 옥죽12g을 추가하여 陰을 길러서 열을 내리고 입과 혀를 마르지 않게 촉촉하게 해준다.

6) 제언

- 황연(黃連)은 볶아서 사용하면 황연의 寒性을 약하게 할 수 있으며, 생강즙에다 구워서(薑炙) 사용하면 胃의 열을 내리고 구토를 없애주는데 좋고, 술에 구워서 사용하면(酒炙) 상초의 열을 내려주는데 좋고, 돼지 쓸개즙에 볶아서 쓰면 간담(肝膽)의 火를 제거하는데 좋다. 황연은 쓰고 찬 약성이기 때문에 비위가 차고 약한 사람이나 임신부는 신중하게 사용하거나 禁해야 한다.

3. 담습이 정체되다(담습정체－痰濕停滯)

1) 증상

임신 초기에 침과 가래 같은 액체를 토하고(嘔吐痰涎), 가슴과 횡격막 부위가 그득하고 답답하며(胸膈滿悶), 음식을 먹고 싶은 생각이 없고(不思飮食), 계란 흰자위처럼 끈적거리는 액체가 입 안에 있고(口中粘膩), 머리가 어지럽고 눈이 흐려지며(頭暈目眩), 가슴이 두근거리고 숨이 차다(心悸氣短). 혀는 연한색이고 펑퍼짐하게 크며 태는 희면서 작은 알갱이들이 덮여있는 듯하고 맥은 쟁반 위에 구슬이 구르는 듯하다(舌淡胖苔白膩脈滑).

2) 치법

습을 말리고 담을 없애며 기를 다스려 구토를 멈추게 한다.
(조습화담, 이기지구－燥濕化痰, 理氣止嘔)

3) 방약

二陳湯〈太平惠民和劑局方〉 加減
반하9g 진피9g 복령15g 오매6g 생강2片 감초6g 죽여6g 후박9g

4) 방해

비장의 陽이 약하여 담음(痰飮)이 가슴과 중초에 가득 차있고 임신 후에 월경은 끊어져 충, 임맥에다 혈을 공급하지 못하니 임, 충맥에 가득 찬 氣가 순조롭게 아래로 내려가지 못하여 담음(痰飮)을 거꾸로 올려 보내고, 위장이 아래로 내리는 화강(和降)작용을 하지 못하게 되어 울렁거리고 토하는 것이니, 본 방은 濕을 말리고 담(痰)을 없애며 氣를 아래로 내려서 치밀고 올라오는 구토를 멈추게 하는데 중점을 둔다.

- 반하, 진피, 복령, 감초는 濕을 건조하게 말리고 담(痰)을 삭여서 내보내며 거꾸로 치밀어 오르는 것을 눌러서 울렁거리고 토하는 것을 멈추게 한다.
- 오매(烏梅)는 폐기(肺氣)를 수렴하고 진액을 만들어서 반하의 건조한 약성이 폐와 위장의 진액을 말려 건조해지지 않도록 중재한다.
- 생강(生薑)은 중초를 따뜻하게 하여 胃를 편안하게 하고 구역질을 가라앉힌다.
- 죽여(竹茹)는 달고 약간 찬 약성으로 폐와 위장으로 들어가 담열(痰熱)에 의해

서 가슴에 번열(煩熱)이 있거나 위장에 열이 있어서 울렁거리거나 토할 때 가슴과 위장의 熱을 식혀 치밀어 오르는 구토증상을 가라앉힌다.

- 후박(厚朴)은 맵고 쓰면서 따뜻한 약성으로 비위, 폐, 대장으로 들어가 중초에 濕이 뭉치고 氣가 막혀서 위완부(胃脘部)가 답답하고 배가 팽팽하면서 아프거나 구역질이 나고 토하는 증세가 있을 때, 濕을 말리고 氣를 움직여 담음(痰飮)을 삭이고 아래로 내려서 구토 증세를 완화한다.

5) 변증가감

- 비위가 허약하면서 담(痰)과 습(濕)이 가득 차 있으면 백출12g 창출12g을 추가하여 비장을 튼튼하게 해서 담과 습을 없앤다.
- 물처럼 투명한 액체를 토하고 몸이 차고 얼굴색이 창백하면 정향4g 백두구9g을 추가하여 중초를 따뜻하게 하여 담(痰)을 없애서 치밀어 올라오는 것을 누르고 가라앉혀 구토를 없앤다.
- 누런색 액체를 토하며 머리가 어지럽고 가슴이 답답하며 찬 음료 마시기를 좋아하면 담열(痰熱)이 있는 것이니, 황금6g 지모6g 전호6g을 추가하여 담(痰)처럼 탁한 액체를 없애고 熱을 내려 머리와 가슴을 편하게 한다.

6) 제언

- 복령(茯苓)은 하루 9~15g을 쓰는데 병세가 급하거나 위중할 때는 30g까지도 사용 가능하지만 증세가 완화되어감에 따라서 줄여야 한다.
  복령은 비장을 튼튼하게 하고 濕을 없애며 마음을 편안하게 하는데 좋고, 복령피는 부종을 치료하는데 좋고, 복신(伏神)은 정신을 안정시키는데 좋다.
- 죽여(竹茹)는 담(痰)을 삭이고 熱을 내리려면 生으로 사용하는 것이 좋고, 울렁거리고 토하는 것을 가라앉히려면 생강에 구워서(薑炙) 사용하는 것이 좋다.

임상사례

1. 간위유열(肝胃有熱)型

1) 증상

28세 여자, 임신 2개월쯤부터 울렁거리면서 구토가 나고(惡心嘔吐), 음식을 먹으면 바로 토하게 되며(食入卽吐), 먹지 않아도 시고 쓴 액체를 토하며(不食亦吐酸苦), 심하면 황녹색 혹은 혈액이 껴있는 액체를 토해냈다(甚則黃綠或有血液). 매일 고통스러워서 인공유산을 고려해봤으나 남편과 시댁의 반대로 포기하고, 지인의 소개로 본 의원을 찾아왔다.
진단을 해보니 몸이 바짝 마르고(形體消瘦), 가슴이 답답하고 쉽게 화가 나며(心煩易怒), 가슴과 옆구리가 팽팽하게 아프고(胸脇脹痛), 트림이 나고 한숨을 쉬며(噯氣太息), 입이 쓰면서 목이 마르고(口苦咽乾), 목이 말라 찬 물을 마시기 좋아하며(渴喜冷飮), 변이 잘 안 나오고 오줌이 커피색 같이 붉게 나온다(便秘溲赤). 혀는 붉고 태는 누러면서 건조하고 맥은 쟁반위에 구슬이 구르듯 하면서 빠르다(舌紅苔黃燥脈滑數).

2) 치법
간과 위장의 열을 씻어 내리고 진액을 만들어 치밀어 올라오는 것을 내린다. (청간위열, 생진강역－淸肝胃熱, 生津降逆)

3) 방약
황연6g 황금6g 맥문동9g 죽여6g 노근12g 진피6g 지각6g 반하6g 대황3g
자소엽15g 생강2片

4) 방해
정서적으로 쉽게 감정의 자극을 받아 흥분하면 肝이 사방으로 펼치지 못하고 한 곳에 뭉치고, 뭉친 것이 시간이 지나면 熱로 쌓이고, 그 熱이 간혈(肝血)을 소모시켜 부족하게 만들고, 그로 인해 간화(肝火)가 발생되고 옆으로 위장을 공격하므로 음식물을 아래로 내려 보내는 화강(和降) 작용을 하지 못하고 거꾸로 상부(上部)로 치고 올라오기 때문에 울렁거리고 토하는 것이니, 본 방은 간과 위장의 열을 씻어 내리고 진액을 만들어 치밀어 올라오는 것을 누르고 내린다.

- 황연(黃連), 황금(黃芩)은 쓰고 찬 약성으로 위장과 대장에 쌓인 습열(濕熱)을 씻어내어 중초가 꽉 막혀서 울렁거리고 토하는 증상을 가라앉히며, 가슴이 답답하고 초조해지는 증상을 없앤다.
- 맥문동(麥門冬), 노근(蘆根)은 약간 찬 약성으로 위장에 熱이 쌓여 陰이 소모

되어 입이 마르고 목이 건조하며 속이 울렁거릴 때, 위장에 진액을 공급하여 위장을 촉촉하게 해서 거꾸로 올라오는 것을 눌러 구역질을 가라앉힌다.

- 진피(陳皮), 지각(枳殼)은 氣를 돌려 중초에 막힌 것을 뚫어서 식적(食積)을 없애고 거꾸로 치고 올라오는 것을 누르고 내려서 울렁거리거나 토하는 증상을 진정시킨다.
- 반하(半夏)는 濕을 제거하고 담(痰)을 없애며 치밀어 오르는 것을 내리고 눌러 구토를 멈추게 한다.
- 대황(大黃)은 소량을 써서 찬 성질의 약들이 위장을 상하지 않도록 하면서 대변을 통하게 해서 위장을 편하게 하여 구역질을 가라앉게 한다.
- 자소엽(紫蘇葉), 생강은 중초가 답답하면서 구토가 날 때 중초의 氣를 돌리고 아래로 내려서 구토를 억제하고, 찬 약들이 위장을 상하게 하지 않도록 보호한다.

5) 변증가감

- 위장에 熱이 쌓여서 입이 마르고 대변이 굳고 단단하면 옥죽9g 사삼9g 생지황9g을 추가하여 위장의 熱을 내리고 陰을 공급하여 장(腸)을 윤택하게 한다.
- 음식물이 위장에 적체되어 복부가 팽팽하고 꽉 차있으면 목향9g 산사12g 맥아12g 신곡9g을 추가하여 소화를 돕고 막힌 것을 움직여서 아래로 통하게 한다.

6) 제언

- 대황(大黃)은 대변을 잘 통하게 하려면 生대황을 사용하여 15분 정도만 끓여서 다른 약과 합하고(後下), 解毒이나 活血用용으로 쓸 때는 주제(酒制)한 대황을 다른 약재들과 같이 넣고 같은 시간동안 끓인다. 대황은 쓰고 찬 성질이 강해서 胃가 약한 사람들이나 임신부, 수유(授乳)중인 산모는신중하게 사용하거나 禁한다.

2. 담습정체(痰濕停滯)型

1) 증상

36세 여자, 50여일 전에 월경이 멈추어 병원에 가서 검사한 결과 임신이 확인되었다. 최근 보름 전부터 속이 울렁거리며 담(痰)과 침을 토하는데(嘔逆而嘔吐痰涎), 색이 하얗고 양이 많으며(色白量多), 계란 흰자위처럼 끈적거리는 액체가 입 안에 고이고(口中粘膩), 가슴이 답답하고 음식 생각이 없으며(胸悶不思飮食), 가슴이 두근거리고 숨이 차다(心悸氣短). 혀는 연한색이고 태는 희면서 작은 알갱이들이 덮여있는 듯하고 맥은 쟁반 위에 구슬이 구르듯 하면서 느리다(舌淡苔白膩脈滑緩).

2) 치법

담을 퍼트리고 습을 제거하며 치고 올라오는 것을 내려서 구토를 멈추게 한다(화담제습, 강역지구－化痰除濕, 降逆止嘔).

3) 방약

반하6g 죽여6g 진피6g 복령15g 백출9g 창출9g 후박9g 생강2片 자소엽15g

4) 방해

비장의 陽이 약해서 수습(水濕)을 운화(運化)하지 못하여 담음(痰飮)이 가슴과 중초에 가득 차있어서 비위가 화강(和降)작용을 하지 못하여 울렁거리고 토하게 되는 것이니, 본 방은 濕을 말리고 담(痰)을 없애며 氣를 아래로 내려서 구역질과 구토를 억제하는데 중점을 두고 있다.

- 반하(半夏), 후박(厚朴), 진피(陳皮)는 비위로 들어가 담습(痰濕)을 말려서 없애며 치밀어 오르는 것을 가라앉히고 위장을 편안하게 한다.
- 백출(白朮), 복령(茯苓), 창출(蒼朮)은 비장을 튼튼하게 하고 중초의 氣를 보하여 담음(痰飮)을 흩어버리고 부종(浮腫)을 가라앉힌다.
- 생강(生薑)은 중초를 따뜻하게 하여 胃를 편안하게 하고 구역질, 구토를 가라앉힌다.
- 자소엽(紫蘇葉), 생강, 죽여는 上記되어 있으므로 생략한다.

5) 변증가감

- 비위가 차고 허하여 배가 그득하고 아프면서 설사를 하면 인삼6g 건강6g 고량강6g을 추가하여 중초의 氣와 陽을 보하여 따뜻하게 해서 비위와 중초를 편안

하게 한다.

- 비장이 허하고 氣가 약하여 식은 땀을 흘리면 황기20g 부소맥20g 오미자6g을 추가하여 비장과 중초의 氣를 보해서 수렴하여 땀을 적절하게 조절한다.

6) 제언

- 반하(半夏)는 독성 때문에 법제(法制)를 해서 쓰는데 구역질이나 구토처럼, 아래에서 밀고 올라오는 것을 내리는(降逆止嘔) 용도로 쓸 때에는 생강에 볶아서 쓴다.
  반하를 1시간 이상 먼저 끓이다가(先煎) 다른 약재들과 합해서 끓이면 반하의 독성(毒性)이 줄어들기 때문에 임신부에게는 반드시 선전(先煎)해야 안전하다.
- 백출(白朮)은 평소 하루에 10~15g을 쓰는데 병세가 급하거나 위중할 때에는 30g까지 쓸 수 있으나, 병세가 호전되어감에 따라서 줄여야 한다.
  氣를 보하고 비장을 튼튼하게 할 때는 볶은 초(炒)백출이 좋고, 비장을 튼튼하게 하여 설사를 멈추게 할 때는 볶고 태운 초초(炒焦)백출이 좋고, 濕을 제거하고 수분을 몸 밖으로 내보낼 때는 生백출이 좋다.

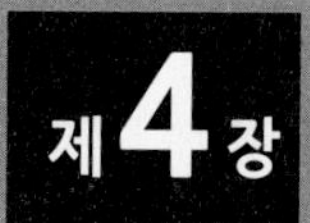

제4장 여성병女性病

1 장조증 臟燥證, Hysterie - 히스테리, 신경병

장조증(臟燥證 - 히스테리)은 여성에게 흔히 있는 신경병의 하나로 우울해하거나 이유 없이 슬퍼하고 기뻐하며, 울거나 웃는 등 감정의 변화가 커서 마치 정신적인 문제가 있는 사람처럼 보이며, 하품을 자주하는 특징이 있는 여성 특유의 질병을 말한다.

중의학에서는 장조(臟躁)라고 하며, 울증(鬱證), 백합병(百合病)의 범주에 속한다.

중의학적 원인

장조증(臟燥證)의 원인은 주로 심장이 상하거나 심장의 血이 부족해서 정신이 거할 곳이 없어지기 때문에 감정이 제멋대로 움직이게 되고, 그로인해 정신이 더욱 산란하게 되는 것이다. 임상에서는 주로 심장의 氣가 부족하거나(心氣不足), 심장과 신장의 음이 허해서(心腎陰虛) 감정이 뜨면서 차분하게 가라앉지 못하고 크게 변화하는 것이 주 원인이 된다. 〈靈樞 - 本神〉'心藏神,神有餘則笑不休, 神不足則悲'

1. 심장의 기가 부족하다(심기부족 - 心氣不足)

필요 이상으로 오랫동안 생각을 많이 하면 심장이 상하여 정신이 머무를 곳이 없어지고, 일을 많이 해서 과로가 누적되면 비장이 상하여 생화(生化)의 근원이 약해져 심장을 자양하지 못하기 때문에 정신이 돌아갈 곳이 없어 장조증이 생기는 것이다. 〈靈樞 - 本神〉'心藏脈, 脈舍神, 心氣虛則悲, 實則笑不休'

2. 심장과 신장의 음이 허하다(심신음허－心腎陰虛)

타고나기를 陰이 부족한데다 병을 앓고 나서 더욱 陰이 상하거나, 출산을 하느라 心血을 많이 소비하거나, 방사(房事)를 많이 하여 腎陰을 지나치게 소비하는 등의 이유로 精과 血이 부족해져 心腎의 陰도 부족해지고 서로 통하지 못하니, 허화(虛火)가 제멋대로 움직여 상부(上部)로 올라와 정신을 어지럽혀 장조증이 생기는 것이다.

증상별 치료

1. 심장의 기가 부족하다(심기부족－心氣不足)

1) 증상

마음이 번잡하고 어지러우며(心中煩亂), 슬퍼서 울고 싶고(悲傷欲哭), 잠을 적게 자고 꿈이 많으며(少寐多夢), 얼굴에 화색이 돌지 않고(面色不華), 하품을 자주 하며(呵欠頻作), 권태롭고 힘이 없으며(倦怠乏力), 음식을 먹고 싶은 생각이 없다(不思飮食).

혀는 연한색이고 태는 엷으며 맥은 가늘고 약하다(舌淡苔薄脈細弱).

2) 치법

심장의 기를 기르고 보하며 중초를 편안하게 하여 정신을 안정시킨다.

(양보심기, 화중안신－養補心氣, 和中安神)

3) 방약

甘麥大棗湯〈金匱要略〉 加減

감초20g 소맥50g 대추7枚 복신20g 석창포12g 인삼12g 원지12g 생용치30g

4) 방해

- 감초(甘草)는 심장의 氣를 더하고 비위를 도와 중초를 보하며(益氣補中), 급한 병세와 통증을 완화한다(緩急止痛).
- 소맥(小麥)은 달고 서늘한 약성으로 심장을 자양하고 심기(心氣)를 북돋우고 心熱을 씻어내려 정신을 안정시키고 잠을 잘 자게 하며 땀을 수렴한다.
- 대추(大棗－대조)는 血이 부족하여 얼굴이 누렇게 뜨거나, 갑자기 슬퍼하거나

기뻐하고 울거나 웃는 등 정신이 불안한 장조증(臟燥證) 증상이 있을 때, 血을 만들어 정신을 안정시켜서 감정을 잘 조절하게 한다.

- 복신(茯神)은 심장을 편안하게 하고 정신을 안정시켜 불안을 없애고 두려움을 극복하게 하며 건망증을 완화한다.
- 석창포(石菖蒲)는 쓰고 매우면서 따뜻한 약성으로 심장으로 들어가서 뇌(腦)로 가는 경맥을 뚫어 어지럽고 혼미한 정신을 안정시키며, 중초의 습(濕)을 제거하여 위장부위의 팽만감을 풀어주고 위장에 막힌 것을 뚫어 음식이 잘 통하게 한다.
- 인삼(人蔘)은 元氣를 크게 보하는데, 특히 심장을 강하게 하여 정신을 안정시키고, 비장을 튼튼하게 하여 생화(生化)의 근원을 자생하고, 陽을 만들고 陰을 성장시키며 氣를 더하고 血의 생성을 돕는다.
- 원지(遠志)는 심장과 신장의 氣를 강하게 하고 심기(心氣)가 아래 신장과 서로 통하게 하여 정신을 안정시키고 마음을 편안하게 한다.
- 용치(龍齒)는 달고 텁텁하면서 서늘한 약성으로 심장과 肝을 평온하게 하고 陽을 가라앉혀서 놀라고 가슴이 두근거리며 불안정한 마음을 안정시킨다.

5) 변증가감

- 잠을 잘 못자고 꿈을 많이 꾸며, 앉거나 누워도 평안하지 않고 불안하면 산조인20g 백자인15g 야교등20g을 추가하여 심장을 도와 정신을 안정시킨다.
- 하품을 계속하면 갈근15g 당귀15g 현삼12g 길경12g 후박12g을 추가하여 陰과 血을 보충하고 진액을 만들며 상중초의 氣를 아래로 내려가게 유도한다.

6) 제언

- 대추(大棗－대조)는 달고 따뜻한 약성으로 脾胃經으로 들어가 중초를 보하고 氣를 더하며, 황홀했다가 초조해하고 불안해하다가 아무 말도 안하는 등 정신이 불안한 장조(臟躁) 증상이 있을 때 血을 만들어 정신을 안정시켜주며, 다른 약재들의 약성이 한 쪽으로 강하게 치우치지 않도록 강한 약성을 완화시켜 준다.
- 인삼은 일반적으로 하루 6~12g을 사용하는데 병세가 급하고 중하면 30g까지 써도 되지만 병세가 호전되어 가면 양을 적절히 줄여가야 한다.
  인삼은 오령지(五靈脂)와 같이 복용하지 않는다(十九畏).

- 용치(龍齒)는 잘게 부숴서 망사포에 넣어 1시간 정도 먼저 끓이다가(先煎) 다른 약재들과 합해서 같이 끓인다. 수렴(收斂)하고 고삽(固澁)하는 용도로 쓸 때는 불에 구워서 단(煅)으로 사용하고, 肝을 평온하게 하고 陽을 가라앉히거나(平肝潛陽), 놀라고 불안한 마음을 안정시키거나, 뭉친 것을 풀어주는 용도로 쓸 때는 生으로 사용한다.

2. 심장과 신장의 음이 허하다(심신음허 – 心腎陰虛)

1) 증상

아무 때나 울다가 웃다가(哭笑無常), 자주 하품을 하고(呵欠頻作), 어지럽고 귀에서 소리가 나며(頭暈耳鳴), 가슴이 두근거리고 잠을 잘 못자며(心悸少寐), 손발바닥이 뜨겁고(手足心熱), 입은 마르는데 물을 먹고 싶지 않고(口乾不欲飮), 허리가 시큰거리고 무릎이 연약하며(腰酸膝軟), 변이 단단하고 오줌색이 커피색이다(便秘溲赤).

혀는 붉고 태는 적고 맥은 거문고 줄처럼 팽팽하고 가늘며 빠르다(舌紅苔少脈弦細數).

2) 치법

음을 자양하여 열을 씻어 내리고, 심장을 보하여 정신을 안정시킨다.

(자음청열, 보심안신 – 滋陰淸熱, 補心安神)

3) 방약

天王補心丹〈攝生秘剖〉

산조인15g 백자인12g 원지9g 맥문동12g 천문동12g 인삼9g 단삼9g 현삼9g 생지황12g 당귀12g 복령15g 오미자9g 길경9g

4) 방해

- 산조인, 백자인, 원지는 심간신(心肝腎)에 두루 들어가서 심장을 도와 정신을 안정시키며, 肝을 도와 감정을 조화롭게 배분하며, 심장과 신장을 통하게 하여 마음을 평안하게 하고 잠을 잘 자게 한다.
- 맥문동, 천문동은 심장과 폐, 신장의 陰을 보하여 정신을 안정시키고 갈증을

없앤다.

- 현삼, 생지황은 영혈분(營血分)의 熱을 내려 갈증을 없애고 마음을 안정시킨다
- 당귀, 단삼은 심장과 肝으로 들어가 血을 만들고 돌려서 막힌 곳을 뚫어 기혈(氣血)을 순환시켜서 심장을 편안하게 하여 정신을 안정시키고 肝을 달래서 감정을 안정시키며 여성의 생리작용을 순탄하도록 돕는다.
- 인삼, 복령은 심장의 氣를 북돋우고 중초의 氣를 살려서 마음의 평정을 찾도록 한다.
- 오미자는 陰을 수렴하고 氣를 이롭게 하며, 길경은 여러 약의 효력을 싣고 심장으로 운반하여 정신을 안정시키는데 도움이 된다.

5) 변증가감

- 가슴이 꽉 막혀 답답하고 화가 잘 나면 전과루15g 해백12g 진피12g 천련자9g을 추가하여 가슴을 넓히고 氣를 아래로 내려서 막힌 것을 풀어 통하게 한다.
- 잠을 못자는 불면증이 심하면 생용골30g 자석30g을 추가하여 肝陽을 가라앉히고 심장을 편안하게 하여 잠을 잘 자게 한다.

6) 제언

- 원지(遠志)는 쓰고 매운 맛이 강하므로 위염이나 위궤양이 있는 사람은 증상이 가벼운 경우에는 위산을 억제하는 감초, 오적골, 와릉자 그리고 위산을 중화시키는 석결명(石決明)을 다른 약재들과 함께 복용하게 하고, 증상이 심한 경우에는 앞의 약들을 먼저 복용하게 한 후에 胃가 좋아지면 원지를 소량부터 조금씩 늘리면서 사용한다.
- 단삼(丹蔘)은 관상동맥을 확장하고 혈류량을 증가시키며, 혈전을 억제하고 혈당, 중성지방, 콜레스테롤수치를 떨어뜨린다.

  술에 담가서 구운 자(炙)단삼은 활혈화어(活血化瘀)하는데 좋고, 生단삼은 열을 내리고 부은 것을 가라앉히고(消腫), 해독을 하고 정신을 편안하게 하는데 효과가 좋다.
- 오미자(五味子)는 수렴하는 약성이 강하므로 表에 사기(邪氣)가 아직 풀어지지 않았거나, 몸속에 실열(實熱)이 내재하거나 기침을 막 시작했거나, 마진(痲疹) 초기에는 사용하지 않는다.

임상사례

1. 심신음허(心腎陰虛)型

1) 증상

46세 여자, 감정이 쉽게 격앙되어 아무 때나 슬퍼하며 울고, 기뻐하며 웃고, 근심하다가 우울해하는 등 감정의 절제가 되지 않아 병원을 찾아갔고 검사한 결과 조울증(躁鬱症)으로 판정되었다. 양약을 먹고 한 동안 안정되는 듯했으나 다시 재발되어 본 의원을 찾아왔다.

진단을 해보니 아무 때나 울다가 웃다가(哭笑無常), 근심 걱정으로 가슴이 답답하고(憂慮心悶), 밤새도록 잠을 자지 못하며(徹夜不眠), 슬픈 일이 있으면 바로 울며(悲傷卽哭), 하품을 자주 하고(呵欠頻作), 머리가 어지러우며 귀에서 소리가 들리고(頭暈耳鳴), 손발바닥이 뜨겁고(手足心熱), 허리가 시큰거리고 무릎이 연약하며(腰酸膝弱), 대변이 단단하고(大便秘結), 소변이 짧고 커피색이다(小便短赤). 혀는 붉고 태는 적으며 맥은 거문고 줄처럼 팽팽하면서 가늘고 빠르다(舌紅苔少脈弦細數).

2) 치법

음을 자양하여 열을 씻어 내리고, 심장을 자양하여 정신을 안정시킨다.
(자음청열, 양심안신－滋陰淸熱, 養心安神)

3) 방약

맥문동15g 생지황15g 산조인20g 백자인15g 주사분(朱砂粉)2g 인삼12g 복령15g 당귀15g 단삼12g 오미자12g 길경12g

4) 방해

심장은 정신을 가두어두는 장기(臟器)이므로 심장의 음혈(陰血)이 부족해지면 정신이 머루를 곳이 없고, 또 신장의 陰이 부족하면 심장에 陰을 보태주기 어려워지기 때문에 아울러 정신이 뜨고 변화가 심해져 안정시키기 어려운 것이다. 그래서 본 방은 陰을 자양하여 熱을 씻어 내리고, 심장을 자양하여 정신을 안정시키는데 중점을 둔다.

• 맥문동(麥門冬)은 달면서 약간 쓰고 찬 약성으로 심장에 陰이 부족하여 정신이 불안하고 가슴이 답답하며 잠을 못 이룰 때, 심음(心陰)을 자양하여 정신을 안정시키고 마음을 편안하게 하여 잠을 이루게 한다.
• 생지황(生地黃)은 熱이 영혈분(營血分)에 침투하면 陰을 자양하여 熱을 내리고 血을 시원하게 하며(滋陰清熱凉血) 어지럽고 혼미할 때 정신을 안정시켜 준다.
• 산조인, 백자인은 심장을 도와 정신을 안정시켜서 가슴 두근거림과 불면증을 해소하고, 肝을 도와 슬프고 기쁜 감정의 변화를 조화롭게 배분하며, 심장과 신장을 서로 통하게 하여 마음을 평안하게 해서 잠을 잘 자게 한다.
• 주사(朱砂)는 달고 차면서 독(毒)이 있는 약성으로 심장으로 들어가 가슴이 두근거리고 잠을 잘 못자고 불안해할 때 심장의 熱을 내려 정신을 안정시키며, 목이 붓고 입 안이 헐고 아플 때 熱을 내리면서 해독작용을 해서 증상을 가라앉힌다.
• 당귀, 단삼은 심장과 肝으로 들어가 血을 만들고 활기차게 돌려서 막힌 곳을 뚫어 기혈(氣血)을 순환시켜 심장을 편안하게 해서 정신을 안정시키고 肝氣를 북돋아 큰 폭의 감정변화를 누르고 안정시킨다.
• 인삼, 복령, 오미자, 길경은 上記되어 있으므로 생략한다.

6) 제언

• 생지황(生地黃)은 술을 넣고 볶아서(酒炒) 하루 10~30g을 사용할 수 있다. 신선한 생지황은 맛이 달면서 쓰고 매우 찬 성질이라 약 효력은 건지황(乾地黃)과 유사하며, 자음(滋陰)의 효력은 좀 떨어지지만 熱을 내리고 진액을 만들거나(清熱生津), 혈을 식히고 지혈하는(凉血止血) 효력은 비교적 강하다.
생지황은 찬 약성이라 胃속에서 정체되기 쉬우니, 비장이 허해서 濕이 차있거나 배가 그득하게 부르거나 설사를 하는 사람에게는 처방하지 않는다.
• 주사(朱砂)는 환(丸)이나 가루(粉)으로 만들어 하루 0.5~2g을 먹을 수 있는데, 수은이 포함되어 있으므로 과다한 양을 먹거나 장기적으로 복용하지 않아야 수은중독을 피할 수 있다.

참고문헌_부인과

1. 韓延華, 韓氏女科(中醫學術流派絕學傳眞) ………………………… 人民軍醫出版社(2015)
2. 張奇文, 中國當代名醫驗方選編婦科分册 ……………………… 中國中醫藥出版社(2013)
3. 馬寶璋, 中醫婦科學 …………………………………………………… 上海科學技術出版社(2010)
4. 印會河, 中醫基礎理論 ………………………………………………… 上海科學技術出版社(2015)
5. 鄭晶, 中醫婦科用藥經驗 …………………………………………………… 人民軍醫出版社(2015)
6. 梁欽, 疑難病痰瘀同治經驗(附:梁氏家傳診治經驗及秘方) …… 人民軍醫出版社(2010)
7. 朱文鋒, 中醫診斷學 …………………………………………………… 上海科學技術出版社(2014)
8. 賀興東, 當代名老中醫典型醫案集(上中下) ………………………… 人民衛生出版社(2011)
9. 黃永源, 奇難雜症精選 ………………………………………………………… 廣東科技出版社(2014)
10. 雷昌林, 疑難病症中醫治驗心悟 ……………………………………… 人民衛生出版社(2013)
11. 孫世發, 中醫婦科病良 ……………………………………………………………… 金盾出版社(2006)
12. 魏睦新, 中醫婦科一本通 ………………………………………………… 科技文獻出版社(2009)
13. 陳惠中, 婦科常見病自然疗法 ……………………………………………………… 金盾出版社(2011)
14. 肖進順, 中醫婦科病診療三字決 ……………………………………… 人民軍醫出版社(2009)
15. 羅頤平, 中醫婦科名家醫著醫案導讀 ………………………………… 人民軍醫出版社(2006)
16. 高春媛, 中醫當代婦科八大家 ………………………………………… 中医古籍出版社(2001)
17. 朱榮達, 朱小南婦科經驗選 …………………………………………… 人民衛生出版社(2013)
18. 王停, 秦氏婦科經驗辑要 ……………………………………………… 中國中醫藥出版社(2010)
19. 高新彦, 古今名醫婦科醫案赏析 ……………………………………… 人民軍醫出版社(2006)
20. 郭志强, 郭志强婦科精華 ……………………………………………… 人民軍醫出版社(2011)

저자소개

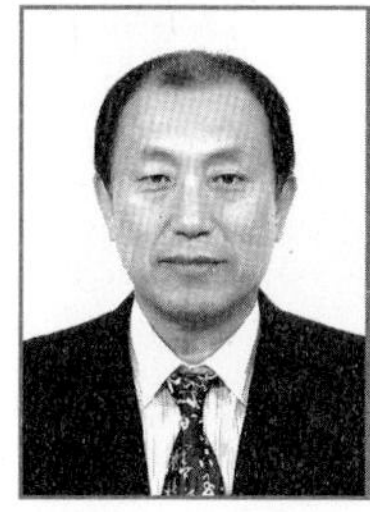

김용수金龍洙

강원도 춘천에서 태어나(1959), 성균관대학교 사범대학 한문교육과를 졸업(1986)하고, 서울 대신고등학교에서 7년 반 동안 교사로 재직하는 중에, 동의학연구회 학술위원이 되어(1991) 서울 각 중·고등학교,삼성연수원, 고양YMCA, 현대증권, 동아증권, 각 문화센터 등에서 강의, 치료를 한 것이 계기가 되어, 가족과 함께 중국 천진(天津)으로 건너가(1994), 천진중의약대학에서 본과 5년, 석사 3년, 박사 3년의 과정을 마치고 중의학 박사학위를 받았다(2005).
천진중의약대학 유학생 한의학기초 강의를 실시했고(1995), 천진 온천한의원을 개원(1999)하여 15년 동안 한국교민 및 중국 현지인들을 진료(診療)하며 많은 임상 경험을 쌓았고, 중국위생부 시행 제1회 중의사 자격시험에 합격(2002)했다.
천진중의약대학원 유학생 중의사 자격시험 연구위원으로서 출제경향을 분석 지도했으며(2003), 청도해자의원(青島海慈醫院) 중의학술교류위원으로서 산동중의약대학 실습생들에게 침구학 강의(2006)를 했으며, 한국인 중의사협회(韓中醫) 중국지회장을 역임(2008)했다.
세계침구연합회(世界鍼灸聯合會) 회원(2009), 중국침구학회(中國鍼灸學會-청도지회) 회원(2015)이며 현재 중의학 임상치료연구회 회장(겸 수석연구원)(2016)이다.

출간서적

'함께 읽는 우리 한문'(1990년, 연구사, 공저) – 韓國漢文學選集

'니 배는 똥배 내 손은 약손'(1994년, 도서출판 혜인) – 健康醫學

E-mail 59yskim@hanmail.net

중의학임상치료연구

비방秘方의 공유共有

초판 인쇄 2016년 11월 15일
초판 발행 2016년 11월 25일

지 은 이 | 김용수
펴 낸 이 | 하운근
펴 낸 곳 | 學古房

주 소 | 경기도 고양시 덕양구 통일로 140 삼송테크노밸리 A동 B224
전 화 | (02)353-9908 편집부(02)356-9903
팩 스 | (02)6959-8234
홈페이지 | http://hakgobang.co.kr
전자우편 | hakgobang@naver.com, hakgobang@chol.com
등록번호 | 제311-1994-000001호

ISBN 978-89-6071-628-5 93510

값 : 38,000원

이 도서의 국립중앙도서관 출판예정도서목록(CIP)은 서지정보유통지원시스템 홈페이지(http://seoji.nl.go.kr)와 국가자료공동목록시스템(http://www.nl.go.kr/kolisnet)에서 이용하실 수 있습니다. (CIP제어번호 : CIP2016027705)